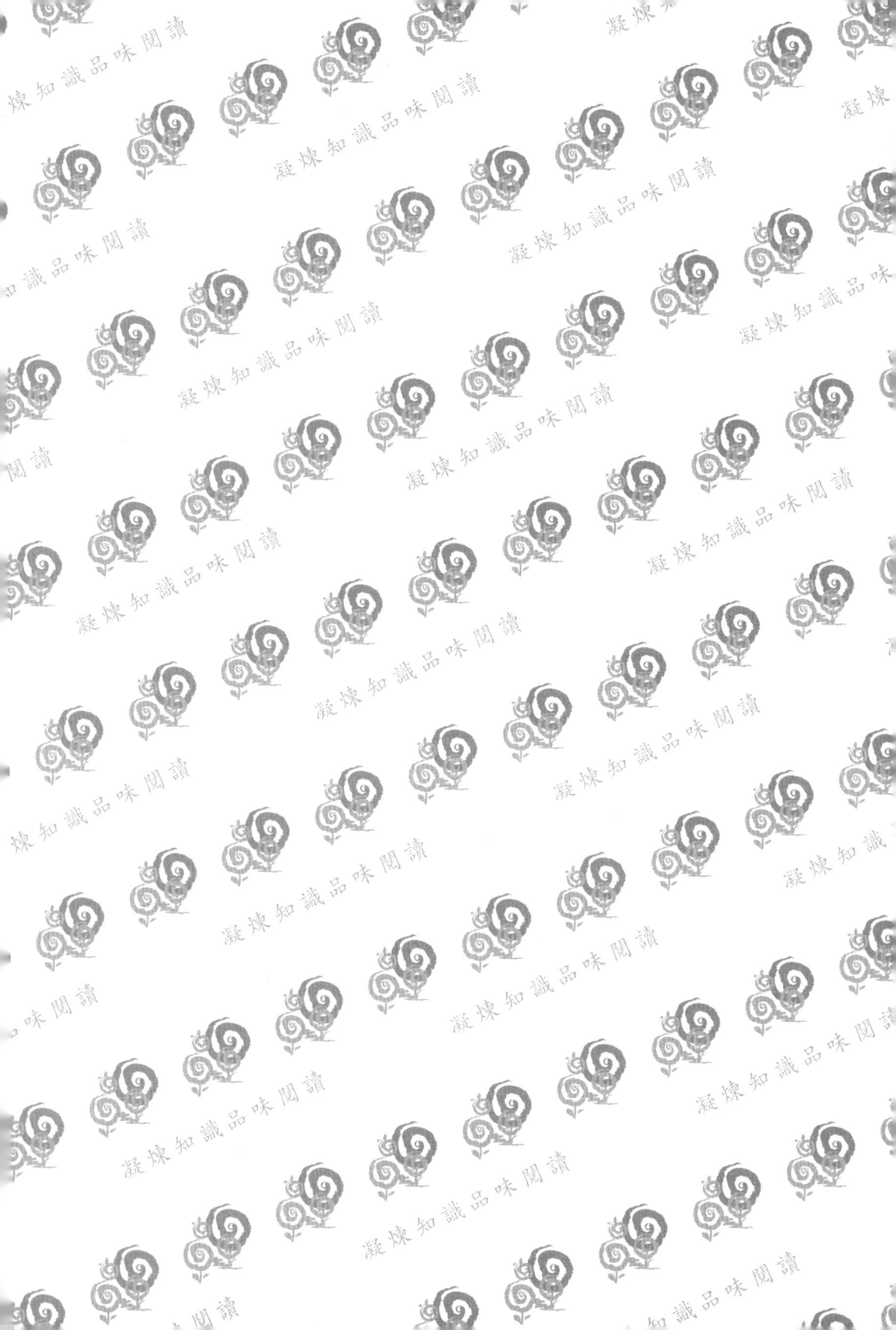

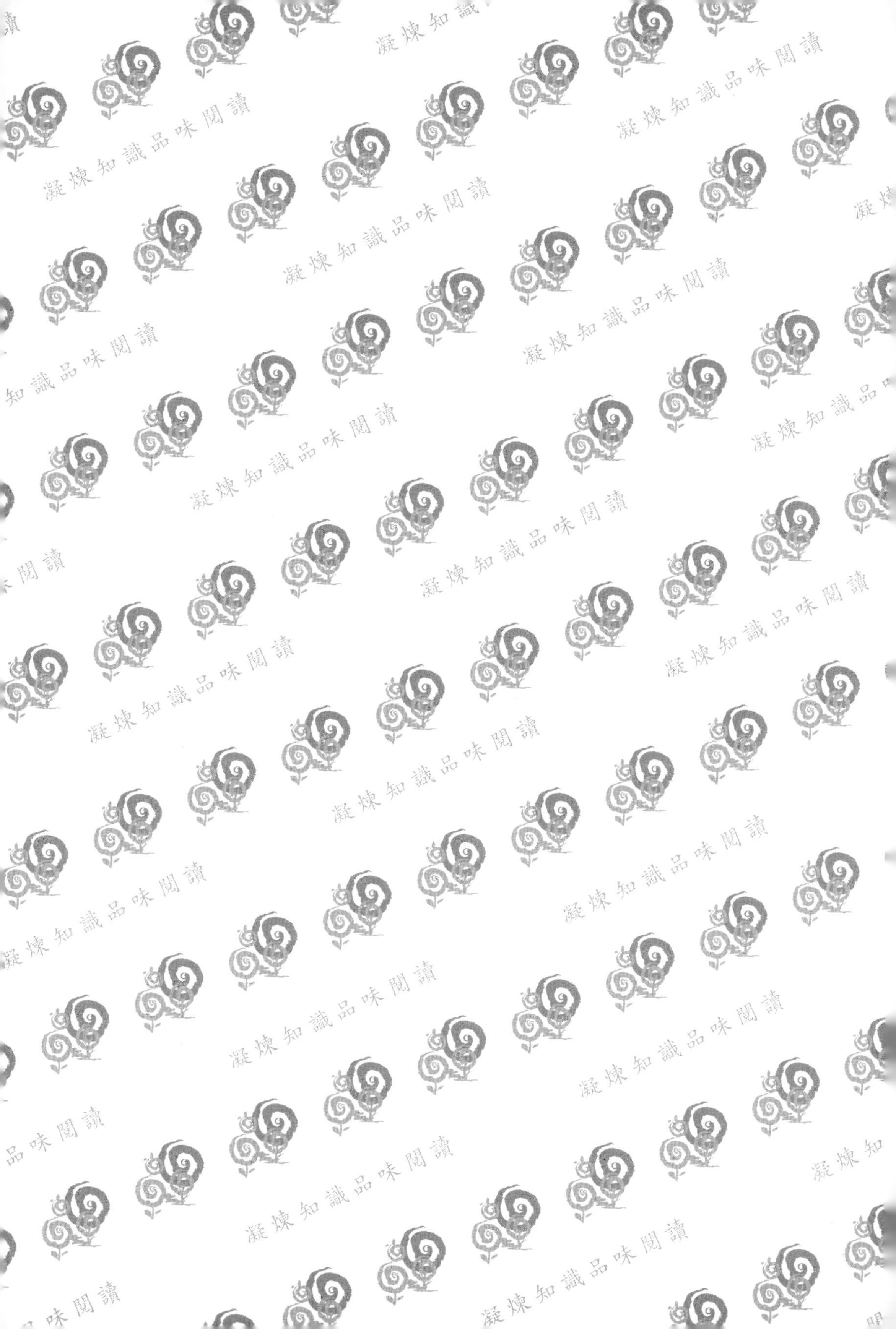
凝煉知識品味閱讀

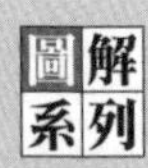


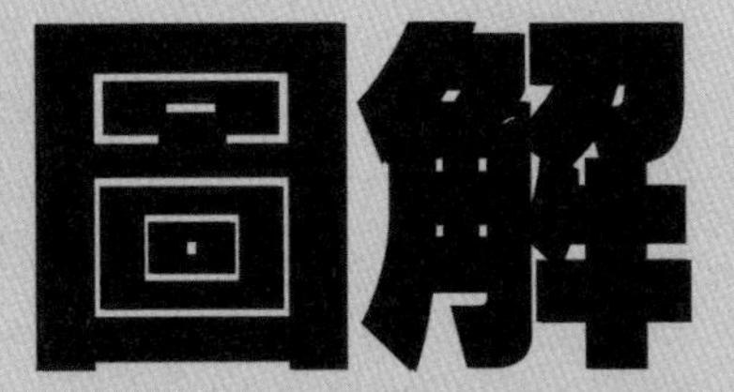


五南圖書出版公司 印行

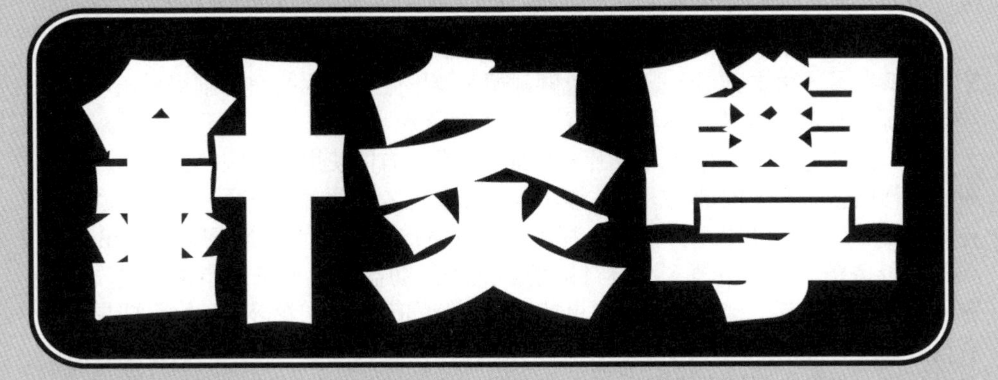


閱讀文字

理解內容

觀看圖表

臨床發揮

圖解讓

針灸學

更簡單

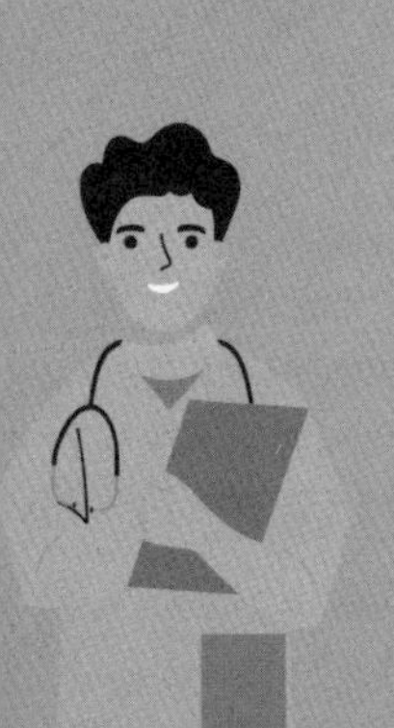

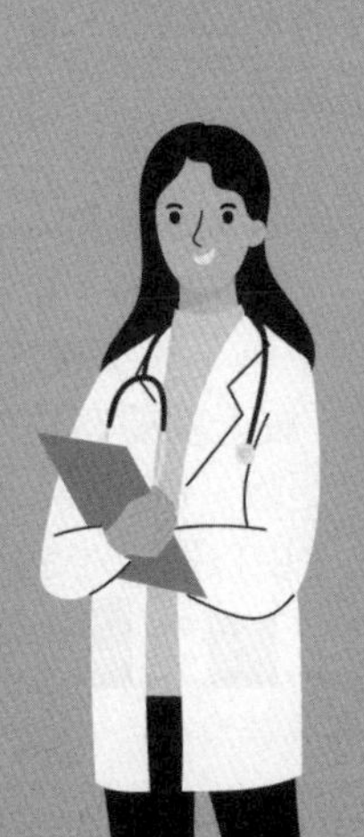

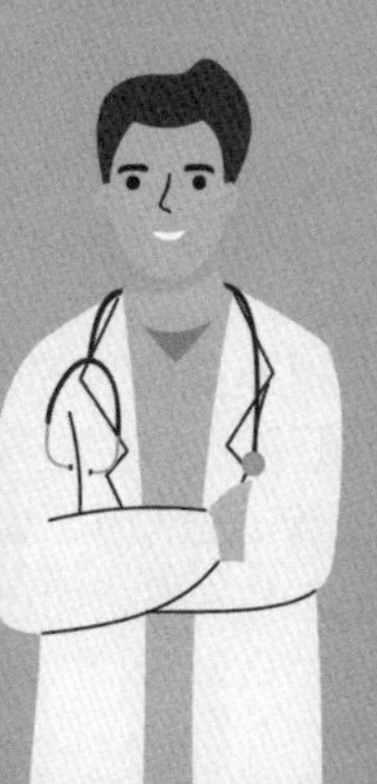

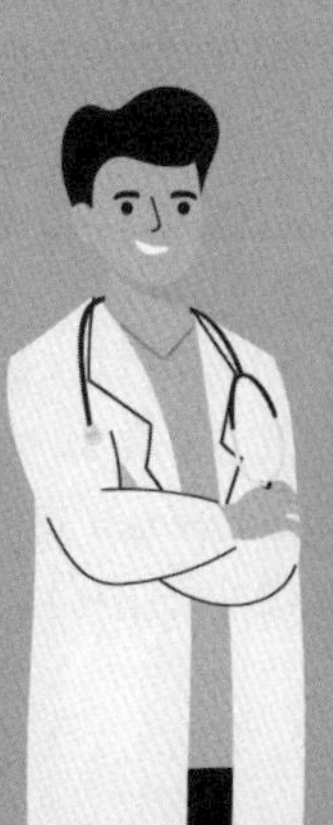

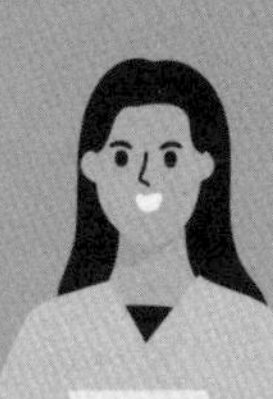

# 序

《圖解針灸學》從「十二經脈循行與是動病所生病」著手，是我將《經絡診治》去蕪存菁，再加乘這十幾年的砥礪鍾煉，讓經脈更深入的與解剖學和病理學交流，提綱挈領，讓讀者逐步登堂入室，一窺全貌。《經絡診治》不同於《圖解針灸學》的地方，是不夠深入淺出，卻簡單易懂、方便使用。《圖解針灸學》相較於《經絡診治》，則是重學理、無法全然簡單化。《圖解針灸學》雖未臻爐火純青之境，但是，要求每一章節，都可以獨立直接用於生活中與臨床上，Julian《圖解針灸學》襄助良多，小林《圖解診斷學》助益不少，在寫作過程中，背書、讀書與運動都一樣堅持，我要更持久、永續的經營，才看得到一點點成果。昔日，如果（目前，國家圖書館藏書 140 餘種）沒有大冠出版社《內經臨床診治叢書》等二十幾本書的領導，今朝，我就無法勝任五南出版社的《圖解系列》十本鉅著。回想起來，大冠游老闆與五南王小姐及其編輯團隊惠我良多。

《圖解針灸學》從十二經脈循行著手，因應手六經脈與足六經脈之間互相影響極大，手的經脈有問題，腳所對應的經脈也會有問題，不論是循行路線，或是動病所生病。例如：手的第二指（大腸手陽明經脈）腫脹，對應腳第二、三腳趾（胃足陽明經脈）可能會有麻木現象，排泄與消化問題常互爲因果。手第三指（心包手厥陰經脈）痙攣，腳大趾（肝足厥陰經脈）也多有僵滯的問題，心臟的工作狀況，與肝臟功能息息相關。手第四指（三焦手少陽經脈）抽筋，對應腳第四趾（膽足少陽經脈）多會有問題，精神原氣與新陳代謝功能關係密切。手第五指（心手少陰經脈、小腸手太陽經脈）麻木，對應腳第五趾（腎足少陰經脈、膀胱足太陽經脈）必有不靈活的問題，心臟血管疾病與腎臟內分泌功能關係微妙。從經脈角度去思考身心靈的問題，參照循環與神經等系統，必可以提高針灸診治效率。當身體有某些警訊時，初期多爲經脈是動病，症狀若有若無。日久多演變成經脈所生病。這一切已經告訴我們，人一定要調整生活習慣，包括作息、運動、飲食、工作都要全面調整，否則，年紀愈大，病苦會毫不留情的來臨。《圖解針灸學》希望讓讀者感受到認識十二經脈可以更豐富身心靈。

我四十多年來的臨床經驗，再加上自身體驗，這幾年冬天我晨跑十公里時，右小指較麻；游 1000 公尺冷水池，右食指較麻，反映頸臂神經叢及肺心經脈較弱，我全身上下退行性血管（「鬼血管」、「幽靈血管」）歌聲魅影不歇三十年，我只好天行健以自強不息（鐵人三項運動與易筋經）三十年。我父親 54 歲第四次中風往生，祖父 58 歲第一次中風往生，我先天不足，後天就要有自知之明。我確定 Ghost blood vessel 退行性血管 Bad（壞）Worse（更壞）the Worst（最壞）之於嚴重事故，幾乎都是自己忘了自求多福蔭而已矣～咎由自取，小病不斷，大病不遠矣！

人的組織和器官中，一條或幾條微動脈和微靜脈，及其間的毛細血管組成微循環的基本單位。因其內微血管的配布和組成，分爲：

1. 微動脈→毛細血管→微靜脈，是最常見樣式，微動脈與微靜脈間沒有動靜脈吻合，最重要的是手腳末梢的 A-V shunt（動脈與靜脈交接的通道）～十二經脈的所出爲井。
2. 微動脈→毛細血管→微靜脈，微動脈與微靜脈間有動靜脈吻合。
3. 毛細血管→靜脈→毛細血管，通連兩組毛細血管的靜脈稱門靜脈，只見於肝門靜脈和丘腦下部 - 腦垂體靜脈～肝經脈與督脈會於巔。
4. 輸入微動脈→毛細血管→輸出微動脈→毛細血管，見於腎和胰島～腎經脈與脾經脈之於舌本與舌下。

人的活動量（運動、勞動）越少，A-V shunt 循環越差，失明、失聰、糖尿病、中風、失智的機會也相對增加。所出爲井的穴道色澤開始不良，就是退行性血管鬼影幢幢，所入爲合的穴道色澤，與關節功能不良，十之八九小病不輕，退行性血管全身上下歌聲魅影不歇，即使不常上醫院，也常常藥不離手。很多疾病，多會先出現末梢動脈硬化（PAD）或暫時性腦缺血（TIA）的前兆，手腳懶得動多會造成 PAD，頭腦不用久了就會造成 TIA。PAD 與 TIA 互相影響很大，從手六經脈與足六經脈診治之，可以提高療效。常常覺得暈暈，又檢查不出大疾病，多是暫時性腦缺血（TIA）。坐著時腳會不舒服，起來走一走就好了，就是末梢動脈硬化（PAD），從經脈是動病所生病來抽絲剝繭，確實精彩。

手腳末梢的 A-V shunt（動脈與靜脈交接的通道），幾乎就是毛細血管的活力寫照，毛細血管分布在各器官的組織和細胞間，是人體最微細的血管，毛細血管數量極多，成網狀分佈，平均直徑七～九微米。毛細血管管壁只有一層扁平的內皮細胞，血液中的氧及營養物質經內皮細胞滲透入組織間。細胞和組織間的代謝產物，再由內皮細胞進入血液，內皮細胞有窗孔，讓毛細血管進行物質交換，人體質不好或老化加速，「幽靈血管」就會取代正常的毛細血管，即使是童年時期患有多發性間質性角膜炎，成年後，患眼都有基質瘢痕，伴有退行性血管。

Cushing Syndromes（庫欣氏病），是類固醇吃多、吃久後所產生的徵狀：月亮臉、水牛背、青蛙肚、末梢腫大。表面上，是循環系統出問題，暫時性腦缺血與末梢動脈硬化，已經發生在其中，手腳會腫，雖沒 Cushing Syndromes 這種疾病，卻多已經往類似的疾病在進行了，如果不治療或改善生活步調，慢慢的，背會駝、肚子會漸大，腳腫、手腫。初期多經脈是動病，日久多經脈所生病。

Behcet's disease（貝塞特氏症）症狀有口腔黏膜潰瘍、皮膚有結節紅斑過敏、皮疹、眼睛有發炎現象（包括紅膜炎、葡萄膜炎、網膜炎等等）、外陰部潰瘍（如感覺睪丸過敏、小便時會癢等等）、關節發炎疼痛、副睪丸炎、消化器官病變、血管病變、中樞神經病變、大小腦、腦幹等問題，其診斷標準：

1. 完全型——什麼都有。
2. 不完全型——有一部分。
3. 懷疑。

4. 可能沒有，但有特殊病變。

只要有一個症狀就可能屬這種疾病，兩個以上機會就更大了。像紅斑性狼瘡，在檢驗的八個免疫指數中，只要有四個有問題就屬紅斑性狼瘡了。從經脈是動病、所生病來抽絲剝繭，初期多經脈是動病的發炎症狀，日久多經脈所生病的疼痛症狀。

十二經脈循行，十指與十趾的經脈中，最重要的是腳大拇趾，它外側指甲邊有大敦穴是肝經脈的起點，大拇趾上的三毛處是膽經脈的終點，它內側指甲邊有隱白穴是脾經脈的起點，大趾間是胃經脈的終點。一個大腳趾就有四條經脈在其上。十指與十趾中，只有第二腳趾沒有經脈，所以它是最呆的，走路不小心就會踢到。診治十二經脈，就是要優質化微循環系統，少讓 Ghost Blood Vessel 退行性血管作怪。

「肺經脈」起於中焦，「營氣」出於中焦（負責吸氣與副交感神經優勢），泛指消化系統的吸收營養部分，循順著胃口（食道與氣管），上行過橫膈膜歸屬於肺，出大拇指之端。大腸經脈「大腸經脈」起於大指次指之端，下行過橫膈膜歸屬於大腸，「衛氣」出於下焦（負責呼氣與交感神經優勢），泛指消化系統的排泄部分。人活著的時候，消化系統於呼吸系統，一直呈恆續活塞動作，排泄出狀況，呼吸不困難才奇怪。手大拇指與食指常常麻木或冰冷，「呼吸」系統與「神經」系統、「循環」系統及「消化」系統，開始談不攏也擺不平，不久，就會進階腦心血管病患群。再不然，失智與癡呆也不遠矣！經脈「決死生，處百病，調虛實」是中國醫學的神髓。

李家雄

# 前言

十二經脈、十二時辰等，攸關慢性生活習慣病；體內十二經脈、體外十二時辰（因應日夜、四季寒暑而有五臟之一日應四時）與內分泌系統及神經系統關係密切。針可以死活人，不可以活死人，因此，針灸前的診斷勢必務求精確。

認識十二時辰與十二經脈，重視生活步驟：

寅、卯時辰（凌晨三點到早上七點）是肺、大腸經脈時辰，重視活動與陽光（需求優質氧氣時間）。肺主「魄」，肺經脈出問題，就會魄不安穩，白天見鬼，胡言亂爲，右七魄不自在。

辰、巳（早上七點到早上十一點）是胃、脾經脈時辰，重視補充營養（需求優質營養時間）。

午、未時辰（早上十一點到下午三點）是心、小腸經脈時辰，重視舒暢與愉悅（需求優質調理時間）。

申、酉時辰（下午三點到晚上七點），是膀胱、腎經脈時辰，重視休息與享受（需求優質輕鬆時間）。

戌、亥時辰（晚上七點到晚上十一點）是心包、三焦經脈時辰，重視安寧與情趣（需求優質生活品質時間）。

子、丑時辰（晚上十一點到凌晨三點）是膽、肝經脈時辰，重視睡眠與美容（需求優質心靈時間）。肝主「魂」，肝經脈出問題，魂不守舍，鬼話連篇，鬼影幢幢，睡不安寧，左三魂不安然。

現代講「十二經脈」已融入「自然醫學」中，有中國道家的思想神韻，與「傳統中國醫學」的神采，兩者各領風騷，各自表態，頗有互補與輝映之功。十二經脈代表活生生的人體工學，從第一次呼吸到最後一次呼吸，所有的「生理和行爲演變」，分爲三個生命迴路「互相連結關懷與聯繫」。

第一知性迴路：生存—呼吸，進食，活動。上天好生之德，「七魄開始」。

1. 肺經：呼吸—接受—「感知世界」。

2. 大腸經：咀嚼—排泄—「品味人生』。

3. 胃經：消化—本能—「體認自我」。

4. 脾經：進一步消化 —心理過程—「認知生命」。

第二理性迴路：互動—社會影響力。

1. 心經：人際關係—內心智慧—「理解生命」。

2. 小腸經：進一步同化—「回饋生命」。

3. 膀胱經：警報系統—敏感性與脆弱性—「警覺生活」。

4. 腎經：自我進化的關係—重新定義自己是誰—「肯定生命」。

第三感性迴路：分化與進化，睡覺。人有自知之明「三魂關門」。

1. 心包：心臟保護器：應對機制－控制感情－「珍愛生命」。
2. 三焦：處理機制－剛性－「恆溫生命」。
3. 膽囊：勇氣－眞我的認知與決定－「勇愛生命」。
4. 肝臟：自我認同與肯定－創造「生命無悔」。

我常常享受很吃力的泰式按摩，保健我的筋骨與十二經脈，通常最吃力的穴區是秉風穴與肩貞穴，是全身最強的激痛點，泰式按摩背部先壓揉督脈與膀胱經脈，「每一條經脈」連鎖經營十二經脈的三個生命迴路「互相 Link 聯繫」。十二經脈三個生命迴路邏輯，每一條經脈就是一條生活鏈，每個穴道，都是一個生活動靜以息，每個穴道都述說著喜怒哀樂。泰式按摩最後壓揉頭臉部，任脈與胃經脈，讓被按摩的人緩慢、深層的呼吸，深深養護十二經脈的三個生命迴路，互相聯繫生命訊息，生老病死走向不歸路也已矣。

十二經脈三個（呼吸中樞）生活運轉邏輯：

1. 猶如寺廟的兩位金剛門神，阿形金剛，開口口音以瀉之；吽（ㄏㄨㄥ）形金剛，閉口鼻音以補之。
2. 猶如迎神賽會的七爺八爺，七爺甩著兩手上下走，以急瀉之，八爺左右兩腳搖晃著走，以緩補之。

兩位金剛與七爺八爺，都護衛著正直的人們。道者一也，古今中外的歷史文化都一樣，端看我們願不願意去感受體會。

《發現人體新器官》二零一九年三月二十七日，美國紐約大學爲首的研究團隊在《Scientific Reports》雜誌中發表論文，宣布發現了人體內一個未知的「新器官」，充滿流體的「間質組織」，他們利用最新技術發現了一條「流動流體的高速公路」。新發現的質液網絡遍布全身，它們所處的位置：

1. 皮膚表層下方。
2. 沿著消化道與肺和泌尿系統。
3. 圍繞動脈與靜脈和肌肉之間的筋膜（幾乎就是黏膜下淋巴組織）。

很多人認爲，這就是中醫的人體「經絡」。研究人員解釋稱，長期以來，科學家在解剖過程中，無意識地破壞了間質組織的結構，當其中的液體被排空，放在顯微鏡下觀察時，它們僅是一層簡單的結締組織，因此，人們從未意識到它們的存在。中醫「經絡」的存在，解釋了癌症容易蔓延的原理，一些媒體認爲，長期以來，西醫否定中醫的一個重要依據就是「經絡不存在」，眞相大白了以後，整個醫學就面臨一場巨大的變革，很多西醫會忽視微觀的治療方式，自然界的規律永遠是整體決定局部，微觀決定宏觀，人體的經絡就是微觀路線，運用好中醫原理，治病就有了一種全新的更有效的方法。這次發現是對人體普遍聯繫方式的一種描述。

宏觀的層次就是神經和血管，微觀的就是十四經絡，它們主要是由組織間隙組成，上連神經和血管，下接局部細胞，直接關係著細胞的生死存亡。經絡其實在全身是無處不在的，因爲人體含有百分之七十的水，所有細胞都浸潤在組織液當中，整體的普遍聯繫就是通過連續在全身的水來實現的，所以，中醫上還有全身無處不經絡之說。事實上，中藥就是疏通經絡來治病，這與西藥直接殺死病變細胞的藥理有根本的不同。可以這樣說，證明了經絡的存在，也就間接證明了中藥藥理的科學性，可以理解爲什麼癌症在侵襲某些人體部位後容易蔓延。同理，西醫對病因認識上的錯誤也顯現出來了，它並不只是因爲細胞病變，而是細胞所依賴生存的組織液環境，畢竟細胞相對於它所依賴生存的環境，力量是微不足道的，它們之所以病變，是組織環境異化，使它們不得不變。要想眞正的從根本上消除疾病，必須改變細胞所依賴生存的組織液環境，即整體的管理。

中醫的科學性越來越被證明，中醫的優越性開始全面體現，中醫就得到全世界的公認，成爲世界醫學的主導。

目錄 CONTENTS

目錄 CONTENTS

目錄 CONTENTS

# 第1章
# 十二經脈——太陰陽明篇

# 1-1 手太陰肺經（一）

歌訣：「中雲天俠，尺孔列，經太魚少」。中府穴、雲門穴、天府穴、俠白穴、尺澤穴、孔最穴、列缺穴、經渠穴、太淵穴、魚際穴、少商穴等十一個穴位。

《金匱要略》談到四肢重、九竅閉：「兩眼、兩鼻孔、兩耳、口，加上大小便孔閉塞不通。」要：「導引、吐納（易筋經等導引、吐納）、針灸、膏摩（即按摩）。」不要讓四肢沉重，達到九竅通暢爲與臟腑功能和諧，讓九竅通暢是很重要的。

## 循行部位

1. 起於中焦，下絡大腸，還循胃口，上膈屬肺：

(1) 營氣出於中焦（吸氣與副交感神經），消化系統的吸收營養部分。衛氣出於下焦（呼氣與交感神經），消化系統的排泄部分。上焦出於胃上口（橫膈膜），循環系統的肝門脈與肝靜脈部分。

(2) 起：起始，十二經脈的原起始是中焦。

(3) 還循：原路順著去，順著回。

(4) 胃口：賁門。

2. 從肺系橫出腋下，下循臑內，行少陰心主之前：

(1) 從呼吸系統往內臟部分。

(2) 出：從深走淺，出到表淺。

(3) 臑：上臂。

(4) 少陰：手少陰心經。心主：心包絡經。

(5) 少陰心主之「前」：站著手朝下時，拇指朝前，所以是指拇指側。上臂前外側，肱二頭肌之橈側緣。

3. 下肘中，循臂內，上骨下廉，入寸口，上魚，循魚際，出大指之端：

(1) 肘中：橈側面，當橫紋橈側端盡處，肱二頭肌腱的橈側凹陷處。

(2) 上骨下廉：橈骨下邊緣。例如孔最穴取在橈骨邊緣。

(3) 入：從淺走深。寸口：前臂背面橈側，橈動脈搏動處，爲橈骨莖突和橈動脈間的凹陷處。

(4) 上「魚」：魚際穴，掌側魚際赤白肉際交接處。

(5) 大指之端：手拇指尖橈側處。肱臂動脈與橈神經。

4. 其支者，從腕後直出次指內廉，出其端。

(1) 腕後：列缺穴。

(2) 出其端：出於食指尖端。

## 相關病候

《內經．經脈》：「是動則病肺脹滿，膨脹而喘咳，缺盆中痛，甚則交兩手而瞀，此爲臂厥。是主肺所生病者，咳，上氣，喘渴，煩心，胸滿，臑臂內前廉痛厥（肱橈肌與外展拇指肌活動不自主），掌中熱。氣盛有餘，則肩背痛，風寒汗出中風，小便數而欠。氣虛則肩背痛，寒，少氣不足以息，溺色變。」壓按比較左右中府，右中府較痛，多肺經脈是動病，左中府較痛，或左右皆痛是肺經脈所生病。

**小博士解說**

「臂厥」是「肺脹滿」膨脹而喘咳，是呼吸上氣不接下氣。喘咳嚴重時，肺尖部缺盆穴，壓按必疼痛，甚至兩手幫忙橫膈膜的呼吸運作，心臟不能支援呼吸，心臟一時窘迫而頭暈眼花。「臂厥」是心肺功能的問題，多會出現手腳冰冷「臂」之「厥」（手大拇指麻木或冰冷）症狀。網球肘一直好不了，多是肺臟或心臟功能不好。多見於輕度的肺下葉積水。

## 手太陰肺經

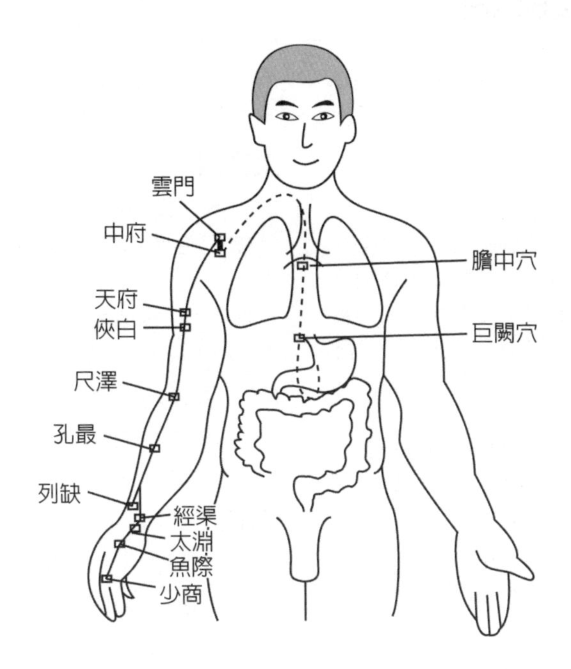


**＋ 知識補充站**

屬：某某經則「屬」同名臟腑。絡：某某經則「絡」相表裡之臟腑。

屬絡關係：相表裡之兩條經脈和臟腑在內臟會絡一次，在末梢又絡一次。例如：手太陰肺經絡大腸，而另外其別絡由列缺穴別走陽明；手陽明大腸經絡肺，而另外其別絡由偏歷穴別入太陰，所以肺之病可以從大腸論治，大腸之病可以從肺論治。

「厥」與「逆」，都是取決於生活作息是否倒行逆施，厥冷都從手腳末端開始，手厥陰勞宮穴區與手少陽中渚穴區的冷熱比較，診察「表裡之異」，勞宮穴區冰冷是四逆湯、通脈四逆湯，中渚穴區冰冷是四逆散。足厥陰太衝穴區與足少陽絕骨穴區的塌陷比較，診察「陰陽之異」，太衝穴區較塌陷是當歸四逆湯，絕骨穴區較塌陷是四逆湯、通脈四逆湯。

# 1-2 手太陰肺經（二）

列缺穴爲手太陰肺經絡穴，「頭項」尋列缺。四總穴之一。八脈交會穴之一，可通任脈。

### 尺澤穴

主治：哮喘、咳嗽唾濁、汗出中風、喉痺、肩臂腫痛不舉，風痺肘攣、急性吐瀉、潮熱；支氣管炎、肺炎、胸膜炎、扁桃腺炎、咽喉炎、急性胃腸炎，肘關節及周圍軟組織炎等。

取穴：坐或仰臥，微屈肘仰掌，按取肘屈臂橫紋中，於兩筋骨罅陷之中，靠橈側端之凹陷。

針法：直刺，針刺三至五分。配合谷、曲池，治臂、肘痛不舉、風痺。

### 列缺穴

主治：偏頭痛、咳嗽、哮喘；半身不遂、口眼喎斜（面癱）、手肘及腕部腫痛無力、痺症、支氣管炎、咽喉炎、感冒、落枕、顏面神經麻痺、神經血管性攣痛、腕關節及軟組織損傷。

取穴：拇、食二指伸開，兩手交叉，食指盡處，尋之骨筋罅中是穴，穴偏赤白肉際內側。

針法：針刺三分。

### 經渠穴

主治：喉痺咳逆、上氣、哮喘；胃脘痛、掌中熱、手腕痛；支氣管炎、扁桃腺炎、食道痙攣、腕部軟組織損傷。

取穴：用兩手食指交叉，食指尖所到處即列缺。若取食指之爪甲角下即是穴（乃寸口陷中）。

針法：針刺三分。禁灸。

### 太淵穴

主治：肺脹喘息、咳嗽、氣逆；缺盆痛、肩背引臂痛；支氣管炎、無脈症。

取穴：坐位或仰臥，平仰腕掌取穴：在大拇指掌骨後，腕橫紋頭陷中。即經渠之直下。按時動脈應手（爲脈診之寸部），切之酸楚。

針法：針刺三分。

### 魚際穴

主治：頭痛、哮喘、咳嗽；喉燥咽乾；指腫、掌中熱、腕掌痛；手腕腱鞘炎。

取穴：微握拳橈側向上，位於赤白肉際處，在第一掌骨中點。

針法：針刺五分。禁灸。

### 少商穴

主治：暈厥、昏迷、中風；喉痺乳蛾、咽腫喉閉、頷腫；咳逆、發熱、嘔吐、臟躁症；手指攣痛；中暑嘔吐、急性咽喉炎、扁桃腺炎、休克、暈厥、瘟病、思覺失調症。

取穴：手掌微握，橈側向上。拇指爪甲內上緣與第一節之橫紋頭作一直線。再將爪甲底延長，尋二線之交叉點。以手切之微凹陷處是穴。切之酸脹，其餘井穴均仿此取法。

針法：針刺一分。不宜灸。

**小博士解說**

肘彎有大腸經脈的「曲池穴」，往內有肺經脈的「尺澤穴」，再往內有心包經脈的「曲澤穴」，最內側有心經脈的「少海穴」。從曲池穴扎針深一點，可以到尺澤，再深點可到曲澤穴，通常針沒那麼長，無法扎到少海。這幾個穴道直接影響大腦、間腦、腦下垂體、松果體。

## 手太陰肺經重要穴道的應用與說明

| 名稱 | 部位 | 應用 | 說明 |
|---|---|---|---|
| 尺澤 | 肘部橈側面，當肘側橫紋橈側端盡處 | 1. 尺澤是旋內圓肌（緩緩倒酒入杯）和肱橈肌的反應穴，感應拿持穩定度 | 合穴屬水<br>尺澤附近有貴要靜脈，針刺出血有退燒效果 |
| 列缺 | 前臂橈側，橈骨莖突上，當太淵斜上一寸五分 | 2. 列缺是旋內方肌（旋緊螺絲）和橈側伸腕長肌與橈側屈腕肌的反應穴，感應堅持耐力度 | 絡穴<br>望觸列缺穴肌膚色澤「滑澀青赤」，可略知病症之輕重緩急 |
| 經渠 | 前臂背面橈側腕橫紋端上一寸（即太淵上一寸） | 3. 經渠是旋內方肌、橈側屈腕肌與肱橈肌（轉葡萄酒瓶塞）的能量反應穴，感應收放拿捏度 | 經穴屬金<br>經渠穴到列缺穴。包括經渠到尺澤的血絡，診察腹腔與下肢及生殖系統的問題 |
| 太淵 | 掌心側腕橫紋端橈側處，即橈動脈搏動處 | 4. 太淵是橈側屈腕肌（拉繩索回來）與肱橈肌能量反應穴，感應氣魄果敢度。針刺時要避開橈動脈 | 俞穴屬土、原穴、脈會穴。太淵到魚際的血絡，細察胸腔與上肢及頭面 |
| 魚際 | 手掌大魚際的橈側緣（即赤白肉際） | 5. 魚際是內收拇肌與屈拇短肌（拿持筷子）和外展拇指肌穴，感應把握珍惜度 | 滎穴屬火<br>手魚際單線靜脈突顯，是肺的問題；靜脈雜亂，是胃的問題 |
| 少商 | 手拇指甲根橈側，當橈側指甲角 | 6. 少商是伸拇長肌與屈拇長肌（碰觸敏感度）的能量反應穴，感應精準細緻度<br>瀉熱以三棱針刺出血，為急救穴 | 井穴屬木<br>十個井穴皆可放血，放血是瀉出邪氣的靜脈血 |

**＋ 知識補充站**

《內經．脈要精微論》：「脈者，血之府。」《內經．論疾診尺》：「審尺之緩急小大滑濇，肉之堅脆，病形定矣。」「尺」廣義來說是全身肌膚。寸口脈分寸、關、尺三部位。寸部診察胸喉中事，即胸腔與上肢及頭面，指太淵到魚際，包括太淵到魚際的血絡（魚際診），細察有無「外」離之脈。尺部診察少腹腰腹膝脛足中事，即腹腔及下肢，指經渠穴到列缺穴。包括經渠到尺澤的血絡（尺膚診），比較寸部與尺部，嚴重者為病本，次者為標。

# 1-3 手太陰肺經（三）

## 肺經脈

肺經脈起於中焦（消化）下絡大腸（排泄）—消化系統，還循胃口（循環）—循環系統，上膈屬肺（呼吸）—呼吸系統，從肺系橫出腋下—循環系統。肺經脈內臟部分作業，是消化與排泄及循環和呼吸協同作業。十二經脈從肺開始。終止於：

1. 循魚際出大指之端之少商。
2. 支者之從腕後直出食指尖端之商陽。兩指之相關活動，都與呼吸與排泄息息相關。五指尖有六個穴位，大拇指末節尺側是少商，食指末節橈側是商陽，中指末節尖端中央是中衝，無名指末節尺側是關衝，小指末節橈側是少衝，小指末節尺側是少澤。在打拳時，這些穴道要隨時跟著動作跑。少商的商是商量，與外界作氧氣商量交換，少澤的澤是水鄉澤國，水液代謝的地方。

## 橈動脈

太淵穴爲脈之大會，脈氣旺盛似深淵，故名太淵。診寸口脈是「橈動脈」列缺穴、經渠穴和太淵穴，橈動脈從列缺穴（腕後一寸五分）、經渠穴（腕後一寸）下行，經太淵穴（腕關節橫紋外側）深處，橈動脈的列缺穴、經渠穴和太淵穴，切診與望診皆重要，此三穴就是寸口脈的三部，除了橈動脈的跳動外，列缺穴、經渠穴、太淵穴及魚際穴等，都可以透過望觸肌膚色澤「滑澀青赤」，略知病症之輕重緩急。

## 手魚際

手魚際穴動脈出去到商陽穴，手魚際穴靜脈回來到太淵穴，大拇指的內收拇肌與外展拇指肌的力道，是其他四指肌肉加起來的力道。六、七十歲後還在打電腦的人常用的手是乾淨的，不用的手多灰指甲。

**小博士解說**

初持脈時，患者手腕置於診墊上，醫生多會調整患者手腕之尺側橈側屈腕肌腱與橈側拇長展肌腱，到最佳診脈位置，從第一下脈動開始，都要用心琢磨。寸口脈（太淵穴區）是橈動脈。1. 橈動脈穿梭於橈骨、舟狀骨、大菱形骨和第一掌骨。2. 太淵穴區尺側為橈側屈腕肌腱，橈側為拇長展肌腱。3. 太淵穴區有前臂外側皮神經與橈神經淺支。4. 橈動脈從列缺穴、經渠穴下行，經太淵穴深處，向鼻煙窩走去；橈動脈掌淺支於太淵穴內緣，沿橈側腕屈肌腱鞘外緣入掌。橈動脈及其掌淺支都有小的伴行靜脈。《內經》脈診以寸口脈為首，危急存亡時：(1) 只取獨一無二的寸口決死生（脈診）；(2) 讀取太淵穴區知吉凶（望診）。

## 太淵穴、魚際穴

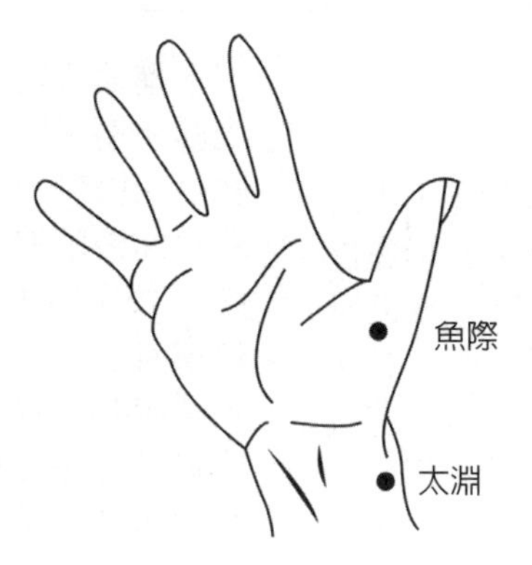


## 頭靜脈、貴要靜脈、尺骨中靜脈

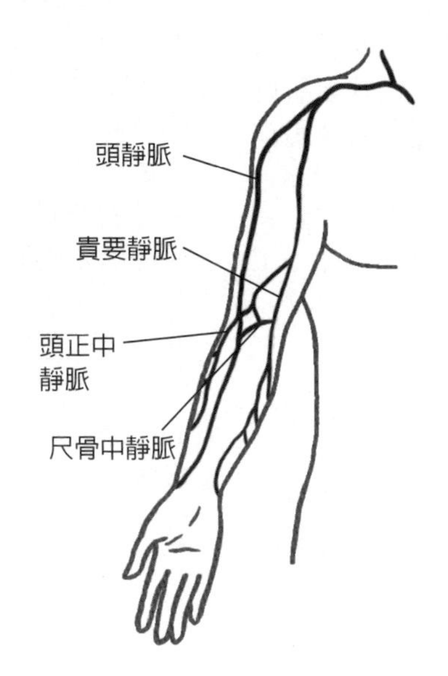


**+ 知識補充站**

採血多以肘靜脈為主，明顯有彈性的1.頭靜脈：位於肘上臂，為腋靜脈分枝；2.貴要靜脈：位於肘前臂，為肱靜脈分枝；3.尺骨中靜脈：位於肘窩的表淺靜脈，是最常被選用的肘靜脈穿刺部位。找不到適合的肘靜脈時，次而選擇手背處明顯且具有彈性的血管採血。放血之於經脈與靜脈，生息與共。

# 1-4 手太陰肺經（四）

## 上肢肌肉群

斜角肌拉到第一、二肋骨，胸小肌拉到第三、四肋骨與肩胛骨，中府與雲門隨之起舞，胸鎖乳突肌影響旋轉及上後鋸肌，它們都是吸氣輔助肌肉。下肢肌肉群包含腓骨長肌、脛骨前肌、脛骨後肌輔助呼氣；這三塊肌肉終結於腳底的湧泉穴。橫膈膜是重要的呼吸肌肉群，腋後有塊小肌肉來自尾骶骨拉上來連接著肱骨，此為闊背肌，因此闊背肌是輔助呼氣肌肉，連同腹部肌肉群：腹外斜肌、腹內斜肌、腹橫肌、腹直肌、髂肌、腰方肌、腰大肌、提睪肌、錐狀肌九塊肌肉，及下後鋸肌等，都是呼氣肌肉群。咳嗽吐氣就會牽動闊背肌及腹部肌肉，咳得很厲害時，腹部或背部會痛。瞭解這層道理，就知道愈運動它們，對呼吸與臟腑愈有幫助，即古人說的「息之以踵」。

## 骭厥與臂厥

「骭厥」與「臂厥」是足陽明胃經（腰骶神經叢）與手太陰肺經及手少陰心經（頸臂神經叢）的病症，分別和飲食與地理情況，和呼吸與天候情況，進而與足六經脈和手六經脈，及經脈所屬臟腑相關，相互輝映，如影隨行。腰骶神經叢與股神經的神經根或脊髓被壓迫，多會依壓迫區域的不同，表現出 1. 小周邊神經、2. 神經叢或神經幹、3. 神經根、4. 脊索傷害區域的症狀。常會依照虛實產生：感覺異常、麻木或腫脹、疼痛，影響的範圍也會與周邊神經負責區域吻合，且是能夠明確清楚指出感覺異常的邊界，一定會與足六經脈相關。

「臂厥」是「手太陰肺經」腋神經、「手少陰心經」尺神經，是動病的病症，初期的小周邊神經症狀，反應出頸臂神經叢的問題，日久或嚴重的時候，即出現所生病的病症，一定會影響所屬臟腑，並反應出相關中樞神經的問題。人很累或精疲力竭時，最先麻木的肢端，通常是尺神經叢控制的小指，如少衝穴與少澤穴。人在寒凍天候之中，最先麻木的肢端，通常是腋神經叢控制的食指與大拇指，如商陽穴與少商穴。人在恢復體溫知覺時，最後回溫的是腳的小趾頭至陰穴。

**小博士解說**

臂厥「肺脹滿，膨脹而喘咳，缺盆中痛，甚則交兩手而瞀」，右手比左手臂厥，多見於呼吸系統症候群，比循環系統症候群來得嚴重。人生揚眉吐氣最光彩，人生吐下最後一口氣就結束了。

## 頸臂神經叢

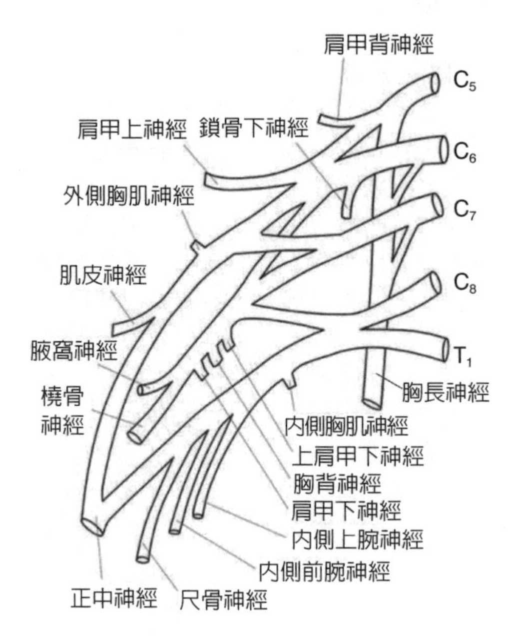


## 橫膈膜、胸骨、肋骨

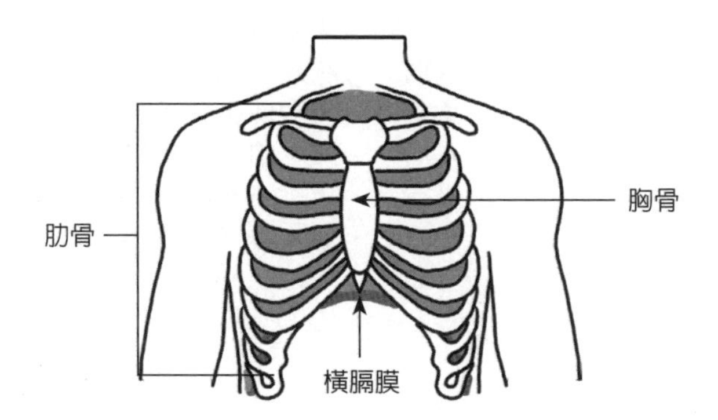


**＋ 知識補充站**

感冒時用刮砂板刮手臂內側，沿肺經循行路線會瘀青，尤以尺澤穴、俠白穴與天府穴最明顯，是以尺澤穴放血可以退燒。尺澤附近有貴要靜脈，拿針刺出血可以退燒。針砭天府穴可止口鼻突然出血，拍打俠白穴與天府穴有機會急救心肌梗塞。咳嗽日久則中府、雲門特黑，肺俞、闕中也灰黯。輕度發燒少商放血退燒。放血高手，刺下去不痛、刺後找不到傷口，擠的時候有血、不擠的時候沒有血！

十個井穴皆可放血，是瀉出邪氣的靜脈血，手大拇指內側是少商；食指內側是商陽；中指前端是中衝；無名指外側是關衝；小指內外側是少衝、少澤。

# 1-5 手陽明大腸經（一）

歌訣：「商二三合陽，偏溫下上三，曲肘五臂肩、巨天扶禾迎」。商陽穴、二間穴、三間穴、合谷穴、陽溪穴、偏歷穴、溫溜穴、下廉穴、上廉穴、手三里穴、曲池穴、肘髎穴、五里穴、臂臑穴、肩髃穴、巨骨穴、天鼎穴、扶突穴、禾髎穴、迎香穴等二十個穴位。

大腸由臉頰下往上走，經嘴角交人中夾鼻孔，胃經脈從眼睛正中往下走，交唇下的承漿往臉頰下走……；所以上唇看大腸，下唇看胃。胃負責入、大腸負責出，有出斯有入，有入方有出，這就是循環。

## 循行部位

起於大指次指之端，循指上廉，出合谷兩骨之間（兩骨之間：第一掌骨之中點處）。

上入兩筋之中，循臂上廉，入肘外廉，上臑外前廉，上肩出髃骨之前廉，上出於柱骨之會上（肩骨：鎖骨肩峰端；柱骨：鎖骨，或指大椎穴處）。

下入缺盆，「絡肺」下膈，屬大腸（缺盆：鎖骨與肩胛骨間的部位），缺盆穴與氣衝穴關連著股動脈，是臟腑經脈聯絡四肢經脈的出入口。由缺盆、氣衝可以診斷臟腑虛實。

其支者，從缺盆，上頸，貫頰（貫：由淺穿至深），入下齒中（下齒中：下齒槽神經所走之路徑），還出挾口（挾口：上下嘴唇）。

交人中，左之右，右之左，上挾鼻孔；立體交叉，不會互相影響。

## 相關病候

《內經．經脈》：「是動則病齒痛，頸腫。是主津液所生病者，目黃，口乾，鼽衄，喉痺，肩前臑痛，大指次指痛不用，氣有餘則當脈所過者熱腫；虛則寒慄不復。」

牙齒痛，除非蛀牙，多屬於內臟功能不良的問題，熬夜或過勞多屬肝臟與心臟的問題。初期多是大腸排泄出狀況，黏膜不佳，眼睛會泛黃，眼白清澄與否，可以判別大腸排泄有否乾淨，眼白要是混濁，不是腹瀉就是便秘，會有口乾、常吞口水等現象，多屬津液所生病者，日久會出現肝臟或心臟的問題。

## 小博士解說

大腸經脈之起始與終止，攸關呼吸與消化作業。

1.「上入兩筋之中」：兩筋是伸食指肌與伸拇長肌，虎口開張幅度大小與有力與否，反應氣魄與排泄狀況。
2.「入下齒中，還出挾口，交人中，左之右，右之左」：下齒與上唇望診大腸與排泄狀況。
3.「上挾鼻孔」：(1) 觀呼吸器官，迎香治急慢性鼻炎；(2) 觀消化器官，迎香治不聞香臭。

## 手陽明大腸經

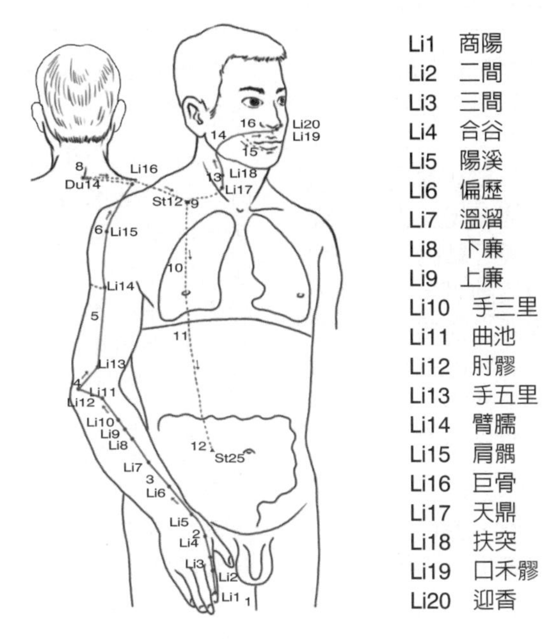


**＋ 知識補充站**

人體的概日運作時鐘下視丘視交叉上核（Suprachiasmatic Nucleus，SCN）是母時鐘，身體所有細胞的末梢時鐘與母時鐘同步調，形成統一的生體時鐘機構，需要自律神經系統來運作；體內時間機構與高血壓、血脂異常、糖尿病等生活習慣病，以及骨質疏鬆症、癌症等與病變關係密切。

肛溫（直腸溫）是生理的基礎體溫，約36℃～37.5℃，有1～1.5℃的變化，通常肛溫最高溫是上午五～六時（寅卯—肺、大腸經脈）—春宜吐，夏宜汗。最低溫是下午五～六時（申酉—膀胱、腎經脈）—秋宜下，冬宜和。

下視丘的視交叉上核的時鐘細胞核，相應於時鐘遺傳因子的轉寫，細胞質合成時鐘蛋白，並抑制再入細胞核轉寫，時鐘蛋白減少伴見抑制效果減弱，沒有生物時鐘生物不會存在地球，擁有生物時鐘的生物才能存活。

# 1-6 手陽明大腸經（二）

望診食指遠側指骨底非常重要，即商陽穴區和指甲的色澤與質地，右商陽穴區感應左天樞與降結腸，而右二間穴與三間穴的指節活動訊息（僵硬或靈活）反應排便順暢與否；左商陽穴區感應右天樞與升結腸，左二間穴與三間穴的指節活動訊息（僵硬或靈活），反應吸收能力強弱。左右二間穴與三間穴的指節肌肉結實、或腫脹、或枯塌，比較不好的一側，即反應其所屬排便或吸收之能力。

### 商陽穴

主治：熱病，中風，昏迷，耳鳴，耳聾；傷寒熱病汗不出，手指麻木，齒痛，頷腫，腮腺炎、口乾、扁桃腺炎，咽炎、急性扁桃腺炎。

取穴：手掌側置，橈側向上。於食指尖端去爪甲下角一分許，位於赤白肉際上。（生命精確度）

針法：針刺一分。

### 二間穴

主治：頷腫、喉痺、咽中如梗，鼻衄，下牙痛；口眼歪斜、肩背痛；肩背痛；扁桃腺炎、咽喉炎。

取穴：手握拳側置，橈側向上。按食指掌指關節前橫紋頭，於骨邊陷中取之。（生活動念區）

針法：直刺，針刺三分。

### 三間穴

主治：腹滿腸鳴、泄瀉，唇焦口乾，下牙痛，喉痺，咽中如梗，肩背疼，手指手背腫痛；目痛，咽喉腫痛，齒痛，鼻衄；扁桃腺炎，腸炎。

取穴：手握拳側置，橈側向上。按食指掌指關節後、內側橫紋端凹陷處取之。（行動起念區）

針法：直刺，針刺三分。

### 合谷穴

主治：一切頭面病症，如眼、耳、口、鼻、咽喉等病。偏正頭痛，傷風，咳嗽，哮喘，鼻塞，鼻淵，目痛，耳鳴，耳聾，中風，口眼歪斜，口噤不開，暈厥等。齒痛，目赤腫痛，半身不遂，胃痛、腹痛，經閉，癮疹，手指痙攣。流行性感冒，扁桃腺炎，牙齦炎，三叉神經痛，顏面神經麻痺，腮腺炎、高血壓，蕁麻疹。

取穴：手伸指側置，橈側向上。令拇食二指伸張，取歧骨前微凹處。略向食指側按之，覺痠脹難忍。

針法：針刺五分。孕婦禁針。

### 陽溪穴

主治：肘臂不舉、腕痛無力，掌中熱，五指拘攣，腕關節及其周圍軟組織疾患，中風偏癱。

取穴：握拳側置，橈側向上。於合谷直上一寸二分處，取陷中。或將拇、食指伸直，拇指向上翹，於歧骨後方凹陷處，在第一掌骨後端，切之極酸楚。（胸懷豪放度）

針法：針刺五分。

### 曲池穴

主治：吐瀉，痢疾，腸癰，便秘，水腫；半身不遂、肘中痛、臂膊痛；瘡痛；高血壓，流行性感冒，蕁麻疹、小兒麻痺後遺症，扁桃腺炎、肩肘關節疼痛。疥、癮疹、皮膚乾燥、濕疹、蕁麻疹等。婦人月經不調。熱病，咽喉腫痛。（氣度承續區）

取穴：以手拱胸，取肘部橈側橫紋盡頭。貼近骨邊取之。

針法：直刺，針刺五分至一寸。

## 合谷穴、陽溪穴

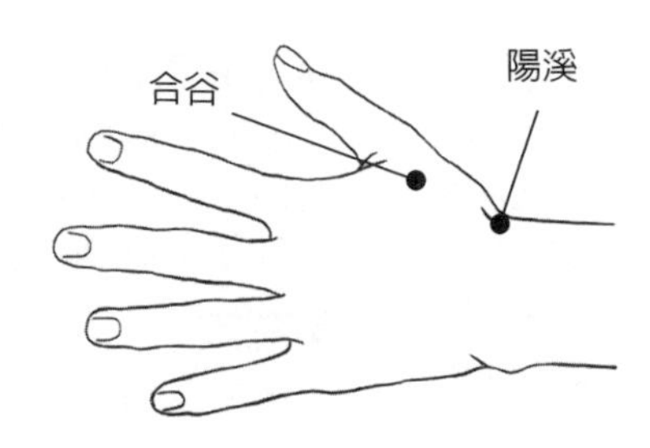


## 曲池穴

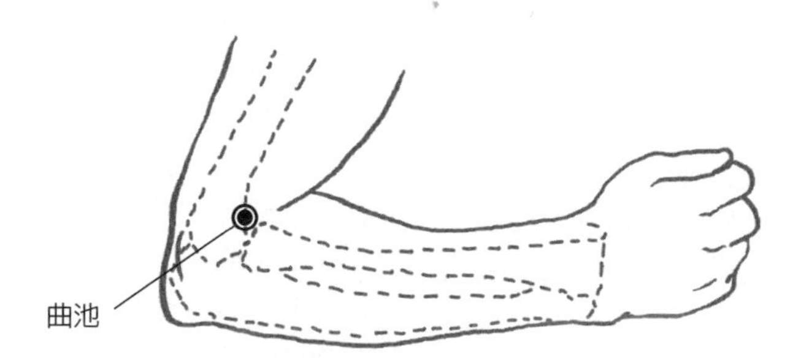


**+ 知識補充站**

二間、三間穴是大腸經脈的滎（溜轉）、俞（輸注）穴，是古代嬰幼兒無法切診太淵脈，心跳太快，穴區又太小）的望診區，稱為風門、氣門、命門三門。二間、三間就將之分為三關，從現代醫學來看，食指靜脈回流不良，有可能靜脈突顯在二間、三間穴區。臨床上，二間、三間靜脈突顯嚴重者多有痔瘡，或見排便不順暢；靜脈突顯淺者則是一時不順暢；靜脈突顯顏色深黯者多已是積年痼疾；左二間、三間反應右天樞與升結腸，顯示大腸的貯藏狀況；右二間、三間反應左天樞與降結腸，顯示運輸情形。五指張開不順暢者，二間、三間多靜脈突顯，心情多不愉快；五指張開順暢者，二間、三間罕見靜脈突顯，排便多數順暢無礙。

# 1-7 手陽明大腸經（三）

望診與壓按診合谷穴與曲池穴，可以診斷病況發展情形。合谷穴治一切頭面病症，與同側下牙痛。大腸經之合谷與曲池穴區的肌膚灰黯枯澀者，排泄問題多，合谷與曲池，配合脾經之三陰交與血海，有美容與歡愉之功。左合谷與曲池反應右天樞與升結腸，顯示大腸的貯藏狀況～吸收水分；右合谷與曲池反應左天樞與降結腸，顯示運輸情形～排泄。

手三里在曲池下二寸，用來通關過節，飛經走穴，病人針感不好可先針手三里，另治手臂酸痛無力，降血壓。臂臑治近視，頸項拘急，肩關節周圍炎。

肩髃在上臂與肩胛骨的縫隙中，肩部三角肌上，臂外展或向前平伸時，當肩峰前外方凹陷處。易沾黏，是六肩穴主要穴道之一，可治五十肩，前側抬不起來，肩髃加多針數；後側抬不上去，肩髎加多針數；側面舉不起來，肩貞加多針數。人的老化從肩髃開始，運動不足手臂就抬不高，肩膀活動受限，肩髃形似監獄。肩髃穴平常要多轉動，游泳是最佳的選擇之一。

### 手三里穴

主治：肩背疼痛，牙痛，頷腫；胃痛，腹痛、腹瀉；肘攣不伸、手足不遂，手痺不仁；咽喉炎，臂神經痛。

取穴：肘側置，屈肘橈側向上。在曲池下二寸，按之酸脹。

針法：直刺，針刺五分至七分。

### 臂臑穴

主治：肩背疼痛、臂痛無力、頸項拘急、肩關節周圍炎。

取穴：屈肘、垂臂；當三角肌下端，偏向內側。

針法：直刺，針刺五分至一寸。

### 肩髃穴

主治：頭不得顧，手不能向頭，肩、背、臂腫痛；半身不遂；肩周炎，上肢癱瘓，臂神經痛。

取穴：手平舉時，舉臂有空陷。肩端兩骨罅間，即肩尖下寸許是穴。

針法：直刺，針刺六分。深刺可達二寸半，可久留針。

### 迎香穴

主治：口眼歪斜、浮腫；瘜肉多涕、鼽衄、鼻塞不聞香臭；急慢性鼻炎，顏面神經麻痺。

取穴：正坐。目直視。從睛明直下。取鼻孔旁五分，從鼻孔向外水平與鼻唇溝交叉處。切之酸脹直達鼻中，沿著皮向內上方斜刺。

針法：斜刺，針刺三分至五分。

**小博士解說**

望診上鼻子皆屬於胃，鼻翼有大腸經的迎香穴，胃腸功能望診嘴唇最準。從口腔到肛門屬於消化器官，是副交感神經系統管轄。交感神經與自律神經這兩個神經系統無法切割。交感神經系統讓心跳加快，卻讓腸子運作減慢；副交感神經系統讓心跳減慢，卻讓腸子運作加快。消化系統有黏膜與肌肉層，黏膜系統分泌黏液，肌肉系統負責從口腔開始消化道的收縮。

## 手陽明大腸經重要穴道的應用與說明

| 名稱 | 部位 | 應用 | 說明 |
|---|---|---|---|
| 合谷 | 掌橈第一掌骨之中點處 | 1. 合谷是伸食指肌、伸指總肌和內收拇肌（拇指內轉）的能量穴，感應努力珍惜度。配內關為頭頸胸腹等部位手術，針刺麻醉時常用穴位 | 原穴<br>合谷穴治一切頭面病症，與同側下牙痛 |
| 手三里 | 前臂背面橈側，當陽溪與曲池連線上，在曲池下二寸，陽溪上十寸處 | 2. 手三里是橈側伸腕長肌和橈側伸腕短肌（擦窗戶的動作）與肱橈肌的能量穴，感應安心放下度 | 可暫代足三里之望診與壓診要穴。手三里、上廉、下廉望診與壓診胃、大腸、小腸的功能變數 |
| 臂臑 | 上臂後外側，曲池與肩髃連線之上，曲池上七寸，三角肌下後緣處 | 3. 臂臑是肱三頭肌（伸直肘關節）與三角肌的能量穴，感應開胸利膈度 | 壓診臂臑在臂外側，三角肌抵止部，肱三頭肌外側頭前緣，穴道功能越好，手後擺越輕鬆 |
| 肩髃 | 肩胛骨肩峰和肱骨大結節間的凹陷處；手臂外展至水平時，肩峰下方出現一明顯凹陷即是 | 4. 肩髃是三角肌（抬舉肩臂）與岡上肌和斜方肌的能量穴，感應擔當承受度<br>配肩髎、天宗、治肩周炎<br>配合谷、外關、曲池，治上肢麻痺 | 初步壓診肝、肺經脈和橫膈膜狀況要穴<br>肩髃在上臂與肩胛骨的縫隙中，當肩峰前外方凹陷處 |
| 迎香 | 鼻翼外緣，當鼻唇溝中 | 5. 迎香是口輪匝肌、提上唇鼻翼肌、提上唇肌、鼻翼肌和鼻橫肌（鼻孔張縮）能量反應穴，感應誠懇氣度<br>配印堂、上星、合谷，治鼻竇炎、鼻塞、鼻炎<br>配頰車、地倉，治顏面神經麻痺 | 最後一穴，望診要穴<br>左側迎香色澤不好，反映右側升結腸功能差，延腦出來的副交感神經出狀況<br>右側迎香色澤不好，反映左側降結腸功能差，腰尻的副交感神經出狀況 |

**＋ 知識補充站**

所有消化道疾病多從口腔開始，大腸經脈「齒痛頸腫」，所有牙齒疼痛，包括牙周病都屬之。牙科醫師在患者因牙疼受不了時，最常做的就是抽神經。疼要抽神經的人，生活多有過勞、不規律、不正常、飲食習慣不良之現象。神經痛是身體機制告訴我們要注意了；牙齦出血更要注意生活習慣，否則心臟疾病隨時都可能出現。

# 1-8 手陽明大腸經（四）

### 偏歷與溫溜

改善消化與呼吸系統功能。

1. 偏歷位在兩手虎口交叉食指盡端處，伸腕長肌、伸拇短肌與外拇展肌經過，比「讚」有沒有力，由偏歷決定，大拇指魚際要是會瘦，男人容易陽痿早洩，女人會冷感；此處屬肺經脈，肺氣盛有餘，小便數而欠（頻率多而尿不乾淨），氣虛則小便顏色改變；拇指有沒有力、靈不靈活可知小便狀況。
2. 溫溜在前臂背面橈側，伸腕長、短肌處，腕橫紋上五寸，當陽溪與曲池連線上。

### 曲池、肘髎、五里

手肱動脈與腳股動脈的正常運作，相互依存。

1. 扎針曲池穴時，幫助全身的循環，往上有肘髎、五里，往下有三里、上廉、下廉，以前的針比較粗，肱動脈處穴道少，通常不宜扎針，穴道多的地方都是適合扎針的。穴道名也反應身體的變化多端。曲池在肘橫紋外側端，橈側伸腕長肌起始部，曲，屈曲；池，凹陷。穴在屈肘紋頭外凹陷如池處，故名。
2. 肘髎在臂外側，屈肘時曲池上方一寸，肱骨邊緣凹陷處，肱肌起始部、肱三頭肌外緣。感應血海。
3. 手五里在臂外側，肩髃與曲池的連線上，肱橈肌起點，肱三頭肌前緣，曲池上三寸處。感應足五里。

### 三里、上廉、下廉

手肱橈肌與腳腓長肌的正常運作，相互依存。

1. 下廉在前臂背面橈側，肘橫紋下四寸處，當陽溪與曲池連線後三分之一折點。
2. 上廉在前臂背面橈側，肘橫紋下三寸處，當陽溪與曲池連線的後四分之一折點處，即手三里下一寸，曲池下三寸。
3. 手三里在前臂背面橈側，肘橫紋下二寸處，當陽溪與曲池連線上，曲池下二寸。

### 臂臑、肩髃、巨骨

改善肝膽腸胃功能。

1. 臂臑在臂外側，三角肌抵止部，肱三頭肌外側頭前緣；當肩髃與曲池的連線上，曲池上七寸。（臂，上肢；臑，上臂）。
2. 肩髃在上臂與肩胛骨的縫隙中，肩部三角肌上，臂外展或向前平伸時，當肩峰前外方凹陷處。人的老化從此開始，運動不夠、太懶惰手臂就抬不高，肩膀僵硬受限，肩髃形似監獄，這個穴平常要多轉動，游泳是最佳的選擇。
3. 巨骨在肩上部，鎖骨肩峰端與肩胛岡之間凹陷處，淺層斜方肌，深層爲岡上肌，靠近肺尖，運動量越大，越能動用到肺尖換氣，肩膀肌肉更厚實。喉結旁開一寸半是人迎，旁開三寸是扶突，胸鎖乳突肌的前、後緣之間。

### 天鼎、禾髎、迎香

改善循環系統功能。

1. 天鼎在胸鎖乳突肌後緣，當結喉旁，扶突與缺盆連線的中點處。
2. 禾髎在上唇部，鼻孔外緣直下，與水溝穴相平處，當水溝（人中）旁五分。
3. 迎香在鼻翼外緣中點旁鼻唇溝中凹陷處，穴在鼻旁，主治鼻塞不通，不聞香臭。左側迎香色澤不好，反映右側升結腸功能差，延腦出來的副交感神經出狀況。

## 人迎穴、扶突穴、天窗穴、天容穴、天牖穴、天柱穴

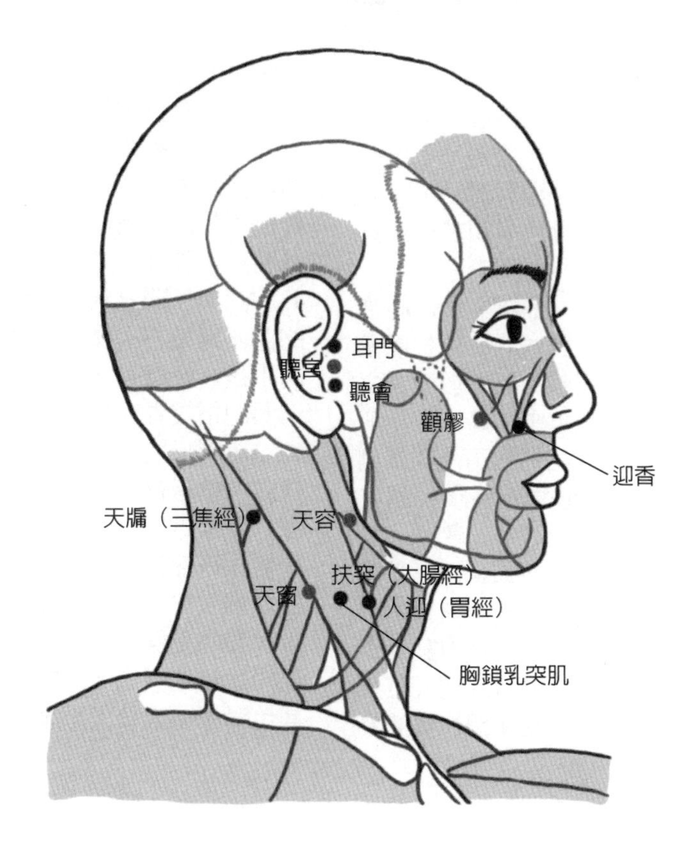


**＋ 知識補充站**

1. 大腸手陽明之脈，起於大指次指之端，「下入缺盆絡肺」，「從缺盆『上頸』貫頰」。大腸手陽明之脈『上頸』～頸動脈，與循環系統關係最密切；扶突穴區的靜脈曲張，多排泄不良，多心臟問題多。
2. 小腸手太陽之脈，起於小指之端，「入缺盆絡心」，「從缺盆循頸『上頰』」。小腸手太陽之脈「上頰」～顏面動脈，天窗穴區色澤不良，多營養吸收不良，情緒問題多。
3. 三焦手少陽之脈，起於小指次指之端，「入缺盆，布膻中」，「從膻中上出缺盆『上項』，三焦手少陽之脈『上項』」～椎動脈，天牖穴區瘡疹多，多自體免疫功能失調，常常疲憊不堪。

# 1-9 手陽明大腸經（五）

## 大腸經的延伸運用

1. 大腸經是肺之陽，防護肺經脈，把體內的病毒帶到鼻腔，透過呼吸系統而排除（避免進入咽喉與體內）；如果，排毒不良，病症將呈現於頭頸與耳鼻咽喉。

2. 大腸經脈是第一個從外而起的經脈，關係著體外與體內的商量與能量變化。左右大腸經脈，起始於食指之端（食慾不振食指不動，萬夫所指無病而死）商陽，終於對面的鼻翼側（聞嗅覺之示）迎香，感應人體身心靈的兩極分化（冷熱、喜怒、生死）。大腸經脈穴道共二十個，手部動作五個（商二三合陽），前臂轉動五個（偏溫下上三），上臂舉動五個（曲肘五臂肩），肩頸口五個（巨天扶禾迎），各肢節的動作韻律與節奏寫實生活品質。

3. 商陽在食指末節橈側，指甲旁肉的色澤，可以觀察大腸排泄乾淨與否，指頭肉黯濁不淨、甲肉不分明，就是排便不乾淨；指頭肉色明乾淨、甲肉分明，大腸排泄順暢。

4. 二間與三間分別位在第二掌指關節的前方與後方，靠近橈側。三歲以下的小孩，身體有狀況，可以看二間、三間的指紋青筋變化得知病情的虛實輕重，壓指紋會消失，放開又復現，爲虛；壓指紋不消失，爲實；色紅爲寒，色紫爲熱。古人將小兒指紋的這種變化概括爲四句話：浮沉分表裏，紅紫辨寒熱，淡滯定虛實，三關測輕重。嬰幼兒唇紅齒白，商陽和二間與三間是最乾淨光澤，隨著成長發育，其色澤逐漸因後天影響而改變。

**小博士解說**

俗諺：「萬夫所指，無病而死」，食指之氣很強也很毒，商陽穴最有效的是治牙齒及頸臂疼痛。商陽穴、二間穴與三間穴，此三穴區間色澤與活動狀況不良，初期不順遂多見齒痛或頸腫。日久必見目黃、鼽衄、口乾、喉痺、肩前臂痛或大指次指不用。氣盛則當脈所過處或熱或腫，氣虛則畏寒怕冷。伸食指肌從尺骨後表面，到食指的遠側指骨底，協調食指部位之伸指長肌與屈指長肌；食指的指節與食指動脈，直接寫實大腸經脈的功能。觸摸壓按二間穴與三間穴，可瞭解體質強弱。通常食指的長相形體越直者，排便越順暢，越歪屈者排便越易失常，色澤上，光澤者大腸功能良好，灰黯枯澀者排泄問題多。

## 商陽穴、二間穴、三間穴、合谷穴、陽溪穴

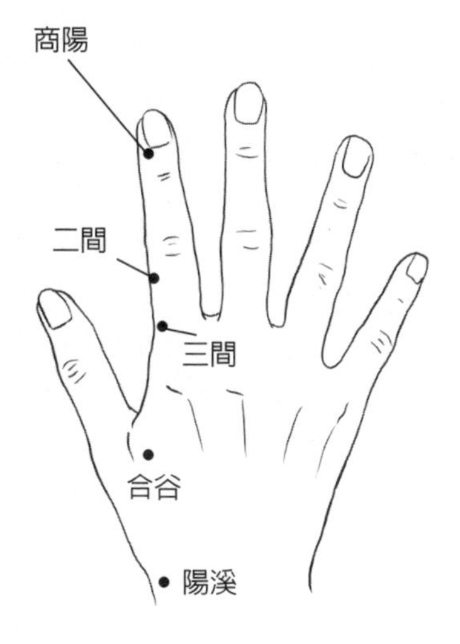


**＋ 知識補充站**

《左傳．宣公四年》：「楚人獻黿於鄭靈公，公子宋與子家將見，子公之食指動。」（指有美味可吃的預兆）春秋時期，鄭國有兩位公子，一個叫公子宋，一個叫子家。一天早晨，他們一起上朝時，公子宋的食指忽然動了一下，他便跟子家說：「看來今天又要有好吃的了，不知道今天可以嘗到什麼美味？」子家向鄭靈公說明公子宋食指挑動果然靈驗之事。鄭靈公聽完後，也笑了笑說：「公子宋的食指靈不靈，還得通過我這一關呢！」後來鱉羹分配到公子宋時剛好分完，鄭靈公就大笑說：「這回你的食指不靈了吧！」沒想到公子宋竟然走到鄭靈公的座位前，把食指伸到鼎裡，沾湯來嘗一下，並說：「誰說我的食指不靈，我不是嘗到美食了嗎？」這就是「染指」的由來，比喻牟取非分的利益。食指動既見食慾開；染指又聯想到非分之利益，顯見在食指商陽和二間、三間，生老病死已盡在其中。

商陽是伸食指肌、伸指總肌和屈指伸肌的反應穴，具開竅、醒神、急救作用。配內關、人中、百會，治休克、中風昏迷。配合谷、少商，治咽炎、急性扁桃炎。

二間是屈指淺肌的反應穴，配風府、迎香，治鼻衄。配少商、合谷，治喉痺。

三間是掌側骨間肌與背側骨間肌的反應穴。配間使，治梅核氣。

# 1-10 足陽明胃經（一）

歌訣：「承四巨地大頰下頭人，水氣缺氣庫屋膺乳乳，不承梁關門太滑天外大，水歸氣髀伏陰梁犢三，上條下豐解衝陷內厲。」

承泣穴、四白穴、巨髎穴、地倉穴、大迎穴、頰車穴、下關穴、頭維穴、人迎穴、水突穴、氣舍穴、缺盆穴、氣戶穴、庫房穴、屋翳穴、膺窗穴、乳中穴、乳根穴、不容穴、承滿穴、梁門穴、關門穴、太乙穴、滑肉門穴、天樞穴、外陵穴、大巨穴、水道穴、歸來穴、氣衝穴、髀關穴、伏兔穴、陰市穴、梁丘穴、犢鼻穴、足三里、上巨虛、條口穴、下巨虛穴、豐隆穴、解溪穴、衝陽穴、陷谷穴、內庭穴、厲兌穴等四十五個穴位。

## 循行部位

起於鼻之交頞中，旁約（或為納）太陽之脈，下循鼻外入上齒中，還出挾口，環唇，下交承漿，卻循頤後下廉出大迎，循頰車，上耳前，過客主人，循髮際，至額顱。

**註：**

(1)足陽明胃經接手陽明大腸經之後，從鼻子兩側分別進到鼻子深層裡。「交」，就是在鼻根深處的篩竇，胃經深入此處後再出來，所以胃經與嗅覺有很大的關係，而舌之胃覺是和脾經相關連，俗話說：開脾胃，是從味覺、嗅覺著手。

(2)「入上齒中」：足陽明胃經入上齒中，治上牙痛；手陽明大腸經入下齒中，治下牙痛，手比較高治下齒，足比較低卻治上齒，此乃依循經絡的循行，不同於頭痛醫腳，腳痛醫頭，左病右治，右病左治。

其支者，從大迎前，下人迎，循喉嚨入缺盆，下膈屬胃，絡脾。足三陽經的共同特色皆長，皆有分合。在頭部，音叉似的分開，合於『缺盆』後又分開，沿體腔壁內外側循行，到『氣衝』合後又分開。而所謂體腔壁內外側指的是：足陽明胃經，走前體腔壁內外側；足少陽膽經，走側體腔壁內外側；足太陽膀胱經，走後體腔壁內外側。

其直者，從缺盆下乳內廉，下挾臍，入氣街（氣衝）中。

其支者，起於胃口，下循腹裏下至氣街中合，以下髀關，抵伏兔下膝臏中 ，下循脛外廉 ，下足跗 ，入中指內間。

**註：**

(1)此「支」走體腔「內」側面。

(2)「髀」是指大腿；「關」，有關卡的意象。髀關：指的就是大腿骨關節。同樣的這個關節，前面屬胃經，稱為髀關；側面屬膽經，稱為髀厭；從後面看，像個樞紐，故名為髀樞，屬於膀胱經。（臏，指膝蓋骨。足跗，指腳背。入中趾內間，指中趾和第二趾之間。）

其支者，下廉三寸，而別下入中趾外間，其支者，別跗上入大趾間出其端。

**註：**

(1)下廉三寸，到了足三里處，另一分支分出下入中趾與第四趾之間。

(2)腳大趾、二、三趾皆與胃經相關。

## 足陽明胃經圖

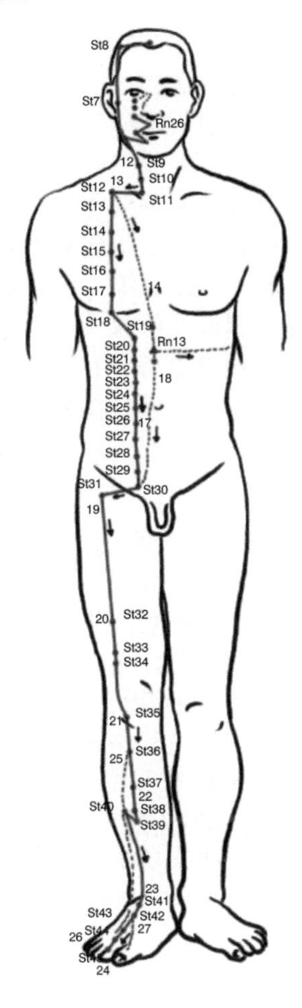


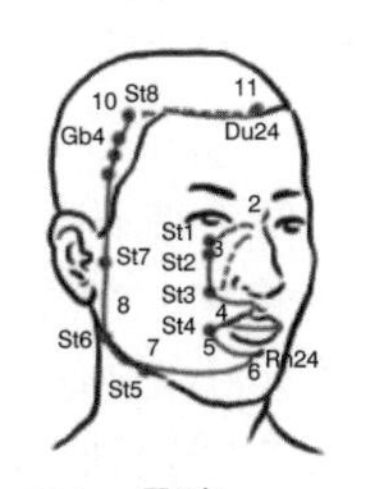


St1 承泣
St2 四白
St3 巨髎
St4 地倉
St5 大迎
St6 頰車
St7 下關
St8 頭維
St9 人迎
St10 水突
St11 氣舍
St12 缺盆
St13 氣戶
St14 庫房
St15 屋翳
St16 膺窗
St17 乳中
St18 乳根
St19 不容
St20 承滿
St21 梁門
St22 關門
St23 太乙
St24 滑肉門
St25 天樞
St26 外陵
St27 大巨
St28 水道
St29 歸來
St30 氣衝
St31 髀關
St32 伏兔
St33 陰市
St34 梁丘
St35 犢鼻
St36 足三里
St37 上巨虛
St38 條口
St39 下巨虛
St40 豐隆
St41 解溪
St42 衝陽
St43 陷谷
St44 內庭
St45 厲兌

**+ 知識補充站**

腎經脈「骨厥」與胃經脈「骭厥」，都會出現精神方面的症狀，都是恐慌症，一樣的是，百分之一百都是日積月累造成的。

1. 腎經脈「骨厥」是「飢不欲食，面如漆柴，咳唾則有血，喝喝而喘，坐而欲起，目㤺㤺如無所見，心如懸若飢狀。氣不足則善恐，心惕惕如人將捕之，是為骨厥。」，「骨厥」多少出現「脊股內後廉痛」、「痿厥」、「嗜臥」或「足下熱而痛。」目㤺㤺如無所見，眼神是空洞無神的。
2. 胃經脈『骭厥』是「洒洒振寒，善呻數欠，顏黑，病至則惡人與火，聞木聲則惕然而驚，心欲動，獨閉戶塞牖而處，甚則欲上高而歌，棄衣而走。」『骭厥』多少出現「骭外廉、足跗上皆痛」或「中趾不用」。眼神是驚恐、閃爍不定、無法凝神的。
3. 「中趾不用」是血所生病的主症，其它為狂瘧溫淫汗出、鼽衄、口喎唇胗、頸腫喉痺、大腹水腫、膝臏腫痛，循膺乳、氣衝、股、伏兔、骭外廉、足跗上皆痛，中趾不用。氣盛則身以前皆熱，其有餘於胃，則消穀善飢，溺色黃。氣不足則身以前皆寒慄，胃中寒則脹滿。

# 1-11 足陽明胃經（二）

## 骭厥

「骭」即小腿，「骭」骨主要指「脛骨」，小腿有脛骨與腓骨。人行走上，腓骨輔助脛骨，骭厥是小腿外側的胃經脈循環不良，小腿會感覺到冰冷或麻木疼痛，尤其是小腿外側。小腿有足六經脈，從腳背上觀察，小趾膀胱經脈、第四趾膽經脈、第二、三趾胃經脈，大腳趾上有肝經脈，內側有脾經脈，小腳趾與腳底有腎經脈。

胃經脈「骭厥」以驚惕爲主證。多出現第二、三趾（胃經脈失調）的症狀。「骭厥」多會出現「骭外廉、足跗上皆痛」或「中趾不用」。臨床上，多見第二、三趾不靈活，或容易傷痛，這就是胃經脈「骭厥」將致恐慌症前兆。胃經脈「骭厥」是「顏黑」，整個臉色灰黑色，尤其是額頭部位。

骭厥診治，以從膝眼的犢鼻穴到下巨虛的九寸區域爲主，包括足三里、上巨虛、條口、豐隆、下巨虛，其中上巨虛是大腸經脈的下合穴，下巨虛是小腸經脈的下合穴，豐隆是胃經脈與脾經脈關係最密切的別穴；骭厥不同於臂厥，是下肢與上肢，婦女經期不順，天冷之際，不只是小腿外側，連大腿外側伏兔、梁丘、風市等穴區也會覺得冰冷，必然是胃經脈或虛或寒冷，以溫熱食物進補，或熱敷按摩刺激循環，都可以改善狀況。

## 骨厥

腎經脈「骨厥」以恐懼爲主證。出現小腳趾與腳底（腎經脈失調）的症狀。「骨厥」多會出現「脊股內後廉痛」（腰背痛）、「痿厥」（肢體障礙）、「嗜臥」（懶懶的、無精打采）、「足下熱而痛」，多見小趾不靈活，或容易腳底疼痛（腳底肌膜炎）。腎經脈「骨厥」是「面如漆柴」，整個臉色陰沉，缺乏血色與光澤，尤其是下巴部位。

**小博士解說**

恐慌症或驚惕（Frightened）不安，或恐懼（Panic）失措，都是來無影去無蹤，發作時極度恐怖，患者都擔心復發。恐慌症都伴見自律神經失調，調整失調的自律神經，同時，調整患者心態，勇於面對自己，以檢視自己體質與工作生活方式，才能痊癒。腎經脈「骨厥」是「飢不欲食」，多是累到想吃卻吃不下，需要的是睡眠、休息、遊山玩水。胃經脈「骭厥」是「善呻數欠」，多哀聲不斷、嘆息不已，需要的是運動、調整飲食營養均衡。

**犢鼻穴九寸區域：足三里穴、上巨虛穴、條口穴、豐隆穴、下巨虛穴**

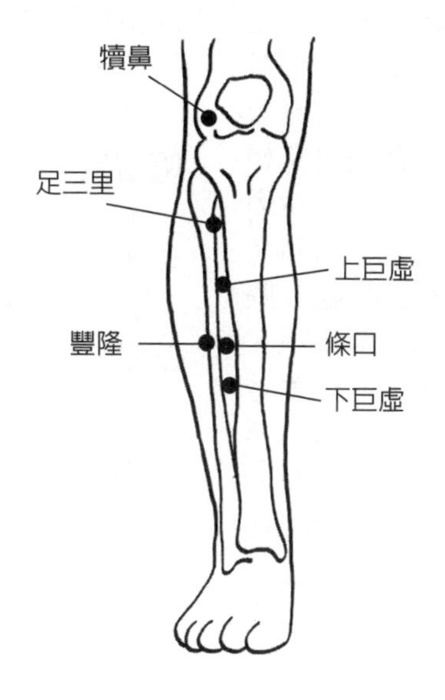


**＋ 知識補充站**

恐慌症都因壓力過大，與生活習慣失控，導致自律神經失調造成。恐慌症也多是長期不經心糟蹋了身體，身體提出抗議，從經脈循行來審視恐慌症，良好的生活習慣控制，改善自己的體質，可以讓恐慌症不至於再復發。如果可以的話，採取更積極的方式，從事多樣貌的休閒及社交活動。患者會因禍得福，不但能找出病因，治好病，避免再復發；並能提升健康意識，降低其他疾病發生的機率。

# 1-12 足陽明胃經（三）

足三里、上巨虛、條口、下巨虛與豐隆等五穴，浮沉在小腿上的伸肌群中，除了豐隆在伸趾長肌、腓骨短肌之間，其它四穴與脛骨前肌息息相關，足三里在膝下三寸，脛骨前緣旁開一寸處，是胃經脈的合穴，這區域有靜脈曲張者，胃腸多有問題，脹氣、胃酸、嘈雜等症狀都可能出現。有脛骨前肌、伸趾長肌，足三里就是要行三里路，刺激肌肉收縮，藉出運動增加腸胃道蠕動，幫助消化代謝。上巨虛當足三里直下三寸，大腸下合穴，反映大腸排泄狀況。下巨虛在上巨虛下三寸，小腸下合穴，反映消化吸收狀況。

## 足三里穴

主治：腸胃消化系統病證爲主，也可應用於全身各系統之病證，如心腹脹痛、胃中寒、腸鳴、吐瀉、便秘、泄瀉；黃疸、水腫；腰痛不得俯仰、膝脛痠痛、虛損羸瘦、坐骨神經痛等。

取穴：正坐垂足。自犢鼻往下量取三寸，再由脛骨向外取一寸餘，有一凹溝，其溝中是穴。按取穴位，令抬起足尖必覺痠脹難忍。針此穴位，痠麻可直達腳背。

針法：直刺，針刺五分至一寸半。小兒忌灸。

## 解溪穴

主治：面部浮腫、腹脹、胃熱、善饑不食、大便下重；股膝脛腫痛。

取穴：按取足踝前面正中凹陷者，即結鞋帶之處。當足踝作上下旋動時穴位明顯。

針法：直刺，針刺五分。

## 陷谷穴

主治：面目浮腫、腸鳴腹痛、少腹痛腫、足背腫痛。

取穴：在足次趾外側，即次趾與中趾間，本節後。

針法：直刺，針刺五分。

## 內庭穴

主治：四肢厥逆、惡聞人聲、癮疹、咽痛、齲齒；瘧病不嗜食、腹滿不得息、赤白痢疾；足背紅腫疼痛。上下牙痛，扎一邊或兩邊都有效。

取穴：在第二、三趾骨之間叉縫盡處。位於次趾本節前陷中。

針法：針刺三至五分。

## 厲兌穴

主治：心腹脹滿、胃脘痛；水腫、黃疸；喉痺、齲齒、鼻衄；多驚、發狂；足寒、足背腫痛。

取穴：第二足趾外廉。去爪甲一分許。

針法：針刺一分。

豐隆位小腿前外側，外踝尖上八寸，脛骨前緣外二橫指（中指）處。內與條口相平，當外膝眼（犢鼻）與外踝尖連線的中點，有和胃化痰之效，爲足陽明絡穴。小腿有十六寸，條口、豐隆爲小腿的一半處，兩穴與犢鼻相去八寸，與踝部的解溪也相去八寸。

## 足陽明胃經重要穴道的應用與說明

| 名稱 | 部位 | 應用 | 說明 |
|---|---|---|---|
| 足三里 | 在小腿前外側，犢鼻下三寸、脛骨外一寸餘，兩筋分肉間 | 腳的動作巧緻與所屬穴道息息相關，可用於針灸診治：<br>1. 足三里是腓骨長肌（腳關節底屈與外翻）與伸拇長肌的能量反應穴，感應勇氣貫徹度<br>胃虛寒宜灸，胃腸蠕動失調宜針，穴區青筋血絡多，宜放血，嚴重者宜齊刺（三針）、揚刺（五針） | 合穴屬土<br>足三里與上巨虛和下巨虛穴，診治胃（消化）、大腸（排泄）和小腸（吸收）。左側三穴肌膚色澤比右側差，多伴見降結腸的問題，右側三穴肌膚色澤比左側差，多伴見升結腸的問題 |
| 解溪 | 在足踝關節，伸趾長肌腱與伸拇趾長肌腱之間的凹陷處，衝陽後一寸五分 | 2. 解溪是伸趾長肌、伸拇長肌（翹大拇趾）和伸拇短肌的能量反應穴，感應躍躍欲試度<br>胃腸黏膜組織功能不良，初期多見穴區青筋血絡多，宜點刺放血，再針足三里以補之 | 經穴屬火<br>解溪、衝陽、陷谷、內庭與厲兌等五穴，浮沉在腳上的伸肌群中，以伸趾長肌為主。解溪是五穴之首 |
| 陷谷 | 在足背，第二、三趾骨聯合部的前方，去內庭二寸 | 3. 陷谷是伸趾長肌（翹第二～五趾）、伸拇長肌和伸拇短肌的能量反應穴，感應得意非凡度<br>配天樞、大腸俞、太白、公孫，治腹痛 | 俞穴屬木<br>胃經脈「骭厥」以驚惕為主證。多出現第二、三趾（胃經脈失調）「足跗上皆痛」或「中趾不用」，陷骨穴越枯乾澀，病情越嚴重 |
| 內庭 | 在足背，第二、三趾骨之間，足趾叉縫赤白肉際處 | 4. 內庭是伸趾長肌、伸趾短肌與背側骨間肌（第二～四趾外轉與屈曲）的能量反應穴，感應虎視眈眈度<br>配天樞、曲池治濕熱下痢<br>配合谷，治扁桃腺炎、牙痛 | 滎穴屬水<br>內庭穴區越枯乾澀，消化系統問題越嚴重，多伴見循環系統問題 |
| 厲兌 | 第二足趾趾甲基底外側端，去趾甲下角一分 | 5. 厲兌是伸趾長肌和伸趾短肌（伸展第二～四趾）的能量反應穴，感應纏綿悱惻度<br>安定心神與安眠要穴 | 井穴屬金<br>厲兌穴是養腦護肝最有效的穴道。腳抓地、踩地時中趾最難使力，兩腳厲兌穴常使力，保健腦及肢體 |

**＋ 知識補充站**

解溪、衝陽、陷谷、內庭與厲兌等五穴，浮沉在腳上的伸肌群中，以伸趾長肌為主。衝陽穴當足背動脈搏動（趺陽脈）處，血氣旺盛，因稱「衝」；又為足背高處，因稱「陽」。「胃足陽明之脈，起於鼻之交頞中……入中指內間……別下入中趾外間……。」胃經脈循行到頭維、上星，只要壓按厲兌穴吸氣就能更深。例如癌症末期之疼痛，壓厲兌穴直到患者有感覺，是緩解疼痛非常好的穴道。厲兌穴屬足陽明，手陽明是商陽穴，兩穴可以互相對比來診治。

# 1-13 足陽明胃經（四）

「足陽明胃經起於『鼻之交頞中，旁約太陽之脈』，循『髮際，至額顱』」就是這樣吧！『冰凍三尺，非一日之寒上矢狀竇』，『鼻之交頞中，旁約太陽之脈』就是「上矢狀靜脈竇」前從雞冠開始，沿矢狀溝向後行，至近枕內隆凸處，移行成左、右橫竇，橫切面呈三角形，由前向後逐漸增大。

## 上矢狀靜脈竇

由三叉神經纖維支配，對維持腦內壓恆定非常重要。上矢狀靜脈竇是硬腦膜靜脈竇承接上大腦靜脈開口的血液，此處易扯斷，造成硬腦膜下出血。上矢狀靜脈竇竇壁有兩層，竇腔內一般無瓣膜，但大腦（思考）靜脈和小腦（行動）靜脈在靜脈竇入口處具有瓣膜裝置，具有調節血流作用。

上矢狀靜脈竇承接經頂孔而導入的骨膜靜脈，與鼻靜脈、鼻竇（特別是額竇）處連繫密切。諸多管道出狀況，都可能造成上矢狀靜脈竇化膿性感染，進而出現感染性血栓，會造成顱內壓增高及視乳頭水腫。

## 海綿靜脈竇

循「髮際，至額顱」是由海綿靜脈竇主導，海綿靜脈竇一對重要的硬腦膜竇，位於蝶竇和垂體的兩側，前達眶上裂內側部，後至顳骨岩部的尖端，左右海綿靜脈竇環繞著垂體。

海綿靜脈前間竇與後間竇形成竇環，關係著 (1) 膀胱經脈、(2) 胃經脈、(3) 肝經脈、(4) 督脈。海綿靜脈竇竇內襯有一層內皮，其內側壁由一纖維層所構成，內有頸內動脈和腦神經通過。在內皮與頸內動脈下外側之間有第六對腦神經外旋神經通過。

海綿靜脈竇內，第三對腦神經動眼神經（源自中腦），支配眼球外肌肉的內直、上直、下直、下斜肌與提上眼瞼肌。第四對腦神經滑車神經（爲最細的腦神經）支配上斜肌。第五對腦神經三叉神經（除了視神經之外的最大一對腦神經，源自橋腦）分成三個分支，眼支、上頜支、下頜支，供應臉、牙齒、口腔、鼻腔及舌頭前三分之二的感覺，還支配源自第一對咽弓的骨骼肌，例如顳肌、嚼肌。當海綿靜脈竇栓塞時，會出現眼球僵直。

## 乳房六穴

氣戶、庫房、屋翳、膺窗、乳中、乳根等位在乳房上，六穴都在胸骨正中線旁開四寸處，六穴氣血順暢與否都關係著乳房的豐滿、脹滿或結節硬塊。氣戶在鎖骨下緣，乳中在乳頭正中，當第四肋間隙凹陷處；乳根在乳頭直下，乳房根部，第五肋間隙凹陷處，胸大肌起始於鎖骨與胸骨，含蓋前述六穴，終止於肱骨；胸小肌含蓋膺窗、乳中、乳根等三穴，終止於肩胛骨；胸大肌與胸小肌夾著肱二頭肌，肱二頭肌起始於肩胛骨終止於橈骨。上臂的心經脈、心包經脈與肺經脈等，針灸或導引按蹻，都可以透過這些關係，強化呼吸與循環系統。

## 腹部七穴

不容在臍中上六寸（巨闕）旁開二寸；以下，承滿、梁門、關門、太乙、滑肉門每穴間隔一寸等六穴，診治上腹部；再往下爲天樞穴，此七穴分布在腹部肌肉群中，透過針灸或導引按蹻，可以紓解便秘、腹疼、胃疾。

## 胃經之腹部診治要穴

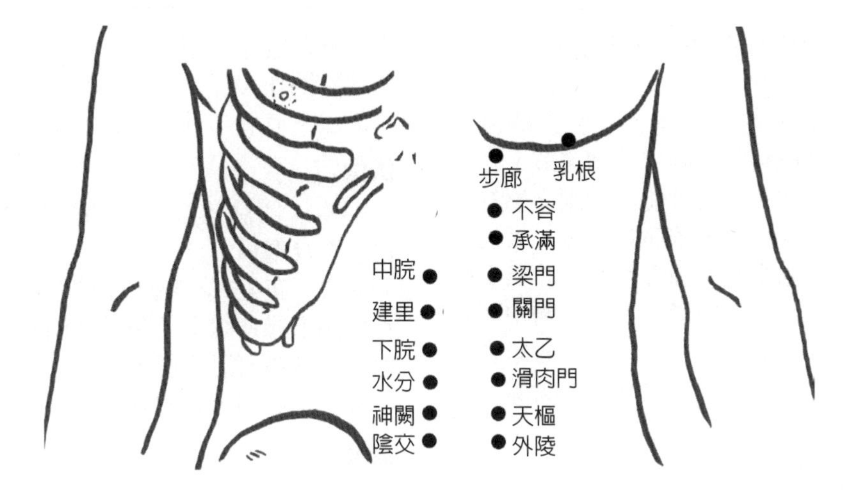


**＋ 知識補充站**

肝臟在右不容穴區，胰臟與脾臟在左不容穴區，壓按診比較左不容穴區較疼痛者，消化器官（胃腸）問題多，以足三里穴為主要針灸要穴。右不容穴區較疼痛者，消化附屬器官（肝膽）問題多，以太衝穴為主要針灸要穴。

「上矢狀靜脈竇」是位於兩層硬腦膜之間的靜脈管道，承受板障靜脈和硬腦膜靜脈血，以及蛛網膜顆粒(腦脊髓)的導入。人用腦的程度，影響上矢狀靜脈竇、大腦靜脈與小腦靜脈等組織調節血流的作用，也左右著胃經脈、肝經脈和督脈循環的機制。是以，用腦過度，對以上生理機制之負面影響極大。

# 1-14 足陽明胃經（五）

天樞穴與肚臍平，臍旁開二寸，兩邊溫度應該一樣，如果不同，天樞穴左右腹腔有問題了。右天樞冷屬虛，感應頸部的副交感神經叢。左天樞冷屬實，感應腰骶部的副交感神經叢。天樞以下，依序為外陵、大巨、水道、歸來至氣衝等六穴，診治下腹部，氣衝在腹股溝稍上方，臍中下五寸（曲骨）旁開二寸，當恥骨聯合上緣中點旁開二寸，股動脈搏動處，診治消化與生殖系統。

### 天樞穴

主治：胃腸炎、繞臍切痛、腸鳴、痢疾、煩滿嘔吐、上衝攻心、臌脹、水腫、黃疸、經閉、月經不順、產後腹痛。

取穴：仰臥取之。臍上一寸，去任脈二寸。去肓俞一寸五分，神闕旁二寸。

針法：直刺，針刺五分至一寸。孕婦禁灸。

### 水道穴

主治：腹脹滿、腎炎及膀胱炎、二便不利、子宮病與卵巢病。

取穴：仰臥取之。臍下三寸，去任脈二寸，關元旁開二寸。（本穴楊華亭《針灸圖考》在大巨下一寸，《甲乙經》則作大巨下三寸。）

針法：直刺，針入八分。灸五壯。

### 伏兔穴

主治：腰腿疼痛、膝冷、麻木不仁，全身癮疹。

取穴：正坐或平躺，髂前上棘與髕骨外側上緣連線上，髕骨外側上緣上六寸。當股直肌肌腹中央。

針法：直刺，針刺五分至一寸。

### 豐隆穴

主治：頭痛、面腫、痰飲；腹中痛、腹瀉；四肢腫、大小便難；高血壓；腿膝痠痛、屈伸不便。

取穴：正坐垂足。取犢鼻下八寸，即膝至踝的中點為條口；再從條口向外側一寸。當腓骨外緣是穴。

針法：直刺，針刺五至八分。

### 衝陽穴

主治：牙痛、口眼歪斜、偏風面腫、足痿跗腫。

取穴：伸拇趾長肌及伸趾長肌之間，即第二與第三蹠骨基底接合處稍前，內有足背動脈。向足心方向刺入。

針法：直刺，針刺三至五分。

**小博士解說**

髀關、伏兔、陰市、梁丘、犢鼻等五穴，分布在大腿上股四頭肌中。股四頭肌負責伸展膝關節，其中的股直肌與縫匠肌參與髖關節的屈曲。髀關在伏兔上六寸，與臀溝的承扶相對，兩穴配合治下肢百症。伏兔在髕骨上緣上六寸，大腿前隆起的股直肌處，大腿肉肥如兔，跪時肉起如兔之潛而不伏也，故名伏兔，治腰膝痠痛。梁丘在大腿前側，屈膝，髂前上棘與髕底外側端的連線上，髕底上二寸處，治療急性胃炎的主穴。

## 足陽明胃經重要穴道的應用與說明

| 名稱 | 部位 | 應用 | 說明 |
|---|---|---|---|
| 天樞 | 在腹部，臍旁二寸 | 體軀與腳的動作及所屬穴道相關，可用於針灸診治：<br>1. 天樞是腹外斜肌（提高腹壓輔助排便、嘔咳與分娩、維持體態）、腹內斜肌和腹橫肌、腹直肌的能量度反應穴，感應度量度 | 募穴<br>天樞穴兩邊溫度應該一樣，右天樞冷屬虛，感應頸部的副交感神經叢。左天樞冷屬實，感應腰骶部的副交感神經叢 |
| 水道 | 在腹部，臍旁二寸，天樞下三寸，關元旁開二寸 | 2. 水道是腹外斜肌與腹內斜肌（提高腹壓輔助排便、嘔咳與分娩、維持體態）、腹橫肌及腹直肌的能量反應穴，感應精志度<br>壓診比較，右側較疼痛，針右太溪、大鍾或築賓，反之，亦然 | 腹部腎氣必經二十穴之一，屬腎俞五十七穴。壓診外陵、大巨、水道、歸來至氣衝等五穴，診治下腹部水氣之虛實，右側較痛者多虛證；左側較痛者多實證 |
| 伏兔 | 在大腿，髂前上棘與髕骨外側上緣連線上，即髕骨外側上緣上方六寸，肌肉中 | 3. 伏兔是股外側肌（安定股膝蓋關節）的能量反應穴，感應耐力度<br>伏兔下四寸是郄穴、梁丘，兩穴之間有陰市，三穴區的肌膚色澤與壓痛反應越強烈，胃腸道黏膜的淋巴組織問題越大，宜導引與推拿 | 大腿中點穴。感應下肢活動量，治療急性胃炎的主穴；急性胃潰瘍發作時，是全身壓按最疼痛的穴位 |
| 豐隆 | 在小腿前外側，條口外一寸 | 4. 豐隆是腓骨長肌（抬腳跟與維持腳弓步行）與伸拇長肌的能量反應穴，感應熱情度<br>豐隆與條口的上下一寸，上反應消化器官，以足三里為主，下反應消化附屬器官，以絕骨為主 | 別穴<br>小腿膝至踝的中點，治療慢性胃發炎的主穴；慢性胃潰瘍患者，豐隆是全身壓按最痠痛無力的穴位 |
| 衝陽 | 在足背，位於足背最高點，動脈搏動處。陷谷上方三寸 | 5. 衝陽是伸趾長肌與伸拇長肌和伸拇短肌（伸展拇趾）的能量反應穴，感應情趣度<br>緩解胃經脈急性問題最佳針砭要穴 | 經穴<br>衝陽穴當足背動脈搏動（趺陽脈）處，血氣旺盛，因稱「衝」又為足背高處，因稱「陽」 |

**＋ 知識補充站**

胃陽明經病多在寒冬或熱夏，因天氣冷熱變化大，飲食方面多有不同需求。虛者，多病氣不足，身體覺得寒冷；壯者，多病氣盛，身體發熱，胃火大容易多吃易餓，而有受驚、獨處、癲狂等情志病；或出現流鼻血與瘧狂溫病等。

# 1-15 足陽明胃經（六）

承泣、四白、巨髎、地倉、大迎、頰車、下關與頭維穴等八穴，在臉部約呈垂直四線，承泣、四白、巨髎與地倉等四穴，在眼下與嘴旁呈垂直兩短線。眼球疼痛、突出，眼肌麻痺、結膜水腫、眼壓增高、視力喪失等眼部疾病，會在承泣、四白、巨髎或地倉等穴，因病證不一，出現不同的不良色澤或斑點或彈性不佳。承泣，在瞳孔直下眼球與眶下緣之間凹陷處，治療角膜炎、多淚、口眼歪斜、青光眼等證。

## 四白穴

主治：頭痛、三叉神經痛；鼻炎，鼻竇炎；瞤動流淚、目赤生翳、眼睛癢；中風口眼喎斜、近視等。

取穴：正坐或仰臥，令目直視，切取下眼窩孔部。

針法：直刺，針刺四分。

## 地倉穴

主治：眼瞼閉合不全，眼瞼瞤動不已，三叉神經痛、顏面神經麻痺：中風口眼喎斜、流涎，齒痛頰腫、牙關不開。

取穴：正坐。微張口，口角外開四分。本穴上與直視眼珠相對。旁與鼻唇溝紋延線交叉。

針法：針刺八分至一寸半，宜橫刺。

## 下關穴

主治：中風口眼喎斜、耳聾、耳鳴；牙痛、三叉神經痛、顏面神經麻痺、下頜關節炎等。

取穴：正坐或側躺。按壓耳珠前七八分處，即顴骨弓之下端，有三角凹陷，張口時有骨彈起，閉口時凹陷又出，側臥閉口取之。

針法：直刺，針刺三至五分。

## 頭維穴

主治：目痛如脫、視物不明、頭風疼痛如破；迎風淚出，眼瞼瞤動不止。

取穴：仰靠。從眉心印堂穴直上，入髮際五分即神庭。本穴位於神庭旁四寸五分，當兩側額角入髮際處。

針法：針入三分，沿皮下針。

大迎、頰車、下關與頭維穴等四穴，在眼後與耳前呈垂直兩長線。頭腦的問題、頭痛或脹、頭暈眼花、注意力不集中、咀嚼功能問題等，都會在大迎、頰車、下關與頭維穴區，因病證出現不同的不良色澤或斑點或彈性不佳。胃經脈在咬肌部位，有上關穴與下關穴，上關穴又名客主人，屬於膽經脈，下關穴則屬於胃經脈，其經脈循行中「過客主人」，意味著能否過膽經脈。如果上關穴是下陷的，此人的生活習慣與營養多失調，情緒也會不穩。

人迎、水突、氣舍與缺盆等四穴在頸部，人迎在頸部結喉旁，胸鎖乳突肌前緣，頸總動脈搏動處，當結喉旁一寸半；人迎區青灰黯色，反映頸靜脈回流不良，要注意心臟問題。

## 足陽明胃經重要穴道的應用與說明

| 名稱 | 部位 | 應用 | 說明 |
|---|---|---|---|
| 四白 | 目下一寸，直對瞳子，位於顴骨孔內，是顴骨最高點下側的凹洞，是三叉神經的出口 | 1. 四白是眼輪匝肌與顴小肌（提舉上唇）的能量反應穴，感應情緒度<br>望診穴區色澤枯黯，不是大病，就是生活狀態過度勞累，多見於晚睡晚起的人，常見眼神疲憊 | 視覺<br>承泣與四白，在眼下呈垂直兩短線。承泣與四白越來越枯黑者，眼球疼痛，眼壓增高，視力喪失等機會越來越多 |
| 地倉 | 在口角外開四分處 | 2. 地倉是口輪匝肌與顴大肌（提舉嘴角）的能量反應穴，感應心情度<br>穴區枯黯，雜紋又多，多口輪匝肌乏力，胃腸功能問題多 | 味覺<br>巨髎與地倉，在嘴旁呈垂直兩短線條，會出現不一樣的不良色澤，或斑點或彈性不佳，消化系統問題多隨之增加 |
| 下關 | 在顴骨弓下緣，即下顎骨髁狀突起的前方凹陷部，合口時有凹陷 | 3. 下關是咬肌（咀嚼與吞嚥）與翼外肌、翼內肌的能量反應穴，感應行動度<br>穴區枯黯，雜紋多，多咬肌乏力，飲食功能問題多 | 口覺<br>咬肌牽繫著胃經脈的下關穴，與膽經脈的上關穴。胃經脈循行「過客主人」意味著能否過膽經脈。上關穴下陷的，生活習慣與營養不良，情緒不穩 |
| 頭維 | 在額角入髮際，本神旁一寸五分，神庭旁四寸五分 | 4. 頭維是顳肌（閉口與咀嚼）與額肌的能量反應穴，感應思考度<br>穴區枯黯，雜紋多，多顳肌乏力，腦部功能問題多，思緒混亂 | 思覺<br>胃經脈循行到頭維、上星，並入中趾，壓按厲兌穴點至痠痛，吸氣能更深。厲兌是通暢氣血上行到頭維、上星重點穴道 |

**＋ 知識補充站**

「骭厥」是大隱靜脈與小隱靜脈回流腹股溝淋巴結區不暢，導致下肢產生問題。足陽明胃經賁響腹脹之「骭厥」，臨床上，以1.「膝臏腫痛」2.「足跗上皆痛」3.「中趾不用」最常見，平日腳第二、三趾常常踢到東西，就是「足中趾不用」，大部分人都不會在意，因為並不礙事。漸漸地「足跗上皆痛」，晚上腳水腫或痛，又因為常常睡一覺醒來好很多，也不太在意；當「膝臏腫痛」出現了不良於行，消炎藥、止痛藥與類固醇，輪流上場，治得了一時，治不了根本，這些都是慢性生活習慣病，逐漸成為類風濕性關節炎，很多人都會走上自體免疫性疾病。

# 1-16 足陽明胃經（七）

胃經「上耳前，過客主人，循髮際，至額顱」、三焦經「出走耳前，過客主人前，交頰，至目銳眥」，所佈建的額骨與顳骨是胃經（生活作息）與三焦經（生命活力）身心靈表現，頭顱骨有四塊，前面是額骨，上方是巔頂骨，兩側是顳骨，人字縫後方是枕骨，沒有任何人的頭是完全正的。《冰鑑》第一篇神骨篇看五頭顱骨：額骨、顳骨、枕骨、眉稜骨與顴骨突等，齊整與否與頭顱骨其間的互動關係息息相關。頭顱骨間的骨縫，是生活作息所繫，骨縫有恙多是病之所由。《冰鑑》第七篇氣色篇看頭維穴與絲竹空穴之間，若陷下有青筋，不是常熬夜，就是情緒不穩。額骨與顳骨的形體色澤，都是經脈與臟腑的生命表現，古代相人術也是有經脈臟腑理論依據。曾國藩《冰鑑》所說頭維穴與絲竹空穴之間泛紅色文彩是吉祥，紋一兩眉尾邊會出現粉紅顏色，即額骨與顳骨的形體色澤優質者，頭腦與心血管也必優質，當然心想事成。

足陽明胃經「起於鼻之交頞中，旁約太陽之脈」，起始區是《內經．五色》「下極者心，直下者肝，中央者大腸」的望診區域，也是上矢狀靜脈竇之起始區。上矢狀靜脈竇收集腦脊髓的靜脈回流血液，足陽明胃經的起始區的肌膚色澤，與心肝（喜愛的感覺），肝腸（情緒的情況）息息相關。小丑的臉譜，就是要在此區域抹白，表達將快樂的氣氛送出，將悲淒留給自己的寄寓。

足陽明胃經入上齒中，還出挾口，環唇，下交承漿；手陽明大腸經入下齒中，還出挾口，交人中；上唇屬大腸，下唇屬胃。《內經．五閱五使》「雙唇者脾之官」望診上唇觀大腸，望診下唇觀胃；虛弱或瘀滯一如其形，上唇瘀滯紫黑多便秘，下唇浮腫而淡紅，多胃脹氣或腸胃型感冒。另外，肝經從目系下頰裡，環唇內。肝主魂，脾主意智，雙唇的形色與肝、脾、大腸、胃的生理作業息息相關。總之，生活作息不正常，雙唇形色隨之不良。《內經．四時氣》「睹其（臉）色，察其以（行爲）知其散復者（化），視其目色（生機），以知病之存亡也。」

髀關針治大腿提不起來，效果很快。胃痛刮一刮梁丘，梁丘都黑掉（瘀青）。足三里與上巨虛和下巨虛穴合稱下六合穴，診治胃（消化）與大腸（排泄）和小腸（吸收），「肚腹三里留」，消化道有礙可診察此下六合穴，左下三合穴肌膚色澤比右側差，多半爲降結腸的問題，右下三合穴肌膚色澤比左側差，多半爲升結腸的問題，兩側都很差，多見於慢性生活習慣病的老患者。取穴時，患者正坐垂足，取外犢鼻下三寸，脛骨前緣凹陷處爲足三里，再下三寸爲上巨虛，再下三寸爲下巨虛穴；上巨虛是腳板往上揚，輕壓才會痠，瀉下巨虛穴則需蹲地舉足取穴。針感「走」動，像水流一般緩緩的感覺，若似「竄」指扎到了神經，扎錯了地方。

針感因穴位而不同，扎足三里，患者感覺爲痠麻腫脹傳動。患者促息而抬肩，扎肩井穴後感覺又重又痠，就不氣喘了。百會的針感是脹。環跳穴針感是氣感直達腳底，謂之篡。

## 五趾與臟腑之對應

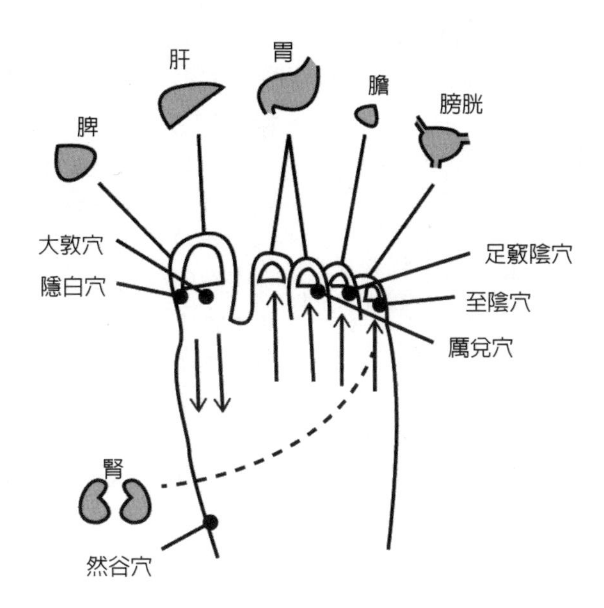


**+ 知識補充站**

中趾為胃經之終止區「入中趾內間與入中趾外間」，針灸治療取穴以二趾為主，「下循脛外廉，下足跗，入中趾內間；其支者，下廉三寸，而別下入中趾外間；其支者，別跗上入大趾間出其端」。

足三里在外犢鼻（膝窩）下三寸的脛骨上，外側有腓骨，有脛骨前肌及控制四個腳趾（二～五）的伸趾總肌，足三里也影響著腓骨肌群，左右著腳背與腳踝的功能，第二、三趾屬胃經脈，這兩個腳趾甲顏色不好，或趾關節僵硬，表示胃狀況不良。

足五里在腹股溝氣衝穴下三寸，受股動脈滋養，在內收長肌中段，我們走路或跑步時，兩腿邁得開，表示內收肌群與股動脈有力。

腳大趾、二、三、四趾中間皆屬胃經，第二趾外廉為厲兌，二趾下有經外奇穴獨陰。

『骬厥』是足陽明胃經是動病病症，初期的小周邊神經症狀，反應腰骶神經叢與股神經問題，日久或嚴重時，即會出現所生病症候，影響所屬臟腑，反應出相關的中樞神經狀況；較常發生在足陽明胃經支者，別跗上入大趾出其端，如「足大趾不用」與「足大趾腫痛」即類風濕性關節炎之症狀。

# 1-17 足太陰脾經（一）

歌訣：「隱大太公商三漏、地陰血箕衝府腹、大腹食天胸周大」二十一個穴位。

隱白穴、大都穴、太白穴、公孫穴、商丘穴、三陰交穴、漏谷穴、地機穴、陰陵泉穴、血海穴、箕門穴、衝門穴、府舍穴、腹結穴、大橫穴、腹哀穴、食竇穴、天溪穴、胸鄉穴、周榮穴、大包穴等二十一個穴。

## 循行部位

起於大趾之端，循趾內側白肉際，過核骨（核骨爲大腳趾掌骨）後，上內踝前廉。上踹（踹：足跟）內，循脛骨後，交出厥陰之前，上膝股內前廉。

**註：**

厥陰經循規矩應行於太陰與少陰之間，可是偏偏足厥陰肝經愛搶鏡頭，在內踝上八寸以下搶在太陰經之前，故為「交出厥陰之前」。

入腹屬脾絡胃，上膈，挾咽，連舌本，散舌下。

**註：**

連舌本，散舌下：舌下的神經、血管皆受脾經掌管，故有開脾、醒脾法之發展。

其支者，復從胃別上膈注心中。

**註：**

上膈「注」心中：注，有規律的時間間隔，像定時倒水一樣，有倒才有連接。

## 相關病候

《內經．經脈》：「是動則病舌本強，食則嘔，胃脘痛，腹脹，善噫，得後與氣，則快然如衰，身體皆重。是主脾所生病者，舌本痛，體不能動搖，食不下，煩心，心下急痛，溏瘕泄，水閉，黃疸，不能臥，強立，股膝內腫厥，足大趾不用。」

煩心、心下急痛《金匱要略》與《傷寒論》從論治腸胃與心臟著手，其中的要方，《金匱要略》中談到的栝蔞實（像蓮藕一樣），栝蔞根就是天花粉。栝蔞薤白白酒湯，栝蔞薤白半夏湯（即栝蔞薤白白酒湯再加半夏）。白酒就是米酒或黃酒，這兩種藥很實用。《傷寒論》中談到的小陷胸湯有黃連、半夏、栝蔞實，日本漢藥研究腦心血管疾病，心臟、血管有部分栓塞，發現心臟外科無法治療時，中藥有很大的空間去探討、研究、治療。栝蔞薤白白酒湯與小陷胸湯等，可讓胸部血管循環順暢。陷胸湯類治煩心、心下急痛，針足三里與三陰交。

**小博士解說**

湯方在體內釋放藥效會比丸藥快，所以湯方比丸藥容易被吸收。大陷胸湯的症狀，是心下硬到小腹硬滿疼痛，大陷胸湯與小陷胸湯很類似，都屬清理腸胃肚子的藥，大陷胸湯進而可治療胸痛之心臟疼痛，心下到巨闕硬痛不堪為大陷胸湯，壓了才會硬痛則為小陷胸湯，按著不會硬痛而微痛為半夏瀉心湯。半夏瀉心湯之胃脘痛，多不煩心，針足三里。

## 足太陰脾經

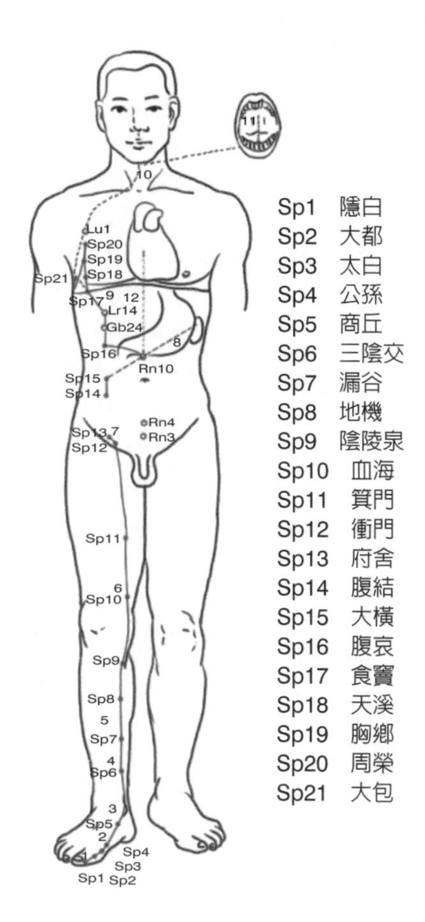


**＋ 知識補充站**

腳趾麻木不仁或僵硬，都是經脈層層把關的情況。

1. 足大趾不用，脾經脈所生病。是伸拇趾長肌或屈拇趾長肌有問題。伸拇趾長肌有問題，是肝、脾經脈所生病。屈拇趾長肌有問題，是肝、膽經脈所生病，針三陰交。
2. 足第三趾（包括第二趾）不用，胃經脈（血）所生病，針足三里。
3. 足第四趾不用，膽經脈（骨）所生病，針絕骨。
4. 足小趾不用，膀胱經脈（筋）所生病，針崑崙。

# 1-18 足太陰脾經（二）

下肢有腓骨長肌、脛骨前肌、脛骨後肌都會結於腳的舟狀骨。腳舟狀骨帶動腳大趾的太衝穴與太白穴、腳底的湧泉穴，及腳掌內側凹陷處的然谷穴。這些穴區透過運動鍛鍊，其相應的器官組織會愈來愈優。

## 隱白穴

主治：腹脹、嘔吐不欲食；婦人月經不調、小兒客忤、慢驚風。

取穴：足大拇趾遠端節之內側。距爪甲角一分許。

針法：直刺，針入一分。灸三壯。

## 大都穴

主治：胃脘痛，腹滿嘔吐，下利；熱病汗不出，身重骨痛、足趾關節腫痛；手足逆冷。

取穴：足大趾內側，蹠趾關節前下方之骨縫中。其赤白肉際是穴。背甚豐滿，故名大都。

針法：直刺，針入三分。

## 太白穴

主治：腹脹、嘔吐、食不化、瀉痢、大便難、身重骨痠。

取穴：足大拇趾的蹠趾關節後下方，赤白肉際凹陷處是穴。

針法：直刺，針入三分。

## 商丘穴

主治：胃脘痛、腹脹、腹痛、腸鳴、喘嘔；身寒、體重節痛、水腫；怠惰嗜臥、善太息。

取穴：

1. 在內踝骨下際微前陷中。當足踝之橫紋端，取穴時，將足大趾翹起，其凹陷處即現。
2. 又法：從足腕中解溪穴往內側橫量八分即中封穴，從中封穴往內踝下際橫量八分，即商丘穴。

針法：直刺，針入五分。

## 陰陵泉穴

主治：腹滿、不嗜食；水腫、小便不利；帶下；痺症、足膝紅腫等。

取穴：正坐屈膝。先找屈膝內側橫紋頭；再找橫紋頭下的脛骨內髁下陷中，按住，伸足則所按之點是穴（病人取臥位，小腿稍屈，針從內向外，成水平面刺入）。

針法：直刺，針入五分至一寸半。灸三壯。

手足指趾中，最重要的是腳大拇趾，大敦穴是肝經脈的起點，三毛處是膽經脈的終點，大拇趾端隱白穴是脾經脈的起點。一個大腳趾就有四條經脈在其上。十指與十趾中，只有第二腳趾沒有經脈，公孫在第一蹠骨底的前內側緣，太白後一寸處，腳背最高處的前下緣凹陷處；商丘在內踝與中封之間，兩穴分居舟狀骨結節的內側及上方，手腳舟狀骨結節的靈活度，展現生命能量。

**小博士解說**

小腿上三陰交、漏谷、地機與陰陵泉等四穴，三陰交是肝、脾、腎三陰經的交會穴，會接觸到比目魚肌與屈趾長肌，並有大隱靜脈通過，深層有脛後動、靜脈經過，踮腳尖與足趾抓地，靠著以上肌群收縮，刺激三陰交穴，促進大隱靜脈回流，以及腿部靜脈循環。

## 足太陰脾經重要穴道的應用與說明

| 名稱 | 部位 | 應用 | 說明 |
|---|---|---|---|
| 隱白 | 在足大趾末節內側，和趾爪甲角平齊，距爪甲約一分 | 腳的動作反應與所屬穴道相關，可用於針灸診治：<br>1. 隱白是外展拇趾肌（拇趾屈曲與外展）的總能量反應穴，感應衝動度<br>穴區枯黯雜紋多，多外展拇趾肌乏力，多壓按激活，可改善脾胃及造血功能，並醒腦提神 | 井穴屬木<br>隱白、大都、太白、公孫與商丘是腳上脾經脈五穴，大腳趾有四條經脈在其上，隱白穴區枯乾龜裂現象越嚴重，生命能量越萎弱 |
| 大都 | 在足大趾內側，本節前陷中赤白肉際 | 2. 大都是外展拇趾肌（拇指屈曲與外展）的中繼能量反應穴，感應想動度<br>穴區枯黯雜紋多，頭腦功能問題多，意智較薄弱，宜多點刺放血 | 滎穴屬火<br>大都在足大趾內側，蹠趾關節前下方之骨縫中赤白肉際。痛風、類風濕性關節炎……等病症會致使此穴區疼痛 |
| 太白 | 足大趾內側，核骨（蹠趾關節）後陷中，赤白肉際處 | 3. 太白是外展拇趾肌（拇指屈曲與外展）的初能量反應穴，感應心動度<br>穴區枯黯雜紋多，頭腦功能問題多，意志不堅，或孤僻倔強，多刮痧可改善 | 俞穴屬土<br>太白在足大趾內側，蹠趾關節後下方骨縫中赤白肉際，亦是痛風、類風濕性關節炎……等久病疼痛會出現異樣的穴區<br>公孫在第一蹠骨底的前內側緣，太白後一寸，腳背最高處前下緣凹陷處，公孫至衝陽間結實又光澤者，意智多優而聰慧 |
| 商丘 | 在足內踝下微前陷中 | 4. 商丘是脛骨前肌（腳的背屈與內翻和腳弓）與伸拇長肌的能量反應穴，感應動力度<br>穴區枯黯雜紋多，常伴見腰臀傷痛，頭腦功能問題多，毫無主見，宜針砭改善 | 經穴屬金<br>商丘在內踝與中封之間，兩穴分居舟狀骨結節的內側及上方，兩穴肌膚因應生命態度，是層層生命能量展現區 |
| 陰陵泉 | 在小腿內側近膝處，膝下脛骨內緣陷中，與筋會陽陵泉相對，稍高一寸 | 5. 陰陵泉是股內側肌（膝關節伸展與內旋）、半腱肌、半膜肌及膝窩肌的能量反應穴，感應動力度<br>穴區枯黯雜紋多，多筋骨活動太少，或極度勞累，非改善生活習慣不可。配合針砭絕骨，大益運動傷害恢復 | 合穴屬水<br>三陰交、漏谷、地機與陰陵泉等是小腿上的四穴，陰陵泉在小腿內側，脛骨內側髁後下方凹陷處。地機在陰陵泉下三寸，此處有靜脈青筋出現，反應腸胃循環不良 |

# 1-19 足太陰脾經（三）

食竇、天溪、胸鄉、周榮與大包等胸部五穴，天溪當天池外側，「池」、「溪」均指乳汁流通而言，天溪在乳頭外旁二寸，當第四肋間隙凹陷。腋中心經脈極泉穴，下三寸膽經脈淵液穴，再下三寸脾經脈大包穴，乳中是胃經脈。大包穴如出現紅色的絲，表示氣血虛弱而身體很累；出現青筋表示氣血凝滯而疼痛。

## 公孫穴

主治：腹虛脹、腹痛、嘔吐、脾虛水腫、黃疸。

取穴：足大趾蹠趾關節後一寸，即第一蹠骨近端與楔狀骨相接處。

針法：直刺，針入五至八分。

## 三陰交穴

主治：腹脹、腹痛、腹瀉；遺尿、尿閉、陽痿、婦人痛經、崩漏；體痛身重、跗踝腫痛、癮疹；黃疸、水腫、臟躁等。

取穴：在小腿內側，脛骨後緣，由內踝尖上量三寸，外對懸鐘穴。

針法：直刺，針入五至八分。

## 血海穴

主治：女子崩漏、月經不調、痛經、帶下、濕疹、蕁麻疹、貧血等。

取穴：正坐垂足屈膝。醫者以右掌心按住病人左膝蓋骨。四指併攏與拇指盡量張開。拇指所到之處是穴。當股四頭肌的股內側肌遠端隆起之處，按之痠脹難忍。

針法：直刺，針入五分至一寸。

## 大橫穴

主治：腹寒痛、洞泄、便秘、四肢不舉。

取穴：仰臥。與臍相平稍高點取之，從臍旁外開四寸。

針法：直刺，針入七分。

## 大包穴

主治：胸肋痛、胸有水氣、不得息。

取穴：側臥。從周榮穴向外斜下行，將手臂伸直，併於身側。從腋縫紋端往下直量三寸，即膽經淵腋穴，由淵腋下行三寸，即大包穴，以手按之，當是六肋。

針法：斜刺，針入三分。

衝門、府舍、腹結、大橫與腹哀等腹部五穴，衝門在動脈旁，髂外動脈搏動處（腹股溝）外側，氣衝（股動脈搏動處，腹股溝稍上方）之外側，改善腹股溝一帶的循環，對生殖器官與泌尿系統有助益。腹結在下腹部，約當臍中與髂前上棘連線的外三分之一折點，意爲腸的盤回曲結之所，右側腹結穴約當急性闌尾炎體表壓痛點。大橫即橫直臍旁，當大橫紋中，在腹中部，距臍中四寸，腹直肌外緣凹陷處。腹哀，腹內腸鳴音猶如哀鳴，在上腹部，臍中上三寸（建里）旁開前正線四寸處，當大橫上三寸。

**小博士解說**

血海在大腿內側，髕底內側端上二寸處，主治血證、蕁麻疹、風疹、皮膚搔癢的主穴。箕門在血海上六寸處，當縫匠肌內側緣的股動脈處，是診股溫所及的地方。

## 足太陰脾經重要穴道的應用與說明

| 名稱 | 部位 | 應用 | 說明 |
|---|---|---|---|
| 公孫 | 在足大趾本節後一寸，內踝前陷中 | 1. 公孫是脛骨前肌與伸拇長肌（腳的背屈與內翻與伸展拇趾）的能量反應穴，感應意智力強度<br>穴區枯黯雜紋多，常伴見腰臀傷痛及頭腦功能問題，宜針砭改善 | 與商丘同為脾經脈能量穴。公孫至然谷間結實又光澤者，意「志」多積極向上。公孫至衝陽間結實又光澤者，意「智」多聰慧 |
| 三陰交 | 在足內踝上三寸、脛骨後緣陷中 | 2. 三陰交是脛骨後肌與屈拇長肌（腳的屈曲與內翻與屈曲拇趾）的能量反應穴，感應變能力度<br>與絕骨互居小腿陰側與陽側，各自顯現大小隱靜脈回流心臟情況；髓會絕骨，反應小隱靜脈注入腹股溝深部淋巴結的情況 | 足三陰經脈交會處。三陰交是肝脾腎三陰經的交會穴，刺激此穴會同時調理脾肝腎三經脈，刺激三陰交穴，可促進大隱靜脈回流，加強腿部靜脈循環 |
| 血海 | 在膝之內側，膝臏上二寸 | 3. 血海是股內側肌與半腱肌（屈膝與小腿內旋和展股關節）和半膜肌的能量反應穴，感應情趣濃郁度<br>與梁丘互居大腿陰側與陽側，各自顯現大小隱靜脈回流心臟情況；及大小隱靜脈注入腹股溝淺部與深部淋巴結的情況 | 股動脈與大隱靜脈交會要區。血海在大腿內側，髕底內側端上二寸處，箕門在血海上六寸處，當縫匠肌內側緣的股動脈處，是觸壓診股溫的地方 |
| 大橫 | 在側腹部，挾腹中行相去各四寸 | 4. 大橫是腹外斜肌與腹內斜肌和腹橫肌（下引下位肋骨與擴大腹壓）及腹直肌的能量反應穴。感應活動力強度<br>天樞與大橫是臍旁二寸與四寸處，左側反應降結腸功能狀況，右側反應升結腸功能狀況 | 大腸募穴天樞之輔助穴。大橫穴即橫直臍旁，當大橫紋中，腹哀穴在上腹部，當大橫上三寸。大橫穴與腹哀穴觸壓診中焦狀況 |
| 大包 | 在側胸部，腋下六寸，淵腋之下三寸 | 5. 大包是前鋸肌（手的探觸前壓與接物的所有動作）與肋外間肌、肋內間肌的能量反應穴，感應關懷力強度<br>淵腋、大包及天池三穴區，左側靜脈多是心、肝經脈問題，右側靜脈多是肺、脾經脈問題 | 脾之大絡名曰大包（在腋下六寸處），淵腋穴在腋窩極泉穴下三寸，天池穴在乳頭外一寸，天溪在淵腋與天池等穴之間，從大包穴周圍的穴群，望觸壓診循環系統的問題 |

# 1-20 足太陰脾經（四）

《內經》十二經脈有三個「舌」，其中的 1. 兩個「舌」屬脾經脈「入腹屬脾絡胃，上膈，挾咽（食道）連舌本，散舌下。」2. 一個「舌」屬腎經脈「從腎上貫肝膈，入肺中，循喉嚨（氣管）挾舌本」。

1.「挾咽（食道）連舌本，散舌下。」日本大正製藥數年前推出大黃甘草湯，從原設計爲治療急性食道炎之用，改成治療慢性腸胃炎。

2.「入肺中，循喉嚨（氣管）挾舌本。」膀胱脈關係著呼吸與泌尿系統（氣管），下項，循肩髆內，挾脊抵腰中，入循膂，絡腎屬膀胱，從腰中下挾脊貫臀，入膕中。

桔梗湯改善聲音嘶啞，桔梗開暢咽喉、清利頭目、開胸利膈，助益橫膈膜吸氣運動。「咳而胸滿，咽乾不渴，桔梗湯」，其醫理是「緩中補虛」，以緩和清理，帶著攻勢下藥，進行補養。緩緩溫服桔梗湯（桔梗、甘草）。

十二經脈中有三個「內踝」，分別爲脾足太陰之脈、腎足少陰之脈和肝足厥陰之脈。「內、外踝尖」在當內、外踝之最突出部。踝尖光澤亮麗生命多精美。僵硬乾澀生活多困倦。外踝尖下申脈穴～上三寸絕骨穴，生活品質好靈活亮麗。內踝尖下照海穴～上三寸三陰交穴，生命能量好。

1. 脾足太陰之脈，起於「大指之端」，過核骨後「上內踝前廉」，上踹內。是動則病舌本強，食則嘔，胃脘痛，腹脹善噫，得後與氣則快然如衰，身體皆重。是主脾所生病者，舌本痛，體不能動搖，食不下，煩心，心下急痛，溏、瘕、洩，水閉、黃疸，不能臥，強立股膝內腫厥，足大指不用。

2. 腎足少陰之脈，起於「小趾之下」，出於然谷之下「循內踝之後』，別入跟中上踹內。是動則病飢不欲食，面如漆柴，咳唾則有血，喝喝而喘，坐而欲起，目𥇍𥇍如無所見，心如懸若飢狀，氣不足則善恐，心惕惕如人將捕之，是爲骨厥。是主腎所生病者，口熱舌乾，咽腫上氣，嗌乾及痛，煩心心痛，黃疸腸澼，脊股內後廉痛，痿厥嗜臥，足下熱而痛。

3. 肝足厥陰之脈，起於「大趾叢毛之際」，上循足跗上廉「去內踝一寸」，上踝八寸。是動則病腰痛不可以俯仰，丈夫（㿗）疝，婦人少腹腫，甚則嗌乾，面塵脫色。是主肝所生病者，胸滿嘔逆飧泄，狐疝遺溺閉癃。

《內經》十二經脈中有四十六個「循」，《內經》十二經脈中兩經脈有兩個「循」覓至寶。

**小博士解說**

張仲景藥方的科學中藥，其服藥關鍵是「更服」－多次服用；因科學中藥摻入澱粉，降低預估療效；但也減少了服藥禁忌。小病、初病、大病癒後，對症養護，中藥能彌補西藥之不足，即使以科學中藥拌熱開水服用，仍具相當功效。

## 足三陰經脈之起於與入

| 經脈 | 起於 | 入 |
| --- | --- | --- |
| 脾足太陰 | 「大趾之端」，過核骨後「上內踝前廉』，上踹內 | 入腹屬脾絡胃 |
| 腎足少陰 | 「小趾之下」，出於然谷之下「循內踝之後」，別入跟中上踹內 | 從腎上貫肝膈，入肺中 |
| 肝足厥陰 | 「大趾叢毛之際」，上循足跗上廉「去內踝一寸」，上踝八寸 | 挾胃屬肝絡膽 |

## 橫膈膜的腱中心

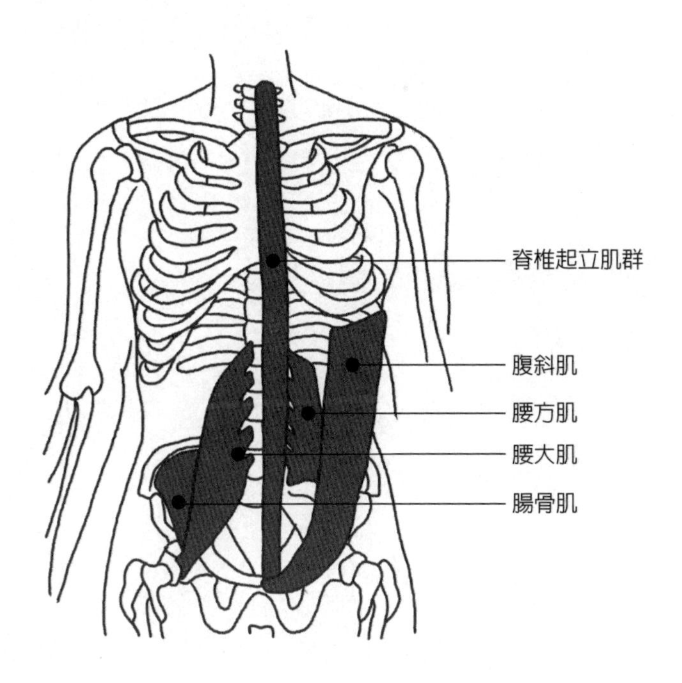


**＋ 知識補充站**

生命系統上，十二經脈中兩經脈有兩個「循」覓，其中有四「下」：

1. 下循腹裡，下至氣街中而合。
2. 下項抵腰中，從腰中下挾脊。其中的奧妙在「腹裡」、「氣街中」和「腰中」。
3. 兩「循」四「下」繫縛腹部肌肉群，前面腹外斜肌、腹內斜肌、腹橫肌、腹直肌、提睪肌與錐狀肌等六塊，後面腰方肌、腰大肌與髂肌等三塊，是人體最重要的軸心肌群。腹股溝渠道的氣街，有兩個重點，一是股動脈，最大的肢體動脈，二是腹股溝淋巴結，接收來自兩腳的大、小隱靜脈之血。

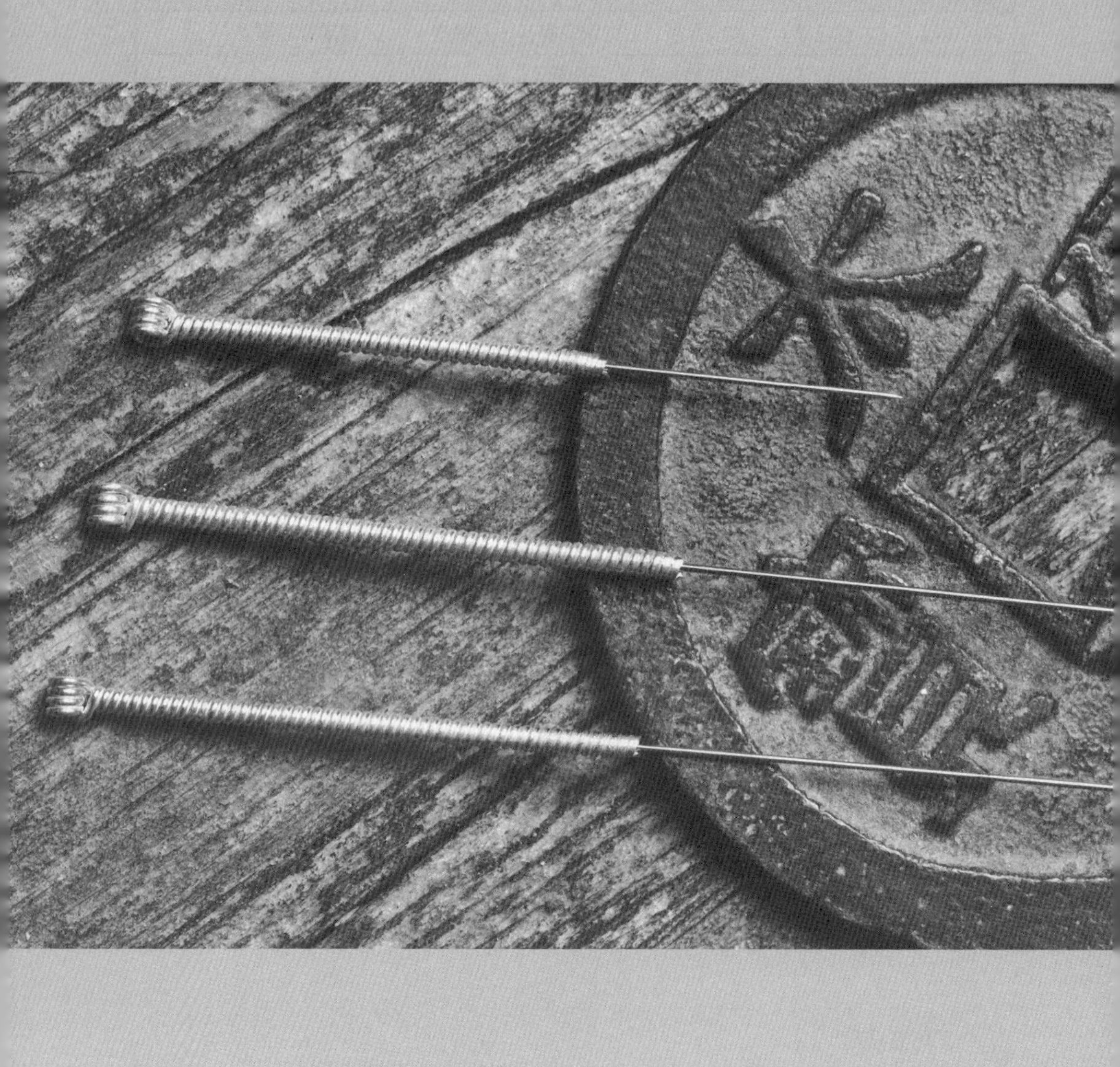

# 第2章
# 十二經脈——少陰太陽篇

# 2-1 手少陰心經（一）

歌訣：「極青少，靈通陰，神少少」。極泉、青靈、少海、靈道、通里、陰郄、神門、少府與少衝等九穴。

## 循行部位

起於心中，出屬心系（心系：心與其它臟器相聯繫的部分），下膈，絡小腸；其支者，從心系，上挾咽（挾咽：挾咽喉、食道），繫目系；其直者，復從心系卻上肺，下出腋下，下循臑內後廉（臑內後廉：臑為肱部，在肩部與肘部間），行太陰心主（心主：心包經）之後，下肘內，循臂內後廉，抵掌後銳骨（掌後銳骨：即豆狀骨）之端，入掌內後廉，循小指之內，出其端。

**註：**

(1)多氣少血，午時（上午十一點至下午一點）氣血注此。

(2)《類經》：心系有五，上系連肺、肺下系心、心下三系（連脾、肝、腎）。目系包含，肌肉—心經控制、血管—肝經控制、神經—腎經控制。視力與肝、腎有關，眼球靈活度與心有關。

## 相關病候

《內經．經脈》：「是動則病嗌乾，心痛，渴而欲飲，是為臂厥。是主心所生病者，目黃，脅痛，臑臂內後廉痛厥，掌中熱痛。」

胸腔三條經脈以其相似的經脈病病症，來分而論之，

1. 心經脈病心痛，脅痛，臑臂內後廉痛厥，掌中熱痛。
2. 心包經脈病手心熱，臂肘攣急，腋腫，煩心心痛，掌中熱。
3. 肺經脈病咳上氣，煩心，胸滿，臑臂內前廉痛厥，掌中熱。

再將之參而合之論「掌中熱」與「心臟不舒服的感覺」和「手臂不舒服的感覺」。

1. 胸腔三條經脈病，心經脈掌中熱痛（少府穴區）。心包經脈掌中熱而不痛（勞宮穴區）。肺經脈掌中熱而不痛（魚際穴區）。「掌中熱」是手心熱，心經脈病少府穴最痛，心包經脈病勞宮穴最痛，肺經脈病魚際穴最痛。
2. 胸腔三條經脈病「心臟不舒服的感覺」，心經脈病是心痛與脅痛（極泉穴區），心包經脈病是腋腫（天池穴區）與煩心心痛，肺經脈病是煩心與胸滿（中府穴區）。
3. 胸腔三條經脈病「手臂不舒服的感覺」，心經脈病臑臂內後廉痛厥（青靈穴區），心包經脈病臂肘攣急（天泉穴區），肺經脈病臑臂內前廉痛厥（天府穴區）。

**小博士解說**

生活習性關係口腔黏膜，從經脈循行觀喉嚨痛：

1. 心經脈：「嗌乾，心痛」，渴而欲飲，食道與消化系統功能失調。
2. 小腸經脈：「嗌痛，頷腫」，不可以顧，肩似拔，臑似折。
3. 腎經脈：口熱舌乾，咽腫上氣，「嗌乾及痛」，氣管與呼吸系統功能失調。
4. 三焦經脈：耳聾，渾渾焞焞，「嗌腫，喉痺」。
5. 肝經脈：「嗌乾」、面塵、脫色。

## 手少陰心經圖

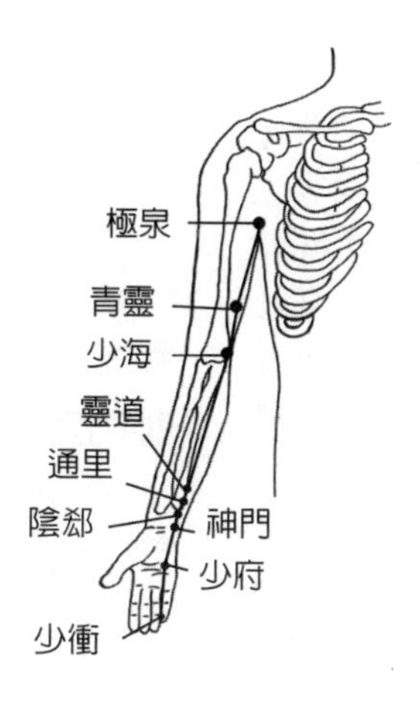


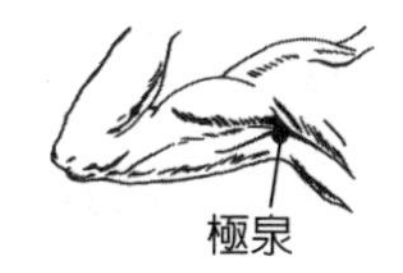


**＋ 知識補充站**

《內經・本臟》：

1. 赤色小理心小。心小則安，邪弗能傷，易傷以憂。
2. 大理心大，心大則憂不能傷，易傷於邪。
3. 無劍突骨心高。心高則滿於肺中，而善忘，難開以言。
4. 劍突骨小短舉者心下，心下則藏外，易傷於寒，易恐以言。
5. 劍突骨長心下堅。心堅則藏安守固。
6. 劍突骨弱小以薄心脆。心脆則善病消癉熱中。
7. 劍突骨直下不舉者心端正。心端正則和利難傷。
8. 劍突骨倚一方心偏傾。心偏傾則操持不一。無守司也。

心應脈，皮厚者，脈厚；脈厚者，小腸厚。皮薄者，脈薄；脈薄者，小腸薄。皮緩者，脈緩；脈緩者，小腸大而長。皮薄而脈衝小者，小腸小而短。諸陽經脈皆多紆屈者，小腸結。

# 2-2 手少陰心經（二）

活人身上才有經脈運行，古人在神門穴把脈診身孕，神門穴與神封、神藏、心俞、神堂、神庭、神闕等穴都與心臟有絕對關係。額上髮際間的神庭穴屬督脈，肚臍上的神闕穴屬任脈，兩穴互相感應。胸椎與乳腺中間第二肋骨旁寸半有神藏穴、第四肋骨旁寸半有神封穴，同屬腎經脈。心臟在胸部第二肋到第五肋之間，背部則在第五胸椎的心俞與神堂（同屬膀胱經脈）到第九胸椎的肝俞之間。神封、神藏是腎臟也是人之精神、志氣之所在。神庭穴愈乾淨者頭腦愈清楚。神闕與風府穴及風池穴一樣，是診治感冒風寒的要穴。神闕與巨闕是診治心臟與胃腸功能的要穴。

### 少海穴

主治：頭痛目眩、癲癇發作、嘔吐涎沫、肘臂腋痛不舉、手顫。

取穴：手肘略屈，手掌向上，於肘橫紋頭取之。

針法：直刺零點五～一寸，局部痠脹，有麻電感向前臂放散。艾炷灸或溫針灸三～五壯，艾條灸十～十五分鐘。

### 靈道穴

主治：心痛悲恐、暴喑不能言、肘攣臂痛指麻、瘈瘲、目赤目痛。

取穴：仰掌，掌後神門上一寸五分，即小指後腕橫紋上一寸五分。

針法：直刺，針入三至五分。灸三壯。

### 通里穴

主治：心絞痛、心律不整、面赤熱、肘臂腫痛、腕痛、指攣、狂症、失眠等。

取穴：在靈道下五分，掌後神門上一寸陷中。

針法：直刺，針入三至五分。灸三壯。

### 神門穴

主治：心煩心痛、心律不整、怔忡、健忘、失眠；精神病（大人、小兒五癇症、癲症）。

取穴：仰掌。穴在掌後銳骨之端，腕骨與尺骨相接處，內側凹陷中。陰郄下五分。

針法：直刺，針入三分。灸三壯。

### 少府穴

主治：煩滿、心悸、少氣、手踡不伸、掌中熱。

取穴：此穴屈小指頭取之，當其處之橫紋上，小指掌指關節後，第四、第五掌骨之間，與勞宮穴橫平。

針法：直刺，針入七分。灸七壯。

### 少衝穴

主治：中風、熱病煩滿、口熱咽乾、目黃；手踡不伸、肘腕痛。

取穴：小指爪甲內側，即與無名指相近之側，去爪甲角分許是穴。

針法：斜刺，針入一分。灸一至三壯。

極泉在腋窩裡的腋動脈處（肱三頭肌的轄區），少海在肱骨內上髁前面（肱二頭肌的轄區），經脈、經筋和肌肉間環環相扣。肩胛下肌繫在腋窩極泉（極處）穴，喙肱肌繫在雲門（深處）穴，都在鎖骨下窩凹陷處。

## 心經脈在手腕及手掌要穴

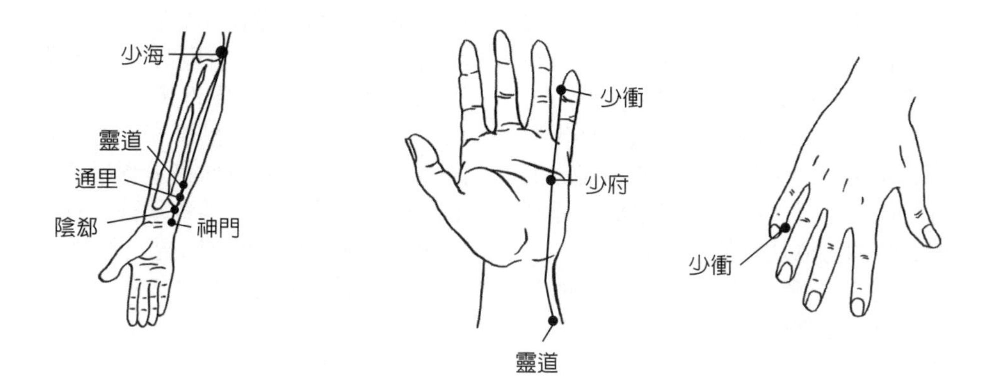


## 手少陰心經重要穴道的應用與說明

| 名稱 | 部位 | 應用 | 說明 |
|---|---|---|---|
| 少海 | 肘關節之內側，屈肘橫紋頭盡處，去肘端五分陷中 | 1. 少海是尺側屈腕肌（敲打鐵錘的震動）與屈指淺肌和屈指深肌的能量反應穴，感應心神安寧度 | 合穴屬水。極泉、青靈與少海三穴在胸大肌外下緣與肱二頭肌內側緣之間，悲歡離合盡釋其間 |
| 靈道 | 在掌後尺側，腕關節橫紋上一寸五分 | 2. 靈道是屈指淺肌（第二～五指淺屈曲與掌屈）的能量反應穴，感應心神敏感度 | 經穴屬金。靈道穴，心靈所行之穴道區枯乾灰黯多心亂如麻 |
| 通里 | 在掌後尺側，腕關節橫紋上方一寸 | 3. 通里是屈指深肌（第二～五指深屈曲與掌屈）的能量反應穴，感應心神和諧度 | 通里穴，通，通達；里，虛里，指心，在腕橫紋上一寸，為心經絡穴，穴區枯乾灰黯多人際溝通不良 |
| 神門 | 在掌後尺側，銳骨（尺骨頭）端陷中 | 4. 神門是屈指深肌與屈指淺肌（第二～五指淺屈曲與掌屈）的能量反應穴，感應心臟能量度 | 俞穴屬土、原穴。神門穴在腕部尺側腕掌橫紋上，穴區枯乾灰黯多人際溝通不良，失眠或精神不振 |
| 少府 | 手小指本節後，當第四掌骨與第五掌骨之間陷中 | 5. 少府是屈小指短肌和掌側骨間肌及蚓樣肌與小指對掌肌（小指向拇指移動）的反應穴，感應心臟活潑度 | 滎穴屬火。少府穴，府，指神氣所居處，穴區枯乾灰黯多神志恍惚 |
| 少衝 | 手小指內側，去爪甲角如韭葉（約一分） | 6. 少衝是伸指總肌與屈指深肌（第二～五指深屈曲與掌屈）的反應穴，感應心臟總能量度 | 井穴屬木。少衝穴，衝，重要通道，穴區枯乾灰黯多心痛或心悸 |

# 2-3 手少陰心經（三）

前臂與手上的靈道、通里、陰郄、神門、少府與少衝等穴，分布在尺側屈腕肌與屈指肌群中。

少海穴，海，脈氣匯集處；爲手少陰心經之合穴，脈氣深大如水流入海處。在肘內側，屈肘時肘橫紋內側端與肱骨內上髁連線的中點處。

靈道穴，靈，心靈，爲心靈所行之穴道，在腕橫紋（神門）上一點五寸。

通里穴，通，通達；里，虛里，指心，在腕橫紋上一寸，爲心經絡穴。

神門穴，在腕部尺側腕掌橫紋上，可寧心安神，多用於治療失眠。

少府穴，府，神氣所居處，手掌面，第四、五掌骨之間，握拳時，當小指尖所指處。

少衝穴，衝，重要通道，手小指末節橈側，距指甲角一分處，有開心竅之用，治療心痛、心悸。

腕後橫紋後三穴，心之通里穴，心包之內關穴，肺之列缺穴，三穴在腕後橫紋後的一寸到二寸之間；臨床上，三穴望診多過腳部，針灸機會比腳部少。內關穴血絡（靜脈）越多顏色越青黑，多心痛或煩心之象，常不快樂；列缺穴出現青黑筋（爲靜脈），數量多則人煩熱不安；通里穴的血絡較少見，若見血絡呈青黑色，必是飲食上的問題，導致營養不良。

醫者診脈時，首先感覺到患者手腕的輕重與靈活度，橈動脈覆蓋在皮膚與筋膜淺層，是肘窩正中的曲泉穴與橈骨莖突的經渠穴連結線上。橈動脈的太淵、經渠、列缺，寸口部診肺臟（中部天手太陰）；橈動脈入鼻煙盒進入手虎口（合谷），診胸中之氣（中部地手陽明）；尺動脈的部分（神門）診心臟（中部人手少陰）。尺動脈在尺側屈腕肌腱外側，《內經》手少陰脈甚者孕子也，用來診孕脈；神門，鎮靜、安神與診孕脈。手指併攏，手掌向上翻，手腕會出現一條淺溝，尺側屈腕肌腱的橈側有靈道、通里、陰郄、神門等四穴均在溝中，在一寸五分的區域內，是尺動脈的跳動區，取穴時避開尺神經及血管、肌腱。

**小博士解說**

手太陰氣絶（肺臟衰弱），髮毛枯折，因為肺動脈與肺靜脈功能已衰竭，肺手太陰經脈行氣不榮濡則皮毛枯焦。皮毛枯焦的人，必然呼吸不順，動輒氣喘如牛，尤其是有慢性病或生活習慣不良者，多伴隨初期慢性閉塞性肺病，或心臟二尖瓣或主動脈瓣已有一定程度退化或纖維化。

手少陰氣絶（心臟衰弱），導致小病不斷、百病叢生、血脈不通、血流不順、髮色不澤，心經脈循環不良，二尖瓣（左心房與左心室之間）與三尖瓣（右心房與右心室）逐漸老化（二尖瓣四～六平方公分，三尖瓣三～五平方公分，如果人體健康日漸不良，心臟血管管徑會縮小，腸道會鬆弛放大）。

## 頭維穴、聽宮穴、地倉穴為診察頭面部要穴

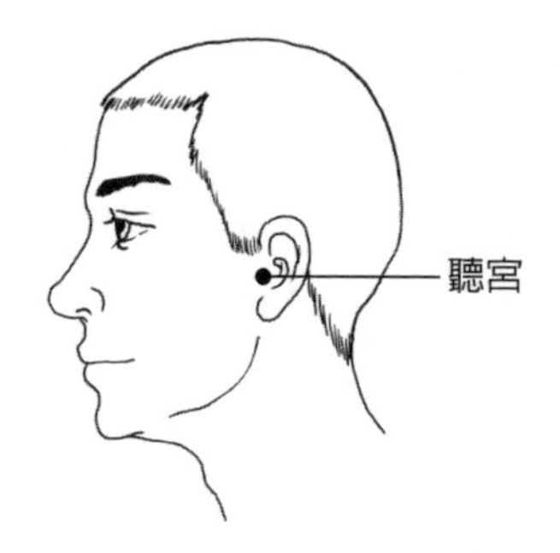


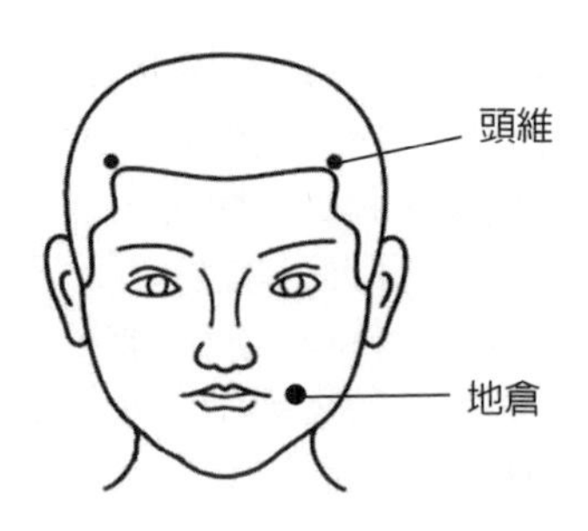


## 上半身診察頭面部與胸部，下半身診察腹部

| 上半身／下半身 | 部位 | 天 | 人 | 地 | 功能 |
|---|---|---|---|---|---|
| 上半身 | 頭面部（上部位） | 顳動脈的頭維穴 | 耳前動脈的聽宮穴 | 頰唇動脈的地倉穴 | 看頭面、耳目和口齒的功能狀況，反應腸胃吸收狀態 |
| | 胸部（中部位） | 橈動脈的太淵穴 | 肱動脈的天府穴 | 食指動脈的二間穴、三間穴、合谷穴 | 看肺、心與胸中之氣，反應自律神經功能狀態 |
| 下半身 | 腹部（下部位） | 股動脈的五里穴、箕門穴 | 足背動脈的衝陽穴 | 脛骨後動脈的太溪穴 | 看肝、脾、胃與腎，反應髂動脈與腳動脈功能狀態 |

**＋ 知識補充站**

《內經．三部九候論》中，最提挈的不老概念是：「必先去其血脈而後調之，無問其病，以平為期。」

1. 上半身診察頭面部，上部天部位為顳動脈的頭維穴，上部人部位為耳前動脈的聽宮穴，上部地部位為頰唇動脈的地倉穴，看頭面、耳目和口齒的功能狀況，它們全部來自頸動脈是否通暢與有無硬化，同時反應腸胃吸收的狀態。
2. 上半身診察胸部，中部天部位為橈動脈的太淵穴，中部人部位為肱動脈的天府穴，中部地部位為食指動脈的二間穴、三間穴、合谷穴，來看肺、心與胸中之氣，此三條動脈全部來自肱動脈、鎖骨下動脈，必然與椎動脈及腦底動脈相互呼應，同時反應自律神經功能的狀態。
3. 下半身診察腹部，下部部位為股動脈的五里穴、箕門穴，下部人部位為足背動脈的衝陽穴，下部地部位為脛骨後動脈的太溪穴，來看肝、脾、胃與腎。髂動脈與腳動脈也與之呼應。

# 2-4 手太陽小腸經（一）

歌訣：「少前後腕陽養支，小肩臑天秉曲肩，肩天天顴聽。」少澤、前谷、後溪、腕骨、陽谷、養老、支正、小海、肩貞、臑俞、天宗、秉風、曲垣、肩外俞、肩中俞、天窗、天容、顴髎、聽宮共十九穴。

## 循行部位

起於小指之端，循手外側，上腕，出踝（踝：指手腕之豌豆骨）中，直上循臂骨下廉（臂骨下廉：前臂尺骨的下緣），出肘內側兩筋（兩筋：尺側屈腕肌和掌長肌之間，亦指尺骨鷹嘴和肱骨內上髁之間）之間，上循臑外後廉（臑外後廉：上臂內側的肱三頭肌外側），出肩解（肩解：肩關節），繞肩胛，交肩上，入缺盆，絡心，循咽，下膈，抵胃，屬小腸；其支者，從缺盆循頸上頰，至目銳眥，卻（卻：退回、回轉）入耳中；其支者，別頰上䪼，抵鼻，至目內眥，斜絡於顴。

**註：**

(1) 多血少氣，未時（下午一點至三點）氣血注此。十二經氣血有多有少，小腸經、肝經、心包經、膀胱經皆多血少氣。

(2) 䪼：眼眶下緣之骨，相當於顴骨和上頷骨交接部分。

## 相關病候

《內經．經脈》：「是動則病嗌痛、頷腫、不可以顧、肩似拔、臑似折。是主液所生病者，耳聾、目黃、頰腫，頸、頷、肩、臑、肘、臂外後廉痛。」

手小指最微妙，內側是心經脈，外側是小腸經脈，表現心腸的情形。

目黃於十二經脈中，有六條經脈有目黃，不一樣耳目、目口鼻、目口、目脅、頭目、鼻面目等相關問題：

1. 小腸經脈「耳聾、目黃、頰腫」，小腸經脈多病耳目。
2. 大腸經脈「目黃、口乾、鼽衄、喉痺」，大腸經脈多病目口鼻。
3. 脾經脈「舌本強、食則嘔、胃脘痛、黃疸」，脾經脈多病目口。
4. 心經脈「目黃、脅痛」，心經脈多病目脅。
5. 膀胱經脈「頭項痛，目黃、淚出、鼽衄」，膀胱經脈多病頭目鼻。
6. 心包經脈「面赤、目黃、喜笑不休」，心包經脈多病面目。

《內經．本輸》的頸前動脈以人迎穴與扶突穴為主，頸後動脈以天窗穴與天容穴為主，分別感應在胃、大腸、小腸、膽等經脈，顯示消化系統的吸收與蠕動狀態。天容穴在《內經．經脈》屬於小腸經脈，在《內經．本輸》則屬於膽經脈。

**小博士解說**

《內經．根結》：「手太陽根於少澤，溜於陽谷，注於少海，入於天窗、支正也，盛絡皆當取之。」以上五穴，加上天容穴，整治營養功能失調的初期現象，尤其是天窗與天容，改善慢性生活習慣病很有效，針灸推拿治療一樣妙。

## 手太陽小腸經

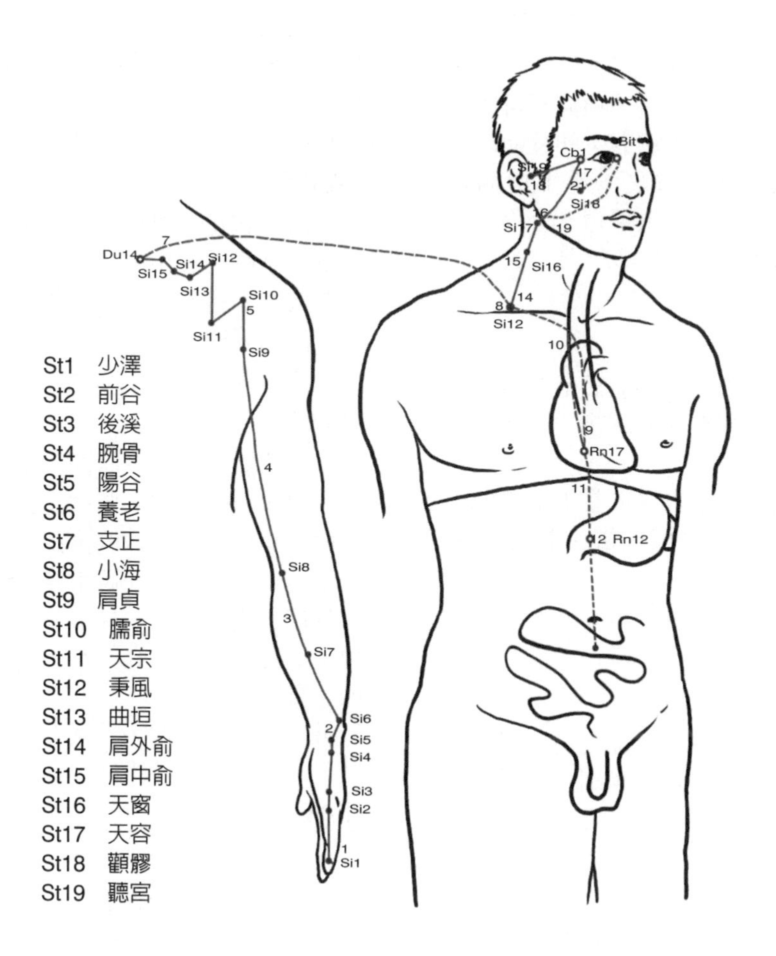


**＋ 知識補充站**

肩頸部的肩貞、臑俞、天宗、秉風、曲垣、肩外俞、肩中俞、天窗與天容等九穴，分布在斜方肌、三角肌、肩胛下肌、提肩胛肌、棘上肌與背闊肌等所在區域，肩胛骨十七塊肌肉，只要一動，就靠脊椎骨或肋骨固定於背部。肩胛骨在體態上，是全然放鬆，肩貞、臑俞、天宗、秉風、曲垣等五穴，與提肩胛肌關係至親。曲垣、肩外俞、肩中俞、天窗與天容等五穴，與肩胛下肌關係至親。

# 2-5 手太陽小腸經（二）

### 少澤穴

主治：熱病昏迷、項痛不可回顧、喉痺舌強、目生雲翳；胸膈痛悶。

取穴：伏手取之。手小指端之外側，即尺側，去爪甲角一分陷中。

針法：斜刺，針入一分。灸一至三壯。

### 前谷穴

主治：手指痛不能握舉、掌指關節腫痛；頸項頰腫引耳後、喉痺、目生雲翳。

取穴：握拳取之。當小指本節（掌指關節）前之橫紋端，骨邊陷中是穴。

針法：直刺，針入三分。灸一至三壯。

### 後溪穴

主治：前臂及肘部痠痛拘攣、頸項強、頭痛、頭暈、癲癇、神經衰弱。

取穴：仰手握拳取之，拳尖起骨下陷中。當本節（掌指關節）後之橫紋尖端骨邊陷中是穴。

針法：直刺，針入五分。灸一壯。

### 腕骨穴

主治：手腕無力、五指掣痛、脅下痛不得息、耳鳴、目生雲翳。

取穴：手掌尺側，握掌向內取之。在第五掌骨與豌豆骨之間，赤白肉際處。

針法：直刺，針入五分。灸三壯。

### 陽谷穴

主治：腕及前臂尺側疼痛，脅痛、耳鳴、耳聾、癲疾。

取穴：手腕尺側，尺骨莖突與三角骨之間凹陷處。

針法：直刺，針入五分。灸三壯。

### 養老穴

主治：肩背痠痛、肘部、腕部及前臂疼痛；目視不明；落枕、腰痛。

取穴：屈肘，按取腕後踝骨（即尺骨莖突）之尖端。先將手掌後仰，則尺骨莖突高起明顯。再令手掌向內反轉，則踝骨裂開之孔（尺、橈二骨關節之縫隙）。

針法：直刺，針入三至五分。灸三壯。

### 小海穴

主治：耳鳴耳聾、頰腫、肘臂肩臑頸項痛、風眩、精神病。

取穴：屈肘肘部現三肘頂（外、中、內）、小海穴以中內二肘頂（肱骨內上髁與鷹嘴突）爲底邊作一等邊三角形，其頂點是穴。

針法：直刺，針入三至五分。灸七壯。

**小博士解說**

《內經．根結》手太陽根於少澤，溜於陽谷，注於少海，入於天窗、支正。手少陽根於關衝，溜於陽池，注於支溝，入於天牖、外關，手陽明根於商陽，溜於合谷，注於陽溪，入於扶突、偏歷。此所謂十二經者，盛絡皆當取之。依三陽氣來辨診，陽溪穴、陽谷穴，及陽池穴都是診斷的穴道，對著患者不舒服處輕輕滑過，此三穴的氣感，與自己最不對勁處會比較痠，就是問題所在。

## 手太陽小腸經重要穴道的應用與說明

| 名稱 | 部位 | 應用 | 說明 |
| --- | --- | --- | --- |
| 少澤 | 手小指外側，去爪甲角下一分陷中 | 1. 少澤是伸小指肌（小指伸展與尺屈）與伸指總肌的能量反應穴，感應小腸總功能度 | 井穴屬木。少澤穴區枯乾灰黯焦多項痛不可回顧、喉痺舌強、目生雲翳或胸膈痛悶 |
| 前谷 | 手小指外側 | 2. 前谷是外展小指肌與屈指淺肌（小指伸展與尺屈）的能量反應穴，感應小腸表功能度 | 滎穴屬火。前谷穴區枯乾灰黯焦多頸項頰腫、喉痺或目生雲翳 |
| 後溪 | 手小指外側，本節後陷中 | 3. 後溪是伸小指肌和外展小指肌（小指伸展與尺屈）及屈小指短肌的能量反應穴，感應意志堅持度 | 俞穴屬土。後溪穴區枯乾灰黯多頸項強、頭痛、頭暈或神經衰弱 |
| 腕骨 | 在手掌外側，腕關節前，第五掌骨與豌豆骨之間，關節下陷中 | 4. 腕骨是外展小指肌與屈小指短肌及小指對掌肌（小指向拇指移動）的能量反應穴，感應人際關係狀況 | 原穴屬土。腕骨穴區枯乾灰黯多脅下痛不得息、耳鳴或目生雲翳 |
| 陽谷 | 手腕尺側，尺骨莖突與三角骨之間凹陷處 | 5. 陽谷是外展小指肌與屈小指短肌（小指屈曲）的能量反應穴，感應心胸開闊度 | 經穴屬金。陽谷穴區枯乾灰黯多耳鳴、耳聾或癲疾 |
| 養老 | 手掌外側，腕後一寸，尺骨莖狀突起之尖端，骨開陷中 | 6. 養老是旋前方肌（前臂旋內）和屈指深肌的能量反應穴，感應生命底能量狀況 | 養生要穴。養老穴區枯乾灰黯多肩背痠痛、落枕或腰痛 |
| 小海 | 屈肘，肘內廉大骨外，去肘端五分，陷中，彈之則麻，應小指之上 | 7. 小海是尺側屈腕肌和屈指深肌與屈指淺肌及伸指總肌（第二～五指伸展與背屈）的能量反應穴，感應心肺狀況 | 合穴屬水。少海穴在手肘內側，靠近小海穴。右手臂此二穴區靜脈明顯者，肺功能不好；左手臂靜脈明顯者，心臟功能越不好 |

**＋ 知識補充站**

尺骨鷹嘴與肱骨內上髁之間凹陷處，頭靠著手肘支撐睡覺久了會壓迫到小海穴處的尺神經，就會發麻，很多老人會覺得小海穴痠痛，年紀越大，手肘越難伸直，左手肘看心，右手肘看肺，因心臟偏左側，少海穴屬於心經脈，也在手肘內側，靠近小海穴。右手臂靜脈明顯者，肺功能不好，左手臂靜脈明顯者，心臟功能不好。

少澤穴在小指末節尺側，距指甲角一分處，後溪穴在手掌感情線末端近小指處，腕骨穴在第五掌骨後端；若手轉動腕骨穴和神門穴會痠痛，多勞心者，要多休息，平常這些穴道要多壓多按，後溪穴與腕骨穴可以治療心臟疾病，改善心血管循環。

# 2-6 手太陽小腸經（三）

前臂與手上的少澤、前谷、後溪、腕骨、陽谷、養老、支正與小海等八穴，分布在尺側伸腕肌與伸小指肌中，上半身活動量少的人，會出現椎動脈與基底動脈硬化。

### 肩貞穴

主治：肩周關節炎、肩臂疼痛、手臂不舉、耳鳴、耳聾、頷腫。

取穴：背後肩胛骨與肱骨相接之下，臑俞之下，從背後腋縫紋端往上量約一寸。

針法：直刺，針入八分至一寸。灸三壯。

### 臑俞穴

主治：肩關節周圍炎、肩腫臂酸無力、肩胛引痛。

取穴：正坐垂臂。當肩峰之後側，肩胛棘外端下陷中。去脊橫外開八寸。當肩貞穴之上微外些。

針法：直刺，針入八分至一寸。灸三壯。

### 天宗穴

主治：肩關節周圍炎、肩臂痠痛、頰頷腫、肘外廉痛。

取穴：坐位或側臥位取穴。肩貞斜上一寸七分。橫內開一寸。

針法：直刺，針入五分。灸三壯。

### 秉風穴

主治：頸強不得回顧、肩背痛不可舉、上肢痿痲疼痛、中風半身不遂。

取穴：背後肩胛骨的肩胛上窩、天宗穴直上。與曲垣、巨骨三穴，皆並行於肩胛棘上際，以內外分之。

針法：直刺，針入五分。灸三至五壯。

### 肩外俞穴

主治：頸項強急、肩背痛連至肘部、中風半身不遂。

取穴：正坐，頭前傾。從陶道穴，第一胸椎棘突，外開三寸，即大杼旁寸五分。在肩胛骨內上角。

針法：斜刺，針入五至八分。灸三壯。

### 聽宮穴

主治：中耳炎、耳鳴、耳聾、耳痛、心腹滿痛等。

取穴：耳屏前陷中，張口呈凹陷，以手指壓之耳內發響是穴。

針法：直刺，針入三至五分。灸三壯。

**小博士解說**

六肩穴與肩胛骨十七塊肌肉關係非常密切，尤其是斜方肌與背闊肌。

1. 小腸經脈的肩貞穴（肩胛骨與肱骨間）。
2. 三焦經脈的肩髎穴（肱骨與肩胛骨縫間）。
3. 大腸經脈的肩髃穴（舉臂肱骨與肩胛骨縫間）。
4. 小腸經脈的肩中俞穴（第七頸椎與第一胸椎間旁開二寸）。
5. 小腸經脈的肩外俞穴（肩胛上第一胸椎與第二胸椎旁三寸）。
6. 膽經脈的肩井穴（肩上最高處中）。

## 手太陽小腸經重要穴道的應用與說明

| 名稱 | 部位 | 應用 | 說明 |
|---|---|---|---|
| 肩貞 | 上膊後面肩關節間，當臑俞之下，腋縫直上陷中 | 1. 肩貞是背闊肌（肩關節後上舉與內旋和內轉）與大圓肌的能量反應穴，感應生命衝力度 | 肩貞穴區僵硬塌陷枯乾多頸項頰腫、手臂不舉、耳鳴或耳聾 |
| 臑俞 | 上膊後面，肩關節間，肩髃之後，肩貞之上 | 2. 臑俞是肱三頭肌（固定肩關節與伸展肘關節）與大圓肌和小圓肌及肩胛下肌的能量反應穴，感應生活動力度 | 臑俞穴區僵硬塌陷枯乾多肩關節周圍炎、肩胛引痛或垂頭喪氣 |
| 天宗 | 肩胛棘中央之下際陷中，秉風之下 | 3. 天宗是斜方肌（肩胛骨的內轉、上舉、伸展、迴旋與下制）與岡下肌及肩胛下肌的能量反應穴，感應背負能力度 | 天宗穴區僵硬塌陷枯乾多肩臂痠痛、頰頷腫、肘外廉痛或身心俱疲 |
| 秉風 | 肩胛棘中央之上方，天髎之外方，舉臂有空處 | 4. 秉風是岡上肌（固定與外展肩關節）與斜方肌的能量反應穴，感應旅遊能力度 | 秉風穴區僵硬塌陷枯乾多頸強不得回顧、肩背痛不可舉或中風半身不遂 |
| 肩外俞 | 去脊三寸，與大杼平，當肩胛上廉陷中 | 5. 肩外俞是提肩胛肌（肩胛骨上舉與迴旋）與斜方肌和肩胛舌骨肌的能量反應穴，感應享受能力度 | 肩外俞區僵硬塌陷枯乾多頸項強急、肩背痛連至肘部，或中風半身不遂 |
| 聽宮 | 在耳珠前方陷中，張口有空 | 6. 聽宮是咬肌與翼外肌（開口與咬嚙）的能量反應穴，感應要求能力度 | 聽宮穴區僵硬塌陷枯乾多中耳炎、耳鳴、耳聾、耳痛或心腹滿痛等 |

**＋ 知識補充站**

皮下脂肪檢查天宗穴與青冷淵這一塊，女人的皮下脂肪因賀爾蒙的關係會比男人高。斜方肌及下後鋸肌拉得起來就是皮下脂肪，拉不起來就是肌肉。內臟脂肪指腰圍（第十一肋尖的京門穴到帶脈）除以臀圍，男人一點零算健康，一點五算肥胖。女人骨盆大些零點七五至零點八五間算正常。內臟脂肪的數據告訴我們：消化系統的腸道外面的脂肪是否太多？像有些男人不胖，肚子卻很大，表示內臟脂肪太多，有糖尿病、心臟病、腦心血管，疾病的潛在危險。以腰圍與臀圍比最為準確。

# 2-7 手太陽小腸經（四）

臑俞（肩胛骨邊舉臂下陷處），在肩髃之後，肩貞之上。肩胛骨與肱骨相接處共有三穴，前爲肩髃，外爲肩髎，後是臑俞，此三穴又另組一個群組。這些穴道所牽涉的都是很重要的肌肉群。這裡的關節有許多滑液囊，這些滑液囊開始老化、鈣化時，容易產生血液方面的、肝病之類的疾病；如果愈不動愈容易僵化，影響造血功能不良。六肩穴是肩頸部重要穴道，常去抓按摳，保健效果非常好。頸胸部的主動脈體、主動脈竇、頸動脈體、頸動脈竇控制呼吸及心跳，後面有延髓互相交流，脖子能抬得愈高功能就愈好。頸部如出現靜脈就是靜脈血液回流不良。

臉部的顴髎與聽宮二穴，分布在咬肌、翼內肌、翼外肌、顴小肌、顴大肌與顳肌等肌群上；顴髎與聽宮分別在咬肌前緣與後緣，咬肌與頰肌、顳肌、翼內肌、翼外肌、口輪匝肌等一起協同作用，共同完成咀嚼動作。咬肌淺部纖維起自顴弓前三分之二，深部纖維起於顴弓後三分之一及其內面，爲強厚的方形肌肉，纖維行向下後方，覆蓋於下頜支外面，止於下頜支外面及咬肌粗隆。用力咬牙時，面頰兩側比較硬的部位就是咬肌；是影響面部下二分之一外觀的重要因素。咬肌起始於顴弓，終止於下頜骨，咬肌淺面有腮腺、頰脂墊與 SMAS 筋膜。顴小肌與顴大肌的起始區在顴髎，顳肌終止也在顴髎。聽宮區域看先天，耳朵厚硬的人，先天體況就好；薄軟脆者，先天體況就不佳。顴髎區域看後天，後天就看顴骨上的肉，堅韌者就是運動量大，軟弱者就是運動不足。

**小博士解說**

從臉看臟腑，額頭（睛明穴、攢竹穴、神庭穴、臨泣穴、本神穴、頭維穴）看我們的頭腦、意識、智慧，額黑屬較不靈光的人。兩眉看肺氣魄及行為；兩眼間看心臟及心情與心神；鼻骨與顴骨看肝魂，包括睡眠，睡眠品質不好的人此處會較黑。鼻子與嘴唇看脾胃消化系統；顴骨後面耳朵及下巴看腰腎。兩眉間看肺，兩眼間看心，頸內靜脈輸送到眼睛，眼睛的神采、有情、無情都反映頸內動靜脈的循環好壞。鼻骨的循環透過上矢狀靜脈經過額頭回流；鼻骨越堅挺，回流越好，佛家的開光儀式就在額頭上端的上星穴點硃砂，沒開光也可靠後天勤奮運動，增加循環回流也可打開。每個人都會有些瑕疵，面對它，操練它，讓生活品質更好，心情更愉快。

## 顴頸診治要穴

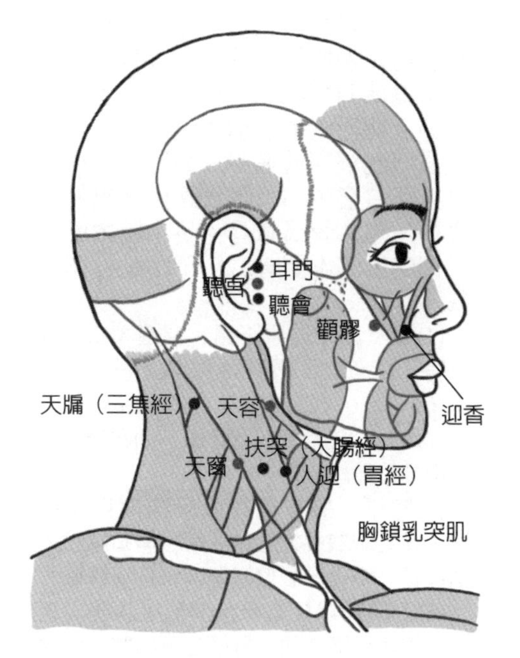


## 額眼診治要穴

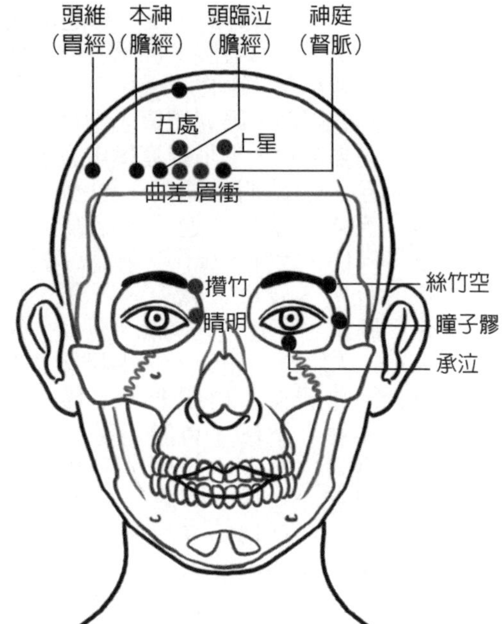


**＋ 知識補充站**

耳前三穴，由上而下為耳門、聽宮、聽會，分別屬三焦經、小腸經、膽經。顴髎到聽宮區域越開闊，越有擔當，可大膽說話；區域越小者，與其互動要小心，其心比較脆弱，小腸吸收功能不佳，供應到腦部的營養不夠，腦思經不起風吹草動，容易左思右想、鑽牛角尖。

臨床上，耳門、聽宮、聽會治耳朵相關問題外，也可配合治療其他病證。耳門治耳鳴、耳聾、聤耳、齒痛、頷腫、暈眩等。聽宮為手足少陽手太陽之會，治耳鳴、耳聾、牙齒痛、癲狂病、中耳炎等。聽會治耳鳴、耳聾、齒痛、口眼喎斜、中耳炎、腮腺炎、下頷關節炎等。都可施以耳針或撳針來調理。

# 2-8 足太陽膀胱經（一）

歌訣：「睛攢眉曲五，承通絡玉天；大風肺厥心督膈，肝膽脾胃三腎氣，大關小膀，中白上次中下會；附魄膏神譩膈魂，陽意胃肓志胞秩；承殷浮委委合承，承飛跗崑僕申金，京束通至。」睛明、攢竹、眉衝、曲差、五處、承光、通天、絡卻、玉枕、天柱、大杼、風門、肺俞、厥陰俞、心俞、督俞、膈俞、肝俞、膽俞、脾俞、胃俞、三焦俞、腎俞、氣海俞、大腸俞、關元俞、小腸俞、膀胱俞、中膂俞、白環俞、上髎、次髎、中髎、下髎、會陽、附分、魄戶、膏肓、神堂、譩譆、膈關、魂門、陽綱、意舍、胃倉、肓門、志室、胞肓、秩邊、承扶、殷門、浮郄、委陽、委中、合陽、承筋、承山、飛揚、跗陽、崑崙、僕參、申脈、金門、京骨、束骨、通谷、至陰共六十七穴。

## 循行部位

起於目內眥，上額，交巔（巔：巔頂正中最高處，頂中央，有旋毛，可容豆，乃三陽五會）；其支者，從巔至耳上角（角：頂爲中，頂前曰囟，頂後曰腦，頂左右曰角）；其直者，從巔入絡腦，還出別下項，循肩膊內（肩膊：肩胛，指肩胛骨，俗稱扇子骨），挾脊，抵腰中，入循膂（膂：是腰，挾脊兩側的肌肉叫膂），絡腎，屬膀胱；其支者，從腰中下挾脊，貫臀，入膕中（腳脖子，膕爲膝解之後，曲腳之中委中穴）；其支者，從髆內左右，別下，貫胛，挾脊內，過髀樞（髀樞：腸骨窩與股骨頭關節叫髀樞，胃經髀關即大腿骨關節，側看屬膽經稱髀厭，後看似樞紐屬膀胱經稱髀樞），循髀外，從後廉，下合膕中，以下貫踹內，出外踝之後，循京骨（京骨：足小趾本節後外側突出的半圓骨），至小趾外側。

**註：**

(1)還：原路去原路回。經過大腦的經脈有三條，包括督脈、足太陽膀胱經、足厥陰肝經，大腦範圍包含解剖學中的大腦、延腦，甚至到胸椎脊髓，而腰椎以下脊髓才歸腎經管轄。

(2)髀樞：腸骨窩與股骨頭關節叫髀樞，胃經髀關即大腿骨關節，側看屬膽經稱髀厭，後看像個樞紐屬膀胱經稱髀樞。

(3)踝關節之經絡分布情形，膀胱經走在外踝與跟腱中間，腎經走在內踝與跟腱中間，胃經走在兩踝前面中央交點。

## 相關病候

《內經．經脈》：「是動則病衝頭痛，目似脫，項如拔，脊痛，腰似折，髀不可以曲，膕如結，踹如裂，是爲踝厥。是主筋所生病者，痔、瘧、狂、癲疾、頭囟項痛，目黃、淚出，鼽衄，項、背、腰、尻、膕踹、腳皆痛，小趾不用。」

靜脈的警訊，腳比手重要，手比臉重要，生活上臉很重要，是現階段的體況，生命上腳非常重要，是長期身心狀況與體質變化的表現。

**小博士解說**

腳外側的淺淋巴管與小腿後外側的淋巴管結合，伴行小隱靜脈，注入膝窩淋巴節；膝窩淋巴節注入股靜脈伴行的淋巴管，再流入深鼠蹊淋巴節。刺足太陽與足陽明就是激活小隱靜脈循環。

## 足太陽膀胱經

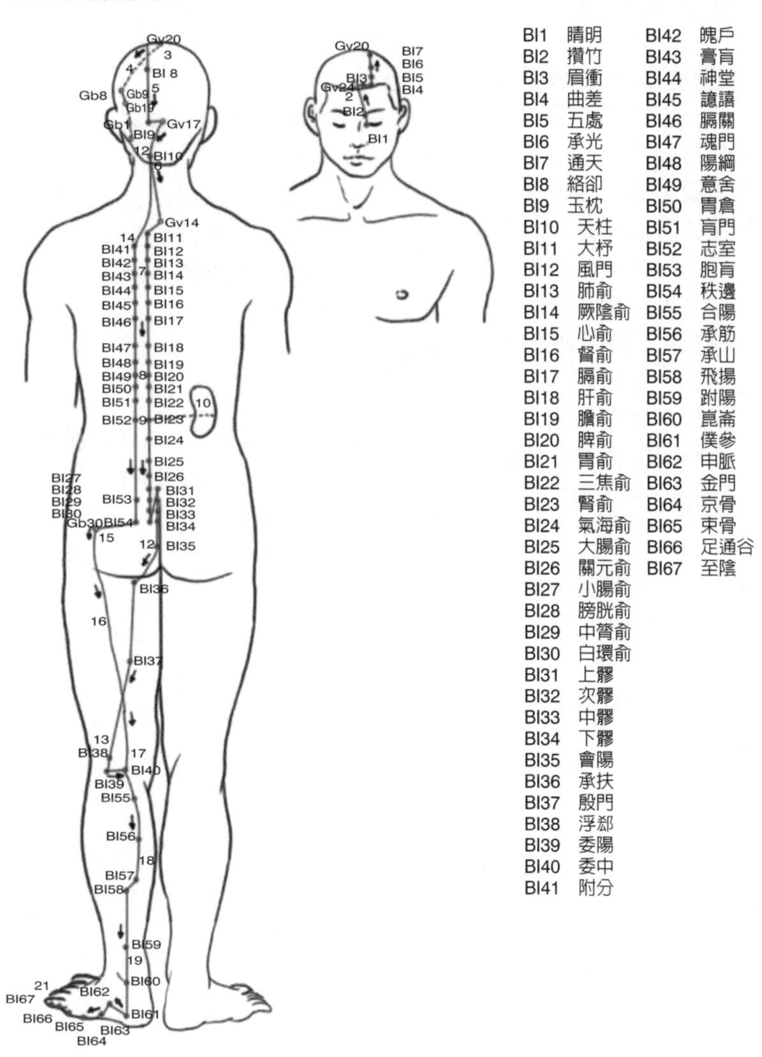


**＋ 知識補充站**

頭痛分兩種，一種是硬腦膜疼痛，另一種是血管性疼痛，血管性頭痛是動脈上到腦，但因靜脈回流不好，導致血液無法回心臟，陽厥（膽經脈）與骭厥（胃經脈）是新陳代謝出問題，臂厥（心經脈與肺經脈）是循環與呼吸系統功能的問題，踝厥（膀胱經脈）是消化器官的問題，骨厥（腎經脈）是內分泌系統的問題。厥逆諸疾，要以復健與內科慢慢調整。交感神經是讓人活著，副交感神經讓人休息、放鬆、享受、活得更好。副交感神經叢在頸部與骶部，交感神經叢在胸腰部，抬頭挺胸，身體正直，脖子端正就會刺激副交感，腦神經的第三（動眼）、七（顏面）、九（舌咽）、十（迷走）對，屬副交感，其中的迷走神經，會下走支配內臟，影響升結腸，骶部的副交感神經影響降結腸，陽厥、骭厥、臂厥、踝厥，以及骨厥等，多常伴見自律神經失調症。此五厥與硬腦膜頭痛和血管性頭痛，常常會互為因果。

# 2-9 足太陽膀胱經（二）

頭面部的「睛攢眉曲五，承通絡玉天」十穴，分布在額肌、帽狀腱膜與枕肌上。膀胱經脈第一個穴是睛明穴，睛明穴區肌膚黑黯，是血液循環不好。胃經脈起於鼻之交頞中，在睛明旁的鼻骨，表達海綿靜脈竇與下矢狀靜脈，鼻骨越高者，這一帶越乾淨，腦靜脈回流越佳；鼻骨越陷越黯，靜脈回流越不好。攢竹穴，在眉頭處，兩眉間代表肺，眉頭不開，有氧運動量不夠，兩眉頭緊縮著，長時間持續足量有氧運動後，眉間會開闊。

### 睛明穴

主治：目赤腫痛、迎風流淚、目視不明、視神經炎、視網膜炎、眼瞼閉合不全（顏面神經麻痺）。

取穴：目內眥旁約一分處微上，當鼻骨邊眶孔內緣。

針法：直刺，針入一至三分。不可灸。

### 攢竹穴

主治：視物不明、迎風流淚、目赤腫痛、眼瞼抽動。

取穴：當兩眉內側頭陷中。入眉毛約一分處。

針法：橫刺，針入三分。灸三壯（另有禁灸說法）。

### 大杼穴

主治：咳嗽、發熱、頭痛、肩胛痠痛、頸項強直。

取穴：正坐俯首。從項後第一椎下兩旁，去脊中一寸五分陷中。

針法：斜刺，向椎體方刺入，深三至七分。灸三至七壯。

### 肺俞穴

主治：一切肺疾患（感冒、鼻塞、咳嗽、氣喘、支氣管炎）、腰背強痛。

取穴：第三、第四胸椎間（即身柱穴），向兩旁量取一寸五分。

針法：斜刺，針入五分。灸三至十壯。

### 胃俞穴

主治：胃脘痛、腹脹、翻胃嘔吐、不嗜食、食少不生肌肉。

取穴：第十二椎之下，去脊一寸五分。

針法：斜刺，針入五分。灸三壯。

### 大腸俞穴

主治：脊強不得臥、腰痛腹脹、腸鳴、瀉痢、食不化、大小便不利。

取穴：第四腰椎之下，去脊一寸五分，即陽關旁一寸五分。

針法：直刺，針入五分至一寸。灸三壯。

**小博士解說**

古人的枕頭材質包括石頭、木頭、陶瓷，又小又硬，相當符合人體工學；枕頭撐住天柱穴，令頸部在睡眠時呈完全放鬆狀態；刺激天柱穴可增加大腦血液循環，常按摩玉枕與天柱穴，會增加記憶力，眼睛較亮，精神較好。足太陽膀胱經脈，起於兩眼內角（目內眥），小腸經脈「循頸上頰，至『目銳眥』；目銳眥的鞏膜出現紅絲是肝經脈與小腸經脈的問題，目內眥的鞏膜出現紅絲是腎經脈與膀胱經脈的問題。

## 足太陽膀胱經重要穴道的應用與說明

| 名稱 | 部位 | 應用 | 說明 |
| --- | --- | --- | --- |
| 睛明 | 目內眥角旁一分宛宛中（內藏紅肉） | 1. 睛明是眼輪匝肌（閉眼）與鼻眉肌的能量反應穴，感應觀察能力度 | 手足太陽、足陽明之會。睛明穴塌陷枯乾灰多目赤腫痛、迎風流淚、目視不明或胸口悶痛 |
| 攢竹 | 兩眉毛之內端陷中 | 2. 攢竹是皺眉肌（皺起眉頭）與眉毛下制肌的能量反應穴，感應審辨能力度 | 又名「眉本」、「眉頭」。攢竹穴塌陷枯乾灰多視物不明、目赤腫痛、眼瞼抽動或胸悶咳嗽 |
| 大杼 | 正坐俯首。從項後第一椎下兩旁，去脊中一寸五分陷中 | 3. 大杼是頭夾肌、頸夾肌和肩胛舌骨肌（吞嚥時下壓舌骨）的能量反應穴，感應承受能力度 | 骨會穴。足太陽、手太陽之會。大杼穴塌陷枯乾灰多咳嗽、發熱、頭痛、肩胛痠痛或頸項強直 |
| 肺俞 | 背部第三椎下，兩旁去脊各一寸五分 | 4. 肺俞是上後鋸肌（上引第二～五肋骨與助吸氣）與棘肌的能量反應穴，感應接受能力度 | 肺的背俞穴。肺俞穴塌陷枯乾多感冒鼻塞、咳嗽氣喘、支氣管炎或腰背強痛 |
| 胃俞 | 背部第十二椎下，兩旁去脊各一寸五分部 | 5. 胃俞是下後鋸肌（下引第九～十二肋骨與助呼氣）與棘肌的能量反應穴，感應思考能力度 | 胃的背俞穴。胃俞穴塌陷枯乾灰多胃脘痛、腹脹、翻胃嘔吐或不嗜食 |
| 大腸俞 | 背部第十六椎（第四腰椎）下，兩旁去脊各一寸五分 | 6. 大腸俞是腰髂肋肌（維持脊椎正常彎曲）與腰方肌（輔助體幹側彎曲動作）的能量反應穴，感應行動能力度 | 大腸的背俞穴。大腸俞穴塌陷枯乾灰多脊強不得臥腰、痛腹脹、腸鳴、瀉痢，或大小便不利 |

**＋ 知識補充站**

所有的穴道，包括頭上五行穴（頭頂）及尻上五行穴（臀部）都是肌肉與血管活動頻繁的部位。頭上五行最重要的是人字縫與矢狀縫合，聯結巔頂骨與枕骨，矢狀縫合後三分之一處，左右有兩個巔頂孔，這兩個小孔是導靜脈的通路，就在枕肌的後頂穴（額髮際後六點五寸，枕髮際上五點五寸）兩旁，即稍微突起的圓圓隆起處是膀胱經脈絡卻穴的附近，每人的孔洞大小不同。它們反應個人的生活狀態，越積極甚至急性的人，左絡卻穴區會較其他穴區來得熱；急躁不安則會發癢長疹子等，若連右絡卻穴區也常如此燥熱，必然是長期過勞之警訊。

# 2-10 足太陽膀胱經（三）

足太陽膀胱經起於「起於目內眥」，睛明穴。足陽明胃經起始於「鼻之交頞中，旁約太陽之脈」，承泣穴。膀胱經負責「飲」，胃經負責「食」，飲食男女，「談情說愛」不也就會「一把鼻涕一把眼淚」眼眶骨與鼻骨訴盡衷曲。鼻骨之後外側，構成眼眶骨，眼眶骨的內側壁，有大小及形狀像一手指甲薄薄的淚骨（臉部最小的骨）眼眶骨的眶上壁前外側部的淚腺（淚泉）窩內，有淚囊位於其中分泌淚液，淚囊有十～二十條排泄管開口於結膜上穹的外側部。

足陽明胃經起始於「鼻之交頞中，旁約太陽之脈」與循「髮際，至額顱」主「血所生病」都會頭暈或頭痛或頭腦思考失控，總覺得頭腦不堪使用～頭痛似不痛。

足太陽膀胱經「起於目內眥，上額，交巔」與「其支者，從巔至耳上角；其直者，從巔入絡腦」，「是動病」是「衝頭痛，目似脫，項如拔」，「筋所生病」則是「頭囟項痛、目黃、淚出、鼽衄」，頭痛不堪。

《內經．水熱穴論》熱病五十九俞，火往上炎，頭上五行（二十五穴）就是熱病診治六群的基礎。頭上五行上星、囟會、前頂、百會、後頂、五處、承光、通天、絡卻、玉枕、臨泣、目窗、正營、承靈、腦空。瀉諸陽之熱逆，治老人痴呆症、腦心血管疾病、中風後遺症、暫時性腦缺血。胸背要穴（八穴）大杼、膺俞、缺盆、背俞（肺俞、心俞）瀉胸中之熱，慢性阻塞性肺病、慢性支氣管炎、氣喘、肺衰塞症、心臟功能不良。下肢要穴（八穴）氣街、三里、巨虛、上下廉，瀉胃中之熱，急慢性腸胃炎。四肢要穴（八穴）雲門、髃骨、委中、髓空（絕骨）瀉四肢之熱治手腳痠痛。五臟俞穴（十穴）肺俞、心俞、肝俞、脾俞、腎俞瀉五臟之熱，治五臟六腑相關的慢性疾病。

**小博士解說**

《內經》水熱穴論、骨空論、刺熱各篇章之諸穴群中，頭上五行、尻上五行是望診、針灸、導引按蹻重要的穴群。唐朝初期的袁天綱看相之神，歷代罕見，又恭逢盛世，《新唐書》和《舊唐書》著墨不少，相對於《內經》的〈五色〉、〈五閱五使〉、〈陰陽二十五人〉、〈壽夭剛柔論〉、〈逆順肥瘦〉、〈師傳〉、〈本藏〉、〈通天〉……，從身體解剖學去看《內經》。如〈本輸〉、〈寒熱病〉的本輸十穴、天牖五部，顳骨的乳突附近有天容、天牖兩穴，枕骨的鱗狀縫下有風府、天柱兩穴，針灸、推拿、導引所及，必也先動及肌肉群、血管群，才影響腦部與相關經脈臟腑。人的頭頭顱骨有冠狀縫、人字縫、矢狀縫，其中矢狀縫受額骨、枕骨的擠壓塑型，最能表現每個人的生命品質。

## 《難經》之八會穴

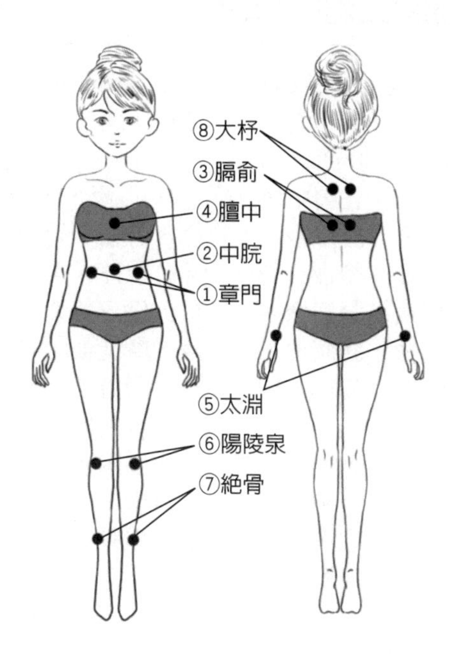


**＋ 知識補充站**

《難經》中有八會：1.骨會大杼、2.髓會絶骨、3.筋會陽陵泉、4.脈會太淵、5.血會膈俞、6.臟會章門、7.腑會中脘、8.氣會膻中。八會穴是針灸或刮痧、按摩治療極為重要的穴道，其穴位：

1. 骨會大杼（膀胱經），背部胸椎第一椎「大椎」旁開一點五寸。
2. 髓會絶骨（膽經），外踝上三寸骨縫間。
3. 筋會陽陵泉（膽經），膝下外側脛腓骨骨縫間。
4. 脈會太淵（肺經），腕掌側橫紋橈側，橈動脈搏動處，當寸口動脈。
5. 血會膈俞（膀胱經），背部第七胸椎棘突下（至陽）旁開一點五寸處。
6. 臟會章門（肝經），在側腹部，當第十一肋游離端下方。
7. 腑會中脘（任脈），身前正中線上，臍上四寸。
8. 氣會膻中（任脈），身前正中線上，平第四肋間。

# 2-11 足太陽膀胱經（四）

足太陽膀胱經脈，從第一胸椎下，旁開一點五寸大杼穴開始，背穴名：「大風肺厥心督膈，肝膽脾胃三腎氣，大關小膀，中白上次中下會」。大杼、風門、肺俞、厥陰俞、心俞、督俞、膈俞、肝俞、膽俞、脾俞、胃俞、三焦俞、腎俞、氣海俞、大腸俞、關元俞、小腸俞、膀胱俞、中膂俞、白環俞、上髎、次髎、中髎、下髎、會陽等二十五穴。

「附魄膏神譩膈魂，陽意胃肓志胞秩」，附分、魄戶、膏肓、神堂、譩譆、膈關、魂門、陽綱、意舍、胃倉、肓門、志室、胞肓、秩邊等十四穴。

背部三十九穴分布於頭最長肌等背部肌群中。這些俞穴可以治病外，也可用來診斷，強化了診治功力，當某穴點壓痛或瘆，即該相關臟腑有問題，對該痛點，施以針或灸或按摩可見療效。

自肺俞至膀胱俞等十七穴，每個所屬脊椎骨縫旁開寸半，肺俞是第三胸椎，膀胱俞是第二骶椎。胸椎部分依序，第三、四、五、六、七、九、十、十一、十二胸椎，爲肺俞、厥陰俞、心俞、督俞、膈俞、肝俞、膽俞、脾俞、胃俞等十穴，腰椎與骶椎部分依序，第一、二、三、四、五腰椎，爲三焦俞、腎俞、氣海俞、大腸俞、關元俞；第一、二骶椎，爲小腸俞、膀胱俞等七穴，這十七穴各自獨立反應所屬臟腑的結構狀況，多感應各所屬臟腑的經脈的所生病。

自魄戶至志室等十一穴，每個所屬脊椎骨縫旁開三寸，魄戶是第三胸椎，志室是第二腰椎。魄戶、膏肓、神堂、譩譆、膈關、魂門、陽綱、意舍、胃倉、肓門、志室，這十一穴各自獨立反應所屬臟腑的功能狀況，多感應各所屬臟腑的經脈的是動病。如：肺俞是第三胸椎，旁開寸半，肺俞塌或僵，多咳嗽，呼吸系統多有問題。魄戶是第三胸椎，旁開三寸，魄戶塌或僵，多肺脹滿，氣魄有礙。其他臟腑經脈依此類推。

**小博士解說**

膀胱經的八髎，就是骶部的八個孔；跌倒或老化，這些孔洞內的神經容易被影響，腰骶部常瘆痛，子宮卵巢功能不理想，甚至頻尿等，要做瑜珈大禮拜、拜日式，與易筋經第十、十一、十二式等來改善，強化腹盆腔功能，腹盆腔的副交感比交感神經來的強勢，交感神經功能弱，若是沒有強化骶部副交感，下半身會開始沉重，循環不好，造成腹盆腔很多問題。膀胱經腳部要穴崑崙穴與腎經太溪穴，兩穴夾著腳跟阿基里斯腱，負責足踝的動作。絕骨穴屬膽經脈，三陰交屬脾經脈，腳踝周圍的重要穴道：腳外踝有膽經脈的丘墟穴，胃經脈的解溪穴，腳踝正面有肝經脈的中封穴，內踝上有脾經脈的商丘穴，腳外踝凹陷處有膀胱經脈的崑崙穴，內踝後上方有腎經脈的太溪穴。手有八塊腕骨，腳有七塊踝骨，走路靠手晃動來帶動腳動作。

## 小腿後外側面的表淺結構

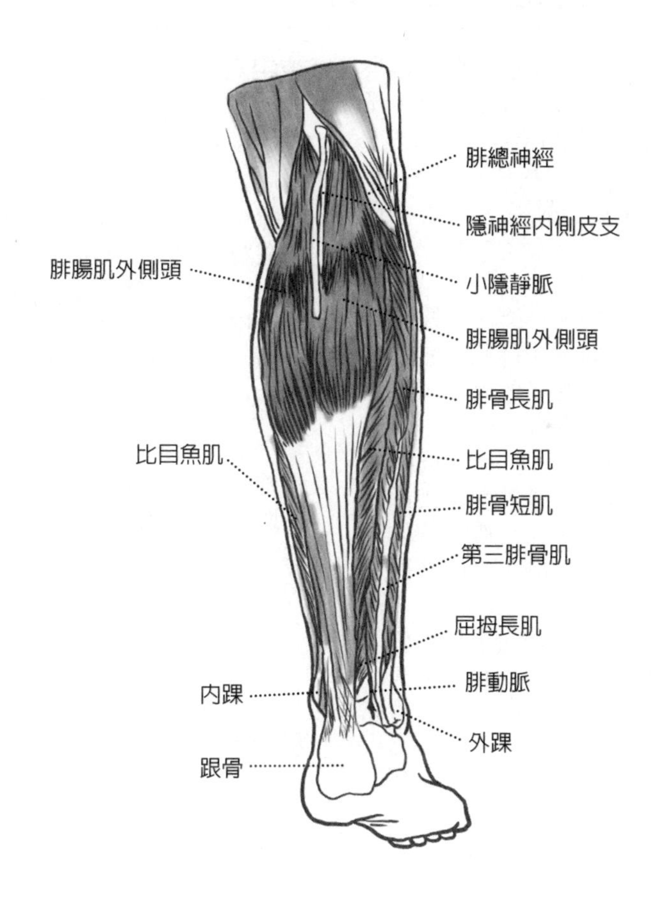


**+ 知識補充站**

俗語：幼兒成長「七坐八爬」，八個月大的嬰兒匍匐前進時靠肘、膝，身體離地面愈高的嬰兒活力越大。越接近地面者手腳越無力，就像老人家，腳無力必須多一根枴杖，如果手還需要攙扶，那就更老了。爬行的嬰兒如果是用腳大拇趾的力量前進，表示這嬰兒健康狀況很好，如用腳背爬行前進，其健康狀況就沒有前者好。人體的手上及腳底各有四層肌肉，腳底最後那層肌肉是脛骨後肌及腓骨長肌，即小腿前側及後側肌肉，連接到大腳趾。嬰兒學走時，雙手張開，並非要人抱，而是平衡作用。嬰兒的頭部占人體的四分之一，頭大站不穩，所以走路時，常常會張開兩臂來保持平衡。

# 2-12 足太陽膀胱經（五）

下肢的穴道分布在下肢的肌肉群與小隱靜脈區上「承殷浮委委合承，承飛跗崑僕申金，京束通至」，承扶、殷門、浮郄、委陽、委中、合陽、承筋、承山、飛揚、跗陽、崑崙、僕參、申脈、金門、京骨、束骨、通谷、至陰等十八穴。

大腿承扶、殷門、浮郄、委陽、委中等五穴，委陽與委中靜脈曲張的問題輕重，正比反應腹腔的問題，尤其是下腔靜脈栓塞的問題。

小腿合陽、承筋、承山、飛揚、跗陽、崑崙等六穴，承筋與承山靜脈曲張的問題輕重，正比反應腰脊的問題，尤其是奇靜脈系統不良的問題。臨床上，委陽、委中、承筋、承山等，對證治療，放血療法效果很好。腳僕參、申脈、金門、京骨、束骨、通谷、至陰等七穴，望診與導引按蹻運用機會較大。

### 次髎穴

主治：腰脊痛、月經不調、痛經、帶下、疝氣、下肢疼痛、坐骨神經痛。

取穴：俯而取之，於第十九椎下，即骶椎第二節下左右兩孔中，於脊中量約九分，與膀胱俞相並。

針法：直刺，針入三分，留七呼。灸三壯。

### 承扶穴

主治：痔瘡、腰痛、薦痛、股部痛、腰背痛、坐骨神經痛。

取穴：直立之時，在臀部高肉下垂之橫紋中，委中之直上，穴在橫紋之中央。

針法：直刺，針入二寸。灸三壯。或云不宜灸。

### 委中穴

主治：腰脊背痛、下肢痿痺、半身不遂、髖關節屈伸不利，膕筋攣急。

取穴：令人挺直而臥，俯而取之，足膝後屈處，大腿骨與小腿骨之關節部在膕中央，當兩筋間橫紋內動脈應手。俯臥，將病者足往返抬起屈伸，左手撫按穴處，覺肌肉緊張處是穴。

針法：直刺，針入五分至一寸。禁灸。

### 秩邊穴

主治：腰痛、痔瘡、下肢痿痺、坐骨神經痛、小便赤澀。

取穴：伏而取之，第二十一椎（第四薦骨）下，腰俞旁三寸，即白環俞旁寸五分。

針法：治坐骨神經痛時，針入五分至一寸。治生殖疾病時，斜四十五度刺，針入二至三寸。

### 承山穴

主治：腰痛、腿痛轉筋、中風半身不遂、膝痛足痠軟、痔瘡、便秘。

取穴：直立，兩手平舉，按壁上。足尖站立，足跟離地，在腓腸肌下出現ㄟ紋，於紋下取之。

針法：直刺，針入七分至一寸。灸三壯。

### 飛揚穴

主治：頭痛、目眩、腿軟無力、腰腿疼痛、痔疾。

取穴：從外踝尖上量七寸，即在承山穴下一寸，於腿後正中線向外側旁開一寸，即飛揚穴，在腓骨之後，腓腸肌之外端，居陽交、外丘二穴之後，三穴平橫一直。

針法：直刺，針入五至八分。灸三壯。

## 八髎穴

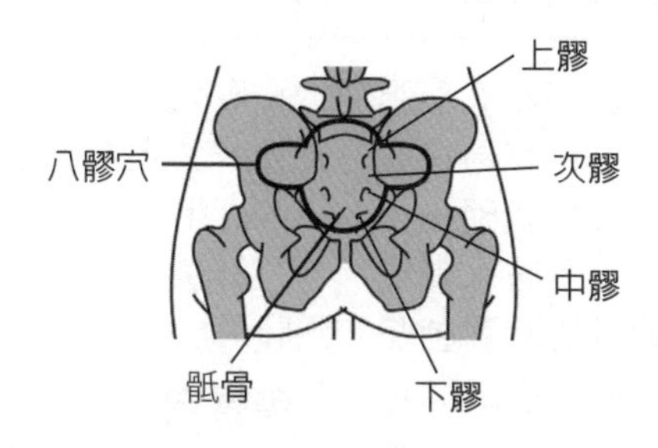


## 足太陽膀胱經重要穴道的應用與說明

| 名稱 | 部位 | 應用 | 說明 |
|---|---|---|---|
| 次髎 | 在第十九椎下，挾脊陷中，即第二薦骨孔 | 1. 次髎是腰髂肋肌與臀大肌和多裂肌（安定脊椎功能與維持姿勢）及胸最長肌的能量反應穴，感應變化能力度 | 次髎穴區僵硬塌陷枯乾多腰脊痛、月經不調、痛經、帶下、疝氣、下肢疼痛或坐骨神經痛 |
| 承扶 | 臀部下溝中央部，即臀下橫紋中 | 2. 承扶是股二頭肌（屈曲膝關節與伸展股關節）與半腱肌和半膜肌的能量反應穴，感應穩定能力度 | 承扶穴區僵硬塌陷枯乾多痔瘡、腰痛或坐骨神經痛 |
| 委中 | 膝膕窩橫紋中央內，動脈應手處 | 3. 委中是股二頭肌、半腱肌（固定大腿使骨盆後傾）和半膜肌及膝窩肌的能量反應穴，感應情趣能力度 | 委中穴區僵硬塌陷枯乾多腰脊背痛、下肢痿痺、半身不遂、髖關節屈伸不利或膕筋攣急 |
| 秩邊 | 背部第四薦骨下，兩旁去脊各三寸 | 4. 秩邊是臀大肌、梨狀肌和胸最長肌（安定脊椎功能與維持姿勢）的能量反應穴，感應平衡能力度 | 秩邊穴區僵硬塌陷枯乾多腰痛、痔瘡、下肢痿痺、坐骨神經痛或小便赤澀 |
| 承山 | 委中穴下八寸，下腿後側正中，即腓腸肌下分肉間陷中 | 5. 承山是腓長肌（展腳踝與屈膝和腳趾抓地）與屈拇長肌和屈趾長肌的能量反應穴，感應承載能力度 | 承山穴區僵硬塌陷枯乾多腰痛、腿痛轉筋、中風半身不遂、膝痛足痠軟無力、痔瘡或便秘 |
| 飛揚 | 足外踝尖七寸，腓骨後側緣 | 6. 飛揚是伸趾長肌和腓骨長肌（維持腳弓與抬腳跟）的能量反應穴，感應遠行能力度 | 飛揚穴區僵硬塌陷枯乾多頭痛、目眩、腿軟無力、腰腿疼痛或痔疾 |

**＋ 知識補充站**

膝、踵、踝、趾觀腰腎，膝（腎）、踵（膀胱）、踝（膽）、趾（胃）等部位之形體、色澤、屈伸之難易，可觀五臟六腑及經脈氣血循環狀況，測知其相屬絡：第十胸椎（膽經脈）、第十二胸椎（胃經脈）、第二腰椎（腎經脈）、第二骶椎（膀胱經脈）之脊骨病變之腰痛，男人精力看踵，女人魅力看踝。

# 2-13 足太陽膀胱經（六）

下半身活動量少的人，除了小腹突出，容易堆積脂肪外，也容易在股動脈與膝膕動脈出現動脈粥狀硬化。早期當出現間歇性跛行、下肢水腫或腳麻，很可能就是股動脈與膝膕動脈所發出的警訊了。《內經．根結》足太陽根於至陰，溜於京骨，注於崑崙，入於天柱、飛揚也。足少陽根於竅陰，溜於丘墟，注於陽輔，入於天容、光明也。足陽明根於厲兌，溜於衝陽，注於下陵，入於人迎、豐隆也。此所謂十二經者，盛絡皆當取之。人的雙腳行萬里路，就可以減少下半身動脈粥狀硬化，同時強化肝、脾、腎的功能，對於慢性的內分泌失調、情神虛勞都有所改善。

### 崑崙穴

主治：頭痛、項強、目眩、肩背拘急、轉筋腰尻痛、腳跟痛、小兒癇症。對治療外踝扭傷有極佳功效。

取穴：從外踝骨後際往後量五分，以指按之陷窩處，前有踝骨，後有踵腱，下有跟骨，即崑崙穴，與內踝太溪穴略相對。

針法：直刺，針入五分。灸三壯。

### 京骨穴

主治：頭項痛、癲癇、腰腿痠痛。

取穴：第五蹠骨後端隆起部名京骨，其穴在骨前下方之赤白肉際陷中按而得之。

針法：斜刺，針入三至五分。灸三壯。

### 束骨穴

主治：頭項痛、目翳、癲癇、腰腿痛、精神病。

取穴：足小趾外側本節後，即第五蹠骨前端與第三節趾骨後端相接處之後上方，赤白肉際處陷中。

針法：直刺，針入三至五分。灸三至五壯。

### 足通谷穴

主治：頭痛、項強、目眩、癲狂。

取穴：足小趾本節前端，以趾屈之，當橫紋之端是穴。

針法：直刺，針入二至三分。灸三至七壯。

### 至陰穴

主治：頭痛、目痛、鼻塞、胎位不正、難產。

取穴：在足小趾端外側，去爪甲角約一分許。

針法：難產用毫針斜刺，針入一至三分。正常孕婦禁針。灸三至五壯。

**小博士解說**

騎車或騎馬，手的 Handle 看手的四層肌肉，腳的 Paddle 看腳踝。腳踝上有十個穴道：太溪穴（腎，內踝後）、商丘（脾，內踝前）、中封穴（肝，商丘前）、解溪穴（胃，內外踝中間）、崑崙（膀胱，外踝後）。這些穴道都在脛骨、踵骨、距骨間的縫隙上，因此手腳動，才能促進身體相關機能動起來，手腳多動則全身器官生動活潑。

## 膀胱經外踝周圍診治常用穴

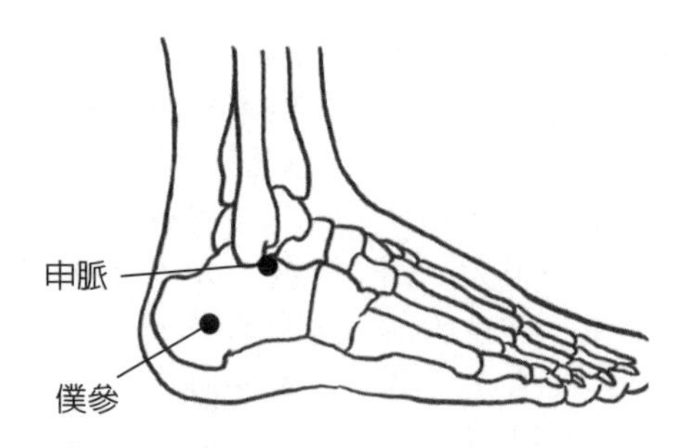


## 足太陽膀胱經重要穴道的應用與說明

| 名稱 | 部位 | 應用 | 說明 |
| --- | --- | --- | --- |
| 崑崙 | 足外踝後五分，跟骨上陷中，細動脈應手 | 1. 崑崙是腓骨長肌與腓骨短肌和比目魚肌及蹠肌（屈膝與輔助腓腸肌）的能量反應穴，感應登高能力度 | 崑崙穴區僵硬場陷枯乾多頭痛、項強、目眩、肩背拘急、轉筋腰尻痛、腳跟痛或小兒癇症 |
| 京骨 | 足外側，第五蹠骨突起部之下，赤白肉際陷中 | 2. 京骨是腓骨第三肌與腓骨長肌和腓骨短肌（維持腳縱弓）的能量反應穴，感應通行能力度 | 京骨穴區僵硬塌陷枯乾多頭痛、項痛、癲癇或腰腿痠痛 |
| 束骨 | 足小趾外側本節後，赤白肉際陷中 | 3. 束骨是腓骨第三肌（平衡走路的穩定）與腓骨長肌和腓骨短肌的能量反應穴，感應約束能力度 | 束骨穴區僵硬塌陷枯乾多頭項痛、目翳、癲癇、腰腿痛或精神病 |
| 足通谷 | 足小趾本節前陷中 | 4. 足通谷是腓骨第三肌與腓骨長肌（維持腳弓與抬腳跟）和腓骨短肌的能量反應穴，感應通達力度 | 足通谷穴區僵硬塌陷枯乾多頭痛、項強、目眩或癲狂 |
| 至陰 | 小趾外側去爪甲角如韭葉 | 5. 至陰是外展小趾肌（小趾外展與屈曲）與伸趾長肌和屈趾長肌的能量反應穴，感應抗寒能力度 | 至陰穴區僵硬塌陷枯乾多頭痛、目痛、鼻塞、胎位不正或難產 |

**＋ 知識補充站**

人體的第一個防衛系統是皮膚，其次是黏膜（含胃及臟器的黏膜），再其次才是殺病毒的機制。皮膚從末端開始，黏膜從鼻子開始，如果少商穴（手食指端內側，屬大腸經脈），或至陰穴（腳小腳趾端外側，屬膀胱經脈）感到冷冷、麻麻的，就是免疫抗毒能力降低了。這時的調節方式，依自己的感覺而做，不想出門就不要出門。「哈啾」是鼻黏膜乾燥或鼻息肉或因過敏、充血引起。黏膜除鼻黏膜還有口腔、舌蕾、耳膜、淚管、陰道……都屬之。黏膜受到感染時，中醫藥方中，人參敗毒散主要的效用就是在強化人體的免疫力。

# 2-14 足太陽膀胱經（七）

膀胱經一百三十四穴中，頭上二十穴與尻上二十穴，與人的手腳動作密切相關，控制於脊髓的頸膨大與腰膨大，頸臂神經叢控制上肢，頸膨大與胸椎後彎造成的駝背關係很大。頭上五行（二十五穴）上星、囟會、前頂、百會、後頂、五處、承光、通天、絡卻、玉枕、臨泣、目窗、正營、承靈、腦空，膀胱經占二十穴。腰骶神經叢控制下肢，腰膨大與腰骶椎後彎而彎腰關係密切。尻上五行就是這一切的基礎。尻上五行二十五穴膀胱經占二十穴。

《內經．水熱穴論》水俞五十七處，「水往下流」尻上五行二十五穴就是這一切的基礎。水往下流水病，下爲胕腫大腹，上爲喘呼，不得臥者，標本俱病，故肺爲喘呼，腎爲水腫，肺爲逆不得臥，分爲相輸俱受者，水氣之所留也。

1. 尻上五行（二十五穴），脊中、懸樞、命門、腰俞、長強、大腸俞、小腸俞、膀胱俞、中膂俞、白環俞、胃倉、肓門、志室、胞肓、秩邊。
2. 伏兔上各二行（二十穴）行五者，此腎之街，中注、四滿、氣穴、大赫、横骨、外陵、大巨、水道、歸來、氣街。
3. 三陰之所交（十二穴）結於腳也。踝上各一行行六者，此腎脈之下行也，名曰太衝。太衝、照海、復溜、交信、築賓、陰谷。

《內經．水熱穴論》熱病五十九俞，火往上炎，頭上五行就是這一切的基礎。

**尻上區**

腰部有五個腰骨，其後面的三塊肌肉是人體最美的地方：

1. 從下往上的腰方肌。
2. 從上往下到大腿股的腰大肌 。
3. 髂肌。

腹部肌肉有九塊，前側有：腹外斜肌、腹內斜肌、腹横肌、腹直肌、提睪肌、椎狀肌等包圍著腹部越緊密，則横膈膜功能越好，呼氣愈乾淨，吸氣就會愈好。横膈膜是關係著呼吸很重要的肌肉，呼吸不僅是胸腔作業而已，道家強調「息之於踵」。例如腳跟骨常痛，並不完全是腳的問題，而是腦的問題。腳跟痛時，舌尖抵上顎調息，刺激頭上五行二十五穴，會通暢身心紓緩肢節。若在腳上貼膏藥、扎針，效果不大。吃些補腎補肝的藥，可能還有一些改善的感覺，但不能一直靠藥物。一定要早睡與多運動，改善「過勞」狀況，緩解腰痠背痛、腰尻發冷發麻等症狀。

**小博士解說**

《內經．骨空論》：「腰尻不可以轉搖，急引陰卵，刺八髎與痛上，八髎在腰尻分間。」會陽穴屬於膀胱經脈，在督脈的長強穴旁，上有重要的八髎穴，男女的盆膈膜狀況，多寫實在這些穴區，女人的子宮骶骨韌帶的活力與老化狀態，更是反應在此，會陽穴區與八髎穴區枯黯乾澀者，腹腔及生殖系統較易有狀況。

## 腰尻部診治要穴

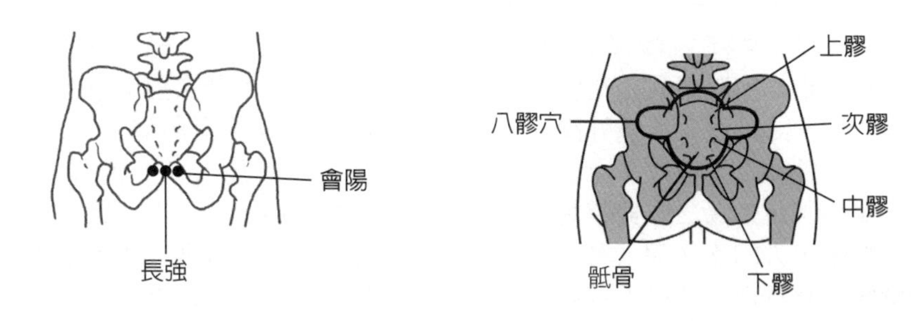


**＋ 知識補充站**

奇靜脈系統有重要的生理功能，下腔靜脈或肝門靜脈（或上腔靜脈）發生問題或堵塞時，奇靜脈成了側副循環路徑（Bypass），負責將它們的血液運送到上腔靜脈（或下腔靜脈），長期大量有氧運動有助強化奇靜脈功能。奇靜脈通常從腰靜脈或下腔靜脈分出來。奇靜脈連接了上腔靜脈與下腔靜脈，腹腔的下腔靜脈出現問題，多是下肢或外生殖器官、肝臟、腎臟等出現血液循環問題，肝門靜脈發生問題時則是脾臟、胰臟、胃或腸道出現血液循環問題，就要透過奇靜脈系統回流上腔靜脈，膀胱經脈的背俞穴（肺俞、心俞、膈俞、肝俞、膽俞、脾俞、胃俞、腎俞）於針、灸、導引按蹻上，都可以養護奇靜脈系統。病入膏肓，幾乎是奇靜脈系統功能無法正常運作的縮影。

### 奇靜脈、上腔靜脈、下腔靜脈與肺靜脈分布圖

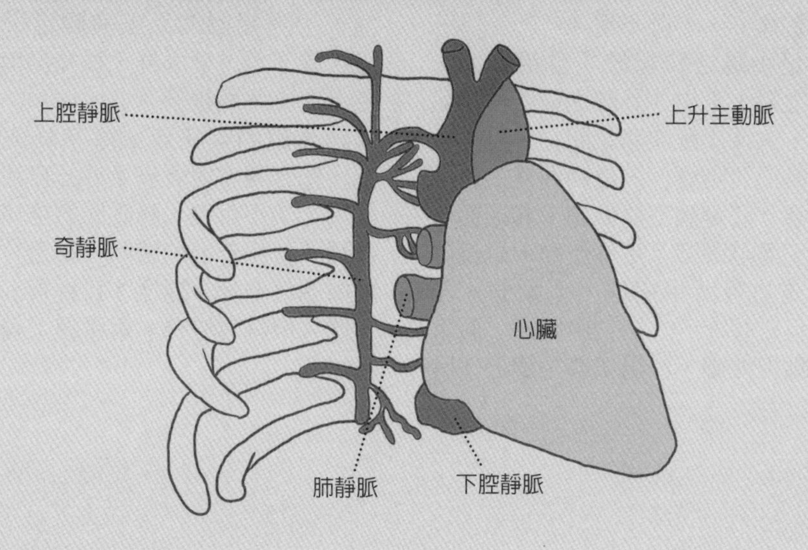

## 2-15 足太陽膀胱經（八）

十二經脈中有二條循行經「外踝」，分別爲膀胱足太陽之脈與膽足少陽之脈；「外踝尖」爲外踝之最突出部，外踝尖下申脈穴，上三寸絕骨穴，是膀胱足太陽之脈與膽足少陽之脈的根蒂，人的疼痛症，可大可小，針砭常常有奇效，「痛下針砭」一針見血，立竿見影。基本針灸治療「項背腰尻、膕踹腳皆痛」，小趾不用；以申脈穴與崑崙穴最有效。「胸脅肋髀膝外至脛，絕骨外髁前，及諸節皆痛」，小趾次指不用；以絕骨穴與俠溪穴最快見效。

1. 膀胱脈起於「目內眥」，貫踹內，出「外踝之後」，循京骨，至「小趾外側」，踹如裂，是爲「踝厥」，是動則病「衝頭痛」，目似脫，項如拔，脊痛，腰似折，髀不可以曲，膕如結，踹如裂，是爲踝厥。是主筋所生病者，痔瘧狂癲疾，「頭囟項痛」目黃、淚出、鼽衄，「項背腰尻、膕踹腳皆痛」，小趾不用。
2. 膽足少陽之脈起於「目銳眥」，絕骨之端，下出「外踝之前」，循足跗上，入「小趾次趾之間」，足外反熱，是爲「陽厥」，是動則病口苦，善太息，心脅痛不能轉側，甚則面微有塵，體無膏澤，足外反熱，是爲陽厥。是主骨所生病者，「頭痛、頷痛、目銳眥痛」、缺盆中腫痛，腋下腫，馬刀俠癭，汗出振寒，瘧，「胸脅肋髀膝外至脛，絕骨外髁前，及諸節皆痛」，小趾次指不用。

針灸治療「衝頭痛」、「頭囟項痛」、「頭痛」、「頷痛、目銳眥痛」等，臨床上，不少患者，因爲忙碌與壓力大，常常頭痛，止痛藥與消炎藥，甚至類固醇等藥不離手，針灸治療與對證下藥的中藥方，幾乎都可以看到很多奇妙效果。「衝頭痛（頭巔頂痛）」，會令人恐慌不已，腳部膀胱足太陽之脈放血很有效，一針見血令人稱奇，配合五苓散或人參敗毒散等；怕針的患者，熱服五苓散亦有緩解之功。「頭囟項痛（後腦痛）」或「頷痛、目銳眥痛（偏頭痛）」，常常會讓人易怒與情緒不穩，多是膀胱足太陽之脈與膽足少陽之脈不順暢造成，都要盡去其血脈，腳部的足六脈，見到青筋（血絡，靜脈突張）都迅速放血，配合柴胡桂枝湯或加味逍遙散。「頭痛（額頭痛、太陽穴痛）」胃足陽明之脈與膽足少陽之脈，除了針灸砭之外，桂枝湯與多服熱稀粥，才能根治。

難治癒的疼痛症，除了針灸砭之外，配合藥方與食療之外，自我按摩緩解之功不可沒，膀胱脈的疼痛症，揉揉「目內眥」的睛明穴與攢竹穴。膽脈的疼痛症，揉揉「目銳眥」的瞳子髎穴與絲竹空穴，常常讓人覺得不可思議。

**＋ 知識補充站**

「盡去」腳部的足六脈的血脈（血絡～靜脈突張～放血），以膝膕區為最優先。膝膕區的靜脈回流，是腳背小隱靜脈匯入大隱靜脈的區域，是人體靜脈瓣最多的部位，也是堵塞機會最多的部位，小隱靜脈膝膕區內有：

1. 足太陽經脈的承山、委中穴，多見睛明穴區肌膚黑黯。
2. 足陽明經脈的足三里、上巨虛穴，多見承泣穴區肌膚黑黯。
3. 膽經脈的外丘、光明穴，多見瞳子髎穴區肌膚黑黯。

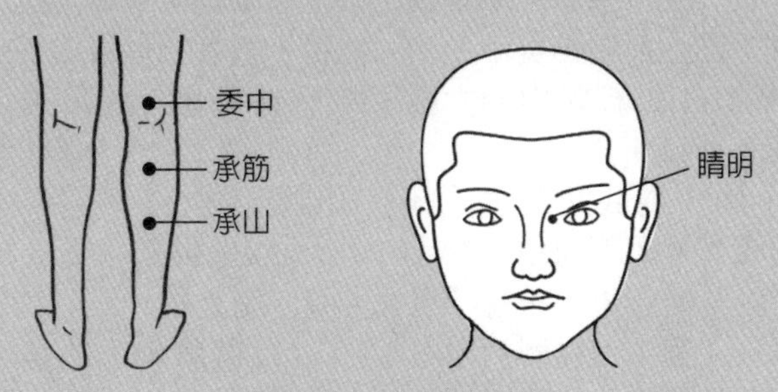


承山穴、委中穴、睛明穴

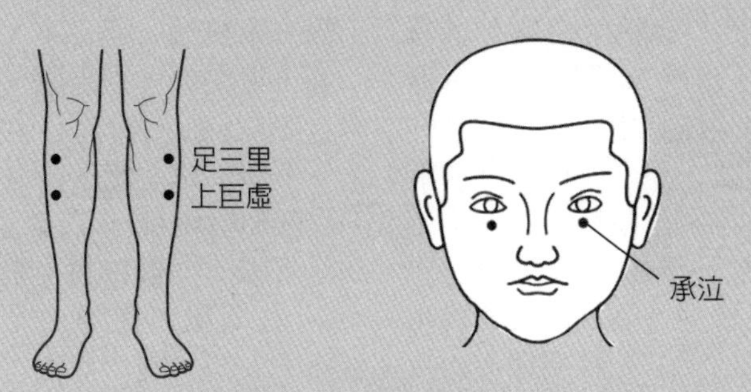


足三里穴、上巨虛穴、承泣穴

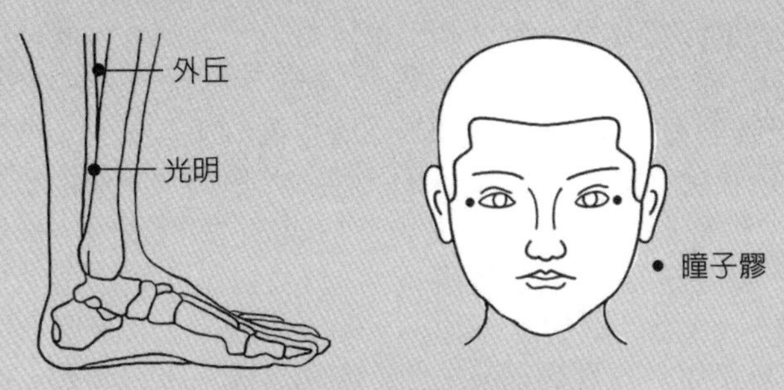


外丘穴、光明穴、瞳子髎穴

# 2-16 足太陽膀胱經（九）

《內經》有七十八個「貫」；《內經．經脈》十二經脈中的六經脈即有十一「貫」，其中三經脈的四「貫」橫膈膜，三上行一下放，一不順暢，心情就多或「忐」或「忑」，心裡就多「慝」或「怨」或「惡」，多是橫膈膜的三孔四「貫」不順暢矣！

1.《內經．經脈》十二經脈中的六經脈的十一「貫」：

(1)「大腸」脈，從缺盆上頸「貫頰」（顳頷關節），入下齒中。

(2)「膀胱」脈，從腰中下挾脊「貫臀」（股關節）入膕中；從髆內左右別下「貫胛」（肩關節）挾脊內；以下「貫踹內」膝關節，至小趾外側。

(3)「腎」脈，上股內後廉，「貫脊」，屬腎絡膀胱，從腎上「貫肝膈」，入肺中，注胸中。

(4)「三焦」脈，上「貫肘」（肘關節），循臑外，至目銳眥。

(5)「膽」脈，下胸中「貫膈」，絡肝屬膽，循脅裡，循大趾歧骨內出其端，還「貫爪甲」（踝關節）出三毛。

(6)「肝」脈，挾胃屬肝絡膽，上「貫膈」，布脅肋；復從肝，別「貫膈」，上注肺。

一個貫脊統帥脊椎，六個貫，關係著四肢關節，(1)「貫頰」（顳頷關節）、(2)「貫臀」（股關節）、(3)「貫胛」（肩關節）、(4)「貫踹內」（膝關節）、(7)「貫肘」（肘關節）、(8)「貫爪甲」（踝關節）。「貫」通常是正道（血管與神經）一以貫之 Passthrough，若有恙與生病為「是動病」，就走入旁道 Bypass，日久就大病上身致「所生病」。

2.《內經．經脈》十二經脈中有十三個「膈」（橫膈膜），六上七下，在十一經脈中，只有膀胱經脈缺席，膀胱經脈是三「貫」王。條條道路通羅馬，道者一以貫之而已矣！

(1) 肺脈，起於中焦，下絡大腸，還循胃口，「上膈」屬肺，從肺系橫出腋下。

(2) 大腸脈，下入缺盆絡肺，「下膈」屬大腸。

(3) 脾脈，入缺盆，「下膈」屬胃絡脾。

(4) 脾脈，入腹屬脾絡胃，「上膈』，挾咽，連舌本，散舌下；其支者，復從胃，別上膈，注心中。

(5) 心脈，起於心中，出屬心系，「下膈』絡小腸。

(6) 小腸脈，入缺盆絡心，循咽「下膈」，抵胃屬小腸。

(7) 腎脈，從腎「上貫肝膈」，入肺中，循喉嚨，挾舌本；其支者，從肺出絡心，注胸中。

(8) 心包絡脈，起於胸中，出屬心包絡，「下膈」，歷絡三焦。

(9) 三焦脈，入缺盆，布膻中，散落心包，「下膈」，循屬三焦。

(10) 膽脈，下頸合缺盆以下胸中，「貫膈」絡肝屬膽，循脅裡。

(11) 肝脈，過陰器，抵小腹，挾胃屬肝絡膽，上「貫膈」，布脅肋，循喉嚨之後，上入頏顙，連目系，上出額，與督脈會於巔；其支者，從目系下頰裡，環唇內；其支者，復從肝，別「貫膈」，上注肺。

## 從腹腔上看橫膈膜的三個出入孔：1.主動脈裂孔、2.食道裂孔、3.下腔靜脈孔

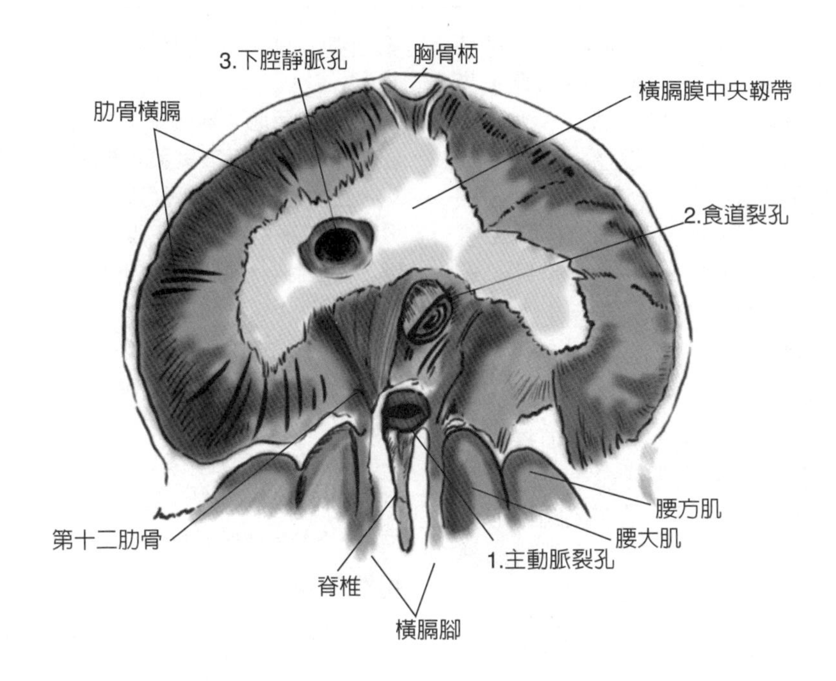


**＋ 知識補充站**

1. 《內經．經脈》十二經脈中的三經脈的四個「貫膈」：
   (1)「腎」脈，腎上「貫肝膈」入肺中。
   (2)「膽」脈，下胸中，「貫膈」絡肝屬膽。
   (3)「肝」脈，屬肝絡膽，上「貫膈」，布脅肋。
   (4) 從肝別「貫膈」注肺。
2. 橫膈膜的三個出入孔，三孔四貫，「主動脈」、「胸管」、「食道」、「下腔靜脈」：
   (1) 主動脈孔：「主動脈」在第十二胸椎高度，穿過橫膈膜到腹腔，「胸管」與「奇靜脈」走主動脈孔回心臟。
   (2) 食道孔：食道在第十胸椎的高度。穿過橫膈膜到胃，「迷走神經」通過。
   (3) 下腔靜脈孔：「下腔靜脈」到第八胸椎高度。穿過橫膈膜回心臟。

橫隔膜上面與下面，管道是互通的。人體動、靜脈都是兩三個互相靠來靠去，愈去保養它們，它們也回饋更好的健康。

# 2-17 足少陰腎經（一）

歌訣：「湧然太大水照，復交築陰，橫大氣四中，肓商石陰通幽，步神靈神彧俞。」湧泉、然谷、太溪、大鍾、水泉、照海、復溜、交信、築賓、陰谷、橫骨、大赫、氣穴、四滿、中注、肓俞、商曲、石關、陰都、通谷、幽門、步廊、神封、靈墟、神藏、彧中、俞府等二十七穴。

## 循行部位

起於小趾之下，斜走足心，出於然谷之下：出到表淺，循內踝前緣，別「入」跟中，到內踝之後，足少陰腎經有一分支入跟中，是「繞圓環」先繞內踝下，繞內踝一圈，再平行跟腱中間，以上腨（腨：小腿肚）內。足少陰腎經走內踝之後，與足太陽膀胱經出外踝之後，相互對應。主訴腳跟痛和容易疲累則可能是腎經脈循環不暢。循內踝之後，別入跟中，以上腨內，出膕內廉，上股內後廉，貫脊屬（直屬臟腑）腎，絡（連接該經相表裡的臟腑），上股內後廉，貫脊，屬腎，絡膀胱（膀胱經走在脊椎裡，與腎相表裡）；其直者（直者：短而直的分支），從腎上貫肝膈（肝膈：俗稱肝連，爲橫隔膜和腹部肌肉交叉處的肌肉），入肺中，循喉嚨，挾舌本（挾舌本：挾在舌根部兩側）；其支者，從肺出絡心（絡心：到心臟結律點。此絡脈與交感、副交感神經及心系活動有關），注胸中。

**註：**

(1)斜走足心：腎經是唯一經過腳底的經脈，腎經不等於腎臟；腎主水，藏精氣，主生殖發育。腎經可以代表一系列內分泌腺體系，包括腦下腺、甲狀腺、胸腺、腎上腺、性腺，補腎不是補性能力是抗衰老。

(2)膀胱經絡大腦，腎臟以下脊髓則為腎經所管，上下呼應，腎臟以上脊髓是督脈所管。

(3)腎經從肝臟右側腎臟壓跡處進入肺。腎咳：腎經循環到肺，咽腫、上氣、溢乾及痛，為腎病所造成而非呼吸性疾病。

## 相關病候

《內經・經脈》：「是動則病飢不欲食，面如漆柴，咳唾則有血，喝喝而喘，坐而欲起，目𥆧𥆧如無所見，心如懸若飢狀。氣不足則善恐，心惕惕如人將捕之，是爲骨厥。是主腎所生病者，口熱、舌乾、咽腫、上氣、嗌乾及痛，煩心、心痛、黃疸、腸澼、脊股內後廉痛、痿厥、嗜臥、足下熱而痛。」

腳背上有膀胱經脈、膽經脈、胃經脈、肝經脈與脾經脈。腎經脈從腳小趾頭外側膀胱經脈的至陰穴到腳底的湧泉穴，至陰穴與湧泉穴皮膚的顏色好不好，就可知營養、腎氣，及精氣神狀況。

**小博士解說**

飢不欲食於《傷寒論》中，見於「厥陰之為病，消渴，氣上衝心，心中疼熱，『飢不欲食』，食則吐蚘，下之利不止，是烏梅丸主治。」多新陳代謝系統問題。與腎經脈「病『飢不欲食』，面如漆柴，咳唾則有血，喝喝而喘，坐而欲起，心如懸若飢狀。」病證大不一樣，此多內分泌系統問題，是真武湯等主治。

## 足少陰腎經

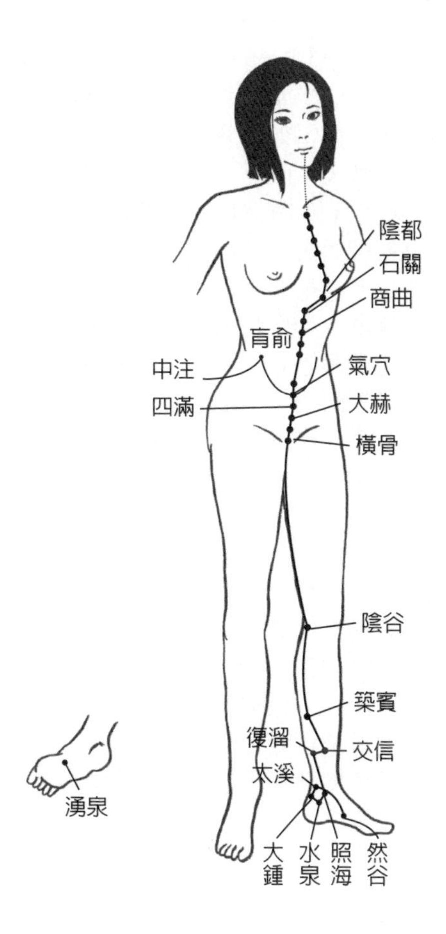


**+ 知識補充站**

膝關節於《內經．邪客》寫實腎經脈狀況，足六經脈皆行過膝關節，以腎經脈、胃經脈及膀胱經脈，最為重要。人們在彎曲小腿的時候，膝關節透過股骨（大腿骨）與脛骨，做出帶些迴轉的屈曲與伸展動作，並讓股骨與膝蓋骨上下滑動。從股骨到脛骨，有來自張肌闊膜肌的肌纖維、髂脛束（髂骨至脛骨的肌束）、股四頭肌、股二頭肌與縫匠肌等肌腱來強化膝關節，形成一關節囊，而髖部的任何疾病都可能牽引膝部疼痛。委中為四總穴（肚腹三里留，腰背委中求，頭項尋列缺，面口合谷收），背部的症狀可針委中加天柱。往下走在腓腸肌下有個承山穴，就當小腿後側正中間。古代皇上選妃時，除了考琴棋書畫、詩詞歌賦，還要脫光看身上有無疤痕，及走路姿態和小腿粗細，太細身體不健康，太粗剋夫，包括心理、生理兩方面。

# 2-18 足少陰腎經（二）

腎經脈「骨厥」與胃經脈「骭厥」，都會出現精神方面的症狀。骨厥是「氣不足則善恐，心惕惕如人將捕之」，骭厥是「善呻數欠，顏黑，病至則惡人與火，聞木聲則惕然而驚，心欲動，獨閉戶塞牖而處，甚則欲上高而歌，棄衣而走。」都屬恐慌症，恐慌症來無蹤去無影，發作時又極度恐怖，擔心復發是每個患者的心理陰影。採用相應神經調節療法，把失調的自律神經調整回來，患者勇於面對與檢討自己的體質與工作生活方式，改善機會較大。

「善恐，心惕惕如人將捕之」與「聞木聲則惕然而驚，心欲動，獨閉戶塞牖而處」都是身體提出抗議，但還沒到達罷工階段，趕緊調整不良的生活習慣，有機會把病治好，也降低其他疾病發生率。腎經脈是負責體液循環的經脈，胃經脈是負責營養配送的經脈，各有所主，總是從消化、吸收、排泄來下功夫，讓生活步調和諧，飲食與活動得以陰陽和平，就可以少恐慌、少驚嚇。

膀胱經脈是動病「踝厥」，「衝頭痛，目似脫（睛明），項如拔，脊痛，腰似折，髀不可以曲，膕如結，踹如裂。」膝膕屈伸動彈不良是為結，腨是小腿後方肌肉群，影響範圍可擴及股二頭肌、半腱肌、半膜肌、腓腸肌、比目魚肌、蹠肌、膕肌、屈拇長肌、屈趾長肌、脛骨後肌等，重點在膝窩而出現「踝厥」。

足經脈的四厥，肢體主要的疼痛部分不一樣：

1. 腎經脈骨厥：脊股內後廉痛，「足下熱而痛」。
2. 膽經脈陽厥：心脅痛，不能轉側，足外反熱，是為陽厥。缺盆中腫痛，腋下腫，胸、脅、肋、髀、膝外至脛、絕骨、外踝前及諸節皆痛，「小趾次趾不用」。
3. 胃經脈骭厥：骭（小腿）外廉、足跗上皆痛，「中趾不用」。
4. 膀胱經脈踝厥：衝頭痛，目似脫，項如拔，脊痛，腰似折，髀不可以曲。
5. 膀胱經脈踝厥：膕如結，踹如裂，頭囟項痛，項、背、腰、尻、膕、踹、腳皆痛，「小趾不用」。

**小博士解說**

能屈能伸大丈夫，膝之曲伸主要靠股二頭肌與股四頭肌，肘之曲伸主要靠肱二頭肌與肱三頭肌。日常活動上，肱三頭肌比肱二頭肌吃力，肱二頭肌的尺澤、曲池、曲澤、少海、小海五穴，成了「針」、「砭」的重要穴道。股四頭肌比股二頭肌吃力，扶弱抑強；委中、委陽、陽關、陰谷、曲泉五穴也成了「針」、「砭」要穴區，臨床上觀察它們的血絡出現情形，與肘關節及膝關節的動作協調度十分有診治價值。股二頭肌起始於坐骨結節內側骶結節韌帶與粗線外側肌關節，終止於股骨頭與股骨外髁。伸直股關節，彎曲膝關節（股二頭肌短頭只有彎曲膝關節的百分之二十），與膀胱經脈委陽穴相互呼應。

## 左右寸、關、尺呼應肺、脾、腎、心、肝等經脈

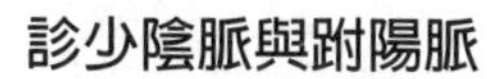


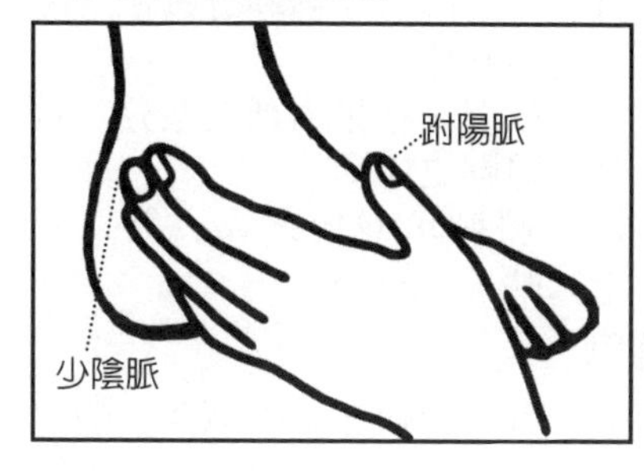


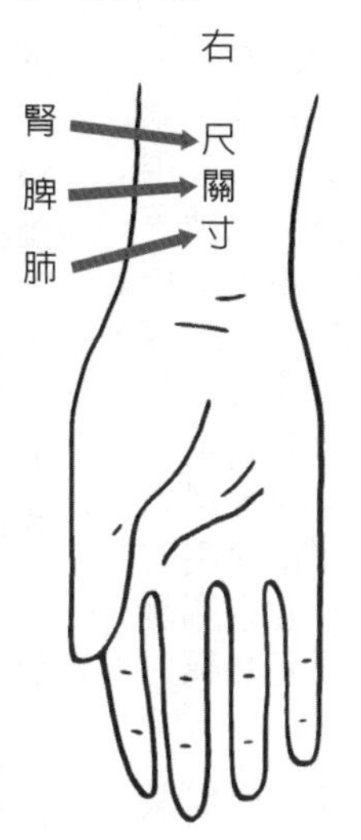


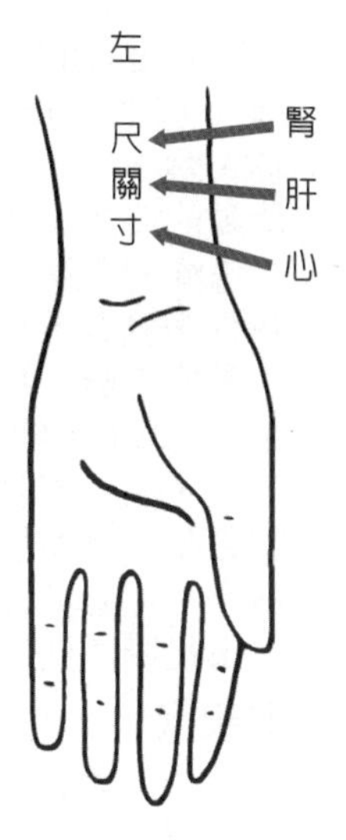


## 診脛骨後動脈以腎足少陰經脈太溪穴為主

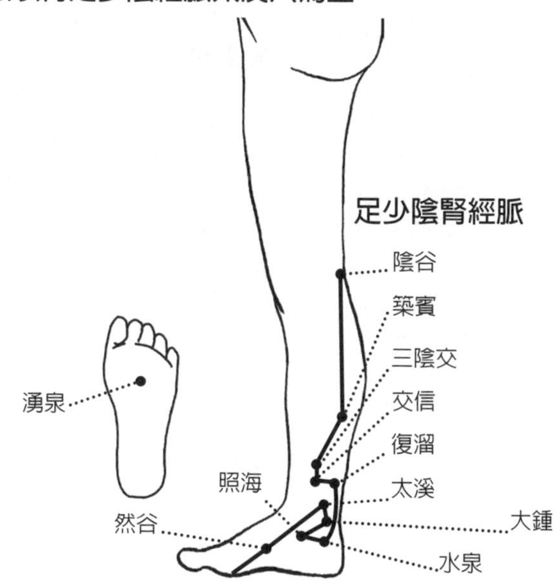


**＋ 知識補充站**

仲景診脈，以橈動脈的寸口脈之小大與遲速為主，其次是腳背動脈的趺陽脈，最後才是脛骨後動脈的少陰脈動脈（太溪穴），其中以少陰脈的四穴最實用：1.照海穴，2.太溪、大鍾穴，3.復溜、交信穴，4.築賓穴，脛骨後動脈其次序是由4而3>2>1。

《內經．脈度》：「『蹻脈』少陰之別，起於然骨之後（照海），屬目內眥（睛明），合於太陽、陽蹻而上行，氣並相還則為濡目，氣不榮則目不合。」

# 2-19 足少陰腎經（三）

下肢的湧泉、然谷、太溪、大鍾、水泉、照海、復溜、交信、築賓、陰谷等十穴，湧泉穴是人體表現衝動的要穴，比少衝、中衝、太衝等穴還衝動。湧泉在下肢的底部，位居脛骨後肌與腓骨長肌終止區域。人在走動的時候，脛骨後肌與腓骨長肌分別從小腿的脛骨後側與腓骨前側走到腳底，湧泉的腳底區塊的肌肉，用力緊張時，骨骼肌收縮，使靜脈血壓力增高，遠心端靜脈瓣開啓，近心端靜脈瓣從關閉而開啓，加速回流心臟。

**湧泉穴**

主治：休克、中暑、暈厥、小兒驚風、類中風、頭頂痛、股內後廉痛、五趾盡痛、足不得履地、高血壓。

取穴：臥位，蹺足趾當足掌心中央凹陷處，約足底去趾三分之一處。

針法：直刺，針入五分。灸三壯。

**然谷穴**

主治：咽痛腫，小腹脹痛上搶胸脅，洞泄，小腿酸痛，足跗腫不得履地遺精、陽痿，月經不調等。

取穴：臥位或側足，足內踝前下方，舟狀骨突起下緣，去公孫後一寸。

針法：直刺，針入五分。灸三壯。

**太溪穴**

主治：陽痿、月經不調、兩腿生瘡、腎炎、膀胱炎、神經衰弱、下肢癱瘓、足跟腫痛。

取穴：臥姿，在足內踝後五分。當內踝骨與跟腱之中間。

針法：斜刺，向內踝入，針入五分。灸三壯。

**大鍾穴**

主治：腰脊強痛、足跟腫痛、咽中食噎不得下、嗜臥、腹滿、便秘、尿閉等。

取穴：從太溪下量五分。再於此處往後量五分，適當後跟骨上際之後，外有肌腱一條，在肌腱之內即是。

針法：直刺，針入三分。灸三壯。

**水泉穴**

主治：目不能遠視；痛經、子宮脫垂、腹中痛、小便淋瀝等。

取穴：內踝後，太溪下一寸微前。此穴與太溪、大鍾成三角形。

針法：直刺，針入四分。灸五壯。

**照海穴**

主治：慢性咽炎、半身不遂、月經不調、小腹痛、白帶過多、子宮脫垂、五更腎泄、失眠等。

取穴：足內踝下以指甲切之微有縫，當脛骨下端與距骨相接之間即是。

針法：直刺，針入四分。灸三壯。

**小博士解說**

腎經脈沿大趾內側中間凹下處，是然谷穴；內腳踝後有太溪穴，往後半寸是大鍾穴，再往下一寸踝骨上是水泉穴，內踝下緣是照海穴，內踝上二寸是復溜穴，往前一寸是交信穴，往上三寸有築賓穴，之後要到膝蓋後才有陰谷穴。

沒有穴道之處，動力不足。過勞而肝陰腎陰不足，扎太溪穴三針，配合腎氣湯或補中益氣之類，多有助益；短氣又腰腳疼痛，依腎經脈巡行順序補針，在然谷、太溪、水泉各扎一針，配合真武湯、四君子、五苓散之類，見效。

## 肘、膝關節屈伸肌肉群

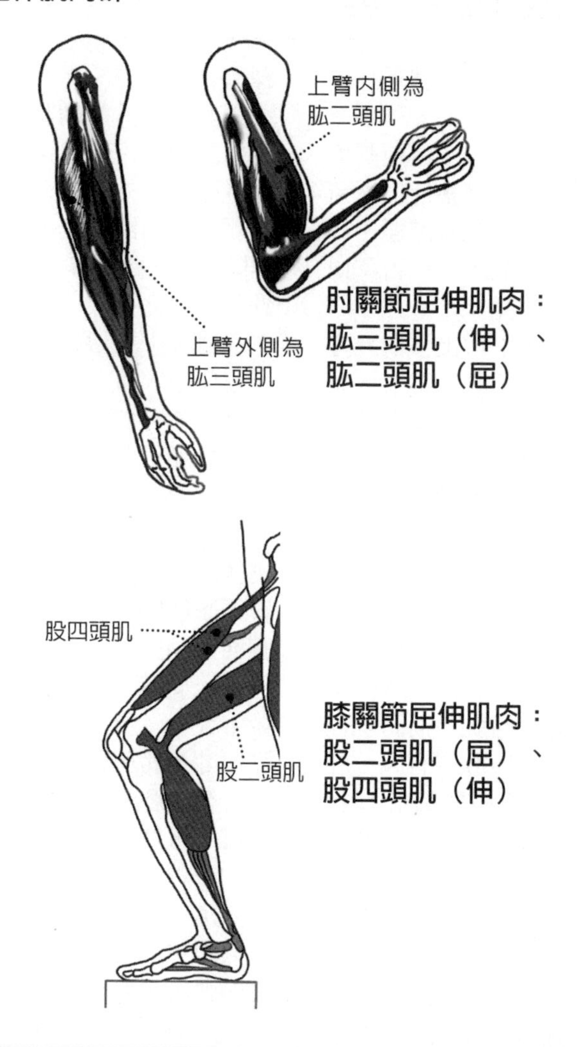


**＋ 知識補充站**

腎經脈第一個穴是湧泉，在足底前三分之一處中央。第二個穴是然谷，足內側緣，舟骨粗隆下方。年紀大者早起合谷穴會痠痛，虎口不能張開，手動一動，靜脈通了就可以張開。腳也一樣，晨起一開始腳步邁不開，身體熱了就可以大步跑，然谷可以點「燃」身體的動能。

手之肱二頭肌、肱三頭肌，及腿之股三頭肌、股四頭肌，牽引著肘、膝之屈伸動作，影響手、足的活動力至鉅。復溜與交信同在內踝上兩寸，外關與內關同在腕上兩寸內外呼應，可以看出人的交際，能手舞足蹈者人際好，手腳笨拙者，需要人幫助。臨床上針灸學經脈的運用，都要從肺經脈開始，至肝經脈結束，一氣呵成。現代醫學研究統計，血小板百分之五十來自肺，那是肺的巨核細胞造出來的，不只有骨髓才造血。

# 2-20 足少陰腎經（四）

心腎不交，水火不濟，也就是自主神經失調。

1. 腎經「挾舌本」；主舌左右運動與精志狀態，舌頭左右擺動靈活爲腎氣旺。若舌根有黑苔多腎經有問題。

2. 脾經「連舌本」，散舌下；舌下血管爲脾經所管，主味覺。

3. 心經「上挾咽」，主舌上下前後運動之吞嚥與言語，有絡脈到舌尖。說話時舌頭捲動靈活，表示心脈發達。舌診時若舌尖紅，表示心虛有火。講話舌頭不靈活，多腦心血管疾病。

腎經沒有經過外生殖器，與提睪肌、性腺器官（睪丸、卵巢）有關，外生殖器勃起則與肝經有關。腎與肝、肺、心皆關係密切，與脾則是相輔相成；脾運化水穀精氣，而腎主水。腎經「絡」心和膀胱，而膀胱經「絡」腦。慢性病多與肝腎有關，肝腎負責代謝，慢性肺病與肺肝腎相關，慢性腎病與脾肝腎相關，如糖尿病即是與脾肝腎相關。

《傷寒論》張仲景序：「按寸不及尺，握手不及足，人迎、趺陽，三部不參；動數發息，不滿五十。短期未知決診，九候曾無彷彿。」意義深遠。心臟與腳的關係有重力作用，內踝上二寸有腎經脈的復溜、交信穴。小腿其他地區的動脈管比較粗，比較明顯的地方沒有穴道，也就是不適合扎針之處，外踝上三寸有絕骨穴（膽經脈），內踝上三寸有三陰交穴（脾經脈），內踝後有太溪穴（腎經脈），外踝後有崑崙穴（膀胱經脈），此四穴牽動阿基力士腱，動得最多。

臨床上，肌肉、關節動得愈多的穴道診治愈有效。外踝前丘墟穴（膽經脈）靜脈很明顯的，多是以前受傷所致，它的深隱靜脈爲之堵塞，針灸之外，平常都要動它，搓它會更有效。皮薄的地方如照海，扎針都會很痛。腎經脈從腳底三分之一處的湧泉，到腳底內側中間的然谷，再繞內踝由上往下一周有太溪、大鍾、水泉（太溪後半寸）、照海（內踝下，離腳底零點四寸，膀胱經脈的申脈離腳底是半寸）往上脛骨、腓骨接合處的復溜、交信，再往上三寸的築賓，到膝內後廉的陰谷，從築賓到陰谷間有六寸沒有穴道。腎經脈從腳底經然谷循內踝後入跟中，脛骨內側與跟骨是生命脈動的軌跡，照海到太溪的六寸穴區，於針灸與導引按蹻都很重要，尤其是頑固的慢性痼疾。

**小博士解說**

臨床上，患者內臟出現問題，或下肢受傷久久未能痊癒，然谷、照海、大鍾三穴區，會出現明顯的血絡。這些皮下的淺靜脈、深靜脈及深動脈相通，一如大隱靜脈有瘀滯，會間隔性浮現在皮下的小隱靜脈。血絡顏色越深越青黑病症越嚴重，病痛程度也較深。但如果病情嚴重時浮顯在皮下的靜脈潛存而不見，即使針砭之，效果都不好，因為沒有動脈伴行，只針及淺靜脈。輕症胸悶腰痛，採血針（砭之）取然谷穴區淺靜脈血絡，效果就很好；嚴重者則要埋線、留針，療效常令人稱奇。

## 足少陰腎經重要穴道的應用與說明

| 名稱 | 部位 | 應用 | 說明 |
|---|---|---|---|
| 湧泉 | 足掌中心凹陷中 | 1. 湧泉是屈趾長肌、蹠方肌（補強屈趾長肌）、蚓樣肌、屈趾短肌、屈拇短肌、內收拇肌和脛骨後肌的能量反應穴，感應生命能力度 | 湧泉穴區僵硬塌陷枯乾多休克、中暑、暈厥、小兒驚風、類中風、頭頂痛、五趾盡痛，足不得履地或高血壓 |
| 然谷 | 足內踝前下方舟狀骨與楔狀骨關節部之下陷中 | 2. 然谷是脛骨前肌、屈趾短肌、屈拇短肌與外展拇趾肌（拇趾屈曲與外展）的能量反應穴，感應應變能力度 | 然谷穴區僵硬塌陷枯乾多咽痛腫、小腹脹痛上搶胸脅、洞泄、小腿痠痛、足跗腫不得履地、遺精、陽痿或月經不調等 |
| 太溪 | 足內踝後五分，跟骨上動脈應手陷中 | 3. 太溪是屈拇長肌（維持腳內側縱弓與腳趾抓地）屈趾長肌的能量反應穴，感應承受能力度 | 太溪穴區僵硬塌陷枯乾多陽痿、月經不調、兩腿生瘡、腎炎、膀胱炎、神經衰弱、下肢癱瘓或足跟腫痛 |
| 大鍾 | 足跟後踵中，大骨上邊兩小筋間 | 4. 大鍾是腓腸肌、比目魚肌（伸展腳踝與腳趾抓地）、蹠肌、屈拇長肌、屈趾長肌和外展拇趾肌的能量反應穴，感應掌控能力度 | 大鍾穴區僵硬塌陷枯乾多腰脊強痛、足跟腫痛、咽中食噎不得下、嗜臥、腹滿、便秘或尿閉等 |
| 水泉 | 足內踝後下方，太溪下一寸，跟骨內側凹陷處 | 5. 水泉是腓腸肌、比目魚肌、蹠肌（屈膝與輔助腓腸肌）屈拇長肌、屈趾長肌與外展拇趾肌的能量反應穴，感應斡旋能力度 | 水泉穴區僵硬塌陷枯乾多目不能遠視、痛經、子宮脫垂、或小便淋瀝等 |
| 照海 | 足內踝下四分，當內踝與距骨之間，前後有筋，其穴在中 | 6. 照海是屈拇長肌與屈趾長肌（第二～五趾屈曲與腳的底曲與內翻）的能量反應穴，感應精志能力度 | 照海穴區僵硬塌陷枯乾多慢性咽炎、半身不遂、月經不調、小腹痛、白帶過多、子宮脫垂、五更腎泄或失眠等 |

**＋ 知識補充站**

髂總動脈也負責供應腎臟與生殖器官動脈血液，少陰脈不至是脛骨後動脈血液不足；相對地，腎臟與生殖器官也必然無法獲得充分的動脈血液，腎臟與生殖器官的功能必然出問題。心臟的主動脈輸出血液到達膝窩動脈已經是很遙遠的路程，再到少陰脈的太溪穴區與趺陽脈的衝陽穴區更是遙遠，少陰脈與大隱靜脈及脛骨後靜脈有關，趺陽脈、小隱靜脈及脛骨前靜脈關係密切。

# 2-21 足少陰腎經（五）

少陰脈是來自腹腔的髂總動脈的分枝脛骨後動脈，它再往前走的動脈是腓骨動脈及腳底內側動脈，屬於腎經脈爲主（湧泉、然谷、照海、大鍾、太溪、築濱等穴），膀胱經脈爲輔（承山、承筋穴）。從膝窩動脈以下就分成脛骨前動脈與少陰脈的脛骨後動脈，脛骨前動脈往前走是腳背動脈（包括腳趾動脈）與腳底外側動脈，最重要的就是胃經脈（衝陽穴）與膽經脈（丘墟、俠溪穴）。

小腿肌肉群很重要，肝足厥陰之脈，起於大趾叢毛之際，上循足跗上廉，去內踝一寸，上踝八寸……，內踝上八寸有中都穴，其橫後有脾經脈的漏谷穴，再後有腎經脈的築賓穴，腎經脈從踝上的照海、復溜、交信、築賓穴後，一直到膝內側內後廉的陰谷穴之間都沒有穴道，小腿肌肉很大，靜脈深的淺的都拌在一起，像親友都靠在一起了，必須互相扶持，如果不動，出現青筋了，顯示靜脈回流不良，會有很多疾病產生。

從腳趾背側靜脈來看足六經的井穴、滎穴，然谷穴在舟狀骨前面，可以成就璀璨的山谷、河流，然谷穴在腳的第一楔形骨與舟狀骨邊緣，外展拇趾肌、屈拇長肌、屈拇短肌、內收拇肌和脛骨後肌都與之息息相關，尤其是屈拇長肌與屈拇短肌更是重要。然谷、照海、大鍾、水泉、太溪五穴都能影響以上的肌肉群，尤其是與太溪、大鍾、水泉穴相近的脛骨後肌，這些穴道可以激活這些肌肉，對該區的骨骼肌幫浦大有助益；相對，這五穴也會影響胸腔的主動脈、頸總動脈、頸內動脈、頸外動脈、顏面動脈等。心臟定律是依據回流靜脈量，才能有相對量的動脈輸出。平常，人體全身的動脈含血量占百分之二十，靜脈占百分之八十，靜脈有血液貯藏的功能，尤其是肝臟、脾臟、皮膚，特別是腳部的靜脈，有人體血液貯藏所之稱。

**小博士解說**

《內經．本藏》：

1. 黑色小理者，腎小。腎小則藏安難傷。
2. 粗理者，腎大。腎大則善病腰痛，不可以俛仰，易傷以邪。
3. 高耳者，腎高。腎高則苦背膂痛，不可以俛仰。
4. 耳後陷者，腎下。腎下則腰尻痛，不可以俛仰，為狐疝。
5. 耳堅者，腎堅。腎堅則不病腰背痛。
6. 耳薄不堅者，腎脆。腎脆則苦病消癉，易傷。
7. 耳好前居牙車者，腎端正。腎端正則和利難傷。
8. 耳偏高者，腎偏頃也，腎偏頃則苦腰尻痛也。

凡本藏之二十五變者，人之所苦常病也。此諸變者，持則安，減則病也。

黃帝曰：「厚薄美惡皆有形，願聞其所病。」歧伯答曰：「視其外應，以知其內藏，則知所病。」腎應骨，密理厚皮者，三焦膀胱厚。粗理薄皮者，三焦膀胱薄。疏腠理者，三焦膀胱緩。皮急而無毫毛者，三焦膀胱急。毫毛美而粗者，三焦膀胱直。稀毫毛者，三焦膀胱結也。

## 望診足六經的井穴

| 趾 | 經脈 | 主穴位 | 觀察靜脈突顯穴區 | 靜脈突顯嚴重 |
|---|---|---|---|---|
| 大拇趾上 | 肝 | 1. 大敦 | 行間 | 情緒失調 |
| 大拇趾外 | 脾 | 2. 隱白 | 太白 | 脾氣起伏大 |
| 第二趾 | 胃 | 3. 厲兌 | 內庭 | 胃腸不適 |
| 第三趾 | 胃 | 4. 厲兌 | | |
| 第四趾 | 膽 | 5. 足竅陰 | 俠溪 | 膽識不足 |
| 第五趾外 | 膀胱 | 6. 至陰 | 通谷 | 頭腦不清 |
| 第五趾下 | 腎 | 7. 湧泉 | 然谷 | 性功能障礙 |

## 湧泉與六經井穴

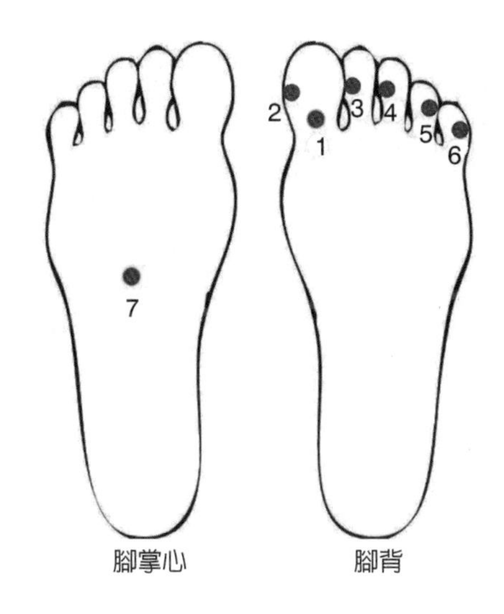


**＋ 知識補充站**

左腎靜脈的結構功能不良，或者大腸後壁的肝門靜脈（主要是下腸間膜靜脈與脾靜脈）出現問題，兩者有可能出現吻合枝，臨床上，這方面的病理問題，不似肝門靜脈系統與食道靜脈瘤或痔瘡如此密切而突顯；然而，諸多衍生出的疾病治療，以及這些疾病的防治，是中醫針灸、砭、藥、導引按蹻可以施展診治效果的。左腎靜脈不良會反映在左腳照海、築賓穴，嚴重時會泛及太溪、大鍾、水泉、後溜、交信等穴區；若再見左脾經脈的地機、漏谷、三陰交等穴也出現塌陷鬆垮，則左腎靜脈、脾經脈或下腸間膜靜脈也多有症狀，針灸砭與對證下藥都能見效。

# 2-22 足少陰腎經（六）

腎經脈從腳底湧泉，到幽門穴，幽門穴位於上腹部臍上六寸（巨闕）旁開五分處。有降逆、利咽、和胃等功效。胃的上口是賁門（接續食道之下食道括約肌），胃的下口是幽門（接續十二指腸）。臉色不好，面有塵色，屬肝膽經脈的病，臉色偏黑色，是胃經脈的病，臉色黑如黑炭，是腎經脈的病。

《內經．水熱穴論》水俞五十七穴者，皆臟之陰絡，水之所客也。

## 腎街區

伏兔上各二行行五（二十穴），此腎之街，是埋針減肥關鍵穴區。

1. 肚臍神闕穴旁開一寸爲腎經脈肓俞穴，其下每隔一寸有中注、四滿、氣穴、大赫、橫骨五穴，這一條爲「腎之內街」是「腹直肌之內道」。
2. 肚臍神闕穴旁開兩寸是天樞穴（胃經脈），其下每隔一寸有外陵、大巨、水道、歸來、氣街五穴，這一條爲「腎之外街」是「腹直肌之外道」。

## 太衝街區

三陰之所交結於腳（十二穴）。踝上各一行行六者，此腎脈之下行也，名曰太衝。太衝、「照海、復溜、交信、築賓、陰谷」三陰之所交：

1. 陰谷：膝橫紋內側端，此穴區肌膚不良，多胸悶。
2. 築賓：內踝上五寸，此穴區肌膚不良，多胸痛。
3. 交信：內踝上三寸，此穴區肌膚不良，多腰腳無力。
4. 復溜：內踝上二寸，此穴區肌膚不良，多飢不欲食。
5. 照海：內踝下緣，此穴區肌膚不良，多性事不順遂。
6. 太衝：大拇趾二趾縫，此穴區肌膚不良，多生活習慣不良。

過勞患者的左腎靜脈結構功能多不良，或大腸後壁的肝門靜脈出現問題，太衝、照海、復溜、交信、築賓、陰谷、三陰交多出現塌陷鬆垮。

**小博士解說**

椎靜脈系統輔助膀胱經脈，奇靜脈系統輔助腎經脈，兩者最重要的生理功能，是各自攜帶原本負責的血液回心臟，也分別執行暫時取代不同的功能。

1. 下腔靜脈或肝門靜（或上腔靜脈），發生問題或堵塞時，奇靜脈成了側副循環路徑，負責將它們的血液運送到上腔靜脈（或下腔靜脈），
2. 當咳嗽或嘔吐時，腹內壓突然增高，迫使下腔靜脈不能如常受納腹腔和盆腔的靜脈血流，在此瞬間血流可經骶外側靜脈、腰靜脈和肋間靜脈返流，椎內靜脈叢成了側副循環路徑，將之注入上腔靜脈。

## 上、下腔靜脈間側副循環

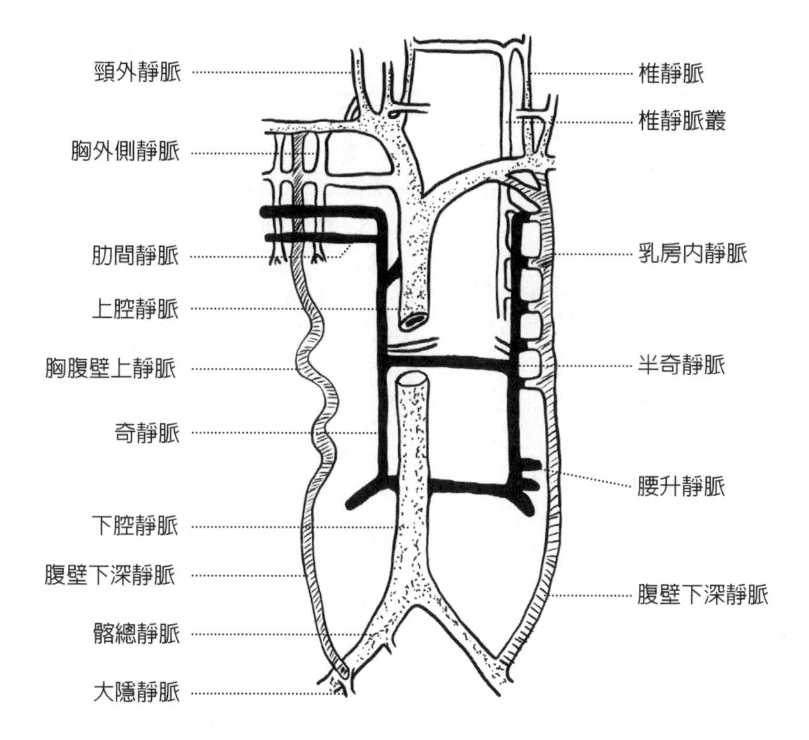


**＋ 知識補充站**

生活習性影響著口腔黏膜，於咽嗌的感覺方面，心經脈病與腎經脈病最大的不同，是腎經脈病「口熱舌乾，不渴而欲飲」；總之，飢不欲食與不渴而欲飲，是腎經脈病。心經脈病是「嗌乾舌不乾，渴而欲飲」。

1. 心經脈病：「嗌乾，心痛（嗌不痛）」、「渴而欲飲」。
2. 腎經脈病：口熱、舌乾、咽腫、上氣不接下氣，「嗌乾及痛」、煩心、「心痛」，「不渴而欲飲」。

# 2-23 足少陰腎經（七）

胸腹部的穴道分布在胸腹部的肌肉群中，橫骨、大赫、氣穴、四滿、中注、肓俞、商曲、石關、陰都、通谷、幽門、步廊、神封、靈墟、神藏、彧中、俞府等十七穴。

腎經脈從步廊穴，到俞府穴，都在胸部，與胸腔內的器官、相關肌肉和關節環環相扣，尤其是胸大肌與三角肌的活動狀況。劍突高度約是第九胸椎的位置，主動脈穿過橫膈膜的高度約在第十二胸椎，第九胸椎至十二胸椎旁開寸半，有肝俞、膽俞、脾俞、胃俞等，左右第二肋間、第三肋間、第四肋間、第五肋間、第六肋間、第七肋間隙，其間有神藏、靈墟、神封、步廊、期門（肝經脈）、日月（膽經脈）。橫膈膜周圍的肌肉固定在胸廓上緣與腰椎上部，結構上，吸氣需先啓動第九胸椎至十二胸椎作爲基礎的肌肉群起始部，接著著力於橫膈膜中央部；因此腰椎上部結構越好，橫膈膜吸氣作業越順暢，橫膈膜與髂腰肌在發生學上是一體的，橫膈膜右腳構成下食道括約肌，髂腰肌由腰大肌及髂肌組成，腰大肌的肌肉起點在第十二胸椎、第一腰椎至第五腰椎橫突的位置，結束於股頭上端。

### 復溜穴

主治：四肢腫，汗出不止，盜汗，痔瘡，腰脊相引痛不得俯仰起坐，足小腿寒不自溫，足痿，腎炎，尿路感染等。

取穴：足內踝骨後太溪穴之上方二寸。交信之後五分，其後爲肌腱。

針法：直刺，針入七分。灸五壯。

### 陰谷穴

主治：股內廉痛、膝痛不得屈伸，小便難，小便頻急引陰痛、腹脹滿如鼓不得息，婦人帶漏不止等。

取穴：正坐垂足，掐住膝膕橫紋頭，再令伸足，以手向膝彎後摸之，按取小筋與大筋之間陷中。用針時必撥開上下大小二筋乃可進針。此乃陰股最深之穴，故名陰谷。本穴與曲泉二穴中隔一條筋。

針法：直刺，針入七分。灸三壯。

### 橫骨穴

主治：陰部疼痛、小腹疼痛、膀胱炎、尿道炎、遺精、陽痿、遺尿、小便不通、疝氣、月經障礙。

取穴：下腹部，恥骨之上際，去腹中行各五分。

針法：直刺針入一分（《銅人》云禁針）。灸五壯。

### 大赫穴

主治：小腹急漲疼痛、遺精、陰器引痛、莖中痛、女子赤白帶下、目眥赤痛。

取穴：下腹部，臍下四寸（中極）旁開五分處。

針法：直刺，針入一寸。灸五壯。

### 氣穴穴

主治：月經不調、小腹逆氣攻衝、兩脅疼痛、腰痛、瀉痢不止等。

取穴：四滿下一寸，橫骨上二寸，關元旁五分，去腹中行各五分。

針法：直刺，針入一寸。灸五壯。

## 太衝穴、復溜穴

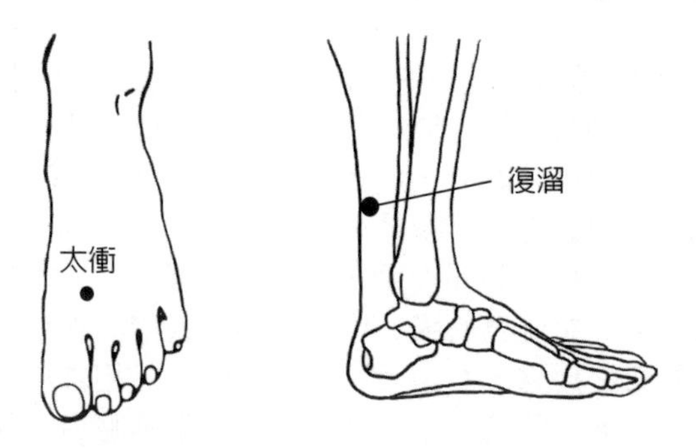


## 足少陰腎經重要穴道的應用與說明

| 名稱 | 部位 | 應用 | 說明 |
|---|---|---|---|
| 復溜 | 足內踝上二寸，筋骨陷中 | 1. 復溜是屈趾長肌、蹠肌、脛骨後肌（維持腳內側縱弓與腳趾抓地～踩腳踏車）與屈拇長肌的能量反應穴，感應穩定能力度 | 復溜穴區僵硬塌陷枯乾多四肢腫、汗出不止、盜汗、痔瘡、腰脊相引痛不得俯仰起坐、足小腿寒不自溫、足痿、腎炎或尿路感染等 |
| 陰谷 | 膝關節內側，脛骨頭後上方，大筋之下，小筋之上，委中之內側 | 2. 陰谷是脛骨後肌、膝窩肌（屈膝輔助後十字韌帶）、半膜肌、半腱肌、縫匠肌與股內側肌的能量反應穴，感應平衡能力度 | 陰谷穴區僵硬塌陷枯乾多股內廉痛、膝痛不得屈伸，小便難、小便頻急引陰痛、腹脹滿如鼓不得息或婦人帶漏不止等 |
| 橫骨 | 下腹部，恥骨之上際，去腹中行各五分 | 3. 橫骨是腹外斜肌（體幹前屈、側屈和迴旋，及引胸廓向下）與腹內斜肌、腹橫肌及腹直肌的能量反應穴，感應性趣能力度 | 橫骨穴區僵硬塌陷枯乾多陰部疼痛、小腹疼痛、膀胱炎、尿道炎、遺精、陽痿、遺尿、小便不通、疝氣或月經障礙 |
| 大赫 | 下腹部，臍下四寸（中極）旁開五分處 | 4. 大赫是腹外斜肌與腹內斜肌（體幹前屈、側屈和迴旋和腹橫肌及腹直肌的能量反應穴，感應情趣能力度 | 大赫穴區僵硬塌陷枯乾多小腹急漲疼痛、遺精、陰器引痛、莖中痛、女子赤白帶下、或目眥赤痛 |
| 氣穴 | 下腹部，肓俞下三寸，去腹中行各五分 | 5. 氣穴是腹外斜肌、腹內斜肌、腹橫肌（擴大腹腔內壓，及引下位肋骨向下）、腹直肌的能量反應穴，感應應對能力度 | 氣穴穴區僵硬塌陷枯乾多月經不調、小腹逆氣攻衝、兩脅疼痛、腰痛或瀉痢不止等 |

**＋ 知識補充站**

跑步與有氧運動，多讓橫膈膜可動及步廊與中庭，橫膈膜周圍的肌肉固定在胸廓的上緣與腰椎上部，此腰椎上部之組織結構越好，橫膈膜吸氣作業越順暢。橫膈膜養護良好，即有助肝臟、肺臟之運作。臨床上，針灸太溪助益橫膈膜及步廊，針灸太衝助益橫膈膜及期門。

# 2-24 足少陰腎經（八）

步廊在胸部正中線（中庭）旁開二寸，第五肋間隙凹陷處。步，行走；廊，走廊。正中為「庭」，兩邊為「廊」，步廊在中庭之旁。位於胸大肌起始部、肋間外膜、肋間內肌。（深層為肝臟下緣，左側為心臟）中庭在胸骨體和劍突交接處，左右第五肋間隙之間；左右第二肋間、第三肋間、第四肋間隙之間，有任脈的紫宮、玉堂、膻中，膻中位在兩乳之間。第一肋骨摸不到，胸骨角可用以計算肋骨次序。第二肋間、第三肋間、第四肋間、第五肋間隙其間，有腎經脈的神藏、靈墟、神封、步廊等。胸骨角的位置剛好在第四～五胸椎間盤的水平切面上，第三、四、五胸椎旁有肺俞、厥陰俞、心俞等，針灸診治非常有價值。左步廊與中庭診治心臟，右步廊與中庭診治肝臟。

神封、靈墟、神藏分別位在近正中線第四肋間、第三、第二肋間，靠近心臟，為心神、神靈所在。胸骨第二肋骨旁寸半神藏穴、第四肋骨旁寸半神封穴，神封、神藏是腎臟也是人之精神、志氣所在，此處飽滿突者，容易溝通、合作。此胸骨往後者，思慮較周密。神藏位在第二肋間中，在胸骨角（胸骨柄與胸骨體有纖維軟骨連接成微隆起的部分）兩旁。

胸骨角高度約是心臟頂端，胸骨角可以看得到，也可以摸得出。其兩側分別與左、右第二肋軟骨相連，成為前胸壁計數肋骨的重要標誌。胸骨角部位又相當於左、右主支氣管分叉處，主動脈弓下緣水平、心房上緣、上下縱膈交界部，與背部第四～五胸椎相對應。胸骨上窩，為胸骨柄上方的凹陷部，正常氣管位於其後。望診神藏就是要觀望支氣管分叉處與主動脈弓的問題。胸骨柄外側面的最下方，接第二肋骨的肋軟骨上半關節形成胸骨角，是胸骨柄和胸骨體接合處，不平整而向外突出。神封診治心尖處，神藏診治心底深處，左側觀心臟結構，右側觀心臟功能。

或中與俞府關係著胸骨柄，胸骨柄上寬下窄，中部微凹為頸靜脈切跡，其兩側有與鎖骨連接的胸鎖切跡，與胸鎖骨關節（頸靜脈切跡左右兩側），在胸骨與第一肋骨的關節面上方，與第一肋骨的關節面。胸鎖骨關節下方接第一肋骨，與第二肋骨的半關節面；或中在第一肋軟骨下緣，俞府在鎖骨與第一肋軟骨間。

**小博士解說**

胸骨體扁而長，呈長方形，兩側有第二～七肋軟骨相連接的切跡，而與第三～六肋骨的全關節面，接第三～六對肋骨，胸骨體上端胸骨角水平切面，大約是在心包膜的上界，這一帶大約在心臟的位置。胸骨體下端和劍突交接處，第七對肋骨的上關節面，橫膈膜分右膨隆與左膨隆，肝臟位在右膨隆，正常呼吸下，呼氣時，右膨隆高達第五肋骨，左膨隆可達第五、六肋骨間。

## 五臟六腑的募穴

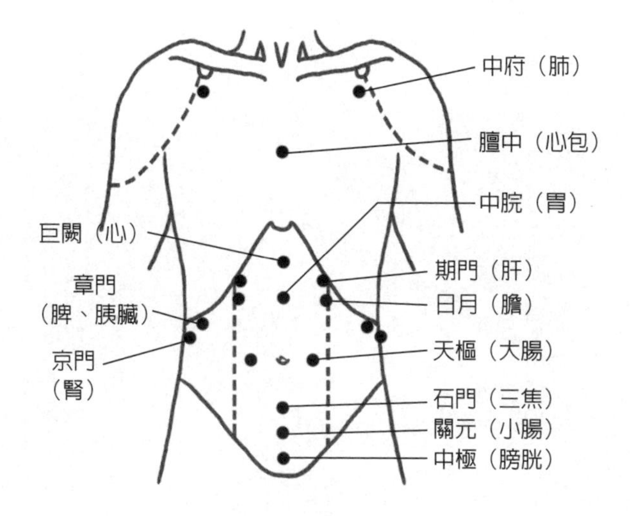


**＋ 知識補充站**

胸骨位於胸前壁的正中，是一塊上寬下窄、前凸後凹的扁骨，分胸骨柄、胸骨體和劍突三部分。與任脈和腎經脈息息相關。劍突是胸骨最小的部分，形狀不一，甚至可能有分叉或孔洞，由軟骨硬骨化形成，與第七對肋骨的半關節面，接第七對肋骨的下關節面，水平切面大約在第九胸椎的附近，劍突下的鳩尾穴，牽動著心下痞的始源穴區，以及鳩尾和幽門穴及巨闕與中脘的菱形區。巨闕在臍上六寸，左右幽門在巨闕左右橫開各半寸，巨闕在中脘（臍上四寸）與鳩尾之間，消化功能出問題，此菱形區會因症狀輕重，或悶或脹或痛，嚴重者，會波及腎經脈幽門穴區與胃經脈不容穴區。

人的生活狀況不同，攝食營養與活動情形不一樣，內臟與骨骼也會跟著改變，劍突骨的大小厚薄正斜結實強弱，與心臟結構及血液運輸功能相關；肩胛骨、鎖骨、肋骨與頭骨等則反應肺臟結構及呼吸，胸腔、胸骨、肋骨、骨盆則與肝臟關係密切。《內經．本藏》以成長狀況來診察，《內經．通天》論太陰、少陰、太陽、少陽、陰陽和平五行人，觀察體態情性與疾病傾向，《內經．陰陽二十五人》則以木、火、土、金、水五行人及六陽經之上下氣血盛衰，來觀察身體與疾病種類。膻中（心包）、巨闕（心）兩募穴，診氣與血，膻中的胸骨區反應全身氣血循環，尤其是心臟的整體功能，巨闕的腹直肌肌肉區，反應全身營養狀況，也呈現心臟的結構狀態。

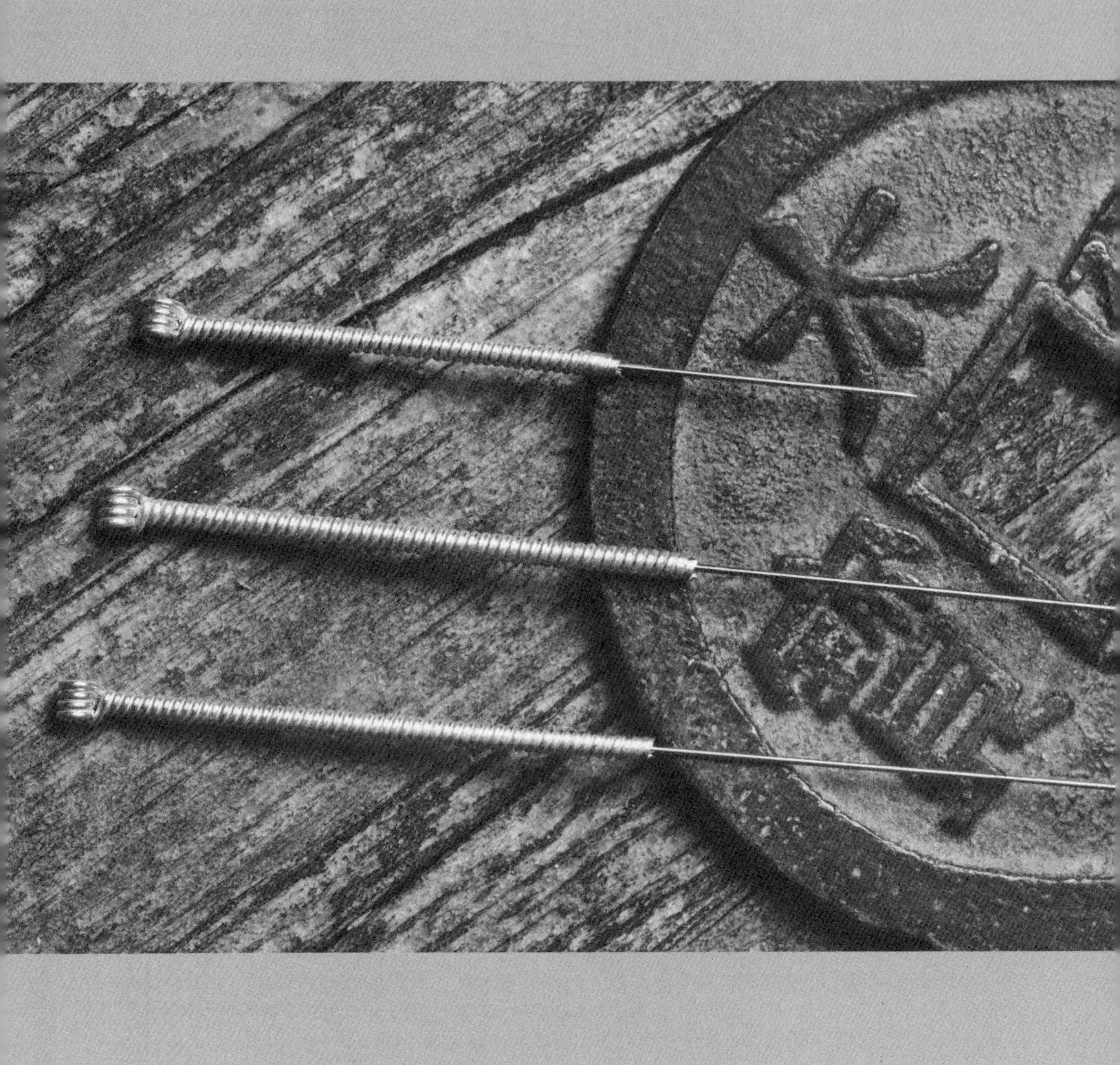

# 第3章 十二經脈——厥陰少陽篇

# 3-1 手厥陰心包經（一）

歌訣：「天天曲、郄間內、大勞中。」天池、天泉、曲澤、郄門、間使、內關、大陵、勞宮、中衝等共九穴。

## 循行部位

起於胸中，出屬心包絡，下膈，歷絡（歷絡：一個一個來）三焦；其支者，循胸出脅，下腋三寸，上抵腋下，循臑內，行太陰、少陰（太陰：手太陰肺經。少陰：手少陰心經）之間，入肘中（入肘中：進入手肘深處。掌長肌肌腱、屈拇長肌之間，走正中神經的路線），下臂，行兩筋之間，入掌中，循中指，出其端（出其端：中衝穴，在手指的最前端。手指上的井穴都在指甲旁邊，只有中衝穴在手指的最前端）；其支者，別掌中（別掌中：勞宮穴處分支，至無名指外側），循小指次指，出其端。

**註：**

包指三焦，絡指三焦其膜狀物上的血管。心為大動脈系統，如主動脈弓、腹主動脈、肺動脈和頸外動脈。包絡則為全身中、小動脈系統和微血管網。

## 相關病候

《內經．經脈》：「是動則病：手心熱，臂肘攣急，腋腫，甚則胸脅支滿，心中憺憺大動，面赤，目黃，喜笑不休。是主脈所生病者，煩心，心痛，掌中熱。」

心包經脈以「心包膜」爲主，以之爲起始，「心包膜」是包裹心臟與所有血管外側的膜狀組織，當中有淋巴液作爲緩衝與潤滑之用。淋巴液中有白血球，可以抵抗病毒細菌攻擊心臟，心包膜形成心臟與所有血管外圍的保護城牆。當身體受到病毒感染，或自身的免疫反應，就多會引發急性心包膜炎，百分之八十以上的急性心包膜炎都是以劇烈的胸痛來表現，特別是在深呼吸、咳嗽、活動、以及躺下時更爲嚴重。特別的是，身體前傾時有時可以讓疼痛減輕。心包膜炎最常發生在二十～五十歲的男性身上，主要經由呼吸道感染，常造成心臟受到壓迫及阻礙心室血液的流動。

**小博士解說**

《內經．本藏》人之有不可病者，至盡夭壽，雖有深憂大恐，怵惕之志，猶不能減也。甚寒大熱，不能傷也。其有不離屏蔽室內，又無怵惕之恐，然不免於病。

1. 五藏皆小者，少病，苦焦心，大愁憂。
2. 五藏皆大者，緩於事，難使以憂。
3. 五藏皆高者，好高舉措。
4. 五藏皆下者，好出人下。
5. 五藏皆堅者，無病。
6. 五藏皆脆者，不離於病，「劍突骨弱小以薄者心脆，肩背薄者肺脆，脇骨弱者肝脆，唇大而不堅者脾脆，耳薄不堅者腎脆。」
7. 五藏皆端正者，和利得人心。
8. 五藏皆偏傾者，邪心而善盜，不可以為人平，反覆言語也。

## 心包結構圖

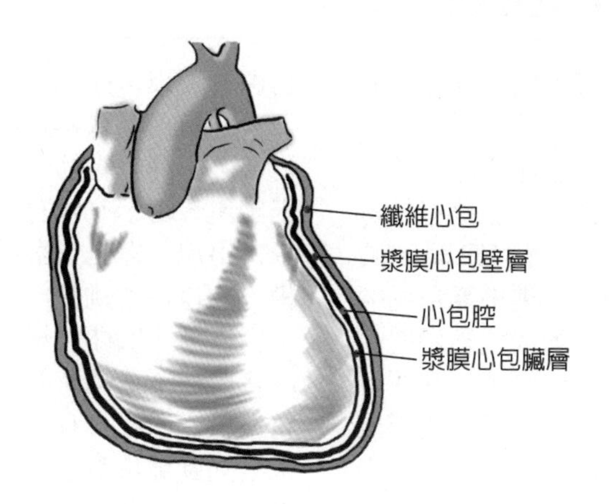


## 手厥陰心包經

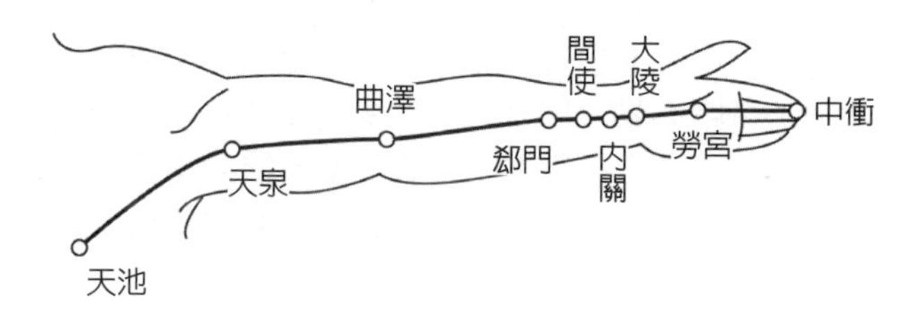


**＋ 知識補充站**

人九十九％的血管是毛細血管（微血管）。隨著年齡增長，這些微小血管破裂，變成空心的「幽靈血管」，導致皮膚皺紋。「幽靈血管」與高齡層的高風險疾病（包括骨質疏鬆症和阿茲海默症）聯繫在一起。深入探討毛細血管破裂的機制，掌握強化「起於胸中，出『屬』心包絡，下膈，歷『絡』三焦」之診治機制，可以減緩甚至修復「幽靈血管」的損傷，讓人們更長壽，更健康的生活。重要關鍵是「一笑解千愁」，常常開心微笑，不要貪得無厭，否則被歸屬於過勞症候群的一員傷害心血管健康於不知不覺中。

# 3-2 手厥陰心包經（二）

心包經脈是動病甚則胸脅支滿，心中憺憺大動，面赤，目黃、「喜笑不休」，過猶不及，笑是開心地微笑，不是失控的喜笑不休，養心莫善於寡慾就是尊養經脈。「臂肘攣急，腋腫，甚則胸脅支滿」，幾乎都是過勞症候群的前兆，或勞動或運動過度的症狀，常常休息一下就好了，當「臂肘攣急」越嚴重時，心包膜中的體液會因循環滯礙，而擠壓心臟；心臟不能正常完全跳動，心臟血管病變的機會就加大。「腋腫，甚則胸脅支滿」可能是「臂肘攣急」嚴重破壞心臟生態，也可能是長期飲食不當，活動太少造成。

心包膜中也有淋巴液，心包經脈與三焦經脈相通。心包膜中的淋巴液會因感染發炎而增加，擠壓心臟，影響心臟跳動，導致心室擴張不全，進血量不夠，影響靜脈回流；生命會尋找自由的出口，血流也不例外，既然回不去心臟，就會轉往體表輸佈，形成皮膚上的靜脈青筋。在頸胸部或是下巴出現，暗示心臟有問題，在頭部太陽穴出現，即三焦淋巴循環不良，心臟不能自在地跳動，人就抑鬱寡歡，情緒不穩，胸悶心煩。

《內經・本輸》井穴「中衝」是心包經脈之所出，身體解剖學上，手腳末梢的動脈與靜脈交接的通道（A-V Shant），活動量（運動、勞動）越大，A-V shunt 循環越好，休克、中風的機會相對減少。少商、中衝、隱白、大敦等指甲末端的部位不乾淨、不紅潤，顯示呼吸（少商）、循環（中衝）、消化（隱白）或代謝（大敦）狀況不好，或兼而有之；少商與中衝色澤枯黯，要加強運動或改善生活習慣及空氣品質，隱白或大敦枯黯則要改善飲食營養方面的攝取。

**小博士解說**

經脈是動病與所生病者，與經脈循行如影隨形，都是先出現「面赤，目黃，喜笑不休」，接著「手心熱，臂肘攣急」，進而「腋腫，甚則胸脅支滿，心中憺憺大動」，最後出現病痛的感覺「煩心，心痛」；這些患者自身的感覺，研析經脈越深入，能瞭解其中的差異性，對臨床診治極具價值。

手腳的俞穴是針灸要穴，也是診斷要穴，尤其是六陰經，其中手三陰經俞穴：

(1) 太淵 (（肺）大拇指掌骨後腕縫間，枯黯者，呼吸功能不暢。

(2) 大陵（心包）中指掌骨後腕縫間，枯黯或靜脈多者，情緒易失控。

(3) 神門（心）小指掌骨後腕縫間，青筋多者，心情起伏變化多。

「手舞」以此三穴為活動要區，即腕內側彎處，太淵與魚際間的靜脈張顯狀況，用來觀察肺經脈與胃脾的寒熱狀況，此穴區活動能力，幾乎與個人生活態樣成正比。

## 十一臟腑對應穴道

| 臟腑 | 出為井 | 溜為滎 | 注為俞 | 過為原 | 動而不居為經 | 入為合 |
|---|---|---|---|---|---|---|
| 肺 | 少商（手大指端內側） | 魚際 | 太淵 | 太淵 | 經渠（寸口中，動而不居） | 尺澤（肘中動脈） |
| 心 | 中衝 | 勞宮 | 大陵 | 大陵 | 間使 | 曲澤 |
| 肝 | 大敦 | 行間 | 太衝 | 太衝 | 中封 | 曲泉 |
| 脾 | 隱白 | 大都 | 太白 | 太白 | 商丘 | 陰陵泉 |
| 腎 | 湧泉 | 然谷 | 太溪 | 太溪 | 復溜 | 陰谷 |
| 膀胱 | 至陰 | 通谷 | 束骨 | 京骨 | 崑崙 | 委中 |
| 膽 | 竅陰 | 俠溪 | 臨泣 | 丘墟 | 陽輔 | 陽陵泉 |
| 胃 | 厲兌 | 內庭 | 陷谷 | 衝陽 | 解溪 | 足三里、上巨虛、下巨虛 |
| 三焦 | 關衝 | 液門 | 中渚 | 陽池 | 支溝 | 天井 |
| 小腸 | 少澤 | 前谷 | 復溜 | 腕骨 | 陷谷 | 小海 |
| 大腸 | 商陽 | 二間 | 三間 | 合谷 | 陽溪 | 曲池 |

**＋ 知識補充站**

手腳末梢的A-V Shunt幾乎就是毛細血管的活力寫照，毛細血管分佈在各器官組織和細胞間，是人體最微細的血管，數量極多，成網狀分佈，平均直徑七～九微米。毛細血管管壁只有一層扁平的內皮細胞，血液中的氧及營養物質經內皮細胞滲透入組織間。細胞和組織間的代謝產物，再由內皮細胞進入血液，內皮細胞有窗孔，讓毛細血管進行物質交換，體質不好或老化加速，「幽靈血管」會取代正常的毛細血管，即使是童年時期患有多發性間質性角膜炎，成年後患眼仍有基質瘢痕，伴有退行性血管（「鬼血管」、「幽靈血」）。活動量（運動、勞動）越少，A-V Shunt循環越差，失明、失聰、糖尿病、中風、失智的機會也相對增加。「所出為井」的穴道色澤開始不良，是退行性血管問題；「所入為合」的穴道色澤與關節功能不良，十之八九小病不斷。

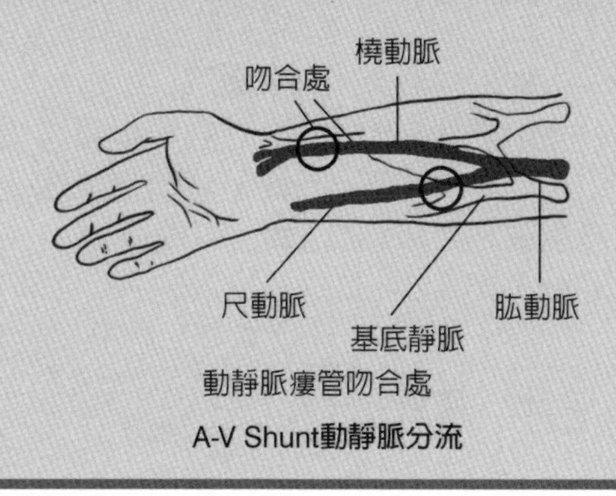


動靜脈瘻管吻合處

A-V Shunt動靜脈分流

# 3-3 手厥陰心包經（三）

第三個手指頭是心包經脈，中指指根處有一屬心包經脈的勞宮穴。勞宮穴（滎穴）是採氣的穴道，將中衝穴（井穴）定於掌心上一寸，兩者互動關係如結手印以穴道彼此連結。

## 曲澤穴

主治：身熱，煩渴，胃脘痛，嘔吐、腹瀉，臂肘搖動，掣痛不可以伸等。

取穴：微屈肘得之，肘內橫紋上凹陷中。以手按之，當肱骨與橈骨二骨相接之間取之。按之有動脈應手，重按則痠脹。在尺澤與少海二穴之間。

針法：直刺，針入五分。灸五壯。

## 郄門穴

主治：心胸部疼痛、嘔血、衄衄、五心煩熱、驚恐。

取穴：仰掌從腕橫紋正中，直上五寸取之。當橈、尺二骨及兩筋之間。令握拳，則近腕處兩筋之間出現凹陷甚爲明顯，以指循此凹陷向上延伸，則穴易得。

針法：直刺，針入五分。灸三壯。

## 間使穴

主治：卒心痛、多驚、腋腫肘攣、中風氣塞、卒狂、乾嘔、婦人月事不調、小兒驚厥。

取穴：大陵上三寸，內關上一寸，郄門下二寸。從腕橫紋正中直上三寸橈、尺兩骨及兩筋間取之。與臂外側之支溝穴相對，按之極痠脹是穴。

針法：直刺，針入六分。灸三壯。

## 內關穴

主治：失眠、眩暈、怔忡、腋腫、肘攣、心絞痛、胸滿脹痛、嘔吐、惡阻。

取穴：從腕橫紋正中上量二寸，橈、尺二骨及兩筋之間。與外關相對取之按之極痠脹。取穴時，令握拳，則兩筋之間凹陷明顯，而穴易取。

針法：直刺，針入五分。灸三至五壯。

## 大陵穴

主治：身熱、頭痛、短氣、胸脇痛、肘臂攣痛、目赤痛、精神衰弱、口臭。

取穴：仰掌，在掌後腕橫紋正中。以中指爲直線與腕橫紋交點。兩骨之間下方。兩筋之間開始部陷中。掐定穴位，令掌後仰，必覺痠脹。

針法：直刺，針入五分。灸三壯。

## 勞宮穴

主治：中風昏迷、心痛、癲狂、臟躁症、胸脅痛、胃脘痛、口瘡齦爛。

取穴：以中指、無名指屈拳掌中，在二指尖間所著處是穴。當第三第四掌骨間掌紋上。掐之有特殊痠脹感。

針法：直刺，針入三至五分，先以爪甲重切之後再下針，避免傷血管。灸三壯。

## 中衝穴

主治：中風不省人事、中暑、暈厥、熱病汗不出、頭痛身熱、舌強痛、胃脘痛。

取穴：中指之端，爪甲內分許。

針法：直刺，針入一分。灸一壯。

## 手厥陰心包經重要穴道的應用與說明

| 名稱 | 部位 | 應用 | 說明 |
|---|---|---|---|
| 曲澤 | 在肘部，當肘掌側橫紋中點處，相當肘橫紋中尺側微凹陷處 | 1. 曲澤是肱肌（屈曲肘關節）與肱二頭肌的能量反應穴，感應心情安寧度 | 合穴屬水。曲澤穴乾枯灰黑澀多身熱，煩渴，胃脘痛，嘔吐、腹瀉，臂肘搖動或掣痛不可以伸等 |
| 郄門 | 手掌後，腕上五寸，兩筋間陷中 | 2. 郄門是橈側屈腕肌（前臂內旋與掌屈和橈屈）及旋前方肌與屈指淺肌、屈指深肌的能量反應穴，感應心神敏感度 | 郄穴。郄門穴乾枯灰黑澀多心胸部疼痛、嘔血、衄衄、五心煩熱或驚恐 |
| 間使 | 手掌後，腕上三寸，兩筋間陷中 | 3. 間使是旋前方肌與屈指淺肌、屈指深肌（深屈曲第2～5指與掌屈）的能量反應穴，感應心神安寧度 | 經穴屬金。間使穴乾枯灰黑澀多卒心痛、多驚、腋腫肘攣、中風氣塞、卒狂、乾嘔、婦人月事不調或小兒驚厥 |
| 內關 | 手掌後，腕上二寸，兩筋間 | 4. 內關是旋前方肌與屈指淺肌（淺屈曲第2～5指與掌屈）和屈指深肌的能量反應穴，感應心神抗壓度 | 絡穴。內關穴乾枯灰黑澀多失眠、眩暈、怔忡、腋腫、肘攣、心絞痛、胸滿脹痛、嘔吐或惡阻 |
| 大陵 | 手掌後，腕關節橫紋中央處，兩筋兩骨之間陷中 | 5. 大陵是旋前方肌（前臂旋前）與屈指淺肌、屈指深肌的能量反應穴，感應心神誠信度 | 俞穴屬土，原穴。大陵穴乾枯灰黑澀多身熱、頭痛、短氣、胸肋痛、肘臂攣痛、目赤痛、精神衰弱或口臭 |
| 勞宮 | 手掌之中央，第三與第四掌骨間動脈中 | 6. 勞宮是內收拇肌（內收拇指）、掌側骨間肌、屈指淺肌、屈指深肌及掌長肌的能量反應穴，感應心神熱情度 | 滎穴屬火。勞宮穴乾枯灰黑澀多中風、昏迷、心痛、癲狂、臟躁症、胸脅痛、胃脘痛或口瘡齦爛 |
| 中衝 | 手中指之端，去爪甲如韭葉陷中 | 7. 中衝是伸指總肌（伸展第二～五指與背屈）和屈指深肌的能量反應穴，感應身心和諧狀況 | 井穴屬木。中衝穴乾枯灰黑澀多中風、中暑、暈厥、熱病汗不出、頭痛身熱、舌強痛或胃脘痛 |

**＋ 知識補充站**

手腕三陽穴～陽溪、陽池、陽谷等穴區枯黯乏力，精疲力竭，多搓揉轉動讓人精神煥發。春夏多搓揉。手腕三陰穴～太淵、大陵、神門等穴區枯黯乏力，身心辛苦，多搓揉轉動讓人神采飛揚。秋冬多搓揉。

俞穴、原穴多在掌蹠關節處，或腕踝關節處，針灸或活動促進四肢動脈靜脈循環，尤其是微血管的生理運作，氣脹取三陽助動脈循環，飧泄取三陰助靜脈循環。

# 3-4 手少陽三焦經（一）

歌訣：「關液中陽外支會、三四天清消臑肩、天天翳瘈顱角絲和耳。」關衝穴、液門穴、中渚穴、陽池穴、外關穴、支溝穴、會宗穴、三陽絡穴、四瀆穴、天井穴、清冷淵穴、消濼穴、臑會穴、肩髎穴、天髎穴、天牖穴、翳風穴、瘈脈穴、顱息穴、角孫穴、絲竹空穴、和髎穴、耳門穴。有二十三穴。

## 循行部位

起於小指次指之端，上出兩指之間，循手（循手：順著手）表腕（表腕：在手腕處走至表淺），出臂外兩骨之間，上貫肘，循臑外，上肩，而交出足少陽之後，入缺盆，布膻中，散落（包涵太多，所以是散絡）心包，下膈，循屬（循屬：一個一個屬）三焦；其支者，從膻中上出缺盆，上項繫耳後（耳後：指翳風穴），直上出耳上角（耳上角：耳尖處），以屈下頰至䪼（䪼：顴骨下凹窩）；其支者，從耳後入耳中，出走耳前，過客主人（上關穴。二個分支在頰相交會）前，交頰，至目銳眥（目銳眥：眼睛外側角）。

## 相關病候

《內經．經脈》：「是動則病耳聾渾渾焞焞，嗌腫，喉痺。是主氣所生病者，汗出，目銳眥痛，頰痛，耳後、肩、臑、肘、臂外皆痛，小指次指不用。為此諸病，盛則瀉之，虛則補之，熱則疾之，寒則留之，陷下則灸之，不盛不虛，以經取之。盛者，人迎大一倍於寸口，虛者，人迎反小於寸口也。」

## 目銳眥

手三陽、足三陽均至眼睛附近，眼睛之陽氣非常重。

1. 手少陽三焦經，從耳後入耳中，出走耳前，過客主人前，交頰，至「目銳眥」。三焦經脈病「目銳眥痛」，頰痛，「耳後痛」。
2. 膽經脈是起於「目銳眥」，上抵頭角下耳後；其支者，從耳後入耳中，出走耳前，至「目銳眥」後；其支者，別「銳眥」。膽經脈病「頭痛」，頷痛，「目銳眥痛」。
3. 小腸經脈，從缺盆循頸上頰，至「目銳眥」，卻入耳中；其支者，別頰上䪼，抵鼻，至「目內眥」，斜絡於顴。小腸經脈病「耳聾、目黃」，頰腫。

**小博士解說**

「䪼」觀看顴骨突，「目內眥」與「目銳眥」觀看眉稜骨。三焦經和膽經及小腸經的狀況，表現個人的生活情況，日久見真章，形之於眉稜骨與顴骨突。

1. 小腸經其支者，別頰「上䪼」，抵鼻，至「目內眥」。
2. 三焦經耳上角，以屈「下頰至䪼」，其支者，交頰，至「目銳眥」。
3. 膽經其支者別「目銳眥」，下大迎，合手少陽，「抵於䪼下。」

## 手少陽三焦經

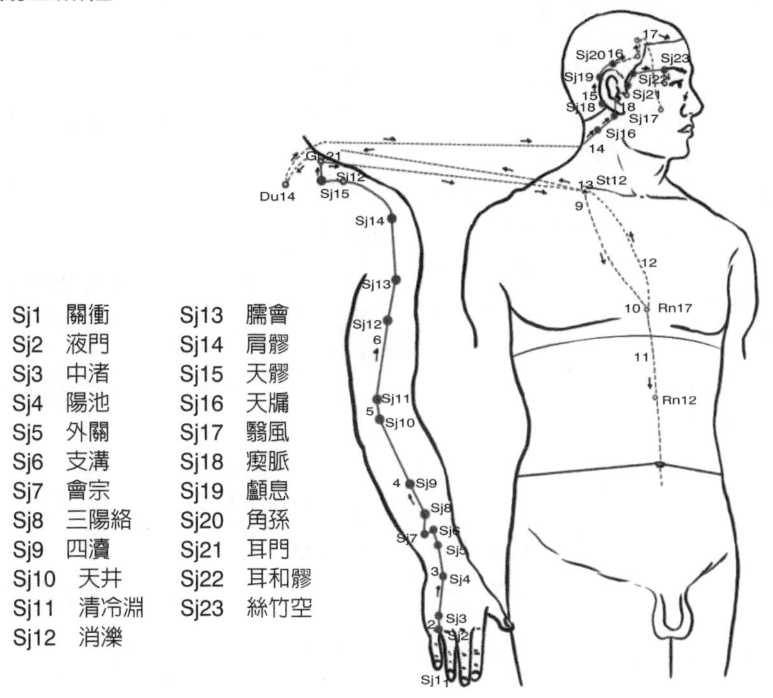


## 三焦經頭面重點穴道

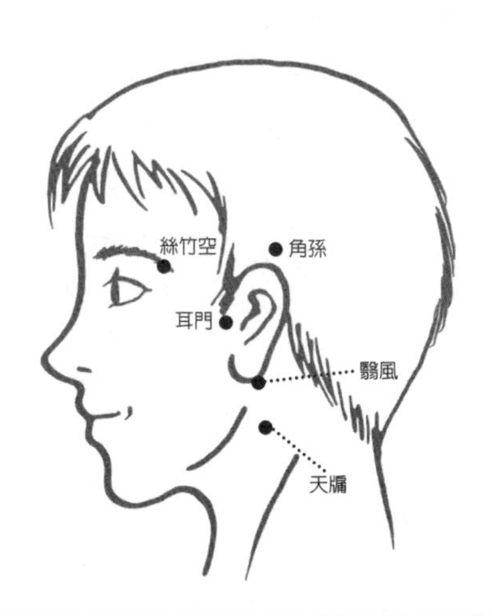


**＋ 知識補充站**

《內經．論疾診尺》「耳間青脈起者掣痛」，瘈脈是耳間青脈起的主要穴區。外耳到中耳有耳膜，耳膜旁邊有耳垢，耳膜內面有耳管，耳管通到鼻子、咽喉。中耳有鎚骨、砧骨和鐙骨（聽小骨六塊），再到卵圓窗，進入內耳，連接第八對腦神經（身體共有十二對腦神經）。三焦經與膽經皆「從耳後入耳中，出走耳前」，小腸經「從目銳眥，卻入耳中」。瘈脈是耳間青脈放血常用穴，多一針見血，立竿見影。

# 3-5 手少陽三焦經（二）

角孫是耳尖向後壓之接觸點，配合膽經之率谷（角孫上一寸）透角孫，改善頭部血液循環。翳風是耳垂向後壓之接觸點，翳風透頭竅陰，改善腦神經與耳部血液循環。耳門耳屏前有三穴，三焦經耳門穴—外耳道（精疲力竭），小腸經聽宮穴—中耳道（耳殼疼痛與聽力），膽經聽會穴—內耳（暈眩，梅尼爾氏症）。合宜的搓揉外耳，有助三焦經、小腸經與膽經生理作業。

### 關衝穴

主治：頭痛，喉痺，口乾，發熱，目生雲翳，肘及前臂痛不能舉，中暑。

取穴：無名指尺側端，去爪甲角一分許取之。

針法：直刺，針入一分。灸三壯。

### 液門穴

主治：手背紅腫，五指拘攣，腕部無力；驚悸妄言，頭痛目眩，耳暴聾牙痛，咽腫等。

取穴：伏掌，開指，於小指與無名指縫間小凹陷。

針法：直刺，針入三分。灸三壯。

### 中渚穴

主治：熱病汗不出，臂指痛不得屈伸，頭痛目眩，耳鳴，耳聾，目生雲翳，咽腫等。

取穴：握拳，第四、第五掌骨間中央處陷中，液門上一寸。

針法：直刺，針入五分。灸三壯。

### 陽池穴

主治：前臂諸肌之痙攣及麻痺，腕痛無力不可屈伸，感冒，風濕病，關節炎等。

取穴：第四掌骨上端橫紋陷中。腕關節背面中央。

針法：直刺，針入三分。灸三壯。另有一說禁灸。

### 外關穴

主治：感冒，發熱，頭痛。前臂及肘部不得屈伸，五指盡痛不能握物，肢痺症，耳聾，胸脅痛。

取穴：伏掌，於陽池上量取二寸，支溝下一寸。

針法：直刺，針入五至七分。灸三壯。

### 支溝穴

主治：熱病汗不出，肩臂痠重疼痛，上肢痺症或癱瘓，脅肋疼痛、嘔吐。大便秘結，四肢浮腫。

取穴：陽池穴上三寸，外關上方一寸。兩骨之間。與間使穴內外相對。

針法：直刺，針入五至七分。灸三壯。

**小博士解說**

所有動脈都來自心臟，從「主動脈」供給全身，四大主動脈之首「上升主動脈」，是人體最短的主動脈，卻是最重要的關口。

上升主動脈始於肺動脈幹與右心耳內後方，即右肺動脈的腹側，是源於「主動脈竇」，分為右主動脈竇與左主動脈竇，讓血液流入右冠狀動脈與左冠狀動脈，心臟的活力就來自上升主動脈。

## 手少陽三焦經重要穴道的應用與說明

| 名稱 | 部位 | 應用 | 說明 |
|---|---|---|---|
| 關衝 | 手無名指尺側，去爪甲角如韭葉 | 1. 關衝是伸指總肌（伸展第二～五指與背屈）和屈指深肌的能量反應穴，感應心、小腸經脈總功能 | 井穴。關衝穴乾枯灰黑澀多頭痛，喉痺，口乾，發熱，目生雲翳，肘及前臂痛不能舉或中暑 |
| 液門 | 手背第四、第五掌指關節間微前，合縫處陷中 | 2. 液門是伸指總肌和屈指深肌（深屈曲第二～五指與掌屈）與屈指淺肌的能量反應穴，感應心、小腸經脈潛蓄功能 | 滎穴。液門穴乾枯灰黑澀多手背紅腫，五指拘攣，腕部無力；驚悸妄言，頭痛目眩，耳暴聾、牙痛或咽腫 |
| 中渚 | 手無名指本節後陷中，液門上一寸 | 3. 中渚是伸指總肌、屈指深肌與屈指淺肌（淺屈曲第二～五指與掌屈）的能量反應穴，感應心、小腸經脈蓄積功能 | 俞穴。中渚穴乾枯黑澀多熱病汗不出，臂指痛不得屈伸，頭痛目眩，耳鳴，耳聾，目生雲翳或咽腫等 |
| 陽池 | 手腕關節背面，腕骨與臂骨相接之間，橫紋陷中 | 4. 陽池是橈側伸腕長肌（手關節伸展與橈屈）、橈側伸腕短肌、伸指總肌、伸食指肌和伸拇長肌的能量反應穴，感應堅持力狀況 | 原穴。陽池穴乾枯黑澀多前臂諸肌痙攣及麻痺，腕痛無力不可屈伸，感冒，風濕病或關節炎等 |
| 外關 | 手腕關節背面上方二寸，尺橈兩骨間，與內關相對 | 5. 外關是掌長肌（手關節掌屈）與伸指總肌、伸食指肌、伸拇長肌的能量反應穴，感應外交能力 | 別穴。外關穴乾枯黑澀多感冒，發熱，頭痛。前臂及肘部不得屈伸，五指盡痛，耳聾或胸脅痛 |
| 支溝 | 手腕關節背面上方三寸，尺、橈兩骨之間陷中 | 6. 支溝是掌長肌、伸指總肌、伸食指肌及伸拇長肌（拇指伸展與橈側外展）的能量反應穴，感應溝通能力 | 經穴。支溝穴乾枯黑澀多熱病汗不出，肩臂痠重疼痛，上肢痺症或癱瘓，脅肋疼痛、嘔吐。大便秘結或四肢浮腫 |

**＋ 知識補充站**

《內經．繆刺論》：「邪客於手足少陰太陰足陽明之絡（心腎肺脾胃五絡），此五絡，皆會於耳中，上絡左角（五絡上絡左率谷），五絡俱竭，令人身脈皆動，而形無知也，其狀若尸，或曰尸厥。刺其足大趾內側爪甲上，去端如韭葉，後刺足心，後刺足中趾爪甲上各一痏，後刺手大指內側，去端如韭葉……。」休克、中風之證，刺隱白（足大趾）、少商（手大指）。繆刺是刺血絡，以靜脈浮現者為主，不同於刺經脈之巨刺，相同的穴道位置，刺經脈與血絡不同，經脈以動脈為主，絡脈以靜脈為主。

# 3-6 手少陽三焦經（三）

經脈循行上，風府是督脈，風池屬膽經脈，液門、中渚屬三焦經脈，於頸臂神經叢方面，它們互相影響，左液門、中渚反應「太陽之爲病，脈浮，頸項強痛」；右液門、中渚則反應「少陰之爲病，脈微細但欲寐」。臨床上，液門、中渚得取代風府、風池，對證治療，療效顯著。

針灸液門、中渚，再加上行間與太衝以對證治療。臨床上，三焦經脈與肝經脈最益血液循環與身心健康，行間與太衝位於肝、膽與胃等三經脈交流處。液門與中渚位於心、小腸與三焦三經脈交流處。此四穴，是筆者四十年臨床上最重要的診治穴。

### 天井穴

主治：眼外眥紅腫，頭頸肩背痛，耳鳴耳聾，肘部及上臂疼痛，癲癇，治一切瘰癧，瘡腫。

取穴：屈肘取之，肘尖上側，向上一寸間凹陷處。

針法：直刺，針入五分。灸三壯。

### 肩髎穴

主治：肩、臂痛不得舉，中風偏癱，肩關節炎等。

取穴：肩髃後一寸餘。當肩端外側之稍後取之，其凹陷中是穴。肩關節部計三穴：前爲肩髃，後爲臑俞，本穴在正中外側。

針法：直刺，針入七分。灸三壯。

### 翳風穴

主治：耳聾，口眼歪斜，口噤不開，頰腫，下頷痛、顏面神經痲痺、三叉神經痛。

取穴：當耳翼根之後下部。張口呈凹陷，按之引耳中痛。

針法：斜刺，針入五分。灸三壯。

### 耳門穴

主治：耳聾，耳鳴，耳出膿汁，耳生瘡，牙痛等。

取穴：耳前小瓣（耳屏）上部，缺口微前，近骨邊陷中。開口則凹陷較明顯。與目外眥平行，顴骨弓之下方。

針法：直刺，針入三分。灸三壯。

### 絲竹空穴

主治：偏正頭痛，目眩，眼紅腫疼痛，羞明流淚，癲癇等。

取穴：正坐，在眉梢外盡處凹陷中，當瞳子髎之直上。

針法：橫刺，向後沿皮刺入，針入三分，或三稜針出血。禁灸。

**小博士解說**

《內經．繆刺論》「五絡，皆會於耳中」與三焦經、膽經及小腸經「皆入耳中」，都關係著十二經脈與十二對腦神經。「尸厥」延伸之於《傷寒論》「脈病，人不病，名曰行屍」，是現代過勞族的通病。行屍走肉非改善生活作息不可，也該配合對症治療。少壯者多針灸或導引按蹻「左液門、中渚」，老弱者則是「右液門、中渚」，多可防治尸厥於未然。

## 手少陽三焦經重要穴道的應用與說明

| 名稱 | 部位 | 應用 | 說明 |
| --- | --- | --- | --- |
| 天井 | 在肘關節背面，肘尖上方一寸，兩筋骨罅中 | 1. 天井是肱三頭肌（固定肩關節與伸展肘關節）的能量反應穴，感應胸懷氣度 | 合穴。天井穴乾枯灰黑澀多眼外眥紅腫，頭頸肩背痛，耳鳴耳聾，肘部及上臂疼痛，癲癇，一切瘰癧或瘡腫 |
| 肩髎 | 當肩平舉，肩端肩關節出現前後二個凹陷，後一個凹陷處即是此穴 | 2. 肩髎是三角肌、闊背肌、岡下肌、小圓肌、降肩胛肌（肩關節旋前與內轉）和肱三頭肌的能量反應穴，感應擔當責任度 | 肩髎穴乾枯灰黑澀多肩臂痛不得舉，中風偏癱，肩關節炎等 |
| 翳風 | 在耳根之後下部，尖角凹陷中 | 3. 翳風是胸鎖乳突肌（頭頸部活動）與二腹肌、耳後肌的能量反應穴，感應情愛敏感度 | 與完骨同為頭顱要穴。翳風穴乾枯灰黑澀多耳聾，口眼歪斜，口噤不開，頰腫，下頷痛或三叉神經痛 |
| 耳門 | 在耳前，當耳珠之上，缺口外陷中 | 4. 耳門是顳肌與翼外肌（開口與咀嚼）和耳前肌的能量反應穴，感應學習態度 | 耳門穴乾枯灰黑澀多耳聾，耳鳴，耳出膿汁，耳生瘡或牙痛等 |
| 絲竹空 | 在眉毛外端凹陷中 | 5. 絲竹空是眼輪匝肌（閉眼）與顳肌的能量反應穴，感應情意度 | 三焦經脈最後一穴。絲竹空穴乾枯灰黑澀多偏正頭痛，目眩，眼紅腫疼痛，羞明流淚或癲癇等 |

**＋ 知識補充站**

耳上頭骨沒毛髮處有三焦經脈的角孫穴，往下耳後有顱息穴、瘈脈穴，耳下有翳風穴。耳上往下沿髮際處是率谷、天衝、浮白、竅陰、完骨到耳後沒毛的瘈脈，正在發育的小孩子，如果睡不好，此區會出現青筋，瘈脈會抽筋，腦的發育與臟腑有問題，以前的小兒科會在此處放血。現在只要用孩子適合的油類，輕輕推散，一樣會改善腹腔的循環。上面這九個穴道都在頭髮線上，此處澀，皮下的黏膜組織會腫，壓會痛，要經常梳它、按壓它，讓它疏散。此區下陷就是要補之，突出就要讓它流汗。

# 3-7 足少陽膽經（一）

歌訣：「瞳聽上頷懸懸曲、率天浮竅完本陽臨目、正承腦風肩淵輒日京帶、五維居環風中陽陽陽、外光陽懸丘臨五俠竅。」瞳子髎穴、聽會穴、上關穴、頷厭穴、懸顱穴、懸釐穴、曲鬢穴、率谷穴、天衝穴、浮白穴、竅陰穴、完骨穴、本神穴、陽白穴、臨泣穴、目窗穴、正營穴、承靈穴、腦空穴、風池穴、肩井穴、淵腋穴、輒筋穴、日月穴、京門穴、帶脈穴、五樞穴、維道穴、居髎穴、環跳穴、風市穴、中瀆穴、陽關穴、陽陵泉穴、陽交穴、外丘穴、光明穴、陽輔穴、懸鐘穴、丘墟穴、足臨泣穴、地五會穴、俠溪穴、竅陰穴等四十四穴。

## 循行部位

起於目銳眥（目銳眥：手三陽、足三陽均至眼睛附近），上抵頭角（頭角：額頭的最高點）下耳後，循頸行手少陽之前，至肩上卻交出手少陽之後，入缺盆；其支者，從耳後入耳中，出走耳前，至目銳眥後；其支者，別銳眥，下大迎，合於手少陽，抵於䪼下，加頰車，下頸，合缺盆，以下胸中，貫膈，絡肝，屬膽，循脅裏（脅裏：側面的裏層），出氣衝，繞毛際（繞毛際：繞行陰毛旁邊，不入陰部。唯一直接進入大腿骨關節的經絡—膽經。例：AVN 大腿骨關節壞死，可由膽經著手），橫入髀厭中；其直者，從缺盆下腋，循胸，過季脅（季脅：側面）下合髀厭中，以下循髀陽，出膝外廉，下外輔骨（輔骨：腓骨）之前，直下抵絕骨之端，下出外踝之前，循足跗（足跗：足背）上，入小趾次趾之間；其支者，別跗上，入大指之間，循大指歧骨內，出其端，還貫爪甲，出三毛。

## 相關病候

《內經．經脈》：「是動則病口苦，善太息，心脅痛，不能轉側，甚則面微有塵，體無膏澤，足外反熱，是為陽厥。是主骨所生病者，頭痛，頷痛，目銳眥痛，缺盆中腫痛，腋下腫，馬刀俠癭，汗出振寒，瘧，胸、脅、肋、髀、膝外至脛、絕骨、外踝前及諸節皆痛，小趾次趾不用。為此諸病，盛則瀉之，虛則補之，熱則疾之，寒則留之，陷下則灸之，不盛不虛，以經取之。盛者，人迎大一倍於寸口，虛者，人迎反小於寸口也。」

**小博士解說**

凡十一臟取決於膽，在「陽厥」表現的最完整，「口苦」是消化器官的病症之一，長噓短嘆則是呼吸器官有問題的表現；心脅疼痛，甚至不能轉側（身體不能翻轉），是由於肋間及腰脊間的肌肉與血管循環不順，也反應相關的臟器有問題；面帶黯沉與體無膏澤，多是肌膚的細動脈與微血管循環不順暢所致。

## 足少陽膽經

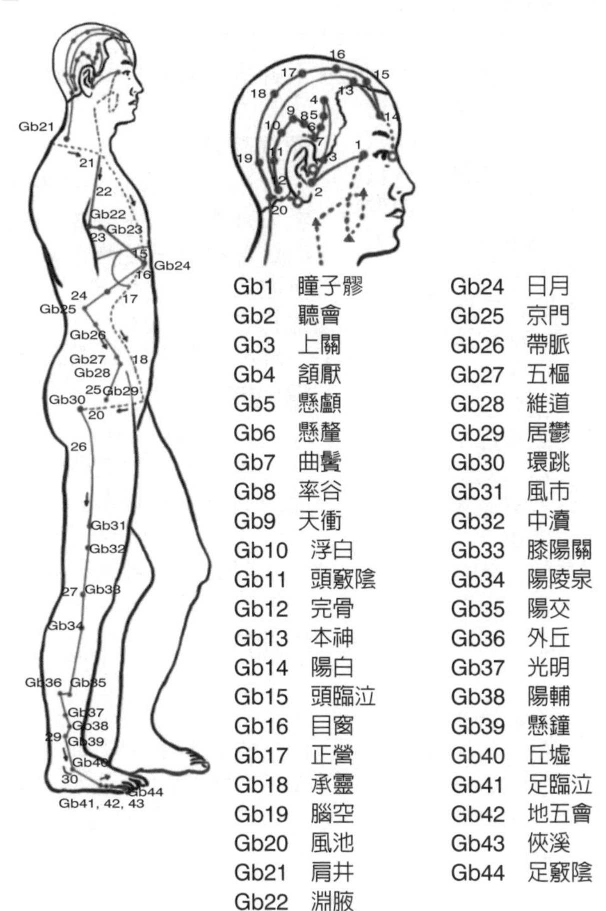


**＋ 知識補充站**

「陽厥」是小腿下部七寸發生問題，「腳外踝發熱」是丘墟與懸鐘、光明、外丘、陽交區血液循環不順。相對於「骭厥」是小腿上部九寸出問題，是「膝下發熱」；是小腿上部九寸的足三里、上巨虛、條口、豐隆、下巨虛等穴區，是胃經脈循環不順。

# 3-8 足少陽膽經（二）

頭顱的肌肉很少，穴道卻很多，從耳朵邊緣開始，由上往下頷厭、懸顱、懸釐、曲鬢四個穴道（行動穴群），往斜後方有率谷、天衝、浮白三個穴道，耳後方有竅陰、完骨兩個穴道（意識穴群）都屬膽經脈，沿著縫隙走。頭部穴道都非常重要，額上中央髮際處或爲髮上半寸是神庭穴（督脈），其橫向兩旁各約四分之三寸或半寸有眉衝、曲差（膀胱經脈）、臨泣、本神（膽經脈）、頭維（胃經脈）、頷厭（膽經脈）。加上上述耳朵邊的直行穴道，它們時刻傳遞著生命訊息，喜怒哀樂悲歡離合。耳朵在免疫疾病裡非常重要，淋巴也在這裡。很多免疫系統的疾病、腦心血管疾病，一開始會從耳朵起水泡或疹子或出血或潰爛。

### 瞳子髎穴

主治：頭痛，目外眥紅腫疼痛，視力減退，遠視，青少年近視，顏面神經按之痠脹麻痺，三叉神經痛、角膜炎、結膜炎、青光眼、視神經萎縮。

取穴：外眥旁五分處，目眶邊陷中取之。眥角紋終止部。

針法：斜刺，針入三分。灸三壯。

### 聽會穴

主治：耳鳴，耳聾，牙痛、下頷關節炎，中風口眼歪斜，顏面神經麻痺，中耳炎。

取穴：張口有凹陷，在耳前小瓣之下，當聽宮之直下方。

針法：直刺，針入五分至一寸。灸五壯。

### 頭竅陰穴

主治：頭項痛，眩暈，目痛，耳鳴，耳聾，舌強，脅痛，四肢轉筋，手足煩熱，三叉神經痛。

取穴：浮白下一寸，完骨上七分。枕骨之下。

針法：斜刺，針入四分。灸五壯。

### 陽白穴

主治：頭痛，眼紅腫疼痛，眼瞼抽動，近視，視物模糊，口眼喎斜，顏面神經麻痺，結膜炎，三叉神經痛。

取穴：正坐直視，從眉之中部直上一寸取之。下與瞳子直對。

針法：斜刺，針入三分。

### 風池穴

主治：中風，偏正頭痛，傷寒熱病汗不出，頸強不得回顧，落枕，暑病目眩赤痛淚出，衄衄，鼻塞，耳聾，痺症，脊膂強痛，眩暈，癲癇，瘧疾。

取穴：取耳後高骨之後（顳顬乳突），頸大肌外廉，凹陷處是穴。

針法：斜刺，針入五至八分。灸三壯。

### 肩井穴

主治：中風氣塞，痰涎上湧，不語，頭項頸痛，臂痛不能舉，乳癰，乳汁不下。

取穴：肩上當脊椎與肩端之正中點肩部肌肉高處凹陷中。

針法：斜刺，針入五至八分。孕婦禁針。灸五壯。

**小博士解說**

肩井穴在大椎穴與肩髃穴（肩尖）連線的中點。上關與肩（肩井穴），下關與臂（肩髃穴或稱肩尖穴）互為感應。肩關節活動，肱骨外側的大結節，是旋轉肌群的附著點，四條旋轉肌是棘上肌、棘下肌、肩胛下肌與小圓肌，除了肩胛下肌之外，其他的三條肌肉都附著在大結節。

## 足少陽膽經重要穴道的應用與說明

| 名稱 | 部位 | 應用 | 說明 |
|---|---|---|---|
| 瞳子髎 | 目外眥旁五分 | 1. 瞳子髎是眼輪匝肌（閉眼）和顳肌的能量反應穴，感應情愛度 | 膽經脈的第一穴。瞳子髎穴乾枯灰黑澀多頭痛，目外眥紅腫疼痛，視力減退，三叉神經痛，角膜炎，結膜炎或視神經萎縮 |
| 聽會 | 在耳前部，耳珠之下微前陷中，張口得之 | 2. 聽會是咬肌與肌翼外肌（開口）和耳前肌的能量反應穴，感應聽覺 | 聽會穴乾枯灰黑澀多耳鳴耳聾，牙痛、下頷關節炎，口眼歪斜或中耳炎 |
| 頭竅陰 | 在耳後乳突突起後緣，完骨上，枕骨下，搖動有空 | 3. 頭竅陰是胸鎖乳突肌（轉頭顧盼仰俯）與枕肌的能量反應穴，感應顧盼靈活度 | 紓緩失智要穴。頭竅陰穴乾枯灰黑澀多頭項痛，眩暈，目痛，耳鳴，耳聾，舌強，脅痛，手足煩熱或三叉神經痛 |
| 陽白 | 在眉毛中央上方約一寸直對瞳子 | 4. 陽白是額肌（聳眉）的能量反應穴，感應思考縝密度 | 陽白穴乾枯灰黑澀多頭痛，眼紅腫疼痛，眼瞼抽動，近視，視物模糊，口眼喎斜或結膜炎 |
| 風池 | 在耳後乳突突起之後，大筋外廉，腦空直下，髮際陷中 | 5. 風池是頭後大直肌、頭後上斜肌和頭半棘肌（頭伸展與旋轉和彎曲）的能量反應穴，感應仰俯靈活度 | 自體免疫功能要穴。風池穴乾枯灰黑澀多中風，偏正頭痛，衄衄，鼻塞，耳聾，痺症，脊膂強痛，眩暈或癲癇 |
| 肩井 | 在上肩胛棘與鎖骨之間陷中，當缺盆之直上 | 6. 肩井是斜方肌、岡上肌（肩關節外轉與牽引肱骨）和中斜角肌的能量反應穴，感應負重承擔度 | 肩井穴乾枯灰黑澀多中風氣塞，痰涎上湧，頭項頸痛，臂痛不能舉或乳癰 |

**＋ 知識補充站**

易筋經三八式與滾輪纏頸豎脊，千錘百鍊十二對腦神經，從嗅神經開始，進而帶動肩胛骨的十七塊肌肉，最重要的是提肩胛肌與肩胛舌骨肌。肩胛舌骨肌從舌骨到肩胛骨、下頷舌骨肌、骸舌骨肌和莖突舌骨肌等，從下頷骨到舌骨，說話、吞嚥口水時會振動它們，其動作與腦和情緒、壓力有關。《內經．五色》「當顴者肩，肩後著臂」，兩穴區與顴骨弓上面上關（客主人）、下面下關，診治膽經脈與胃經脈上下氣血。

# 3-9 足少陽膽經（三）

光明在外踝上五寸，是膽經脈的別穴；豐隆穴是胃經脈別穴，公孫穴是脾經脈別穴；公孫穴到衝陽穴是「胃鑽石區」，公孫穴到然谷穴是「意志展現區」，公孫穴是針砭要穴，公孫到內踝下緣的照海，靜脈越多越黑的人，即使沒有糖尿病，也有相當嚴重的消化系統與新陳代謝問題。

## 居髎穴

主治：腰痛引小腹，下肢諸病，髖關節炎等。

取穴：腸骨下陷中，橫直環跳三寸稍高些。

針法：直刺，針入八分至一寸，留六呼。灸三壯。

## 環跳穴

主治：半身不遂，腰脊痛，腰胯痛，遍身風疹，坐骨神經痛，痺證下肢麻痺不仁，髖關節炎。

取穴：兩手按取尾骶骨與股骨外側隆起部，二者連線之中間點。

針法：直刺，針入一寸，可深刺三寸半，留二十呼。灸法：灸五十壯。

環跳穴配合穴位治療：

1. 配殷門、陽陵泉、委中、崑崙，治坐骨神經痛。
2. 配巨髎、懸鐘，治風寒濕痺。
3. 配風池、曲池，治遍身風疹。

針刺拔罐環跳穴治療睪丸疼痛：

針法：環跳穴取三寸毫針，垂直進針二點五寸，其餘穴均用二寸毫針，垂直一點五寸，皆強刺激，留針三十分鐘，去針後拔火罐十分鐘，每日二次。可溫經散寒止痛。十天爲一療程。主治睪丸疼痛。

## 風市穴

主治：中風癱瘓，腿膝無力，渾身搔癢，小兒麻痺後遺症，蕁麻疹，坐骨神經痛、神經性皮炎。

取穴：身軀直立，直垂兩手著腿，當中指盡處，陷中是穴。大腿外側正中線，膝上七寸之肌肉凹陷處。

針法：直刺，針入五分至一寸。灸五壯。

## 陽陵泉穴

主治：脅痛，口苦，半身不遂，下肢冷痺不仁，膝腫痛，腳氣，坐骨神經方凹陷中痛，高血壓，肋間神經痛，肝炎，黃疸，膽囊炎，膽絞痛。

取穴：膝下一寸，傍約二寸五分。腓骨上端隆起之微前。

針法：直刺，針入五分至一寸半，針不久留。灸三壯。

## 光明穴

主治：脛痠痛不能久立，坐不能超，下肢痿痺不仁，一切眼疾，熱病汗不出，偏頭痛。

取穴：外踝上五寸，當腓骨前緣。與內踝上五寸之蠡溝穴內外相對。

針法：直刺，針入八分。灸三壯。

**小博士解說**

脛骨後肌經過之處屬陰經脈，膝骨內側下三寸有脾經脈的地機穴，腓骨長肌在外踝上三寸處有膽經脈的絕骨穴，其上有光明穴與陽交穴，有營養動脈孔。人到了七、八十歲，仍能手舞足蹈，這兩塊肌肉一定很發達，生命力旺盛。

## 足少陽膽經重要穴道的應用與說明

| 名稱 | 部位 | 應用 | 說明 |
|---|---|---|---|
| 居髎 | 髂前上棘與股骨大轉子突出部連線的中點處。章門下方八寸三分，維道下三寸 | 1. 居髎是臀大肌（股關節伸展與外旋，伸展膝關節）與臀中肌和張肌闊膜肌的能量反應穴，感應性趣濃郁度 | 居髎穴乾枯灰黑澀多腰痛引小腹，下肢諸病或髖關節炎等 |
| 環跳 | 在大腿骨髀樞中。秩邊尾，骨二分之一股骨大轉子 | 2. 環跳是臀大肌、臀中肌（股關節外轉與內旋）與梨狀肌的能量反應穴，感應性實力 | 治馬上風要穴。環跳穴乾枯灰黑澀多半身不遂，腰脊痛，腰胯痛，遍身風疹或坐骨神經痛 |
| 風市 | 在大腿外側正中線，膝上七寸，髂脛束的中間 | 3. 風市是股外側肌（伸展膝關節）和張肌闊膜肌的能量反應穴，感應性反應力 | 治中風偏癱要穴。風市穴乾枯灰黑澀多中風癱瘓，腿膝無力，渾身搔癢，小兒麻痺後遺症 |
| 陽陵泉 | 在小腿外側，膝下一寸，脛骨之後，腓骨之前凹陷中 | 4. 陽陵泉是伸趾長肌和腓骨長肌（腳底屈與外翻）的能量反應穴，感應性纏綿力 | 筋會之穴。陽陵泉穴乾枯灰黑澀多脅痛，口苦，半身不遂，下肢冷痺不仁，膝腫痛、高血壓，肋間神經痛，肝炎，黃疸 |
| 光明 | 在足外踝上五寸，外丘直下二寸 | 5. 光明是伸趾長肌（腳背屈與外翻，伸展第二～五趾）與腓骨長肌和腓骨短肌的能量反應穴，感應性態力 | 別穴。光明穴乾枯灰黑澀多脛痠痛不能久立，坐不能起，下肢痿痺，一切眼疾 |

**＋ 知識補充站**

《內經．陰陽二十五人》踝診治膽經脈，腳背與腳趾診治胃經脈。光明到蠡溝穴是平行的，在外踝與內踝上五寸；外踝與內踝上三寸，是膽經脈的絶骨穴與脾經脈的三陰交穴。其肌肉關節活動量大，且髓會絶骨及肝脾腎三經脈交會於三陰交，反應生殖系統與泌尿量系統功能。小腿外側上半部穴道群屬胃經脈，下半部穴道群屬膽經脈，在穴道上卻屬膽經脈。臨床上，小腿的上半部即使是膽經脈區域，因穴道，也歸屬胃經脈，下半部出現靜脈瘀血，位置雖在胃經脈區域，因穴道，而歸屬於膽經脈。

# 3-10 足少陽膽經（四）

「腳外踝發熱」，是丘墟與懸鐘、光明、外丘、陽交區血液循環不順，造成「陽厥」，是小腿下部七寸發生問題。小腿外側下半部，即小腿下部七寸的外丘、陽交、光明、懸鐘、丘墟等穴區比較冰冷或出現燥熱，陽厥以腓骨爲主，以腓骨長肌及腓骨短肌爲主要活動肌肉群，脛骨爲輔，是膽經脈與消化、吸收和排泄的反應區。比較肌膚冷熱：1. 中封～三陰交，較熱多久病，慢性疾病；2. 丘墟～懸鐘，較熱多新病，一時生病。

相對於「骭厥」是小腿上部九寸出了問題，是「膝下發熱」。骭厥以脛骨爲主，以脛骨前肌、伸直總肌及腓骨第三肌爲主要活動肌肉群，腓骨爲輔；小腿上部九寸的足三里、上巨虛、條口、豐隆、下巨虛等穴區是胃經脈，與食欲及胃口關係較大，是消化和排泄的反應區。

比較肌膚冷熱：1. 足三里～上巨虛，較熱多消化性疾病；2. 條口～下巨虛，較熱多排泄異常。

正常人是微微溫熱，生病者會較熱，多悶熱，甚至很熱，兩陰側皆熱需要較長療程；兩陽側皆熱，可以慢慢改善到只一陽側熱，很快治癒，一陰側熱則較難以完全治癒。

### 陽輔穴

主治：腰脛痠痛不能行立，癱瘓，痿痺，腰寒如坐水中，坐骨神經痛，膝下膚腫等。

取穴：從足外踝上緣上量四寸，微前一、二分。當腓骨之前緣，即絕骨上一寸，光明下一寸。

針法：直刺，針入八分。灸三壯。

### 懸鐘穴

主治：中風手足不遂，頸項痛，腰膝痛，小腿痠痛，腳氣，胃脘部及腹部脹滿，胸脅脹痛，落枕，坐骨神經痛、肋間神經痛。

取穴：正坐垂足，從足外踝直上量三寸（去踝計）。摸到尖骨端，穴在其前凹陷中，即腓骨之前緣。針中穴位能麻至足背。

針法：直刺，針入八分。灸五壯。

### 丘墟穴

主治：胸脅滿痛不得息，痿厥，髖關節疼痛，腰腿痠痛，坐骨神經痛，疝氣，外踝腫痛，膽囊疾患等。

取穴：沿第四趾直上，外踝骨前橫紋陷中，將足抬起則橫紋出現，穴在橫紋上。

針法：直刺，針入五分。灸三壯。

### 足臨泣穴

主治：胸中滿痛，目眩，後頭部疼痛，周痺痛無常處，厥逆，婦人月經不調，季肋滿痛，乳癰。

取穴：在第四、第五蹠骨接合部之前陷中。按之極痠脹。

針法：直刺，針入五分。灸三壯。

### 俠溪穴

主治：足背腫痛，五趾痙攣，胸脅支滿，寒熱病汗不出，目外眥紅腫，肋間神經痛，高血壓等。

取穴：當第四、第五趾縫間。本節前，距趾縫約五分許。

針法：直刺，針入三分。灸三壯。

### 足竅陰穴

主治：頭痛，目痛，脅痛，咳逆不得息，手足煩熱，耳聾，高血壓、肋間神經痛等。

取穴：第四趾外側，爪甲根部。去爪甲角約一分許。

針法：直刺，針入二分。灸三壯。

## 足少陽膽經重要穴道的應用與說明

| 名稱 | 部位 | 應用 | 說明 |
|---|---|---|---|
| 陽輔 | 在足外踝上四寸，腓脛兩骨間，腓骨前緣 | 1. 陽輔是伸趾長肌和腓骨長肌與腓骨短肌（腳底屈與外翻）的能量反應穴，感應生活戰略能力 | 經穴。陽輔穴乾枯灰黑澀多腰脛痠痛不能行立，癰瘓、痿痺、腰寒如坐水中或膝下膚腫等 |
| 懸鐘（絶骨） | 在足外踝上方三寸，腓骨前緣，尖骨之端 | 2. 懸鐘（絶骨）是伸趾長肌（腳背屈與外翻，伸展第二～五趾）和腓骨長肌、腓骨短肌的能量反應穴，感應生活戰鬥力 | 髓之會。懸鐘穴乾枯灰黑澀多中風手足不遂，頸項痛、腰膝痛、腳氣、腹部脹滿、胸脅脹痛、落枕、坐骨神經痛 |
| 丘墟 | 足外踝前下方之凹陷中，去足臨泣三寸 | 3. 丘墟是伸趾長肌和伸趾短肌（伸展第2～4趾）的能量反應穴，感應生活應變能力度 | 原穴。丘墟穴乾枯灰黑澀多胸脅滿痛不得息、痿厥、髖關節疼痛、腰腿痠痛、疝氣、膽囊疾患等 |
| 足臨泣 | 在足背第四趾外側本節後陷中，去俠溪一寸五分 | 4. 足臨泣是伸趾長肌和伸趾短肌（伸展第2～4趾）與背側骨間肌的能量反應穴，感應生活感動能力度 | 俞穴。足臨泣穴乾枯灰黑澀多胸中滿痛、目眩、周痺痛、婦人月經不調或乳癰 |
| 俠溪 | 在足第四趾外側本節前陷中，去第四、第五趾縫約五分 | 5. 俠溪是伸趾長肌、伸趾短肌與背側骨間肌（外轉第2～4趾與屈曲）的能量反應穴，感應生活處理能力度 | 滎穴。俠溪穴乾枯灰黑澀多足背腫痛、五趾痙攣、胸脅支滿、目外眥紅腫、肋間神經痛等 |
| 足竅陰 | 在足第四趾外側，去爪甲角如韭葉 | 6. 足竅陰是伸趾長肌與屈趾長肌（腳底屈與內翻，屈曲第2～5趾）的能量反應穴，感應生活微妙能力度 | 井穴。足竅陰穴乾枯灰黑澀多頭痛、目痛、脅痛、咳逆、手足煩熱、耳聾 |

**＋ 知識補充站**

脛骨後肌的穴道群有問題多源自腎臟、膀胱、體液；脛骨前肌的穴道群有問題多是消化、排泄、膽胃症狀。腳內踝上三寸有三陰交，人的努力痕跡、生命韻律就看脛骨；腳外踝上三寸有絶骨，人的生活歷練都在腓骨。腳踝處肥腫不靈活的人，九候七診「獨寒、獨熱、獨陷下」，是在《內經‧論疾診尺》尺膚診之外，醫者掌握拿捏，內踝、外踝上三～五寸的二寸區，兩相比較，從另一角度診察臟器循環的問題。

# 3-11 足厥陰肝經（一）

歌訣：「大行太中蠡中、膝曲陰五、陰急章期。」大敦穴、行間穴、太衝穴、中封穴、蠡溝穴、中都穴、膝關穴、曲泉穴、陰包穴、五里穴、陰廉穴、急脈穴、章門穴、期門穴等十四穴。

## 循行部位

起於大趾叢毛之際（際：邊緣），上循足跗（足跗：腳背）上廉，去內踝一寸（去內踝一寸：中封穴），上踝八寸（上踝八寸：中都上一寸），交出太陰之後（交出太陰之後：依序由前而後爲足太陰經、足厥陰經、足少陰經），上膕內廉，循股陰，入毛中，過陰器（陰器：外生殖器官。例：陰莖），抵小腹（抵小腹：往體腔內鑽，走裏面），挾胃，屬肝，絡膽（挾「胃」，屬「肝」，絡「膽」：挾著胃的兩側、大彎小彎的血管，肝胃有著連帶關係。肝、腎循行路很密切：慢性病最後多會回到肝腎問題），上貫膈，布脅肋（上貫膈布脅肋：貫穿橫膈膜，張布於脅肋際），循喉嚨之後（喉嚨之後：鼻咽部），上入頏顙（打呼時震動處。足三陰經上頸，進入頸的深處。如：脾一舌頭下緣、腎一舌頭兩側、肝一後上咽部），連目系（目系：眼睛的血管。胃血管及眼睛血管爲肝經脈管理的），上出額，與督脈會於巔（與督脈會於巔：與大腦相關之經絡（通百會穴）督脈，膀胱經交會）；其支者，從目系下頰裏，環唇內（唇內：唇之濕潤處，嘴唇下沿、口腔裏面）；其支者，復從肝，別貫膈，上注（血液流通，與精神層面互動，肝魂與肺魄）肺。

**註：**

陰股：大腿內側。

## 相關病候

《內經．經脈》：「是動則病腰痛不可以俛仰，丈夫㿗疝，婦人少腹腫，甚則嗌乾，面塵，脫色。是肝所生病者，胸滿，嘔逆，飧泄，狐疝，遺溺，閉癃。爲此諸病，盛則瀉之，虛則補之，熱則疾之，寒則留之，陷下則灸之，不盛不虛，以經取之。盛者，寸口大一倍於人迎，虛者，寸口反小於人迎也。」

肝經脈病與心包經脈病和肺經脈病，都有「胸滿」，不一樣的是：

1. 肝經脈病伴見「胸滿，嘔逆，飧泄」～消化系統的問題。
2. 心包經脈病伴見「心中憺憺大動」～循環系統的問題。
3. 肺經脈病伴見「咳上氣煩心」～呼吸系統的問題。

**小博士解說**

「丈夫㿗疝，婦人少腹腫。」肝經脈起於大趾，過陰器、上出額，經過生殖器與腦。臨床上，長期臥床的植物人或老弱者，會出現垂足、陰囊腫大、陰莖縮小、漏尿、滲便等現象。長年不活動，腿部靜脈流動緩慢，來自腿部的外髂靜脈無法帶動來自生殖系統的內髂靜脈回流，導致睪丸靜脈回流受阻，致陰囊腫大。陰莖海綿體的平滑肌不再充血，肌肉逐漸萎縮，致陰莖縮小。內髂靜脈收集來自骨盆腔中靜脈的血液，有直腸靜脈叢、膀胱靜脈叢，加上男性前列腺靜脈叢、女性子宮與卵巢靜脈叢，這些靜脈叢沒有瓣膜，血液容易囤積，女人有白帶，男人容易痔瘡；這些靜脈叢均相通，其中一器官有狀況，勢必連帶影響附近的器官。

## 足厥陰肝經

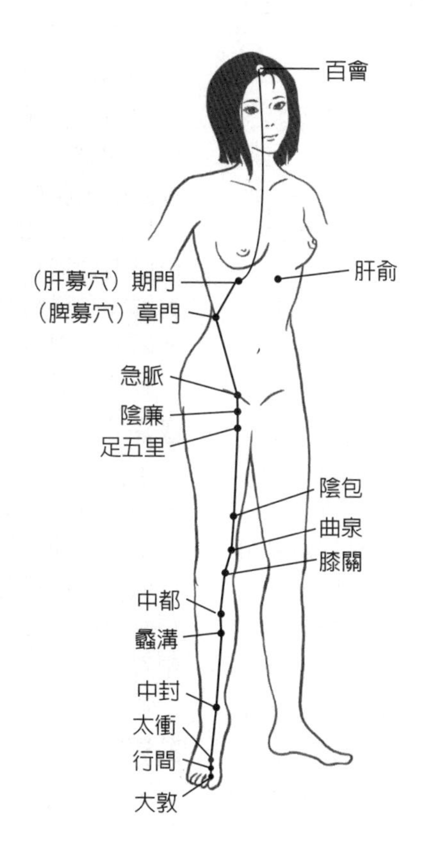


**＋ 知識補充站**

《內經．本藏》：

1. 青色小理者，肝小。肝小則藏安，無脅下之痛。
2. 粗理者，肝大。肝大則逼胃迫咽，迫咽則苦膈中，且脅下痛。
3. 廣胸反骹者，肝高。肝高則上支賁切，脅挽為息賁。
4. 合脅兔骹者，肝下。肝下則逼胃，脅下空，脅下空則易受邪。
5. 胸脅好者，肝堅。肝堅則藏安難傷。
6. 脅骨弱者，肝脆。肝脆則善病消癉易傷。
7. 膺腹好相得者，肝端正。肝端正則和利難傷。
8. 脅骨偏舉者，肝偏傾也。肝偏傾則脅下痛也。

肝應爪，爪厚色黃者，膽厚。爪薄色紅者，膽薄。爪堅色青者，膽急。爪濡色赤者，膽緩。爪直色白無約者，膽直。爪惡色黑多紋者，膽結也。

# 3-12 足厥陰肝經（二）

### 大敦穴

主治：五淋七疝，小便頻數不禁，腹脹腹滿、嗜眠，中風昏厥、血崩等。

取穴：足大趾第一與第二節關節之前，再偏向外側取之。

針法：直刺，針入三分。灸三壯。

### 行間穴

主治：眼中淚出，咳逆、心胸痛，胸脅脹，少腹腫，崩漏，腰痛不可俯仰，中風口眼歪斜、小兒驚風，癇疾等。

取穴：正坐或臥，足大趾次趾趾縫間，離趾縫約五分，按之凹陷。

針法：直刺，針入五分。灸三壯。

### 太衝穴

主治：恐懼，氣不足，胸脅滿痛，溏泄，小便不利，遺尿，疝氣，女子月水不通或漏血不止，脛痠踝痛，頭痛，眩暈，失眠，高血壓等。

取穴：

1. 正坐或臥，足大趾外側，趾縫上二寸間，歧骨罅間，動脈應手陷中。此處雖有動脈，但並不顯著，按之有痠脹感。
2. 若由此向上，稍外斜取寸許，即胃經之衝陽穴，即有動脈應手矣（衝陽在第二、第三蹠骨之間）。

針法：直刺，針入五分。灸三壯。

### 中封穴

主治：臍痛，小腹腫痛，足厥冷，內踝腫痛，不嗜食，大便難，寒疝痿厥陰縮入腹相引痛、遺精。

取穴：內踝之前凹陷處，爲脛骨前肌與伸拇長肌。以上兩大肌肉之外爲解溪（胃經脈），之內爲商丘（脾經脈），兩肌所封之中爲本穴。

針法：直刺，針入五分。灸三壯。

### 蠡溝穴

主治：疝氣疼痛，小腹脹痛，小便不利，月經不調，帶下赤白，腰背拘急不可俯仰，足脛寒痠屈伸困難。

取穴：從足踝上際，向上量五寸。脛骨內緣取之。與外踝上五寸之光明相對。

針法：直刺，針入三分。灸三壯。

### 曲泉穴

主治：疝氣，小便難，女子小腹痛，子宮脫垂，男子陰莖痛，四肢不舉不可屈伸，膝脛冷痛，發狂，衄血等。

取穴：

1. 膝內緣中央部，當橫紋頭陷中，半腱肌半膜肌停止部的前緣。凹陷中是穴。
2. 後緣即腎經之陰谷，二穴隔半膜肌與半腱肌的停止部。

針法：直刺，針入八分。灸三壯。

## 大敦穴、行間穴、太衝穴

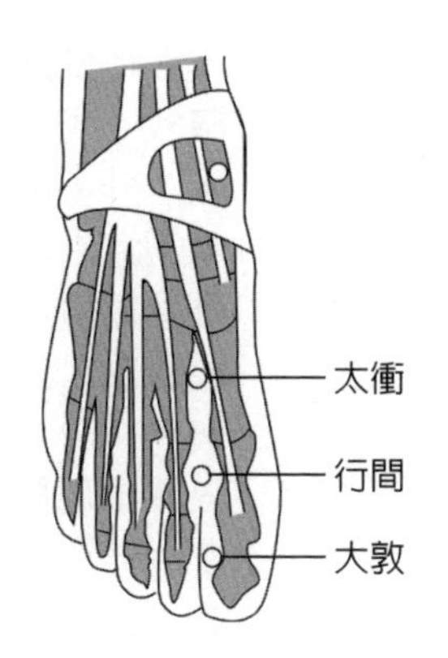


### 足厥陰肝經重要穴道的應用與說明

| 名稱 | 部位 | 應用 | 說明 |
|---|---|---|---|
| 大敦 | 足大趾端，去爪甲角如韭葉叢毛中，一云內側為隱白，外側為大敦 | 1. 大敦是伸拇長肌（腳背屈與內翻，伸展拇趾）與屈拇長肌的能量反應穴，感應生命能力度 | 井穴。大敦穴乾枯灰黑澀多五淋七疝、頻尿、腹脹腹滿、嗜眠或血崩等 |
| 行間 | 足大趾與次趾縫間，動脈應手陷中 | 2. 行間是伸拇長肌、屈拇長肌（腳屈曲與內翻，拇趾屈曲）、伸拇短肌、屈拇短肌、和內收拇肌的能量反應穴，感應處變能力度 | 滎穴。行間穴乾枯灰黑澀多眼中淚出、咳逆、心胸痛、胸脅脹、少腹腫，崩漏，腰痛不可俯仰或中風 |
| 太衝 | 在足大趾本節後二寸，或云一寸半陷中，動脈應手處 | 3. 太衝是伸拇長肌、屈拇長肌、伸拇短肌（伸展拇趾）、屈拇短肌、內收拇肌和背側骨間肌的能量反應穴，感應行動能力度 | 俞穴。太衝穴乾枯灰黑澀多胸脅滿痛、溏泄、小便不利、月水不通、脛痠踝痛，頭痛眩暈、失眠 |
| 中封 | 在足內踝前一寸微下些，筋裏宛宛中 | 4. 中封是外展拇肌（拇趾屈曲與外轉）與伸拇長肌、屈拇長肌的能量反應穴，感應性感能力 | 經穴。中封穴乾枯灰黑澀多臍痛、小腹腫痛、足厥冷、大便難、寒疝痿厥陰或遺精 |
| 蠡溝 | 在足內踝上五寸、脛骨內緣 | 5. 蠡溝是脛骨後肌（腳底屈與內翻）和屈拇長肌的能量反應穴，感應享受能力度 | 別穴。蠡溝穴乾枯灰黑澀多疝氣、小腹脹痛、小便不利、月經不調、腰背拘急或足脛寒痠 |
| 曲泉 | 在膝關節內側，大筋上小筋下陷中，屈膝橫紋頭陷中 | 6. 曲泉是脛骨後肌和屈趾長肌（腳底屈與內翻，屈曲第二～五趾）的能量反應穴，感應浪漫能力度 | 合穴。曲泉穴乾枯灰黑澀多疝氣、小便難、女子小腹痛、子宮脫垂；男子陰莖痛、四肢不舉或衄血等 |

# 3-13 足厥陰肝經（三）

太衝穴、太白穴和太溪穴猶如三太子，最神氣最保安康，尤其是太衝穴與太白穴。站立、行走、坐臥只要屈曲腳趾，尤其是大拇趾用力，屈拇長肌與屈拇短肌，就會激活太衝穴與太白穴，大益身心。右側第一、二蹠骨縫間凹陷的人，生活型態多勞損。左側第一、二蹠骨縫間凹陷的人，肝臟多勞損。左右側第一、二蹠骨縫間都凹陷的人，多疲憊不堪又精神壓力很大。

孕婦胎動不安，多會出現太衝穴區較鬆垮塌陷，嚴重者小腹疼痛，多見委中、委陽、陰谷、承山穴區靜脈較突顯；症狀嚴重的孕婦，適宜針砭最突顯的靜脈，委中、委陽、陰谷或承山穴區等，如見凝聚如米粒狀突起的靜脈曲張，一針砭之，多見噴血。孕婦最常發生靜脈堵塞部位就在膝後膕彎處；胎兒壓迫腹腔的靜脈，壓迫嚴重的孕婦，脅腹部帶脈、五樞、維道、大橫、腹結、府舍、衝門等穴區靜脈曲張會較明顯；如果兩側皆出現，只宜腿部靜脈區放血。

肝之蠡溝穴，去內踝五寸，脾之公孫穴去大拇趾末節後一寸，腎之大鐘穴在內踝後跟骨上緣；從公孫穴到大鐘穴，再到蠡溝穴，從蠡溝穴來看光明，肝與膽的別穴，都在踝上五寸。蠡溝穴在脛骨前肌的內側，光明穴在腓骨短肌與伸趾長肌之間；改善性功能障礙，最佳選擇是針蠡溝穴透光明穴，或針光明穴透蠡溝穴。如果蠡溝穴區出現腫脹，表示病人心臟虛疲，多過勞或睡眠品質差；蠡溝穴呈現枯澀，表示病人心臟乏力，肝心俱疲，不是長期過勞，就是衰老已久。

針灸急性病證，以足三陽經脈（膽胃膀胱）最為常用，病證較嚴重或長期慢性痼疾，多常針灸小腿的足三陰經脈（肝脾腎）。《內經．論疾診尺》臨床診治，最重要的是小腿外側的足三里、上巨虛、豐隆、條口（消化器官）；外丘、陽交、光明、陽輔、絕骨（消化附屬器官）等穴區，都屬於小隱靜脈回流心臟的區域，它們位於脛骨前肌、腓骨長肌、腓骨短肌、腓骨第三肌等肌肉群中；人的行走跑跳，決定小腿的活動量大小，間接影響膽經脈與胃經脈所屬絡臟腑，肝膽脾胃的生理作業功能，也反應它們的結構與功能。

**小博士解說**

《傷寒論》條文五百五十二：「少陰脈不至，腎氣微，少精血，奔氣促迫，上入胸膈，宗氣反聚，血結心下，陽氣退下，熱歸陰股，與陰相動，令身不仁，此為尸厥。當刺期門、巨闕。」尸厥是身體麻木不仁，或是休克，或是昏迷，或是末梢動脈、靜脈栓塞漸漸形成小病然後變大病。臨床上，針灸期門穴是很少人能夠接受的，可以太衝穴代之。巨闕穴，可以液門穴代之。

## 期門穴、巨闕穴、日月穴

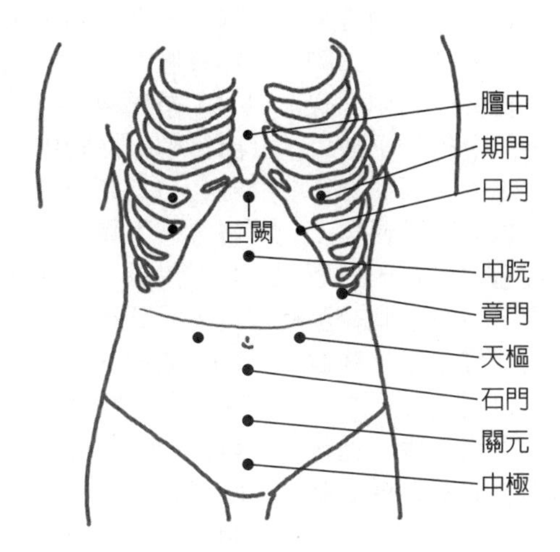


**＋ 知識補充站**

肋骨、胸骨和脊椎骨間的互動，決定十二經脈穴道的功能。肋骨與胸骨間的關節，第二～七肋骨皆為滑液關節（可滑動），牽動著期門與日月穴（第七肋骨下），但第一肋骨的關節為纖維軟骨所形成，不能滑動。肋骨與脊椎骨的肋關節面為「全關節面」者，有第一肋骨、第十一肋、第十二肋骨等三處，牽動著第一肋骨大杼穴（膀胱經脈）、第十一肋尖章門穴，第十二肋骨尖京門穴（膽經脈）。

期門、章門與京門等三穴是肝、脾、腎經脈的募穴，是臟氣出入之門。

1. 期門穴，乳頭下第六肋與第七肋間 ，右期門穴則在肝臟部位。橫膈膜分左、右膨隆，肝臟位在右膨隆，呼氣時右膨隆高達第五肋，左膨隆可達第五、六肋間。
2. 章門穴，在第十一肋尖端，屬肝經脈，是動病腰痛，與上腰椎部及橫膈膜相關；且橫膈膜起始部的胸廓部，與肺臟亦相關。
3. 京門穴，在第十二肋尖端，屬膽經脈。期門、章門、京門與肩胸、腰脅活動狀況，依證有補、瀉之不同。

# 3-14 足厥陰肝經（四）

《論語》有三個「貫」，《內經》有七十八個「貫」，《內經》十二經脈中六經脈有十一「貫」，其中三經脈四「貫」橫膈膜，三上行一下放；「慝」、「忑」、「忐」、「惡」多是橫膈膜的三孔四「貫」不順暢矣！

《內經》十二經脈中有十三個「膈」在十一經脈中，只有膀胱經脈缺席，膀胱經脈是三「貫」王。條條道路通羅馬，道者一以貫之而已矣！

1. 肺脈，起於中焦，下絡大腸，還循胃口，「上膈』屬肺，從肺系橫出腋下。
2. 大腸脈，下入缺盆絡肺，「下膈』屬大腸。
3. 脾脈，入缺盆，「下膈』屬胃絡脾。
4. 脾脈，入腹屬脾絡胃，「上膈』，挾咽，連舌本，散舌下；其支者，復從胃，別上膈，注心中。
5. 心脈，起於心中，出屬心繫，「下膈』絡小腸。
6. 小腸脈，入缺盆絡心，循咽「下膈」，抵胃屬小腸。
7. 腎脈，從腎「上貫肝膈」，入肺中，循喉嚨，挾舌本；其支者，從肺出絡心，注胸中。
8. 心包絡脈，起於胸中，出屬心包絡，「下膈」，歷絡三焦。
9. 三焦脈，入缺盆，布膻中，散落心包，「下膈」，循屬三焦。
10. 膽脈，下頸合缺盆以下胸中，「貫膈」絡肝屬膽，循脅裡。
11. 肝脈，過陰器，抵小腹，挾胃屬肝絡膽，上「貫膈」，布脅肋，循喉嚨之後，上入頏顙，連目系，上出額，與督脈會於巓；其支者，從目系下頰裡，環唇內；其支者，復從肝別「貫膈」，上注肺。

邱吉爾曾說“Study history, study history. In history lies all the secrets of statecraft.”學歷史，學歷史。治國之道盡在歷史之中，可衍伸爲歷史潮流藏著所有生命的智慧。抽絲剝繭《論語》「貫」之於《內經》，偶見一點「光明」愈覺姣妍。

**小博士解說**

腳背肌肉群有伸拇長肌、伸拇短肌、脛骨前肌、腓骨第三肌、伸趾短肌、腳背骨間肌等，是新陳代謝作用的反應區。糖尿病與循環系統有礙，會逐漸在此區域露出病兆。運動系統問題，則寫實在腳底的四層肌肉，腳底共十四塊：第一層外展拇趾肌、屈趾短肌、外展小趾肌，第二層屈拇長肌、屈趾長肌、蹠方肌、蚓狀肌，第三層屈拇短肌、內收拇肌、屈小趾短肌，第四層底側骨間肌、背側骨間肌、腓骨長肌、脛骨後肌。其中的腓骨長肌是胃經脈與食及屎的表現區，脛骨後肌是膀胱經脈與飲及汗尿的表現區。

**＋ 知識補充站**

肝經、小腸經、膽經、膀胱經、胃經與三焦經等六經脈，所布建的『頭顱骨』有四塊，前面是額骨，上方是巔頂骨，兩側是顳骨，人字縫後方是枕骨；所布署『硬腦膜靜脈竇』，有後上群與前下群，1.前下群：海綿竇、海綿間竇、岩上竇、岩下竇、左右蝶頂竇、基底竇、旁竇、大腦鐮靜脈、小腦幕靜脈；2.後上群：上矢狀竇、下矢狀竇、橫竇、直竇、乙狀竇、竇匯、岩鱗竇、枕竇，是生活作息與生命活力的身心靈表現。

腦下垂體是人體最重要的腺體，影響下視丘、松果體、乳頭體、扁桃體…等，可從耳朵周圍穴群診斷。望診與壓診1～6，望診1、5有青筋及瘡疹最常見，6腫脹瘡疹之外，越腫脹疼痛者問題越大，兩側不良多腦滿腸肥。

| 穴名 | 主要肌肉 | 反應經脈 | 主要反應狀況 |
|---|---|---|---|
| 1.頭維、本神 | 額肌、顳肌 | 胃、膽 | 情緒、精神、思考 |
| 2.耳門、角孫 | 顳肌、耳前肌 | 三焦 | 情緒、反應、行動 |
| 3.聽宮、顴髎 | 耳前肌、咬肌 | 小腸 | 理解、小腸吸收狀況 |
| 4.聽會、天容 | 咬肌、頸闊肌 | 膽 | 膽識、肝膽功能狀況 |
| 5.瘈脈、竅陰 | 耳後肌、枕肌 | 三焦、膽 | 異側腹腔生理作業狀況 |
| 6.完骨、天牖 | 胸鎖乳突肌、斜方肌 | 膽、三焦 | 異側腹腔功能與同側腦部生理狀況 |

**印堂是反應腦下垂體的要區**

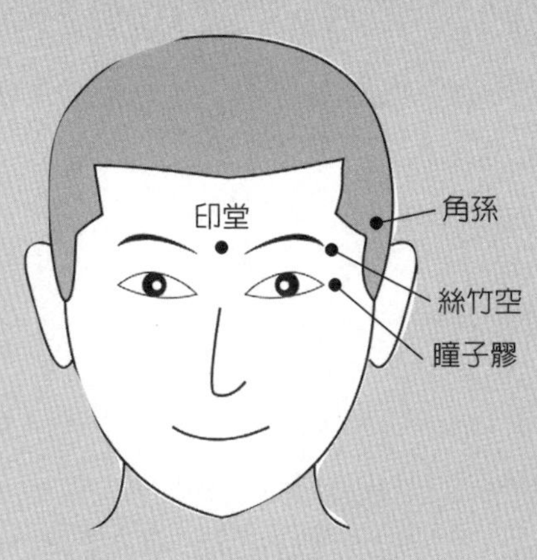

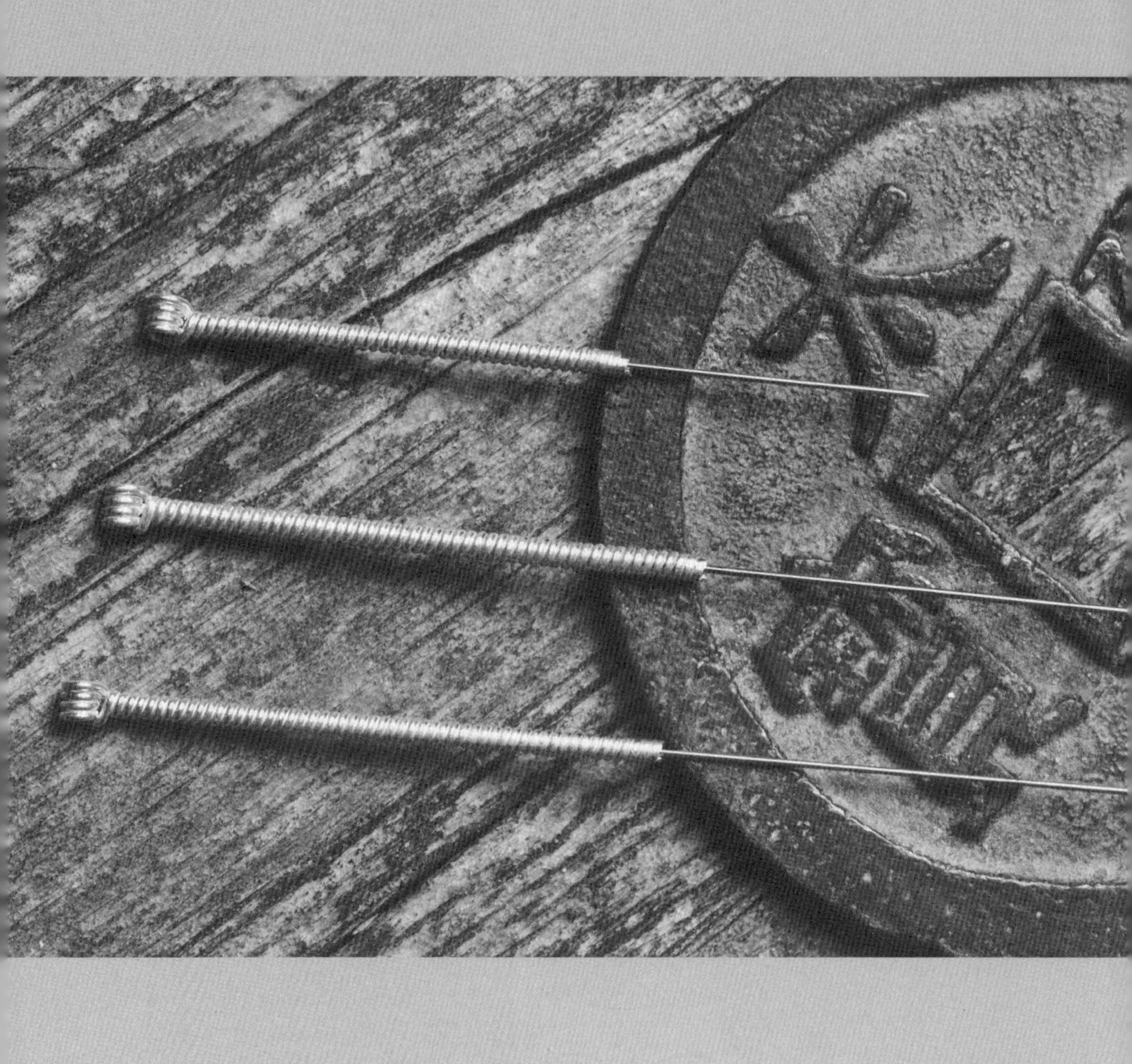

# 第4章
# 奇經八脈篇

# 4-1 任脈（一）

歌訣：「會曲中關石氣陰神、水下建上巨鳩中、膻玉紫華璇天廉承」。會陰、曲骨、中極、關元、石門、氣海、陰交、神闕（臍中）、水分、下脘、建里、中脘、上脘、巨闕、鳩尾、中庭、膻中、玉堂、紫宮、華蓋、璇璣，天突、廉泉、承漿，共二十四穴。

## 認識任脈

任脈在胸腹中線，總統諸陰，謂之曰任，任者衽也、妊也，其循腹裡上行，猶衽在之於腹前也，與孕妊也。(1) 起於中極之下，(2) 以上毛際，循腹裏，上關元，至咽喉，(3) 上頤循面入目。

(1) 腹部：會陰、曲骨、中極、關元、石門、氣海、陰交、神闕（臍中）、水分、下脘、建里、中脘、上脘、巨闕、

(2) 胸部：鳩尾、中庭、膻中、玉堂、紫宮、華蓋、璇璣，

(3) 頭頸部：天突、廉泉、承漿。

## 循行部位

任脈起於會陰穴，分本絡與分絡行經身前之脈絡。

1. 本絡路徑（主要道路）：

(1) 由會陰起，上至毛際曲骨端，內行腹內入胞中，是爲經絡之海。

(2) 至關元穴與衝脈會，浮外循腹部上行，經咽喉十二重樓，別絡口唇承漿穴止。

2. 別絡路徑（輔助道路）：

(1) 由會陰穴起，借經足陽明胃經上行至胃，反胃行至胃口，不通時有打呃現象，通則再上行至舌根、喉頭。

(2) 經喉頭兩側上行入頤際。不交督脈而再循足陽明胃經，上循面臉入眼之睛明穴。

## 相關病候

《內經．骨空》：「任脈爲病，男子內結七疝，女子帶下瘕聚。」任脈病證以下焦、產育爲主，遺尿、遺精、腹脹痛、胃痛、呃逆、舌肌麻痺、各種疝氣病、女子帶下、小腹結塊等證。

人站立時，結構上是腎臟面向下，膀胱面向上；液體運輸上，輸尿管從腎臟輸尿到膀胱，體內泌尿器官腎臟發炎了，排尿一定會有問題，輸尿管與膀胱也隨之發炎；反之，外部感染，尿道感染了，輸尿管與膀胱也會發炎，傷及腎臟。

**小博士解說**

輸尿管管壁由三種組織所構成，最外層為筋膜組織，其中有豐富的血管和神經纖維；中間為三層肌肉，內外為縱行肌，中間層為環形肌；最裡層為黏膜層，與腎盂、膀胱黏膜相連貫。黏膜下層有豐富的網狀淋巴管，是腎臟向下、或膀胱向上感染的主要途徑之一。通過腎臟的血流量占總血量的四分之一，腎功能可影響血流量、血液組成、血壓調節、骨骼發育，並帶有部分重要的代謝功能。

## 任脈

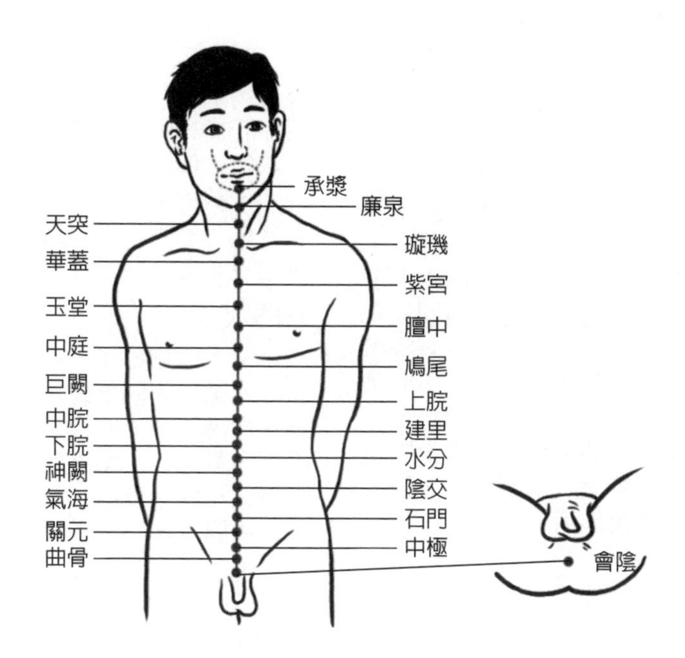


## 男性與女性會陰穴

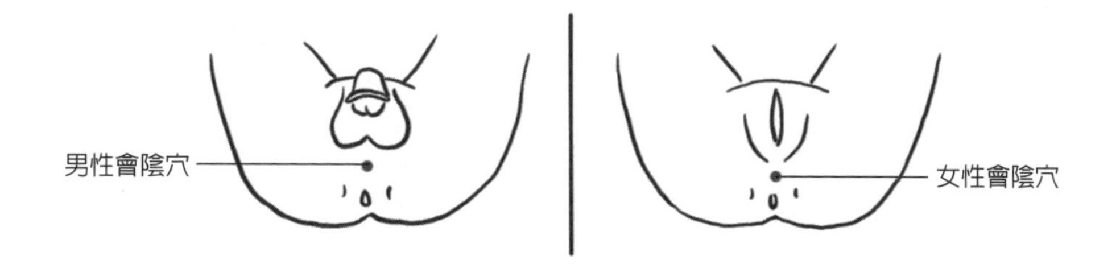


**＋ 知識補充站**

任脈起於會陰，球海綿體肌起始處，兩陰之間，男人在陰囊橫紋與肛門之間，女人在陰道與肛門之間。督脈起於長強，在尾骶骨端下。按摩會陰穴與長強穴，可以透過骨盆底肌，強健腹盆腔內臟器的功能及其循環代謝。

# 4-2 任脈（二）

## 解析任脈

任脈起始於少腹之內的腹腔及盆膈膜，出兩陰之間的會陰部分，佈於骨盆底肌群。盆膈膜是位於腹盆腔下的膜組織，是水停聚瀦與排出的部位，盆膈膜如髒水裝太多了，好的水又不夠，身體會有狀況，如會陰周圍先長痘子、贅肉等，會發癢，甚至有痔瘡現象。原因是盆膈膜的瀦水排出的量少於存放於身體的量，就有問題，如腳伸拉不順、屈伸困難；因爲盆膈膜對內收大肌、臀大肌、腰大肌、胸大肌都有互動強化作用。

## 會陰穴

主治：陰痛陰癢汗濕、月經不調、肛門癢、小便不通、遺精、遺尿、癲狂、大便秘結、產後昏迷不醒、陰道炎、睪丸炎、陰囊炎、疝氣。

取穴：俯跪伏，兩陰之間縫中，球狀海棉體之中央取之。

針法：直刺，針入三至七分，留三呼。灸三壯。

## 中極穴

主治：遺尿、遺精、陽痿、月經不調、痛經、白帶、小腹腫痛、奔豚疝瘕、癃閉、產後惡露不下、產後子宮神經痛、陰挺、疝氣偏墜、積聚疼痛、冷氣時上衝心、水腫、屍厥、恍惚、腎炎、膀胱炎、盆腔炎、尿道炎。

取穴：仰臥，曲骨上一寸，臍下四寸取之。

針法：直刺，針入八分至一寸半，留七呼。灸三壯至百壯。

## 關元穴

主治：遺尿、小便不通或頻數、遺精陽痿、痛經閉經、月經不調、帶下、崩漏、子宮脫垂、疝氣、冷氣入腹痛、奔豚、泄瀉、中風脫證、脫肛、肝炎、腸炎、膀胱炎。

取穴：仰臥、石門下一寸、中極上一寸、臍下三寸。

針法：直刺，針入八分至一寸半，留七呼。灸七壯至二百壯。

## 石門穴

主治：泄痢不止、不欲食、穀入不化、水腫、腹脹堅硬、崩中漏下、閉經、血淋、婦人產後惡露不止、傷寒陰證、氣淋、小便不利、小腹絞痛、陰囊入小腹、奔豚、嘔吐血、腸炎、子宮內膜炎。

取穴：氣海下半寸、關元上一寸、臍下二寸，仰臥取之。

針法：直刺，針入五分至一寸，留十呼。灸三壯，婦人禁灸。

## 氣海穴

主治：崩漏、赤白帶下、月經不調、疝氣、遺尿、產後出血、繞臍腹痛、泄瀉、便秘、下焦虛冷、水腫、陰虛不足、上衝心腹、中風脫證、完穀不化、遺精、陽痿、胞衣不下、胃炎、膀胱炎、盆腔炎。

取穴：陰交下半寸、石門上五分、臍下一寸五分，仰臥取之。

針法：針刺，針入一寸五分，留五呼。灸五壯至百壯。

## 神闕穴

主治：腹中虛冷、婦人血冷不受胎、腸鳴、泄瀉、小兒乳痢不止、脫肛、水腫臌脹、繞臍腹痛、五淋、中風脫證、屍厥、角弓反張、風癇、腸炎、痢疾、產後尿滯留。

取穴：仰臥或正坐取之，臍之正中。

針法：一般不可針。灸納鹽填臍中，灸百壯。

## 任脈少腹診治要穴

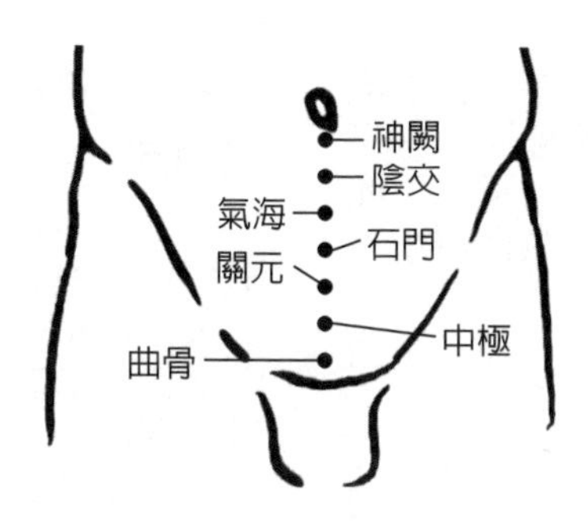


## 任脈重要穴道的應用與說明

| 名稱 | 部位 | 應用 | 說明 |
| --- | --- | --- | --- |
| 會陰 | 在前後兩陰間、會陰部 | 1. 會陰是骨盆底肌群、球海綿體肌與泌尿器官、性器官及肝經脈的功能運作，是泌尿器官、性器官及排泄器官等反應區。感應生命後續力 | 穴在前後兩陰之間，為陰氣所聚會，衝、任、督三脈之會故名。是生命根源部 |
| 中極 | 關元下一寸、臍下四寸 | 2. 中極是腹直肌、腹外斜肌及膀胱的反應區。感應泌尿與輸尿能力 | 膀胱經募穴、足三陰、任脈之會 |
| 關元 | 在臍下三寸、橫骨上二寸 | 3. 關元是腹直肌、腹外斜肌、腹內斜肌及小腸的反應區。感應精神力 | 小腸經募穴，人身元陰元陽交關之所 |
| 石門 | 臍下二寸 | 4. 石門是腹直肌、腹外斜肌、腹內斜肌和生殖器官的反應區。感應生命傳承力 | 三焦經募穴 |
| 氣海 | 在臍下一寸五分 | 5. 氣海是腹直肌、腹外斜肌、腹內斜肌和腹橫肌的反應區。感應肝經脈循環動力 | 行針指要穴之一，治虛證 |
| 神闕 | 當臍中央 | 6. 神闕是腹直肌、腹外斜肌、腹內斜肌和腹橫肌的反應區，感應乳糜池、胸管及肝臟運作動力 | 感應先天體質與生命能量一般不宜針 |

**＋ 知識補充站**

任脈與會陰穴區及盆膈膜相關，盆膈膜一夾緊，身體上部也會同時夾緊。人由高處往下看肛門會收縮，或見有人從高空跳下，肛門也會縮起，這是盆膈膜強迫呼氣作用，以幫助腦部增加氧氣。人當最後一口氣斷了時，盆膈膜失控，尿屎也將失禁跟著流出。

# 4-3 任脈（三）

頸部穴道對應六腑，喉結是任脈廉泉穴，是心臟與頭面的轉輸區。廉泉穴區愈潔淨，思緒清楚、心臟好；此區頸紋密布、色黯濁者，氣血循環不良，少廉潔心。

廉泉上到唇下有承漿穴，廉泉下鎖骨間有任脈天突穴，反映氣度。唇上有人中，鼻端有素髎穴，屬督脈，反映腦脊髓、頭腦、行動與意志力。兩處一致，想與做一致。頸部喉結旁開有胃經脈人迎穴、大腸扶突穴、小腸天窗及天容穴、三焦天牖穴，到項後膽風池穴、膀胱天柱穴，藉此六腑屬穴可觀察五臟病。

### 水分穴

主治：腸鳴泄瀉、繞臍痛、小便不通、水腫臌脹、腸胃脹、反胃、氣衝胸不得息、小兒陷囟、腰脊強急、腸炎胃炎、腸沾黏、泌尿系統炎症。

取穴：仰臥或正坐取之，臍上一寸。

針法：直刺，針入一寸，留三呼。灸五壯。

### 中脘穴

主治：一切胃病、傷食不化、不進飲食、消化不良、嘔吐、胃痛、翻胃吞酸、心下脹滿、腹脹、氣結疼痛、雷鳴腹脹、氣喘、泄瀉、痢疾、大便難、溺赤黃、心脾煩熱疼痛、寒熱不已、寒癖結氣、奔豚氣上攻、急慢驚風、胃炎或潰瘍、胃下垂或痙攣。

取穴：臍上四寸、鳩尾下三寸，仰臥或正坐取之。

針法：直刺、針入一寸。灸七壯。

### 膻中穴

主治：產婦乳汁少、翻胃呃逆、上氣短氣、喉鳴氣喘、膀喘咳嗽、胸痛心悸、心煩、肺癰嘔吐涎沫膿血。

取穴：仰臥，在胸骨正中線上，當兩乳間陷中。

針法：「禁針」。灸七壯。

### 天突穴

主治：身寒熱、舌下急不得食、呃逆、噎膈、咯吐膿血、咽乾喉痺、咽喉腫痛、咳嗽氣喘、梅核氣。

取穴：正坐仰靠或仰臥，胸骨上端，按之形如半月凹陷中是穴。

針法：針入一寸，留七呼。灸三壯。

### 廉泉穴

主治：咳嗽、喘息、上氣吐沫、舌下腫、舌縱流涎、舌根急縮、舌強不語、暴喑、吞嚥困難。

取穴：仰靠，在結喉上約三、四分，當頸部正中線，甲狀軟骨上方。

針法：斜刺，針入三分，留七呼。灸三壯。

### 承漿穴

主治：偏風半身不遂、流涎、口眼歪斜、口噤不開、暴喑不能言、顏面浮腫、牙痛齦腫、七疝、消渴、面癱。

取穴：仰靠，下頷正中線，頦唇溝中央凹陷中，開口則此溝明顯。

針法：斜刺，針入三分，留六呼。灸七壯。

**小博士解說**

任脈天突穴在兩鎖骨間，廉泉穴在喉結上，喉結旁開一寸半是胃經脈人迎穴，是頸動脈；喉結旁開三寸半，是大腸經脈扶突穴，約等於頸靜脈，是重要的診斷位置；頸靜脈看肺動脈，頸動脈看主動脈。兩鎖骨間是天突穴，其下一寸是璇璣穴，再下一寸是華蓋穴，再下一寸六分是紫宮穴，這個區域明亮者，其主動脈、肺動脈流暢，身體健康。

## 任脈重要穴道的應用與說明

| 名稱 | 部位 | 應用 | 說明 |
|---|---|---|---|
| 水分 | 下脘下一寸、臍上一寸 | 1. 水分是腹直肌、腹外斜肌反應區，感應應胃幽門活力 | 行針指要穴之一，治水腫 |
| 中脘 | 上脘下一寸、臍上四寸，居心蔽骨與臍中間 | 2. 中脘是腹直肌、腹內斜肌反應區、感應應胃功能活力 | 腑之會穴。胃之募穴，治諸胃病。亦為回陽九針之一 |
| 膻中 | 在兩乳之間、玉堂下一寸六分陷中 | 3. 膻中是肋間肌群等反應區，感應呼吸活力 | 任脈與脾、腎、三焦、小腸之會穴。亦為心包絡募穴 |
| 天突 | 胸骨上際凹陷處宛宛中 | 4. 天突是胸鎖乳突肌、與胸肌及舌骨下肌群等反應區，感應生命潛能 | 陰維、任脈之會 |
| 廉泉 | 頸部中央、結喉上橫紋中 | 5. 廉泉是舌骨下肌群反應區，感應吃食活力 | 頸部正中線，喉結上 |
| 承漿 | 頤唇溝（下唇下橫溝）之中央陷中 | 6. 承漿是舌骨上肌群反應區，感應喝飲力度 | 手陽明、足陽明、督脈、任脈之會。十三鬼穴之一 |

### 中脘、天突與肌肉群

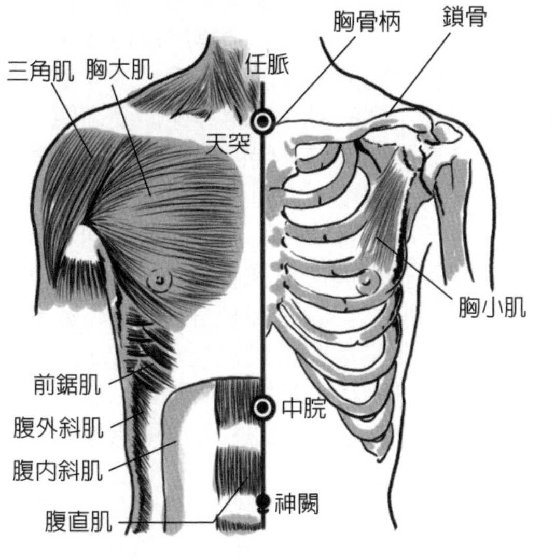


### 廉泉

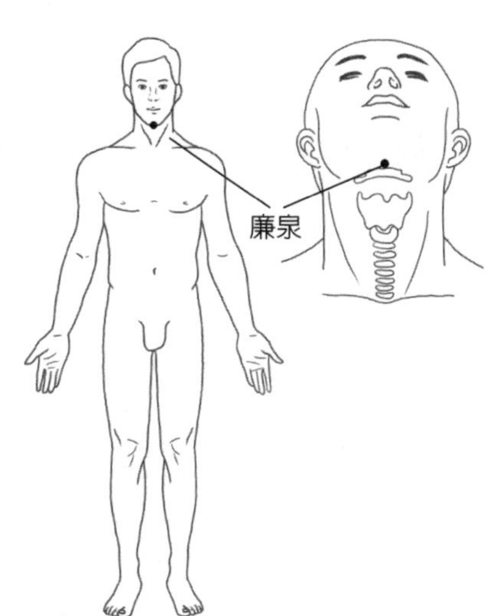


**＋ 知識補充站**

任脈與妊娠及呼吸作用生息與共，最重要的是橫膈膜，它有一很小的鐮狀劍膜勾著肝臟，連到肚臍，雖然出生後它就消失沒功能了，但仍持續傳遞著生命訊息；肚臍與肝臟的生息是一致的。

# 4-4 任脈（四）

## 腹部五募穴與三丹田

任脈諸穴，肚臍到劍突間屬腸胃的位置。肚臍下一寸半有氣海穴，是小腸與十二指腸所在；劍突處有鳩尾穴，鳩尾穴與上脘穴區是賁門所在；胃部的地方有上脘穴（肚臍上五寸屬胃底處）、中脘穴（肚臍上四寸屬胃體）、下脘穴（肚臍上二寸）。

腹部五募穴除了天樞穴，都屬於任脈；五募穴全在腹直肌上，腹直肌起始於恥骨，終止於劍突骨，是腹部九塊肌肉之一；主要功能是彎曲脊椎骨，腹直肌與肢體的活動及臟腑微妙關係，當屬人體肌肉群中第一名。腹直肌上五募穴：

1. 巨闕穴：腹部正中線臍上六寸，心之募穴。
2. 中脘穴：臍上四寸，胃之募穴。
3. 天樞穴：臍旁二寸，大腸之募穴。
4. 關元穴：臍下三寸，小腸之募穴。
5. 中極穴：臍下四寸，膀胱之募穴。

《內經．骨度》看臟腑大小，從兩鎖骨之間的天突到劍突骨，正常約九寸。大於九寸，肺大胃小，吃不多但氣較強；小於九寸，則肺小胃大，吃得多但氣較不足（大圓肌、大菱形肌及胸大肌）。從劍突骨到肚臍 約八寸。大於八寸，胃大吃多；小於八寸，則胃小吃少，胃小吃多易嘔吐打嗝（腹外斜肌、腹內斜肌、腹直肌、腹横肌）。肚臍到曲骨約六寸五分，大於六寸五分，腸大易便秘；小於六寸五分，腸小易腸燥（腰大肌、髂腰肌）。

## 任脈與關元

任脈者，起於中極之下，循腹裡，上關元，至喉咽。關元反應小腸黏膜組織與蠕動功能。仲景《傷寒論》所言「關元」實具診治價值：「結在關元」、「當刺瀉勞宮及關元」、「或結熱中痛在關元」、「小腹滿按之痛者，冷結在膀胱關元」，生理結構上，男性膀胱在腸道的前方，女性膀胱在子宮與腸道的前方，可資臨床參考。

《金匱要略》：「懷身腹滿，不得小便，從腰以下重，如有水氣狀。懷身七月，當刺勞宮及關元。」臨床上，灸關元，針勞宮、太衝、行間較有效。孕婦能接受臍下三寸關元穴扎針者很少，可以小腿靜脈放血代之，腹腔下腸間膜靜脈多有瘀滯或栓塞，以致小隱靜脈、大隱靜脈曲張突顯，在此放血改善下腸間膜靜脈循環，助肝門脈循環，進而養益胎氣。

任脈與會陰穴區、盆膈膜相關，盆膈膜是肛門的肌肉群：(1) 直腸恥骨直腸肌從恥骨往後拉住，(2) 恥骨尾骶骨肌從恥骨拉到尾骶骨，(3) 坐骨尾骶骨肌從坐骨拉到尾骶骨。這三塊肌肉合之爲提肛肌，再加尾骶骨肌就是盆膈膜。

盆膈又稱盆底，其下方由尿生殖膈封閉，男性有尿道通過，女性有尿道和陰道通過；後部有肛管通過。盆膈承托著盆腔的臟器，並協助排便、分娩。

任脈起於會陰，正當生殖器到肛門間的間隙。產婦分娩時常見會陰撕裂，分娩前進行會陰按摩，可減少類似的傷害。

## 會陰穴區與盆膈膜及相關肌群

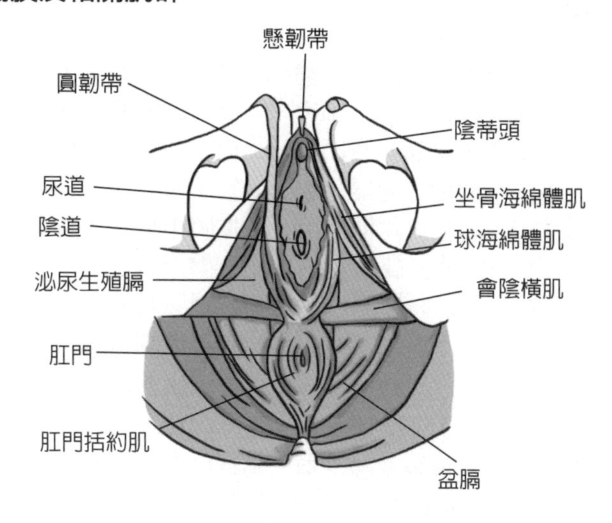


## 三丹田

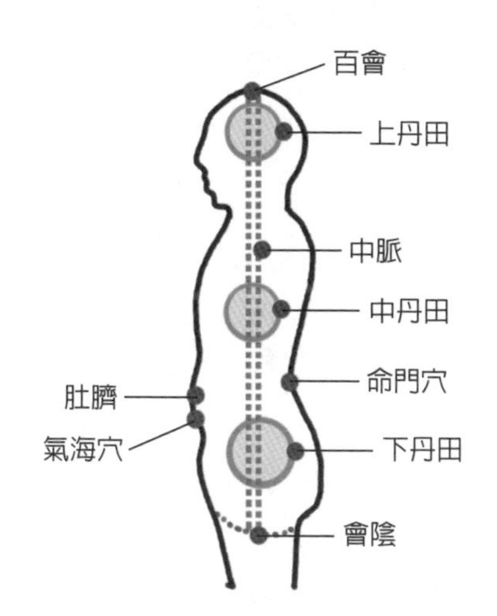


**＋ 知識補充站**

人腦稱上丹田（百會穴），是腦垂體門脈，是太陽；腹部稱下丹田（關元穴），是肝門脈，是月亮，肝門脈分布面積很大。太陽與呼吸關係大，呼吸要深要穩，方法有：易筋經、太極拳、氣功等功法；另一種是大量、持恆的有氧運動。這兩種深穩的呼吸法各有千秋，各有其意義。人體有三億多個肺泡，面積有一千四百平方公尺。人一急，呼吸只在氣管，肺泡沒有完全啓動。呼吸愈深，愈能使肺泡產生作用。呼氣最主要動到肺泡，愈慢愈長愈有功用。

任脈望診，以頸部最妙。督脈望診，以項部最巧。頸部有青筋或色澤不佳 ，上丹田就不好，內分泌容易失調。腳大拇趾乾澀、甲肉不豐、甲無血色，下丹田就不好，肝門靜脈不良，或下肢有靜脈青筋，下腔靜脈回流不良。橫膈膜就是中丹田，手指甲肉齊整豐腴者心肺健全，中丹田橫膈膜運作順暢。

# 4-5 督脈（一）

歌訣：「長腰陽命懸脊中筋至，靈神身陶大啞風腦強，後百前囟上神素水兌」。長強、腰俞、陽關、命門、懸樞、脊中、中樞、筋縮、至陽、靈台、神道、身柱、陶道、大椎、啞門、風府、腦戶、強間、後頂、百會、前頂、囟會、上星、神庭、素髎、水溝、兌端，共二十八穴。

## 認識督脈

督脈在背後中脊，總制諸陽（生命作業），謂之曰督，督者都綱（要領）也。循背脊（脊椎與脊髓）上行，猶如裘之背縫。督脈起始於腹盆腔（會陰、「長強」、曲骨），貫注於脊椎（腰俞、大椎），入於頭面（風府、百會、人中、「兌端」、承漿）。

## 循行部位

《難經》版：

(1) 督脈起於下極之俞；(2) 並於脊裏；(3) 上至風府；(4) 入於腦。

《內經》版：

(1) 督脈起於少腹以下骨中央，女子入繫庭孔，其孔，溺孔之端也；(2) 其絡循陰器合篡間，繞篡後，別繞臀，至少陰與巨陽中絡者；(3) 合少陰上股內後廉，貫脊屬腎，與太陽起於目內眥，上額交巔，上入絡腦；(4) 還出別下項，循肩髆內俠脊抵腰中，下循膂絡腎。其男子循莖下至篡，與女子等；(5) 其少腹直上者，貫臍中央，上貫心入喉，上頤環脣，上繫兩目之下中央。

督脈起於小腹下方恥骨正中央，分本絡與別絡循行。

### 1. 本絡路徑（主要道路）

(1) 從會陰穴起，經泌尿與生殖器官至恥骨，借足少陰腎經內股處（腹股溝淋巴結）入腹內循任脈，行至小腹胞中（關元穴）。在胞中分：①至「兩腎（主要爲右腎）」。②走衝脈氣街，腹部，上行入喉，環繞嘴唇，內行至督脈齦交穴而終。另外行上臉頰至兩眼中央下方，再入「眼內眥」睛明穴。

(2) 從會陰穴起，經足少陰腎經股內處鼠蹊部，循左內腹部上行至心臟，過心臟經喉頭，後入「腦際」。

### 2. 別絡路徑（輔助道路）

(1) 與足太陽膀胱經同起於「眼內眥」睛明穴，上額前，至頭頂，再絡入「腦中」。

(2) 由腦再轉出左右頸部，順下項肩部，內挾脊內行，至腰脊部入腎，再由腎經生殖器回到「會陰穴」。

**小博士解說**

督脈循行，最重要的是貫注於腦（大腦）。人以腦脊髓維生，脊椎骨與腦脊髓，因活命、衰老和疾病而有各種改變。督脈的應變能力最大，因應老化與病化的對策很複雜；督脈之起、注與入，或有 Bypass 借道而行的可能，因與脊椎骨與腦脊髓密不可分，其彈性變化也因應而生。

## 督脈

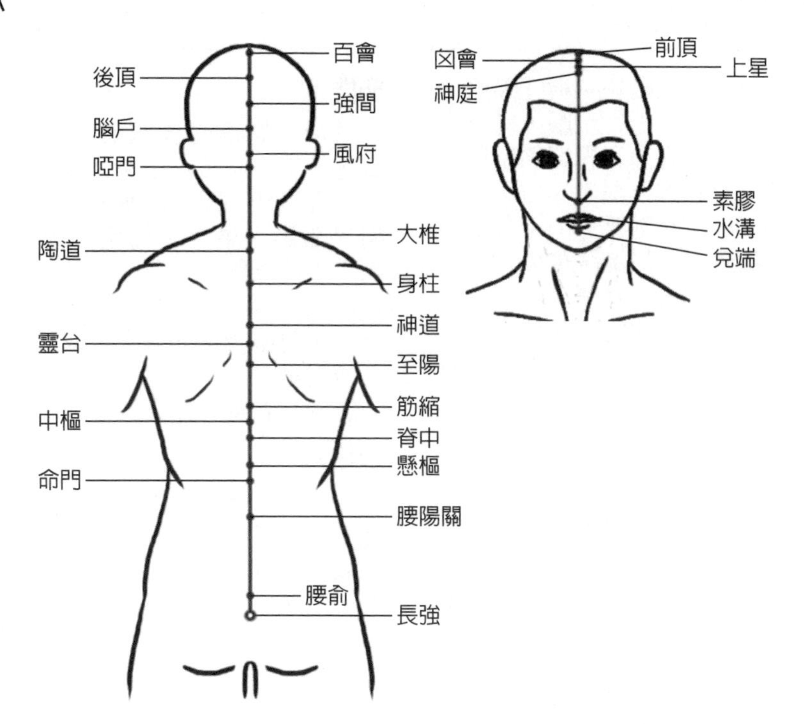


## 沙漠跳鼠→袋鼠→人類的脊椎

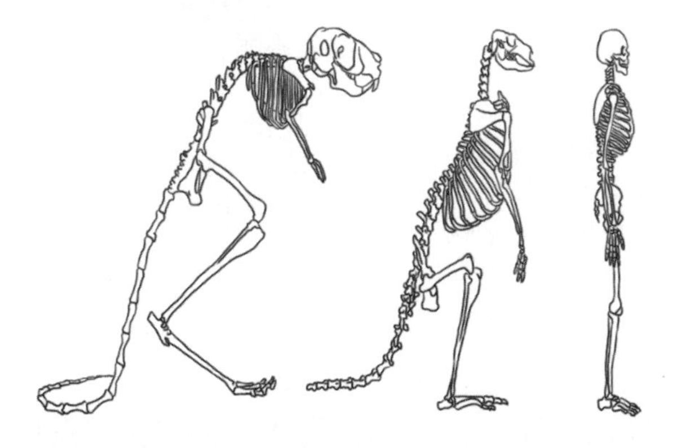

**＋ 知識補充站**

所有哺乳類動物，都是督脈貫注於腦（大腦），以脊椎骨與腦脊髓來維生，兩隻公袋鼠在打擊時，贏的那一隻是尾巴很強壯，脊椎很強，尾巴頂在地上可以把身體撐起來。另外，一隻完整的鯨魚骨骼，可以很清楚的看到鯨魚的脊椎骨與人的不同處。人的脊椎骨背部有棘突，鯨魚則是上半部的脊椎棘突在背部，下半部的脊椎棘突在腹部；鯨魚的翹尾打水，動作就是由上半部背部的脊椎棘突，傳達到下半部的腹部脊椎棘突，尾巴打水，是靠尾椎出力。

# 4-6 督脈（二）

督脈總督一身之陽經，稱「陽脈之海」，行於脊裏，上行至腦，從脊裏分出屬腎與腦，脊髓和腎關係密切。督脈牽繫腦脊髓液，提供浮力，讓大腦重量由 1400 克減爲 50 克，減輕腦部底層的壓力，以減少損傷。腦脊髓液通往血流的方向是單向，可以帶走對腦部有害的代謝物質。當累了或病了，督脈無法表現正常浮力，大腦重量無法減爲 50 克，人就會頭暈或重或痛。

## 長強穴

主治：小兒囟陷、驚癇瘛瘲、狂病、腰脊強急不可俯仰、腰尻重難起居、大小便難、腸風下血、五痔五淋、脫肛便血、失精、房勞陰縮、腰脊尾骶疼痛。

取穴：骶骨下端，肛門之上，去骶骨端五分處，俯臥取之。

針法：斜刺，針入五至八分，留七呼。灸三至二百壯。

## 腰俞穴

主治：腰痛、腰脊重痛不得俯仰、腰以下至足冷痺不仁、脊膂強疼、下肢痿痺、癲癇、痔疾、淋濁尿赤、月經不調。灸隨年壯，可用來求子嗣。

取穴：二十一椎下宛宛中，挺身俯臥，舒身，以兩手相重支額，縱四體後，乃取其穴。

針法：不可太深，斜刺，針入五至八分，留七呼。灸七至七七壯。

## 腰陽關穴

主治：腰痛、勞損腰胯痛、膝痛不可屈伸、下肢風痺不仁、筋攣不行、月經不調、赤白帶下、遺精白濁、陽痿。

取穴：第十六椎下，即第四腰椎下，俯而取之。

針法：斜刺，針入五分。灸三壯。

## 命門穴

主治：腎虛脊強腰痛、手足冷痺攣急、驚忍頭眩、頭痛如破、身熱如火、骨蒸汗不出、痎瘧瘛瘲、裏急腹痛、泄瀉、帶下、陽痿、遺精、耳鳴、小便頻數。

取穴：第十四椎下，即第二腰椎下，正對中，伏而取之；或背後腰部平臍處是穴。

針法：斜刺，針入五分。灸三壯。

## 懸樞穴

主治：腰脊強、不可屈伸、腹脹腹痛、腹中積上下行、泄瀉、痢疾。

取穴：第十三椎下，即第一腰椎下，俯而取之。

針法：斜刺，針入五分。灸三壯。

## 脊中穴

主治：腰脊強痛、風邪癲癇、黃疸、腹滿不食、翻胃吐血、積聚下痢、小兒積塊、泄瀉、氣虛脫肛、如廁肛痛難忍。

取穴：第十一椎下，俯臥或正坐略向前俯取之。

針法：斜刺，針入五分。禁灸，灸之令人腰傴僂。

## 中樞穴

主治：腰痛脊強不可俯仰、背與心相控而痛、四肢寒熱、胃脘痛、腹滿、嘔吐、黃疸。

取穴：第十椎下，俯而取之。

針法：斜刺，針入五分。灸三壯。

## 筋縮穴

主治：脊強風癇、癲疾驚狂、小兒驚癇、瘛瘲、脊急強、胃痛、腰背疼痛、抽搐。

取穴：第九椎下，俯而取之。

針法：斜刺，針入五分。灸三壯。

## 督脈與脊神經

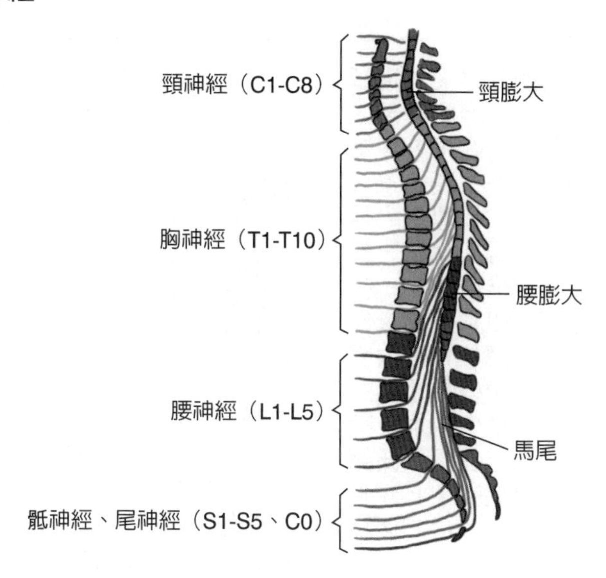


## 腰陽關穴是人體脊椎承受壓力最大的部位

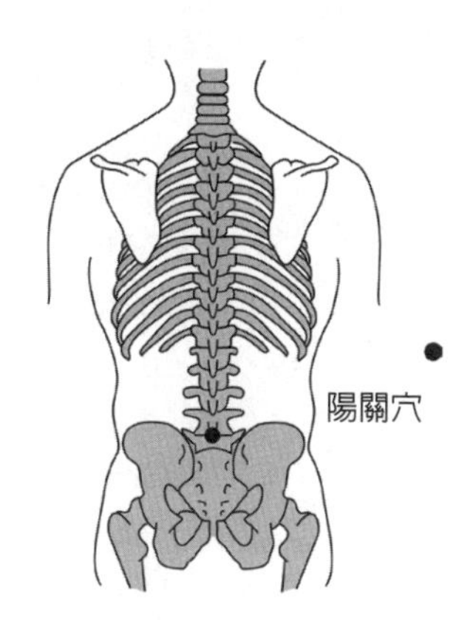


**＋ 知識補充站**

督脈與脊髓液的「腰槽」關係最密切，這是脊髓終末部分。向下行走於馬尾之中的脊髓神經，是胎兒尾側的尻尾隆起之處，是脊髓尾痕跡的遺留物；終系近位部末端還有內終系殘留的神經纖維、結締組織及軟膜覆蓋的神經膠原組織。脊髓占脊椎骨內上部的2/3，其中頸與腰兩個膨大部和四肢神經的支配攸關重要。脊髓往下繼續變細，終止於脊髓圓錐（第1、2腰椎間盤高度），終系與脊髓腰骶部開始的神經根形成的馬尾，是包含腦脊髓液腰槽之中，向下方繼續運作。灸骶骨是啓動人體生命資源；「尾骶」對於人體而言有如樹的根部。

# 4-7 督脈（三）

督脈從腦轉出左右頸部之後，再順下項肩部，內挾脊內行，至腰脊部入腎，大椎在第七頸椎（即隆椎）與第一胸椎之間，人老了，脊椎開始不正常彎曲，尾椎會最嚴重，反映在大椎與印堂上。人腦中有一腦下垂體，約只有一顆黃豆大；與頸椎成正比，頸椎正腦下垂體功能好。印堂與上星穴反映腦下垂體，腦下垂體無力吸收營養，腦筋思路不清楚。頸椎最重要的在第一與第二頸椎的環椎與樞椎（啞門、風府）。第一頸椎上有兩個關節窩（環椎與樞椎），關節窩上枕骨正、穩，脊椎就強健有力。這七個頸椎對頭部非常重要。

### 至陽穴

主治：腰脊強痛、胸背痛、四肢腫滿、胸脅支滿、咳嗽氣喘、少氣懶言、胃中寒不食、羸瘦身黃、黃疸。

取穴：第七椎下，俯而取之。

針法：斜刺，針入五分。灸三壯。

### 靈台穴

主治：背痛項強、咳嗽、風冷久嗽、氣喘不能臥、疔瘡。

取穴：第六椎下，俯而取之。

針法：斜刺，針入五分；《大成》：禁針。灸三壯。

### 神道穴

主治：脊背強痛、風寒頭痛、寒熱往來、咳嗽、心痛、健忘、驚悸、小兒風癇、瘛瘲。

取穴：第五椎下，俯而取之。

針法：斜刺，針入五分，《銅人》、《大成》：禁針。灸法：灸三壯。

### 身柱穴

主治：腰背痛、咳喘、疔瘡、小兒驚癇、癲癇狂走、瘛瘲、身熱妄言妄見。

取穴：第三椎下，俯而取之。

針法：斜刺，針入五分，留五呼。灸三至七壯。

### 陶道穴

主治：脊強、頭痛目眩、身熱煩滿汗不出、瘧疾。

取穴：第一椎下，俯而取之。

針法：斜刺，針入五分，留五呼。灸五壯。

### 大椎穴

主治：項頸強不得回顧、背膊拘急、感冒咳嗽、氣喘、肺脹脇滿、骨蒸潮熱、嘔吐上氣、五癆七傷、風癆食氣、熱病、痎瘧久不癒。

取穴：正坐取之，第一椎上，即頸椎第七椎之下，與肩相平，此椎隆起最高。以手按大椎，令病人轉頸，若隨之左右轉動者爲大椎（頸椎），不動者爲胸椎。

針法：斜刺，針入五分，留三呼。灸九壯。

### 啞門穴

主治：癲狂、中風舌強不語、暴喑、項強後頭痛、鼻衄、諸陽熱盛。

取穴：正坐，項後正中，入髮際五分，枕骨之下，當風府穴下五分。

針法：直刺，針入五分，留三呼，瀉五吸。禁灸，灸之令人啞。

### 風府穴

主治：頭痛目眩、項強、鼻衄、咽喉腫痛、中風不語、半身不遂、癲狂。

取穴：正坐，頭正中線上，枕骨直下凹陷中，項兩大筋之間，從後髮際上量一寸。

針法：斜刺，針入五分，留三呼，不可深刺，過深令人啞，針人中、天突急救之。禁灸。

## 督脈重要穴道的應用與說明

| 名稱 | 部位 | 應用 | 說明 |
|---|---|---|---|
| 腰陽關 | 第十六椎下，即第四、第五腰椎之間 | 1. 腰陽關反應多裂肌與迴旋肌的脊椎伸展、側屈及迴旋能量，感應生命任重道遠度 | 人體脊椎承受壓力最大的部位 |
| 陶道 | 第一椎下，即第一與第二胸椎之間 | 2. 陶道反應小菱形肌、多裂肌、迴旋肌、頭半棘肌，頸半棘肌、胸半棘肌、頭棘肌、頸棘肌、胸棘肌及頭夾肌等，感應頭頸胸部靈活度 | 大杼在第一胸椎旁一寸半，風門在第一與第二胸椎之間旁一寸半，構成骨髓要塞 |
| 大椎 | 第一椎上凹陷中，即第一胸椎與第七頸椎之間 | 3. 大椎反應小菱形肌、多裂肌、迴旋肌、頭半棘肌、頸半棘肌、胸半棘肌、頭棘肌、頸棘肌、胸棘肌及頭夾等，感應頭頸胸部生命力 | 六陽經與督脈之交會 |
| 啞門 | 在項後，入髮際五分宛宛中 | 4. 啞門反應斜方肌、頭前直肌、頭外側直肌、頭長肌、頭後大、小直肌、頭上、頭下斜肌、頭半棘肌、頭棘肌及頭夾肌等，感應頭腦言語應對靈活度 | 回陽九針之一 |
| 風府 | 在項後，入髮際一寸，大筋內宛宛中 | 5. 風府反應斜方肌、頭前直肌、頭外側直肌、頭長肌、頭後大直肌、頭後小直肌、頭上斜肌、頭下斜肌、頭半棘肌、頭棘肌及頭夾肌等，感應頭頸顧盼仰俯靈活度 | 風府、風池是頭顱枕骨與軀體第一頸骨的關卡 |

## 風府穴、啞門穴

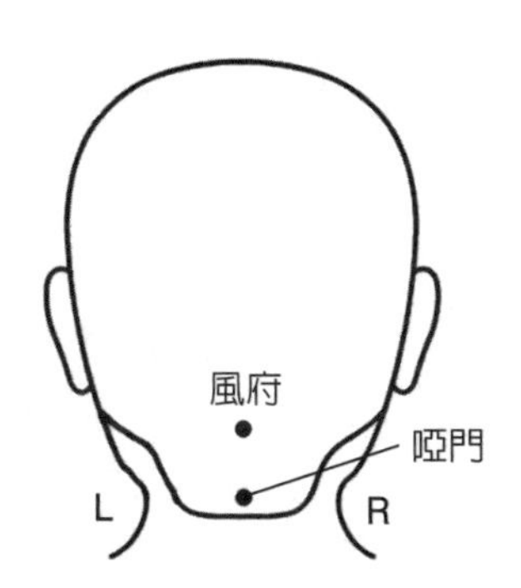


**＋ 知識補充站**

頭部枕骨與第一頸骨之間有九塊肌肉：頭前直肌、頭外側直肌、頭長肌、頭後大直肌、頭後小直肌、頭上斜肌、頭半棘肌、頭棘肌及頭夾肌。枕骨的基底部屬於胃經脈，枕骨的外側部反應膽經脈，枕骨的鱗部反應膀胱經脈。傷寒論：「太陽病，初服桂枝湯，反煩不解者，先刺風池、風府，卻與桂枝湯則愈。」風府、風池是頭顱與軀體之間的關卡；人的腦重量只占全身重量的 2~2.5%，需要心臟供應的血液量占六分之一，主要來自頸內動脈與椎動脈。刺激風府活絡頭後大小直肌、頭後上下斜肌、枕下靜脈、頸內靜脈、椎靜脈等，進而促進心臟血液循環。

# 4-8 督脈（四）

督脈與肝經脈會於巔頂，巔頂內側有基底動脈；基底動脈是大腦後動脈（椎動脈）與大腦前動脈（來自左右頸動脈）集結而成腦底動脈，在腦部的下方，很細，疲累時頸後頸動脈缺氧，頸後就會覺得痠。相較之下前頸兩條頸動脈很粗。熬夜睡眠不足，疲累過勞時眼眶發黑，背部會痠，尤其是膏肓區，因這些部位的血管都較細，其敏感度會比頸動脈高。

## 腦戶穴

主治：癲癇、頭項強痛、頭中惡風、頭重、目不明、風眩。

取穴：風府直上一寸五分，外後頭結節最突起部，即枕骨粗隆之上緣，入髮際二寸五分，正坐取之。

針法：此穴禁針灸。《內經．刺禁論》：刺頭中腦戶，入腦立死，因內有延髓；《明堂》云：可針三分。

## 強間穴

主治：癲狂、頭痛目眩、項強腦旋、嘔吐、煩心、失眠、癔病。

取穴：後髮際上四寸，百會後三寸，正坐取之。

針法：斜刺，針入三至五分。灸五壯。

## 後頂穴

主治：癲狂癇證、頭痛眩暈、頸項強痛、額顱上偏頭痛、惡風、目眩不明、煩心、失眠、癔病。

取穴：按強間穴上一寸五分，百會後方一寸五分，後髮際上五寸五分，正坐取之。

針法：斜刺，針入四分。灸五壯。

## 百會穴

主治：癲狂、頭痛頭暈、項上痛、目如脫、中風半身不遂、言語蹇塞、耳鳴、鼻塞鼻衄、泄瀉、脫肛、角弓反張、老年癡呆、精神分裂症。

取穴：正坐或仰臥，當頭頂正中稍後，可容豆許凹陷中（頂骨孔），去前髮際五寸，後髮際七寸，從兩耳尖連線與正中線之交叉點，穴在交叉點附近凹陷中。

針法：橫刺，從前向後沿皮刺入，針入二至三分。灸三至七壯，不宜多灸。

## 前頂穴

主治：癲癇、頭暈目眩、頭風、頭頂痛、風眩目瞑、惡風寒、頸項腫痛、鼻淵、小兒驚風。

取穴：去後髮際八寸五分，前髮際上三寸五分，左右顱頂骨相接之中，百會穴前一寸五分，正坐取之。

針法：斜刺，針入四分。灸五壯。

## 囟會穴

主治：頭痛頭暈、目眩、鼻淵、鼽衄、鼻痔、鼻癰、驚癇。

取穴：上星上一寸，百會前三寸，正坐取之。

針法：斜刺，針入三分。灸三壯。

**小博士解說**

TIA–暫時性腦缺血發作，在腦部的循環有兩種：一是短暫性的，如半夜睡眠中突然呼吸停止，救醒你的就是基底動脈。基底動脈在督脈與肝經脈的交會處。病理學上，在頭顱內腦血管的某些地方，如有肌纖維、動脈瘤、微小血栓等，會造成腦部循環暫時缺血。這種情形好發於五十歲以上的人。

## 督脈頭面部要穴

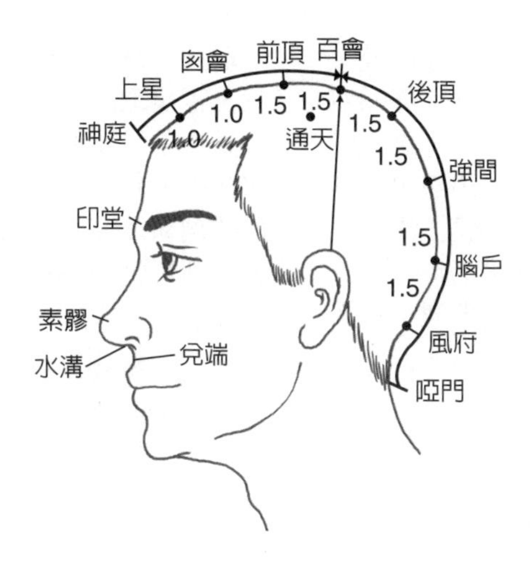


## 督脈重要穴道的應用與說明

| 名稱 | 部位 | 應用 | 說明 |
|---|---|---|---|
| 百會 | 前頂後方一寸五分，頂上中央陷中 | 1. 百會反應帽狀腱膜、額板障靜脈、頂導靜脈和上矢狀靜脈竇等，感應思考靈活度 | 行針指要穴之一，用於風證 |
| 上星 | 神庭上五分，入前髮際一寸 | 2. 上星反應帽狀腱膜、額肌、額板障靜脈、上矢狀靜脈竇等，感應頭腦思考精確度 | 胃經脈之於額顱，與神庭和上星相輝映 |
| 水溝 | 鼻柱下溝中央，近鼻孔陷中 | 3. 水溝反應口輪匝肌、鼻棘，感應頭腦與脊髓精力充沛度 | 十三鬼穴之一 |

**＋ 知識補充站**

大椎不正常腫大，如水牛背、貓背；水牛背是頸椎問題，多屬淋巴系統問題；貓背是第三至七胸椎，屬心肺問題；駝背是第七至十二胸椎，屬肝脾問題，彎腰主要是第十二胸椎以下，屬肝腎問題。強健任督二脈，可減少罹患淋巴癌等惡性腫瘤的機率。

督脈貫注於腦，頭上五行穴（頭頂）及尻上五行穴（臀部）都是肌肉與血管活動頻繁的部位。《內經》頭上五行有兩組穴群：

1. 上星、囟會、前頂、百會、後頂各一穴，五處、承光、通天、絡卻、玉枕、臨泣、目窗、正營、承靈、腦空各二穴，共二十五穴。
2. 廉泉、神庭、囟會、百會、風府各一穴；風池、天柱、耳門、率谷、瘈脈各二穴；上星旁開0.3寸各三穴；前頂後半寸，旁開0.3寸各五穴，共三十一穴。

# 4-9 督脈（五）

帛書四十四式的鸇式，有《內經·刺節眞邪》之「去爪」功能，展開四肢利關節肢絡。「腰脊者，身之大關節也。肢脛者，人之管以趨翔也。莖垂者，身中之機，陰精之候，津液之道也。故飲食不節，喜怒不時，津液內溢，乃下留於睪，血道不通，日大不休，俛仰不便，趨翔不能。」

去爪是臨床治療重要方法之一，相當於導引按蹻與復健。「鸇」是很傳統，也很奔放的動作；雙手上舉與前探，雙腳前屈後伸，頭頸前後瞻顧的緩和動作，反覆操作，令全身肢節活動伸展到淋漓盡致。鸇極力展開四肢轉動脊椎，配合緩慢的下丹田呼吸，呼吸越來越緩慢而長，每一動作，越來越用力，「伸展」與「輪轉」的作用，起動十二經脈與奇經八脈。從肢節到皮膚毛孔到爪甲，促進動靜脈廔管 (A-V shunt) 及淋巴小節等循環，持之以恆，必助益胸腋下及腹股溝淋巴結，強化免疫功能。

### 上星穴

主治：頭痛目眩、頭皮腫、睛痛不能遠視、鼻淵、衄衄、鼻癰、鼻痔、癲狂、熱病汗不出。

取穴：正坐或仰望，前髮際至後髮際折作十二寸，頭正中線上，入前髮際一寸取之。

針法：斜刺，針人三分，留六呼。灸三壯，不宜多灸，灸多令人目暗。

### 神庭穴

主治：癲癇、驚悸、失眠、頭痛眩暈、鼻淵、衄衄、目赤腫痛、目翳、頭風嘔吐。

取穴：鼻正中直上，前髮際入髮五分，正坐取之。

針法：《針灸大成·禁針穴歌》此穴禁針。針之令人癲狂，目不明。現代解剖醫學完整，安全考量無虞，可依證進行針刺治療。灸三至七壯。

### 素髎穴

主治：驚蹶、昏迷、鼻塞、衄衄、鼻痔、酒糟鼻、喘息多涕。

取穴：鼻柱上端取之，當鼻正中軟骨之陷中。

針法：直刺，針入一至三分。禁灸。

### 水溝穴

主治：癲癇、中風口噤、口歪眼斜、昏迷、面腫、小兒驚風、腰脊痛、閃挫腰痛、消渴。

取穴：正坐，在唇溝之上段約 1/3 處，近鼻柱根取之。

針法：直刺，針入三分，留五呼。不灸。《銅人》云：灸不及針。

### 兌端穴

主治：癲癇吐沫、口噤、口瘡、牙齦痛、衄血、黃疸、消渴、溺赤。

取穴：上唇尖端，赤白肉際，開口取之。

針法：直刺，針人三分，留六呼。灸三壯。

### 齦交穴

主治：急性腰扭傷、鼻瘜肉、牙痛、齒齦腫痛。

取穴：掀起上唇，上唇之內，上齒牙縫之上約三分，齦縫中取之。

針法：直刺，針人三分，逆刺之，點烙亦佳。灸三壯。

## 鶻式

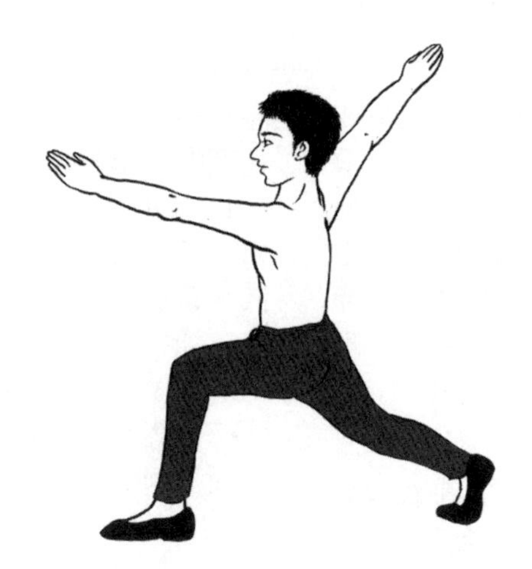

## 頸部肌肉分布

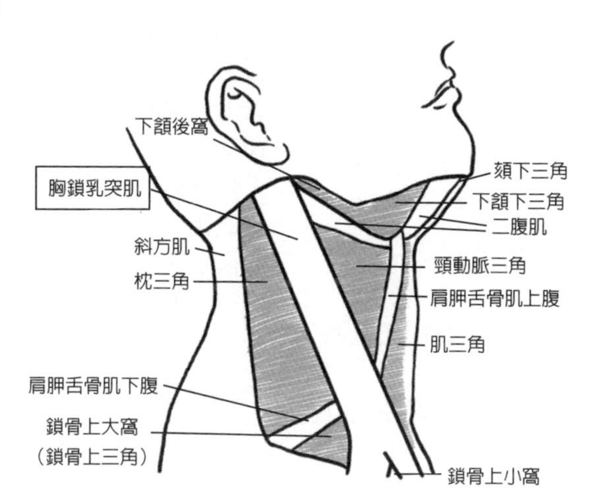


**＋ 知識補充站**

鶻式，瞻前顧後，每一次呼吸，每一個動作，漸進式用力到斜角肌與胸小肌，胸小肌與胸大肌夾住肱二頭肌，協調肱三頭肌。鶻式，瞻前顧後用力時，胸小肌會把第一、二肋骨（從頸椎拉到第一、二肋骨）拉起來，斜角肌會把第三、四、五肋骨（從頸椎拉到第三、四、五肋骨）拉起來；後面有聯繫第一到第五胸椎的上後鋸肌，再把第一到第五肋骨拉起來負責吸氣，同時更刺激活絡任督二脈，與胸腋下及腹股溝的600多個淋巴結，以維持身體防禦能力，防治淋巴癌等惡性腫瘤。

水溝穴，鼻下凹陷似水溝，穴在其中，故名。水溝似人形，穴居其中，故又稱「人中」。人指人部，居天（上）部與地（下）部之間；鼻主天氣（呼吸），口主地氣（飲食），穴在口鼻之間的人部之中。人中是急救要穴之一，人昏迷，力掐人中，可醒神。

# 4-10 衝脈（一）

歌訣：「衝脈夾臍起橫骨，大氣四注肓俞同，商石陰通幽門穴，至胸散布任流行」。氣衝穴（胃經脈）、橫骨穴、大赫穴、氣穴穴、四滿穴、陰交穴（任脈）、中注穴、肓俞穴、商曲穴、石關穴、陰都穴、通谷穴、幽門穴（腎經脈）等十三個穴位。

## 認識衝脈

「衝」者「交通要道」也，有四通八達之意。衝脈有衝動的幹勁，也有猛烈的動力；衝脈循行路線與循環系統之主動脈灌溉全身相似，爲十二經之所注。

《內經．動輸》：「衝脈者十二經脈之海也。與少陰之大絡起於腎下，出於氣街…。」《內經．逆順肥瘦》：「夫衝脈者，五臟六腑之海也，五臟六腑皆稟焉。」

## 循行部位

「衝脈起於腹氣街，後在宗氣氣衝來。並於先天之眞氣，相併夾臍上胸街，大氣至胸中而散，會合督任充身懷，分布臟腑諸經絡，名之曰海不爲乖。」1. 起於小腹內；2. 下出於會陰部，接足少陰腎經內股鼠蹊，出於足陽明經的氣衝穴；3. 沿腹部兩側，上達咽喉，環繞口唇。

1. 本絡路徑（主要道路）：橫骨穴、大赫穴、氣穴穴、四滿穴、中注穴、肓俞穴、商曲穴、石關穴、陰都穴、通谷穴、幽門穴（腎經脈）。

2. 別絡路徑（輔助道路）：氣衝穴（胃經脈）、陰交穴（任脈）。

衝脈輔助道路交流於四大氣街：『胸』氣有街，『腹』氣有街，『頭』氣有街，『脛』氣有街。《內經．衛氣》：「氣在頭者，止之於腦；氣在胸者，止之膺與背腧；氣在腹者，止之背腧與衝脈於臍左右之動脈者；氣在脛者，止之於氣街與承山踝上以下。」中國兩千年前的概念：「胸有氣街，止於膺與背俞 」與「腹有氣街，止於衝脈於臍左右之動脈與背俞」，幾乎是西醫到文藝復興時期才完成的胸主動脈與腹主動脈的解剖觀念。

## 相關病候

《類經》：「衝脈挾臍上行至於胸中，故其氣不順（呼吸系統）則膈塞逆氣，血不和（循環系統）則胸腹裏急也。」

**小博士解說**

左側頸動脈看心，右側頸靜脈看胃與膽。總頸動脈上到頭部，分頸內動脈與頸外動脈；頸內動脈負責大腦的前動脈與中動脈，頸外動脈負責臉部。從頸內動脈與頸外動脈上行以後，上頭頂成為前後大腦交通動脈。到頭頂以後，與椎動脈交叉形成威廉式循環，22% 是正常的，75% 以上的人都屬不正常。椎動脈屬膀胱經脈，頸靜脈屬胃經脈與膽經脈，人在壓力下會造成威廉式循環不正常，產生頭痛、巔頂痛，持續病化，會引發腦下垂體窩長腫瘤或老化加速。

## 衝脈

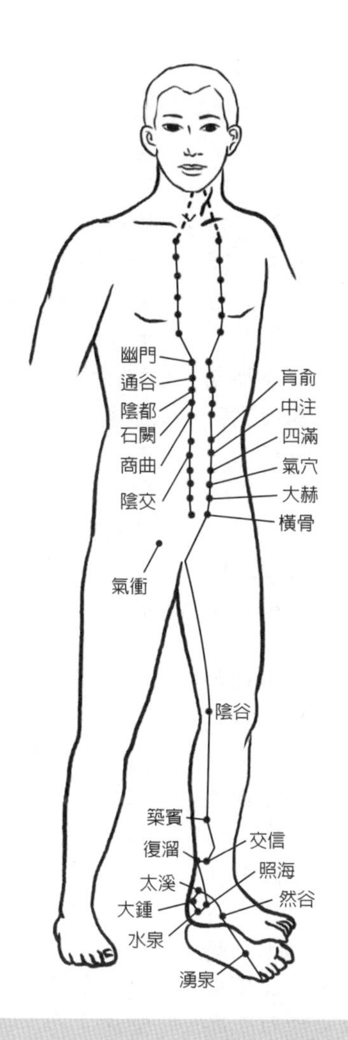


**＋ 知識補充站**

右扶突穴在喉結旁開三寸處，此有頸靜脈，頸靜脈孔比較大，正面看是在顳骨、枕骨的前方，由下往上看則在顳骨、枕骨的後方；它與左側的頸動脈猶如兄弟關係，相愛但相殺，也會有鬩牆的時候。

人體的結構非常奧妙，其奧妙並不容易了解，關鍵是看個人怎麼經營健康與生活。外表笑臉迎人，內心卻充滿負能量或壞念頭，頸內動脈到腦部就會產生變化，腦部思緒必定複雜，健康上可能造成粥樣動脈硬化；未必有即時性的死亡威脅，但可以確定的是頸動脈所經膚表的顏色會不同。

言行舉止都會影響心臟的跳動：(1)交感神經負責跳動，正腎上腺素讓心臟加速。運動選手訓練交感神經競賽時心跳加速。(2)副交感神經負責控制減慢，乙醯膽鹼讓心臟跳動減慢。修道人是訓練副交感神經來放鬆。修心養性與勞筋骨苦心志，旨趣各異，都是養生大道，點到為止效果並不彰，持續維持與否影響變數的多寡。

# 4-11 衝脈（二）

心臟的主動脈分四路，1. 升主動脈、2. 胸主動脈、3. 腹主動脈、4. 主動脈弓。主動脈弓含左頸總動脈、左鎖骨下動脈、頭臂動脈三條動脈。左心室與心房的結構都比右側堅厚，因左心室負責全身血液的營運，右心室只處理來自肺藏不帶氧的血。心房、心室與勤惰有關，有規律足量運動或工作勤奮者，左心房、心室都會比較強壯。右心房、心室的工作量較低，生活較鬆散疏懶者，相形之下右心房、心室會比較弱。

與心臟相接的動脈血管，必要時候多會參與管道急救工作，如奇經八脈之於十二經脈與五臟六腑。例如，右鎖骨下動脈接右頸總動脈到臉，到頭腦的前半部。另一條右頸動脈到腦後半部，左右頸動脈與椎動脈上腦後合成基底動脈，最大作用是在腦血管出狀況時，隨時參與借道急救工作。

衝脈穴道，橫膈膜之主動脈裂孔不只有主動脈由此下行，還有迷走神經；另有奇靜脈回心臟。此第十二胸椎處的主動脈裂孔非常重要，與橫膈膜沒有很親密關係，但橫膈膜有下腔靜脈裂孔，加上食道裂孔，這三個孔就像天、人、地三部在運轉，讓我們的呼吸正常、順暢。

另一方面，衝脈穴道幾乎與帶脈一致，協同配合奇靜脈系統運作；奇靜脈系統與帶脈，提供所有經脈順暢的服務。奇靜脈靠近脊柱右側，來自下腔靜脈，終於上腔靜脈。脊柱左側是半奇靜脈，來自腎靜脈，再匯入奇靜脈。常見上腔靜脈症候群，是在奇靜脈上方的上腔靜脈阻塞，如被腫瘤壓迫或血栓堵住等，血液需轉往胸壁靜脈匯入胸靜脈和髂靜脈，歷經恥骨部的氣衝穴（胃經脈）與橫骨穴（腎經脈），再經下腔靜脈流入心臟，歷經腹部的大赫穴、氣穴穴、四滿穴、陰交穴（任脈）、中注穴、肓俞穴、商曲穴、石關穴、陰都穴、通谷穴、幽門穴（腎經脈）等。

人體骨化完成，有三個重要部位－恥骨、劍突骨和頭顱骨。恥骨上有曲骨穴（任脈）、橫骨穴（腎經脈）、氣衝穴（胃經脈）。此五個穴道關係著行、立、坐、臥的動作。身體無法正直行走或坐立，反映人懶無鬥志，老化很快。恥骨聯合由骨盆包覆夾住，男人一公分，女人一至二公分，是一薄薄的圓片，它受生活習慣、年齡、工作、運動、營養等影響產生不同的變化。25 歲以前有稜線，之後就骨化完成，不見了。衝脈的氣衝穴（胃經脈）與橫骨穴（腎經脈）則持之以續。

**小博士解說**

「衝、任、督三脈同起而異行，一源而三歧，皆絡帶脈。」劍突骨關係著肝、脾、腎，與肝臟解毒能力和心臟功能是一致的。橫膈膜與食道及髂腰肌的生態關係，亦牽繫著劍突骨的骨化關係。

## 衝脈與陰維脈

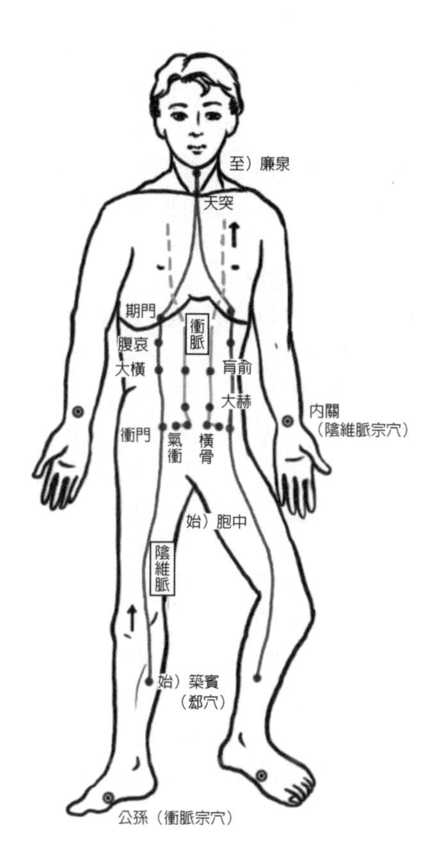


**＋ 知識補充站**

衝脈、帶脈與任、督等四脈，透過髂腰肌與橫膈膜，一起反映胸腔與腹盆腔的狀況。劍突骨在第六、七肋骨間，有上下、左右、前後三個面，最下方一段是固定關節面，在40～50 歲骨化完成。關係著橫膈膜、斜角肌及呼吸的深層肌膜。相關穴道包括任脈的鳩尾、腎經脈的幽門，與胃經脈的不容等穴。人的生老病死與吃喝拉撒全都於此留下紀錄。

第八、九、十肋骨為假肋，十一、十二肋骨為浮肋。六、七肋骨間有期門（肝經脈募穴），七、八肋間有日月（膽經脈募穴），十一、十二浮肋上有章門（脾經脈募穴）、京門（腎經脈募穴）。肝、膽、脾與腎經脈的運作情況，100%記錄於此。

衝脈起於「胞宮」，又稱之「血海」。明代《醫經小學》奇經八脈歌吟：「衝脈出『胞』循脊中，從腹會咽絡『口唇』，女人成經為血室，脈並少陰之腎經，並任督本於會陰，三脈並起而異行。」女性陰阜與尻骶的豐盈枯朽，反映衝脈與任、督等三脈；也反映男性前列腺靜脈叢，與女性子宮、卵巢靜脈叢等功能。發生學記載，睪丸從胚胎開始就由腹外、內、橫、直等肌肉包覆著，在組織學上睪丸與此肌肉群相互牽繫。

# 4-12 帶脈（一）

《內經・經別》：「足少陰之正，至膕中，別走太陽而合，上至腎，當十四椎，出屬帶脈。」帶脈起於足少陰之正脈，出於舟骨粗隆下方之然谷穴。帶脈與腎臟神經系統有關，強健帶脈可以固精、強腎、壯陽。《內經・氣府論》王冰註：「足少陽，帶脈二經之會」。《儒門事親》曰：「衝、任、督三脈同起而異行，一源而三歧，皆絡帶脈。」帶脈位於腰帶部，如人束帶而前垂，帶之言束也，猶如束帶一般，總束諸脈，使不妄行。

帶脈穴道：章門穴、帶脈穴、五樞穴、維道穴共四穴。帶脈在第十一肋游離端（章門）直下一寸八分，與臍相平處（臍旁八寸半），五樞在帶脈下三寸，維道在章門下五寸三分。

1. 本絡路徑（主要道路）：腹部章門穴、帶脈穴、五樞穴、維道穴。
2. 別絡路徑（輔助道路）：出於舟骨粗隆下方之然谷穴，含括太衝、然谷、地機、三陰交、足三里、腎俞、志室等穴。

髂腰肌、橫膈膜與腹外、內、橫、直等肌肉，立即轉播身心狀況。帶脈四穴提挈著腹部九塊肌肉：腹外斜肌、腹內斜肌、腹橫肌、腹直肌、腰方肌、腰大肌、髂肌、錐狀肌及提睪肌。腹外斜肌與睪丸及陰唇等貼在一起，腹內斜肌與圓韌帶貼在一起。操作瑜珈大禮拜、拜日式，與易筋經第十～十二式、帛書四十四式鷂式，或跳舞、跑步等，與橫膈膜至為密切，像潮汐在牽動巨闕、期門和章門，都可以強化腹盆腔功能。

橫膈膜從第七至十二肋骨，及腰部第一至三腰骨，開始拉到中間，到由腰大肌與腰方肌所構成的脊腱中心。腰方肌從骨盆拉到第十二肋骨；腰大肌由腰椎拉到股骨的大轉子，髂肌從髂窩到股骨小轉子，合為髂腰肌。帶脈之所以能夠和衝脈與任督等一起表現生命活力狀況，主要是髂腰肌。髂腰肌與橫膈膜一起發生、成長，以至於記錄生老病死；再者，橫膈膜構成下食道括約肌，帶脈因此得以附帶提供順暢經脈的服務。

**小博士解說**

帶脈、衝脈與任、督等四脈，帶動橫膈膜與腹部九塊肌肉。橫膈膜負責人體70%的吸氣功能，腹部九塊肌則是呼氣的輔助肌肉，全都與呼氣有關。

人體發生學是形成胚胎後，成長過程中肌肉的來源，由腹外斜肌、腹內斜肌、腹橫肌、腹直肌與睪丸一層層的包在一起。提睪肌有問題，如嚴重心肌梗塞或心臟病者，常伴有睪丸腫大，因為睪丸的靜脈血回流不良壓迫到，生殖器官因而變小，成年後在病理上還是一致的。腰方肌、腰大肌的肌肉很厚，因為它們負責轉動，有薄薄的腱膜黏在脊腱中心，也是一體的，對健康都很重要。

## 帶脈與陽維脈的循行路線

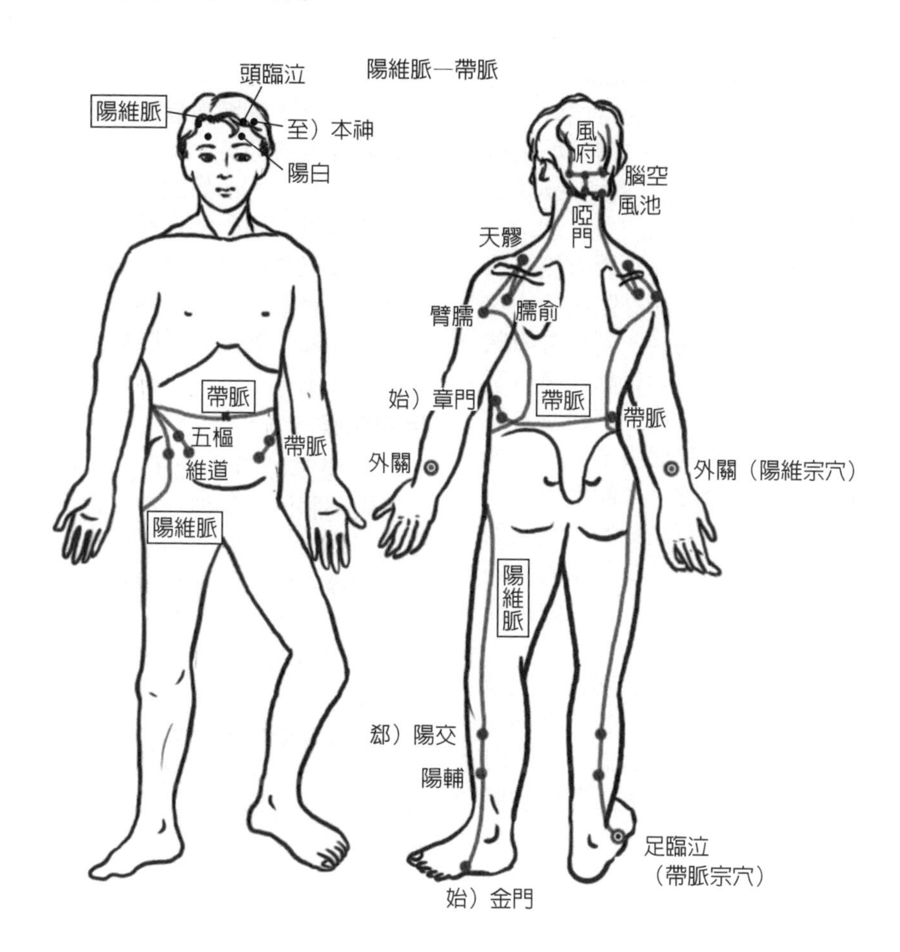


**＋ 知識補充站**

帶脈因應衝、任、督三脈同起而異行，於頭面部分，帶脈也與之合作為伍；頭顱部血管可經由椎靜脈叢流入心臟，椎靜脈叢在頸椎後方，也常作為腦部血流回心的替代道路，一般是由頸靜脈回心臟。腦部血流回心臟不順，臉部容易浮腫、呼吸困難、咳嗽、頭痛、昏眩等症狀。肩頸僵硬的人，椎靜脈血流也不暢，容易後頭痛頭重、感冒，頸椎第一節上有風府穴，兩旁有風池穴，都是易感風寒侵入人體的穴道。晚上，睡覺前頭脹臉腫，是頸靜脈回流心臟不良。帶脈的關鍵要穴太衝、然谷、地機、三陰交或足三里等，選擇對應主要問題的經脈臟腑，針灸砭治之，多可逐漸改善。

# 4-13 帶脈（二）

《奇經八脈考．帶脈篇》：「帶脈者，起於季脅足厥陰之章門穴，同足少陽循帶脈穴，圍身一周，如束帶然。」帶脈一旦有礙，腰部日顯肥厚。帶脈有：

1. 附帶服務，奇靜脈在身體右側，收集胸腔的血，與右腰深靜脈銜接，穿過主動脈裂孔進入胸腔。副半奇靜脈（第五至八胸椎）與半奇靜（第九至十二胸椎）在身體左邊，來自左腰深靜脈。奇靜脈收集第四胸至十二胸椎的血液進入上腔靜脈。奇靜脈走上腔靜脈回心臟，並沒有主動的力量回到心臟，大部分要靠呼吸及骨骼肌的動作，以及鄰旁動脈的動力，被動地輸回心臟。
2. 約束服務，奇靜脈負責聯絡上腔靜脈與下腔靜脈，奇靜脈有特殊奇異功能，橫著走，有一戰備狀態，前半段如帶脈與任督二脈的功能，肝門靜脈透過肝靜脈走出橫膈膜，才回下腔靜脈；之後，才回右心房。肝門靜脈及下腔靜脈病變不通時，奇靜脈會取而代之走上腔靜脈回右心房。反之，上腔靜脈有問題，奇靜脈會借道下腔靜脈，再回右心房。
3. 紮束服務，動脈與靜脈，越動越痛是動脈栓塞或發炎。動了才不痛是靜脈回流不良。背部靠近肩胛骨內側，膏肓穴附近，運動時會發熱或痠痛，是胸腔後壁奇靜脈不暢。臨床上，上腔靜脈症候群，血液需經輾轉再流入心臟，如此，胸部與下腹髂部靜脈青筋就會浮現。

### 相關病候

婦人惡露隨帶脈而下，故謂之帶下。腹部脹滿，身似上浮。婦人少腹堅痛、月水不通、赤白帶下、腰腹縱、疝痛、腎虛、子宮脫垂。《金匱要略》：「腰溶溶如坐水中(甘薑苓朮湯治療腎著)」，甘薑苓朮湯治腎著，腰溶溶如坐水中，是下食道括約肌與胃及橫膈膜的脈管出問題。

膀胱經走到背部分兩條路，反映三十一對脊神經的分布，包括五臟六腑的俞穴；手指會麻，可能是頸臂神經叢問題，或是頸神經根被壓迫到；如以經脈辨證，小指會麻是心血管問題，大指會麻是胸腔肺部出狀況，腳部的神經則反應在腰尻神經叢。

**小博士解說**

帶脈提供所有經脈順暢的服務，腎臟方面與奇靜脈系統相似。肝臟方面，與肝動脈、膽管、肝門靜脈（三脈管組成一個單位）生息與共。肝動脈與肝門靜脈主要作用在供應營養給肝臟。攝食後，肝動脈開始供應血液給肝臟以幫助消化。沒進食，肝動脈所供給肝臟的血液有限，肝門靜脈供給肝臟血液約 70%，肝動脈約 30%。肝門靜脈除了直腸以外，所有消化道的靜脈血，都以肝門靜脈系統回肝臟，最後肝臟以肝靜脈將真正的靜脈血送回下腔靜脈，才進入右心房；所以肝門脈的血液是含有相當比例的氧氣，不同於一般靜脈血氧氣稀少。

## 帶脈相關的診治要穴

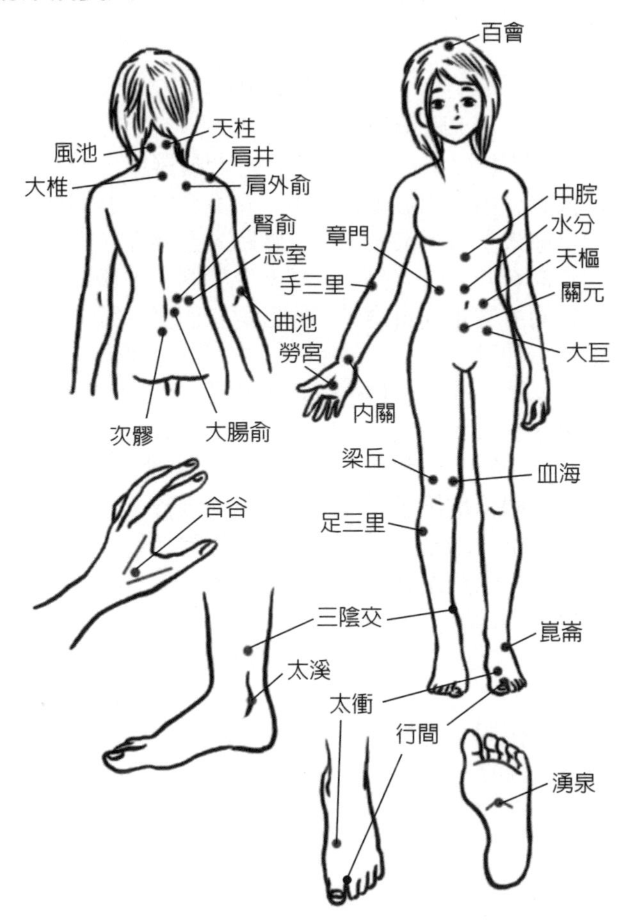


**+ 知識補充站**

帶脈的關鍵要穴太衝、然谷、地機、三陰交、足三里在腳部，腎俞、志室、章門穴、帶脈穴、五樞穴、維道穴在腰腹部，彼此的互動，最重要的是尾骶骨處的副交感神經。交感神經是讓人活著，副交感神經是讓人休息放鬆。副交感神經在頸部與骶部，交感神經在胸腰部，立身期正直，脖子端正會刺激副交感。第三（動眼）、七（顏面）、九（舌咽）、十（迷走）對腦神經，都屬副交感神經，其中的迷走神經下走支配內臟，頸部的副交感神經影響升結腸，骶部的副交感神經影響降結腸。

帶脈出於舟骨粗隆下方之然谷穴。人的腳不動，腹盆腔就會變遲鈍，尤其是盆膈膜，盆膈膜最重要是恥骨直腸肌，恥骨到肛門有恥骨直腸肌護住，不到排泄大便時不會改變角度，一般是90度，要排泄時會成180度，一旦肌肉鬆弛無力會大便失禁。

子宮有闊韌帶、基底韌帶、圓韌帶（跟著腹股溝包裹到陰唇），尾骶骨到子宮的宮底韌帶、子宮恥骨韌帶，到八、九十歲，這些組織對女性的意義還是很大，除了卵巢沒有卵子，子宮內膜沒積血，它仍表現著生命力。

# 4-14 陽蹻脈　陰蹻脈（一）

## 陽蹻脈

《難經．二十八難》：「陽蹻脈者，起於跟中，循外踝上行，入風池。」陽蹻脈從足太陽分出，出於腳跟，沿外踝下方的申脈穴上行，最後到目及腦。蹻脈的走向有升有降，陽蹻脈與足太陽經脈相同，其走向可由上而下，為衛氣運行之通路。

陽蹻脈穴道共十一穴：申脈、僕參（陽蹻本）、跗陽（郄穴；上穴均屬足太陽）、居髎（足少陽）、臑俞（手太陽）、巨骨、肩髃（均屬手陽明）、地倉、巨髎、承泣（均屬足陽明）、睛明（足太陽）。陽蹻由外踝（申脈）而上行，以跗陽為郄穴，經陽側而上達目內眥睛明。

1. 本絡路徑（主要道路）：
   (1) 腳：申脈、僕參、跗陽、居髎。
   (2) 手：臑俞、巨骨、肩髃。
   (3) 臉：地倉、巨髎、承泣、睛明。
2. 別絡路徑（輔助道路）：足三陽經脈、手太陽經脈及手陽明經脈等五經脈。

## 陰蹻脈

《難經．二十八難》：「陰蹻脈者，亦起於跟中，循內踝上行，至咽喉，交貫衝脈。」據此，其起始同起於腳跟，至頸部（人迎之前）還左右交叉至對側，上達鼻旁，與陽蹻交會於目內眥而交於腦。

《內經．脈度》：「（陰）蹻脈者，少陰之別，起於然骨之後。上內踝之上，直上循陰股，入陰，上循胸裏，入缺盆，上出人迎之前，入頄，屬目內眥，合於太陽，陽蹻而上行。」陰蹻從足少陰分出，起自然骨後方即內踝下方的照海穴，沿陰側上行。（大隱靜脈）

陰蹻脈共三穴：照海、交信（郄穴，均屬足少陰）、睛明（足太陽）。陰蹻由內踝（照海）上行，交信為郄穴，經陰側上達目內眥睛明。

1. 本絡路徑（主要道路）：
   (1) 腳：照海、交信。
   (2) 臉：睛明。
2. 別絡路徑（輔助道路）：足少陰經脈與足太陽經脈。

**小博士解說**

「陰蹻脈至咽喉，與陽蹻交會於目內眥而交於腦」與「陽蹻脈到目及腦，從膀胱經脈風池，與督脈風府入於腦」，最關鍵的是延腦。延腦是呼吸中樞，第八、九、十、十一、十二對腦神經起始於延腦，斜方肌與胸鎖乳突肌由第十一對腦神經副神經控制，與第十對腦神經迷走神經控制自律神經系統，第八對腦神經關係著耳朵與聽聞功能，第九、十二對腦神經關係著耳咽部的咽喉與吞吐能力，延腦與第八至十二對腦神經，彼此之間深度的牽扯，人的健康也因此深受陰蹻脈與陽蹻脈的影響。

## 腦部結構

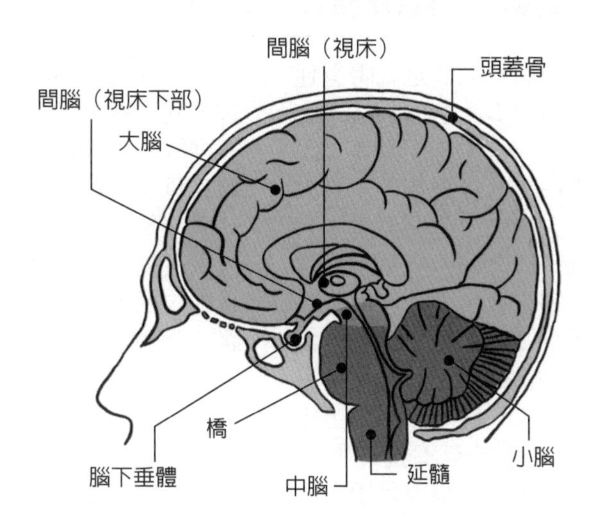


## 天突、人迎、扶突、天窗

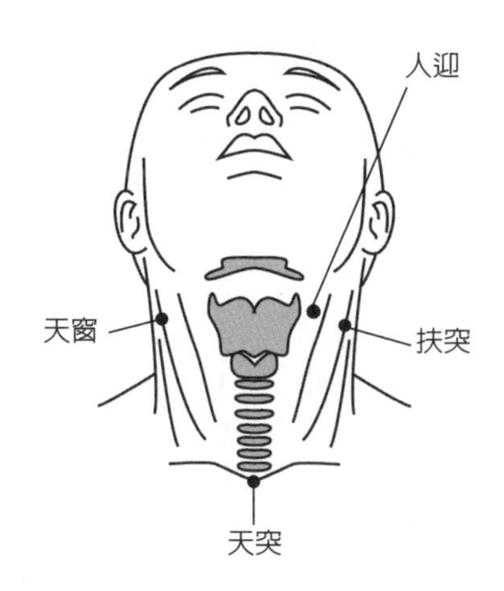


**+ 知識補充站**

斜方肌上的風府穴與督脈（神經系統）的生態，胸鎖乳突肌上的天突穴與任脈（內分泌系統）的生態，都因應頸部六陽經脈（人迎、扶突、天窗、天容、天牖、天柱），而與十二經脈及五臟六腑表裡相關。斜方肌與胸鎖乳突肌及所屬的頸部血管關係微妙，皮脈肉筋骨層層感應，胸鎖乳突肌依序有天突、人迎、扶突、天窗、天容、天牖、天柱而風府穴，其各穴區的肌膚色澤，依序反映頸動脈、頸靜脈、椎動脈與椎靜脈等的循環狀況，將腦部與心臟及其它相關臟腑的健康，如影隨行實況轉播。

# 4-15 陽蹻脈　陰蹻脈（二）

《靈樞·寒熱病》：「足太陽有通項入於腦者正屬目本，名曰眼系。…在項中兩筋間，入腦乃別陰蹻、陽蹻，陰陽相交…交於目銳眥。」足太陽經脈於項後入腦處，連繫目本，名為目系。是風府穴所在。入腦分陰蹻、陽蹻，互相交會，交於目內眥。

依交會關係，蹻脈起於跟中以僕參為本。陽蹻由外踝（申脈）而上行，以跗陽為郄穴，經陽側各穴上達睛明，與陰蹻交會於目而通於腦。「蹺」是舉足行高，因聯繫足跟，主身體活動，故以為名。動與靜相對，陽蹻行於陽，主活動和清醒狀態；陰蹻行於陰，主安靜和睡眠狀態。會合於目及腦，是彼此的功能聯繫。

蹻脈走向與延腦和第八至十二對腦神經生理運作相似。蹻脈有快速與高速公路特質，攸關人體身心運作，其結合度：

1. 言行舉止敏捷度，耳朵聽聞與第八對腦神經，咽喉呑吐與第九、十二對腦神經；耳咽部與延腦呼吸中樞相關。環境、情緒、生活、習慣，多能影響耳咽部的敏捷度，耳聰目明者多能適應各種不同環境。
2. 身心靈活度功能，『復健科』患者受環境、情緒或生活習慣干擾者，其症狀多與第十一對腦神經副神經控制的斜方肌與胸鎖乳突肌相關，此二肌群負責頭頸部所有動作，影響全身肢節的靈活度。
3. 生活品質運輸功能，受環境、情緒及生活習慣影響的『腦神經內科』患者，其症狀多與第十對腦神經迷走神經控制的自律神經系統相關，因迷走神經負責全身臟器生理運作。

頭有氣街，止之於腦，就是頭上五行。從基底動脈轄區有玉枕、腦戶、天柱、風府、風池、啞門等穴，以風府、風池、天柱、啞門四穴最為重要。

(1) 風府穴屬督脈，位於枕骨與第一頸椎間。

(2) 風池穴屬膽經脈，位於風府穴旁開二寸八分至三寸之間。

(3) 天柱穴屬膀胱經脈，位於風府、啞門穴旁開一寸三至一寸半之間。

(4) 啞門穴屬督脈（在第一頸椎與第二頸椎間），玉枕穴同屬膀胱經脈，在天柱穴上二寸，經常按摩風府、啞門、玉枕三穴讓人高枕無憂。

人體骨化與陰、陽蹻脈關係緊密，此二脈的起始與交會，強調了腳跟骨（踵骨）與眼眶骨的重要性，人的實際生活與此二骨脫離不了關係，其骨化進程更影響著生長與老化的指數，恥骨、劍突骨和頭顱骨三大骨化重點相互牽絆：

(1) 恥骨與衝脈關係最密切。

(2) 劍突骨與帶脈和陰陽維脈關係最密切。

(3) 頭顱骨和陰陽蹻脈關係最密切。

(4) 任脈牽繫著恥骨與劍突骨，督脈牽繫著恥骨與頭顱骨。

## 腦的細部結構（第三腦室、第四腦室、蜘蛛膜動脈）

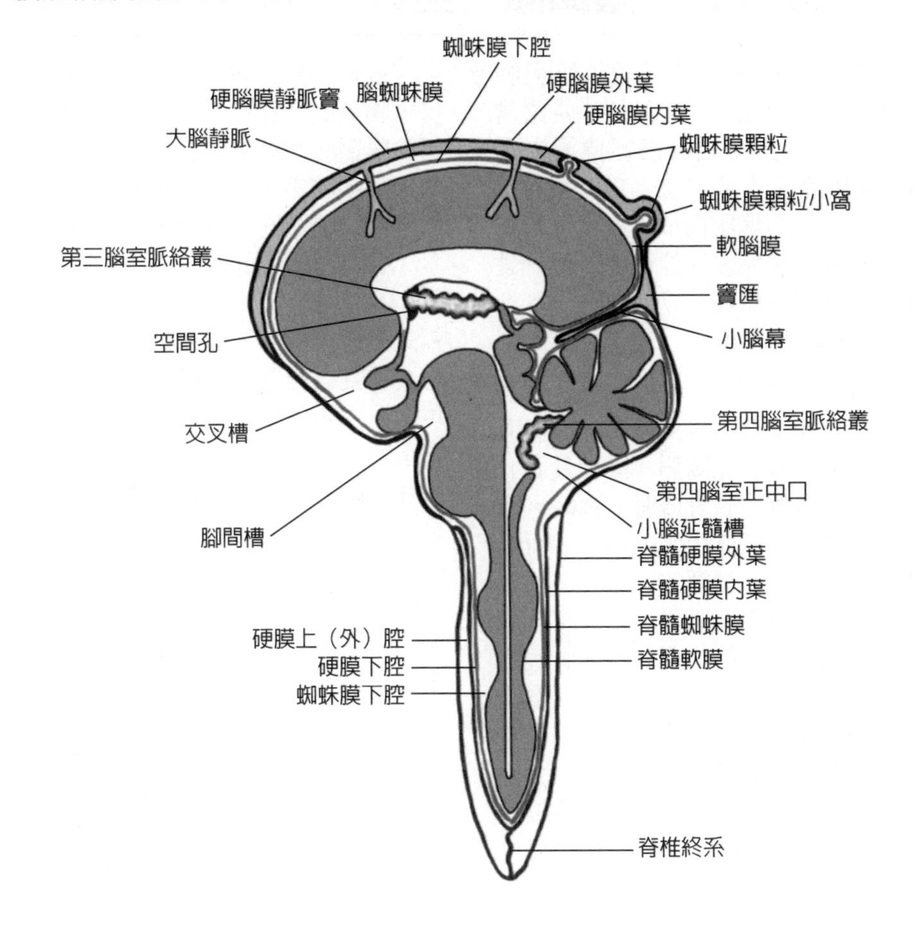


**＋ 知識補充站**

頭顱骨與大腦生息與共，人的頭顱骨到50歲骨化完成，正常骨化完成的冠狀縫、矢狀縫及人字縫是密合的。骨化不良會有增生或塌陷現象，這會受鈣質過多或太少的影響。冠狀動脈硬化是鈣質增生石灰化了。吃喝過量又缺乏運動者，鈣質會流竄到五臟六腑，引起各種疾病。頭顱骨和陰陽蹻脈與督脈牽繫著生命能量，與十二經脈環環相扣，與奇經八脈生息與共。

# 4-16 陽蹻脈　陰蹻脈（三）

陰蹻脈、陽蹻脈和腓骨長肌與脛骨後肌，一起記錄人的勤惰。走路蹣跚，表示這兩塊肌肉已經持續老化中；如果到七、八十歲，仍能手舞足蹈，表示這兩塊肌肉依然發達，相關的陰蹻脈與陽蹻脈即能優勢展現，體能自然旺盛少病痛。

## 相關病候

《難經・二十九難》：「陰蹻爲病，陽緩而陰急；陽蹻爲病，陰緩而陽急。」陽蹻病見陽側「腓骨長肌」拘急，而陰側「脛骨後肌」弛緩。陰蹻病見陰側「脛骨後肌」拘急，而陽側「脛骨後肌」弛緩。

腳底底層有四塊肌肉：腓骨長肌、脛骨後肌、骨間肌、背側骨間肌。腓骨長肌（陽蹻脈）、脛骨後肌（陰蹻脈）是抽筋時的主要肌肉群。

《脈經》將癲癇、風癇、僵仆、偏枯、皮膚及身體強痺、腰背痛等證，歸屬陽蹻脈之病候；陽蹻脈並主男子陰疝，女子漏下不止；陰蹻脈主少腹痛、裡急、腰及髖髎上相連陰中痛。診治要穴爲：申脈、僕參、照海與交信。

《內經・寒熱病》：「陽氣盛則瞋目，陰氣盛則瞑目。」指衛氣主要通過陰陽蹻脈而散佈於全身，衛氣行於陽則陽蹻脈盛，主目張而不欲睡；行於陰則陰蹻脈盛，主目閉而欲睡。

「陽氣盛則瞋目」，『氣得跳腳』、『怒目而視』、『兩目睜睜』都是懊腦或憤怒，其肇因常是沒正常吃食或食之雜亂（肝與腸是營養的表現）。「陽蹻脈者，起於跟中，循外踝上行。」外踝是腓骨與距骨的關節所在，距骨與舟狀骨間有動脈通過，是診跗陽脈之處（陽蹻脈）。往上爲脛骨前動脈，有肝經脈的中封穴、胃經脈的衝陽穴；後天體況反映在跗陽脈的脈動與肌膚狀況。診治關鍵穴爲申脈與僕參。

「陰氣盛則瞑目」，『肝腦塗地』和『兩目難張』，多是睡眠品質差或晨昏顛倒（肝與腦是休息的表現）。腳後跟骨、脛骨和阿基里斯腱之間，有脛骨後動脈，屬少陰脈（陰蹻脈），內踝後有腎經脈的太溪穴，其下有大鍾、水泉、照海；也是把脈處，先天體質診少陰脈的脈動與肌膚狀況。診治關鍵穴爲照海與交信。

**小博士解說**

下腔靜脈由腳經睪丸上行，左邊的睪丸或卵巢有問題，可能直接與脊椎骨和腦血管通，因此睪丸癌會移轉到腦部或脊椎。如果是直腸癌或腸道癌症，移轉的管道有兩個：一個往肝臟，一個往肺臟。下腔靜脈大多到轉移肺臟，肝門靜脈往肝臟移轉，但，嚴重時肝、肺都會被移轉。我們肝臟三魂與肺臟七魄與腦、脊椎有極度密切關係，生活習慣好、飲食均衡、作息正常，陰蹻脈與陽蹻脈將展現優勢，即可保持身心健康優勢，降低誘發癌症的機率。

## 斜方肌

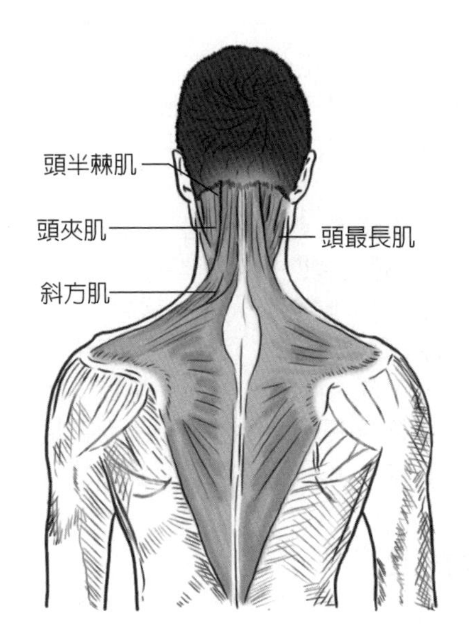


## 腓骨長肌與脛骨後肌

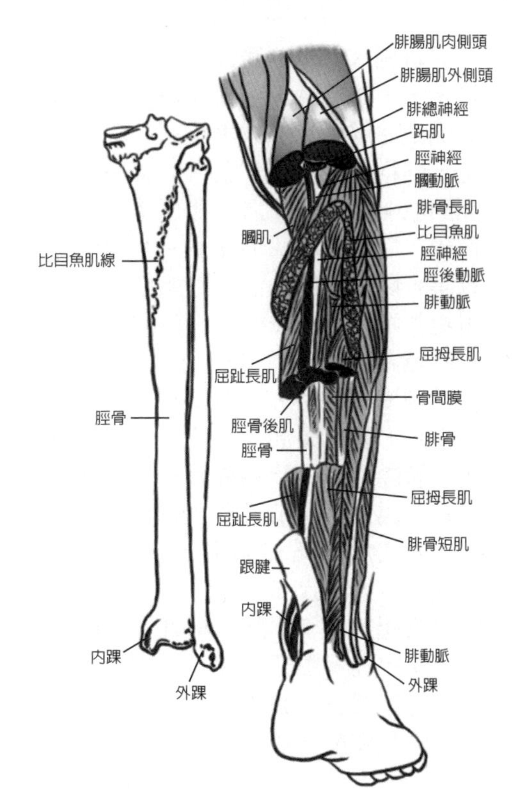


**＋ 知識補充站**

頭顱骨主要有四塊，前側是額骨，上方是巔頂骨，兩側是顳骨，人字縫後方是枕骨，人的頭沒有是完全正的。相人術第一看額骨，第二看顳骨，第三看枕骨，第四看眉稜骨，第五看顴骨突，觀察點都在骨縫，骨縫是病之所在。人體的肌肉從頭到腳，巔頂非常重要。巔頂有顖會穴，頭愈空，重量越小。顖會穴旁開三寸有目窗穴，人眼神要正。目窗穴能平衡，枕骨會愈正。

枕骨上有很多肌肉群：頭夾肌從頸椎、胸椎的棘突拉到枕骨；頭半棘肌起始於第一至六胸椎的棘突與第四至六頸椎的關節突，終止於枕骨，其外覆有斜方肌、背闊肌、頭後大小直肌等好幾層肌肉。力學上影響頭顱骨分兩部分：頭顱骨與下頷骨。頭骨的結構分神經部分（頭顱骨）與顏面骨。

# 4-17 陽維脈　陰維脈（一）

《難經·二十八難》：「陽維，陰維者，維絡於身，溢畜（蓄）不能環流灌溉諸經者也。故陽維起於諸陽會也，陰維起於諸陰交也。」聯絡各經調節血氣盛衰的「溢」和「蓄」，不似十二（四）經「環流」。八脈中尤以陰、陽維脈的「溢蓄不能環流」作用更見特質。維脈兼具有絡的性質。

1. 陽維起始於「下肢」的郄穴陽交和「別屬」金門，其他交會穴集中在「肩部」和「頭部」，即《難經》所言「諸陽會」。諸陽會於頭，陽維脈聯絡各陽經以通於「陽脈之海」–督脈，其穴爲風府、啞門，是督脈入腦和連舌本的要穴。
2. 陰維起始於『下肢』築賓，其他交會穴集中在『腹部』和『頸部』，即《難經》所言「諸陰會」。諸陰會於頸，陰維脈聯絡各陰經以通於「陰脈之海」–任脈，其穴爲天突、廉泉，這是任脈連舌本和入腦的要穴。

### 陽維脈

陽維脈共十五穴：金門（足太陽）、陽交（郄穴；足少陽）、臑俞（手太陽）、天髎（手少陽）、肩井（足少陽）、本神、陽白、頭臨泣、目窗、正營、腦空、風池（足少陽）、風府、啞門（督脈）。此外，手少陽三焦經的絡穴外關穴通於陽維。

1. 本絡路徑（主要道路）：
   (1) 腳：金門、陽交
   (2) 手：臑俞、天髎、肩井
   (3) 頭：本神、陽白、頭臨泣、目窗、正營、腦空、風池、風府、啞門
2. 別絡路徑（輔助道路）：手足太陽經脈、手足少陽經脈與督脈等五經脈。

### 陰維脈

陰維脈穴道共九穴：築賓（郄穴，足少陰）、衝門、府舍、大橫、腹哀（足太陰）、期門（足厥陰）、天突、廉泉（任脈）。此外，手厥陰心包經的絡穴內關穴通於陰維。

1. 本絡路徑（主要道路）：
   (1) 腳：築賓。
   (2) 腹：衝門、府舍、大橫、腹哀、期門。
   (3) 頸：天突、廉泉。
2. 別絡路徑（輔助道路）：足三陰經脈與任脈。

**小博士解說**

三焦經脈「布膻中」指胸腺，分泌胸腺素，生成淋巴細胞，在胸骨柄後方，左右不對稱兩葉，胸腺有明顯的年齡變化，新生兒及幼兒的胸腺相對較大，青春期後逐漸萎縮退化，被結締組織替代。於第一腰椎前方的乳糜池，恰位在懸樞穴、三焦俞的部位。懸是懸掛，樞指中心，胸導管起始於「乳糜池」，是全身最粗大的淋巴管道，長約30～40公分；懸樞穴指胸導管掛著乳糜池般。「陽維『布膻中』，陰維『乳糜池』，維絡於身，溢畜（蓄）不能環流，灌溉諸經者也。」

## 膀胱經脈

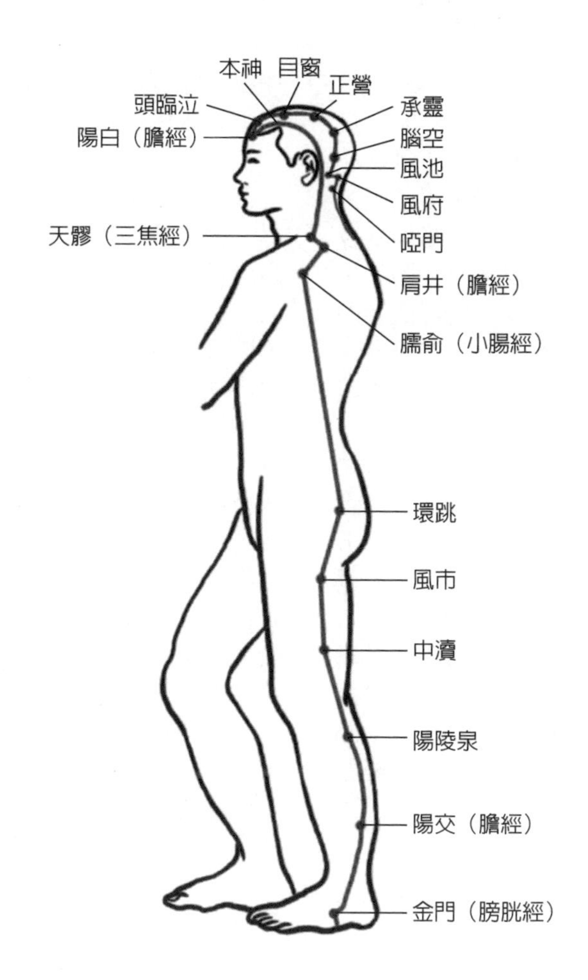


**＋ 知識補充站**

淋巴與動脈微血管到靜脈往身體上行，一起回來身體左側， 四分之三走到左側鎖骨下靜脈與頸內靜脈吻合處，進入左側頭臂靜脈，再進入上腔靜脈；右邊四分之一走到右側鎖骨下靜脈，進右頸內靜脈，再進右頭臂靜脈，入上腔靜脈。

申言之，全身四分之三的淋巴液流向心臟，靠著動脈的搏動將淋巴液送至乳糜池、胸管，經左鎖骨下靜脈回心臟。另外的四分之一在頭面與右手的淋巴液，從右鎖骨下靜脈回心臟。如果無法一起回來，會出現像奶油般無用的淋巴。

陽維脈通於「陽脈之海」督脈之風府與啞門，陰維脈通於「陰脈之海」任脈之天突與廉泉，通暢任督二脈，促進全身上下氣血循環。從靜脈路線圖，能清楚了解到只要腳動得多，體內廢物就代謝的愈乾淨；運動量愈大，下腔靜脈愈快循環回心臟；刺激腳部靜脈（走下腔靜脈）及淋巴（走上腔靜脈），可順暢全身循環。

# 4-18 陽維脈　陰維脈（二）

《內經．刺腰痛》：「陽維之脈，脈與太陽合腨上間，去地一尺所。」《難經．二十難》：「陽維起於諸陽會也。」結合《針灸甲乙經》所載交會穴，「腨下間」當是指足少陽經的陽交穴（向後交於足太陽），是陽維之郄穴；另有足太陽經的金門穴，是「陽維所別屬」。「諸陽會」指頭及肩部各交會穴，於風府、啞門入於督脈。

《內經．刺腰痛》：「刺飛陽之脈，在內踝上五寸，少陰之前，與陰維之會。」臨床上，外踝上七寸的飛揚與陽交，及外踝上八寸的條口與豐隆，是針砭常用要穴；這七、八寸穴區，將小隱靜脈回流腹股溝深部淋巴結的路程上，劃分爲上部（近膝蓋區）的胃經脈與消化器官，與下部（近外踝區）的膽經脈與消化附屬器官，是望診與觸按診重要穴區。

## 相關病候

陽維聯絡各陽經以歸於督脈，陰維聯絡各陰經以歸於任脈，當陰陽失去協調時就成病象。

《難經．二十九難》：「陽維維於陽，陰維維於陰，陰陽不能自相維，則悵然失志，溶溶不能自收持。陽維爲病，苦寒熱；陰維爲病，苦心痛。」陽維分布於頭肩各部，主寒熱等表證；陰維分布於胸腹各部，主心痛等裡證。《脈經》記載陽維的病證多呼吸系統症候群，有目眩、陽盛實、苦肩息、洒洒如寒；陰維的病證多循環系統症候群，有苦胸中痛、脅下支滿、心痛等。

陽維要穴：金門、陽交、飛揚。頭暈目眩、呼吸困難以針砭陽交與飛揚最有效；若出現青筋者，放血更是立竿見影。金門穴（梁關穴）膀胱經郄穴，梁關意指膀胱經的天部之氣由此上行，治頭痛、腰痛、外踝痛、癲癇。

陰維要穴：復溜、交信、三陰交、築賓。胸脅疼痛或心痛，針灸三陰交與築賓，依照虛實整合補瀉，都相當有效。

**小博士解說**

陰、陽維實具維持、維繫、維護之作用。

1. 維持生命系統運作，與三焦經脈的活動相關，三焦經脈「散落心包」，心包膜是包在心臟外的膜狀組織，當中有由淋巴液所組成的心包膜液，作為緩衝與潤滑之用。
2. 維繫淋巴系統緊密關係，淋巴依附在動脈上，惟方向不同，淋巴回心，動脈離心，手腳不勤，淋巴無法完全回來；淋巴從手腳回來，可以抗菌。好的淋巴主要在骨髓裡，與紅血球或胸腺，或脾臟一起造出來。
3. 維護免疫系統，特別是頸項部淋巴結，三焦經脈的「天牖穴」相當耳後淋巴結，「翳風穴」相當於乳突淋巴結，「耳門穴」相當耳前淋巴結，膽經脈的「聽會穴」相當於腮腺淋巴結，「絲竹空」相當顴淋巴結，小腸經脈的「天容穴」相當頷下淋巴結，膀胱經脈的「天柱穴」相當枕淋巴結。

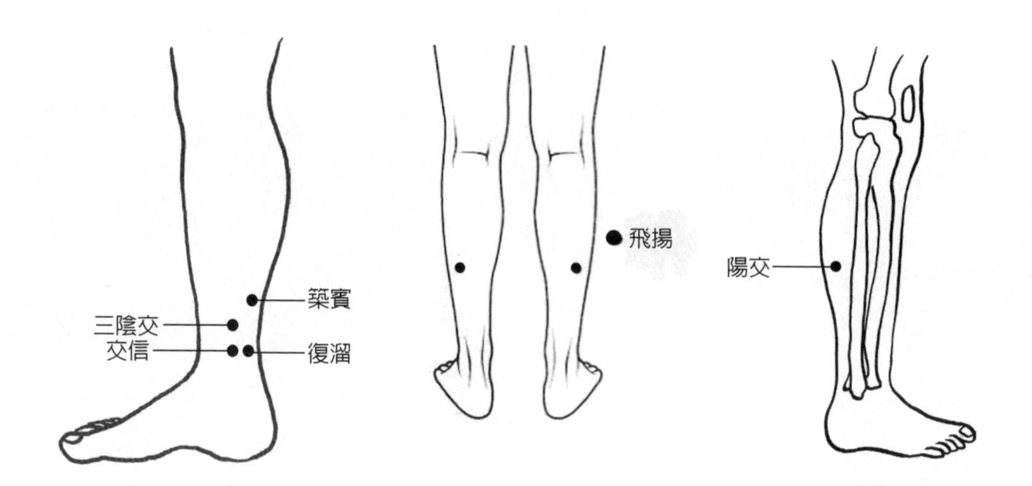


**＋ 知識補充站**

《針灸甲乙經》所載交會穴，「上五寸」指足少陰的築賓穴。此處與足太陽絡「飛陽之脈」相近。「諸陰交」指腹旁下自衝門，上至期門各交會穴，於天突、廉泉入於任脈；陰維在下肢有郄穴築賓，其他交會穴集中在腹部及胸部，這些部位就是《難經》所說的「諸陰交」。

養護陽維脈通於「陽脈之海」與陰維脈通於「陰脈之海」，脛骨後肌與腓骨長肌等，也是重量級部位。脛骨後肌經過之處屬陰經脈，內踝上三寸有脾經脈的三陰交穴（肝、脾、腎三脈交會），腓骨長肌經過之處屬陽經脈，在外踝上三寸處有膽經脈絕骨穴（髓會絕骨，即懸鐘穴）；其上有光明穴與陽交穴，有營養動脈孔。

「股骨」有造血功能，「脛骨」也會造血，「脛骨」經營養動脈進入脛骨內造血。阿基里斯腱下側的「脛骨後肌」拉到腳底，有動脈下行，靜脈回來，活動量越少，靜脈越回不來。所以腳活動量不夠，下半身是冷的，自律神經無法調整溫度，血流被阻礙機率將增加。

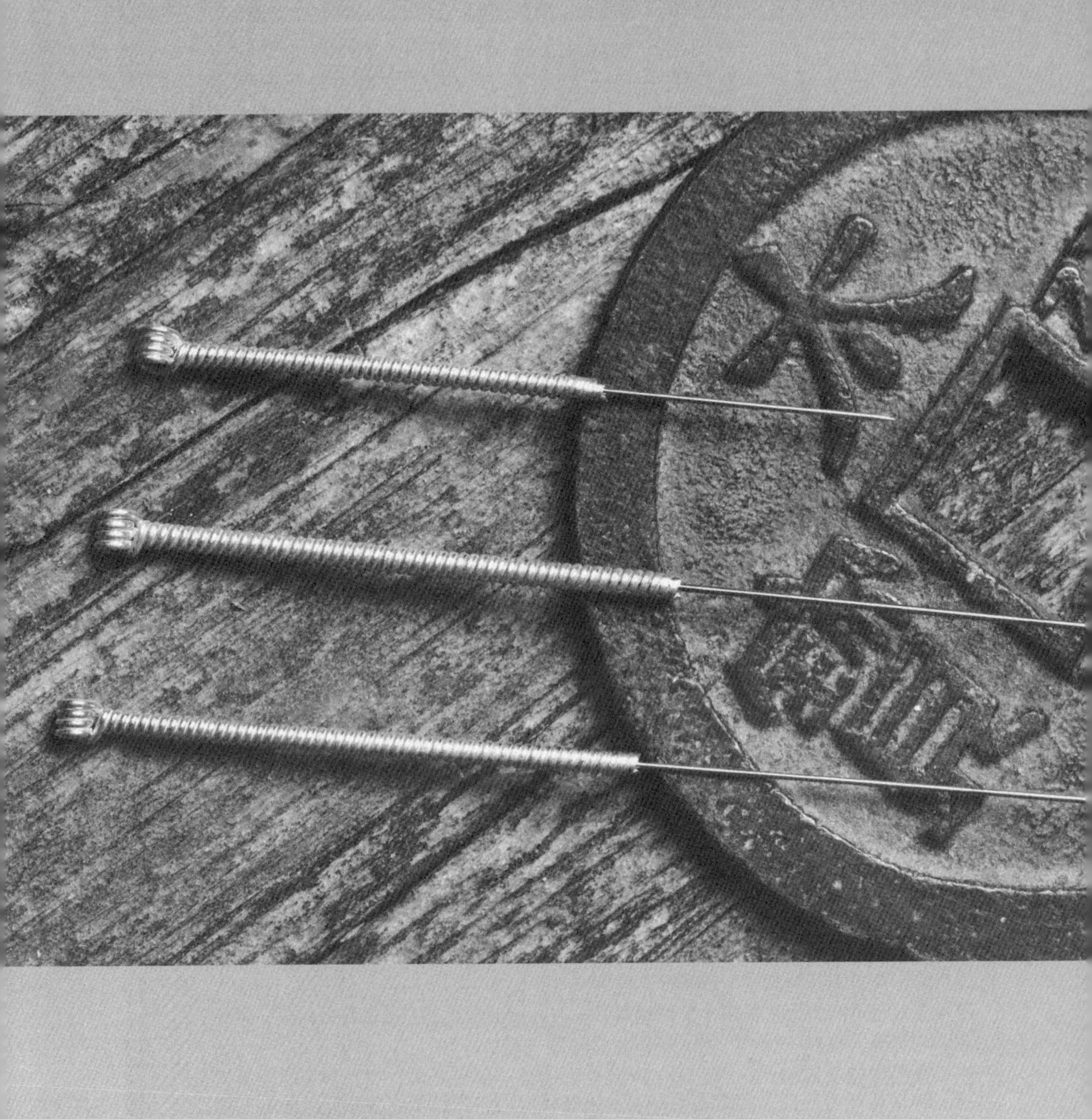

# 第5章 經外奇穴篇

# 5-1 經外奇穴五十穴

頭面部十五穴：「四髮太印，魚球內金海，耳機翳安安興。」經外奇穴五十穴之中，第一穴四神聰最重要，四神聰與髮際，都有補強頭上五行的功能，能促進腦部的氣血循環，因證輕重緩急處理，「腦爲髓之海，其輸上在於其『蓋』，下在風府。」《內經・海論》所言，日常人撫摸著百會與四神聰及風府～『蓋』～有提神醒腦的作用。頭上五行穴（頭頂）是肌肉與血管活動很頻繁的部位，頭上五行最重要的是，人字縫與矢狀縫合及冠狀縫，聯結巔頂骨與枕骨及顳骨和額骨；「髮際、太陽與印堂」就在顳骨和額骨上，望診髮際、太陽與印堂的形色，富貴貧賤、悲歡離合與病患治療難易度，都可以直接窺探於當下。《內經・五色》、《冰鑑・神骨篇》都以此爲首論。

經外奇穴五十穴之中，第三十九穴八邪第二重要；八邪是手背的四個掌縫，共八穴。大指次指間名大都。食指中間名上都。中指無名指間名中都。無名指小指間名下都，又名中渚。液門是手背第四、第五掌指關節間微前，合縫處陷中。中渚在手無名指本節後陷中，液門上一寸，都是伸指總肌、屈指深肌與屈指淺肌的關鍵要穴。左右液門與中渚，是診治背痛與腰痛的神奇妙穴，左液門與中渚診治背痛，右液門與中渚診治腰痛。

腳部八穴：「鬼髖鶴膝、女八內獨」，「女膝」在跟骨下緣足後跟骨上赤白肉際，是阿基里斯腱鞘處，光澤亮麗靈活度高的人愛多，僵硬乾澀枯黯乏力的人多怨。經外奇穴五十穴之中，第四十八穴八邪第三重要是『八風』，在足五趾趾蹼緣上方的趾縫中。足八風穴與手八邪穴，相互輝映。

黴菌感染最嚴重的趾縫，或最痛的趾歧骨間，其所屬經脈與臟腑就最有問題：

1. 內庭在足背，第二、三趾骨之間，足趾叉縫赤白肉際處。
2. 足臨泣在足背第四趾外側本節後陷中，去俠溪一寸五分。俠溪在足第四趾外側本節前陷中，去第四、第五趾縫約五分。
3. 行間足大趾與次趾縫間，動脈應手陷中。太衝在足大趾本節後二寸，或云一寸半陷中，動脈應手處。

「內、外踝尖」在當內、外踝之最突出部。內、外踝尖光澤亮麗生命多精美。僵硬乾澀生活多困倦。外踝尖下申脈穴至上三寸絕骨穴，生活品質好靈活亮麗。內踝尖下照海穴至上三寸三陰交穴，生命能量好靈活亮麗。

「獨陰」在第二趾裏側橫紋中央。足第二趾下橫紋中的獨陰穴區，紋路齊整乾淨柔潤，多能心想事成；紋路越僵硬乾澀，多功虧一簣。

## 男女骨盆差異

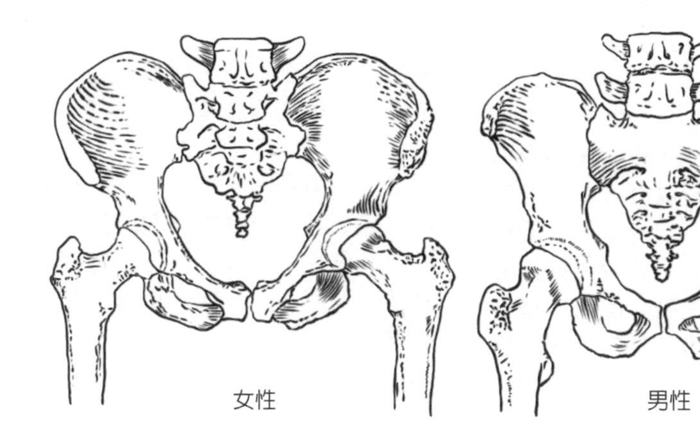


## 男女大腦差異

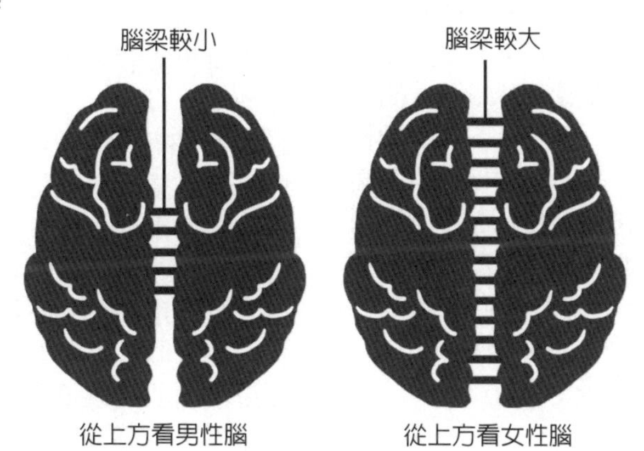


**+ 知識補充站**

十二經脈入臟腑，具有四肢以十二經脈朝貢軀體之五臟六腑的意義。《内經．經脈》指出勞宮穴在掌心側於食指與中指掌骨之間，經外奇穴三陽大絡以勞宮穴為準，食指與中指掌骨掌背處，名為宮門穴區，為手陽明大絡；中指與無名指掌骨掌背處，名為空門穴區，為手少陽大絡；無名指與小間的掌背處，名為液門穴區，為手太陽大絡。

三陽大絡是經外奇穴中，臨床上診治既方便、且立即見效的穴群。守著四肢十二經脈朝貢軀體五臟六腑的理論，手陽明大絡（宮門穴區）反映排泄問題或性功能問題，此區塌陷或枯澀者，腰腳功能多虛弱，情緒也易失控。手少陽大絡（空門穴區）反映性功能問題或精神問題，塌陷枯澀者，容易疲癒不堪，情緒也不易管理。手太陽大絡（液門穴區）反映精神問題、心臟血管問題，及營養問題，塌陷枯澀者，容易疲癒過勞，心情常陷低潮，精力也多不旺。

# 5-2 頭面部十五穴——四髮太印

### 四神聰

百會四面，各相去一寸。頭頂正中線，入前髮際四寸，與入後髮際六寸；與正中線入前髮際五寸左右旁開各一寸。治腦中風、半身不遂（配曲池、合谷、足三里）、眩暈、偏正頭痛、眼疾、耳聾、失眠、健忘、精神疾患、癲癇。治實證眩暈效果較虛證好。採橫刺法，若針感差可改變角度與深度。針刺時順著病灶施行提按補瀉手法，也可使用循經補瀉法。

四神聰前後左右四穴，前面穴位的膚觸感差，多頭昏腦脹；後面穴位的膚觸感差，易頭暈眼花；左側面的穴位膚觸感差，情緒常失控；右側面的穴位膚觸感差，多言行不一；勤梳頭與按摩四神聰，助益巔頂導靜脈與上矢狀靜脈竇循環，大益腦部血液循環，有助身心健康。髮際穴區瘡疹或靜脈突顯方向，若瘡疹偏向額部，汗尿與飲方面問題多，若瘡疹偏向顳部，排便與食方面問題多。

### 髮際

前髮際正中點兩側各三寸處，膽經頭循行路徑上，即前髮際直對眼外眥處，本神穴下五分髮際處。治偏正頭痛、眩暈、中風不語、小兒驚癇、臉部疾患、眉稜骨痛等。行針時採橫刺法，不可傷及骨膜，針朝向病灶方向施行針刺。

### 太陽

眉稜骨外，眉梢後一寸凹陷中。直刺，針入三至五分，得氣時局部有痠脹感覺，刺皮靜脈微出血，禁灸。治偏正頭痛（配風池、頭維、合谷）、頭暈、口眼歪斜、目赤腫痛、牙痛、視神經萎縮、視網膜出血（配肝俞、風池、角孫、合谷）、三叉神經痛、面神經痲痺（配下關、地倉、頰車，迎香、人中）。

### 印堂

兩眉間連線中點凹陷處，對準鼻尖取穴。治眉稜骨痛（配攢竹）、過敏性鼻炎（配迎香、素髎）。治鼻部疾病，遠部取穴可用上星和神庭，局部取穴可用素髎，臨床所用「鼻五針」即迎香、鼻通、印堂。印堂穴位於督脈循行路徑上，能調整五臟六腑功能，且有鎮靜安神作用，是臉部美容不可缺的重要穴位。針入三至五分，針尖向眉頭橫刺，沿皮透左右攢竹，得氣時有痠脹感向四周放射。灸法：灸三至五壯，溫灸五至十分鐘行針時採用橫刺法，以不傷及骨膜爲原則。

印堂，又稱闕中，俗稱命宮，印堂發黑是命宮危厄。就是額巔部脈管循環不良，上矢狀靜脈竇起始於額鼻部，仔細觀察多可看到隱隱的灰黯略帶黑的氣色，加上了眼後的海綿靜脈竇，與循環於海綿靜脈竇內的腦神經與頸內動脈多有礙，才會大雨欲來，烏雲密佈，思考與判斷失常，運氣必然不好。《內經 · 五色》「闕中者肺」，肺與呼吸，感冒輕重，與之呼應。

## 四神聰穴等針刺深度

| 穴名 | 針刺深度 |
|---|---|
| 四神聰 | 針入二至三分，朝向百會方向沿皮橫刺<br>灸法：灸三壯 |
| 髮際 | 斜刺，針入二分，得氣時局部有發脹感覺<br>灸法：病久不癒可灸 |
| 太陽 | 頭痛，目疾，疏風散熱，清腦明目 |
| 印堂 | 小兒急慢驚風，驚搐，瘧先發頭痛頭重 |

## 頭面部重要奇穴

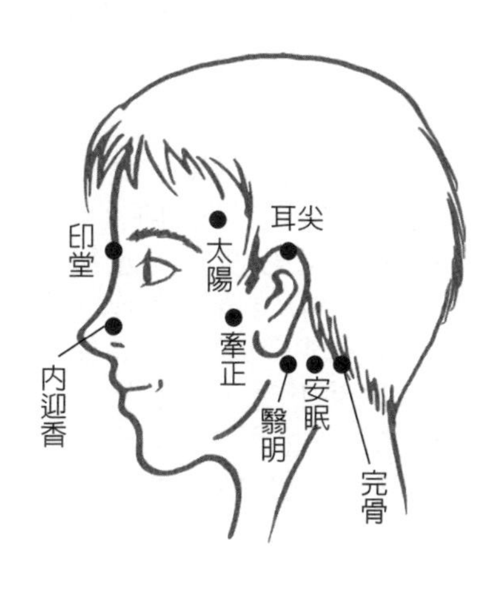


## 按摩四神聰與百會促進腦部血液循環

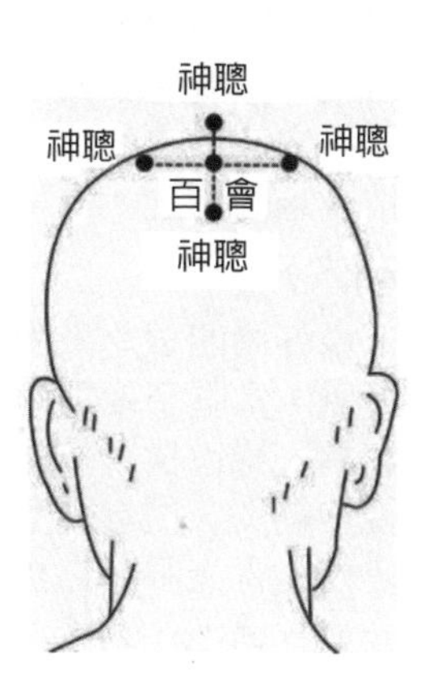


**+ 知識補充站**

太陽穴俗稱夫妻宮，出現淡紅陰騭紋的人，多為恩愛滿懷之人，太陽穴區多飽滿。青筋多或枯黯沉的人，太陽穴區多塌陷，生活必辛苦不堪。胃（飲食習慣）與消化的情況，情緒起伏（溫柔或易怒）的變化，與太陽穴之飽滿與否、是否有暴青筋息息相關。

印堂當兩眉頭之間，臨床上，依證搭配穴位，針刺斜刺或橫刺，或三棱針點刺出血，配瞳子髎治急性結膜炎；印堂透山根治鼻炎、鼻竇炎；配百會，緩解精神病；配內關、安眠，改善內耳眩暈症，聽力減退加聽宮、風池；配內關、膈俞止呃逆。

## 5-3 頭面部十五穴——魚球內金海

### 魚腰（眉中）

眉弓中心點，即眉毛中心凹陷處，正對直視時之瞳孔，眼眉形狀如魚而名。治前額痛、偏頭痛、頭暈、落枕、顏面神經麻痺、近視，結膜炎、眉稜骨痛、眼瞼下垂、眼睛發炎、視力障礙、口苦、呃逆和坐骨神經痛等。

觀察心情變化，眉毛齊整多如意，眉毛不齊整而紛雜稀落，多身心靈疲憊不堪；眉頭看胸懷與呼吸，眉頭（攢竹穴）呈蹙眉緊鎖必胸悶。眉尾（絲竹空穴）反映心情與精神，眉尾似掉梢多意亂情迷。

### 球後（新穴）

在眶下緣外側四分之一與內側四分之三交界處，當眶下緣與眼球之間。進針不容易，持恆揉壓按摩，養眼益腦。治視神經炎、視神經萎縮、視網膜色素變性、青光眼、白內障早期，近視配肝俞、風池、太陽、攢竹、合谷；治視神經炎、視神經萎縮，配風池、睛明、太陽、合谷、太衝。亦是治青光眼望診與按摩要穴區。

### 內迎香

鼻孔內後上部之黏膜上。治熱病、中惡、頭劇痛、目赤熱、暴痛、鼻病、喉閉。主治鼻瘜肉、酒糟鼻。臨床上少用，因位於鼻內黏膜上不易消，易出血感染，常以上迎香、迎香取代。針內迎香、鼻黏膜，針入一至二分，以不出血不感染為原則。內迎香的放血療法，能治療實證鼻病，如酒糟鼻、急性鼻炎。

與迎香穴內外呼應，《內經．五色》「直下者肝」是鼻骨皮表區，揉捏按摩鼻骨與內迎香穴區，提神醒腦，養護肝胃功能。酒糟鼻輕者鼻紅腫，重者可見鼻部纖維化結節，治療以疏通活絡為主。針灸以揚刺為主（病灶一針，四周各一針）；若效果不佳，基於病在外，取之內的原則，以內迎香放血，加強療效。

### 金津、玉液

張口，舌尖向上反捲，頂住上顎，或以消毒紗布拉住舌頭向上，舌下正中繫帶兩旁之靜脈上，左為金津，右為玉液。治口瘡、喉痺、消渴、失語、絞腸痧。舌下腫、舌頭發炎潰爛、舌轉動不靈（配廉泉、啞門、氣海、陰郄、太衝）、咽喉痛、扁桃腺炎、嘔吐（配內關、通里、足三里）、腹瀉、中暑、黃疸、瘧疾、月經不調、經痛、腸胃炎、胸悶。

### 海泉

舌頭向上捲起，頂住上顎，舌下中央繫帶中點上，即金津、玉液二穴中間，主治類似金津、玉液。治消渴（配廉泉、承漿）、呃逆、舌腫脹、喉閉、嘔吐、腹瀉。糖尿病之口乾、口渴、口臭（配脾俞、胃俞）。以消毒紗布拉住舌頭向上，直接針刺繫帶中點，留針時間不可太長。

**小博士解說**

舌尖頻頻舔上腭，激活金津、玉液，有助口腔唾液分泌，促進消化吸收能力外，有清淨口腔作用。舌尖頻頻用力頂上腭，激活海泉，活化腎經脈，強健腦心血管功能與腰腳動力。

## 魚腰穴等針刺深度

| 穴名 | 針刺深度 |
|---|---|
| 魚腰 | 沿皮透刺攢竹或絲竹空，可刺一至三分，得氣時痠脹感向四周放射，有時麻電感經陽白、頭臨泣而直上。禁灸 |
| 球後（新穴） | 沿眶下緣緩慢直刺進針，可入眶腔內一寸七分。不作大幅度提插及撚轉，以免刺傷血管引起血腫，得氣時整個眼球有脹感。不灸 |
| 內迎香 | 以較細的三棱針點刺出血，血出一至二毫升即止；素有出血體質者禁用；針刺一至二分，針感痠脹上至鼻翼。不宜灸 |
| 金津、玉液 | 針刺深度：針入二至三分出血，或以三棱針刺出血；針刺方向為針尖向後下方刺入。不宜灸 |
| 海泉 | 三棱針速刺入一分或二分，出血即可不可太過，否則出血太過；針尖向後上方刺入。不宜灸 |

## 頭面部經外奇穴

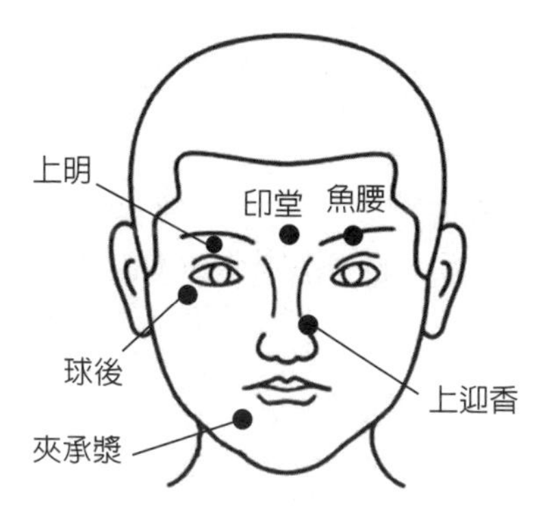


## 舌下診治要穴

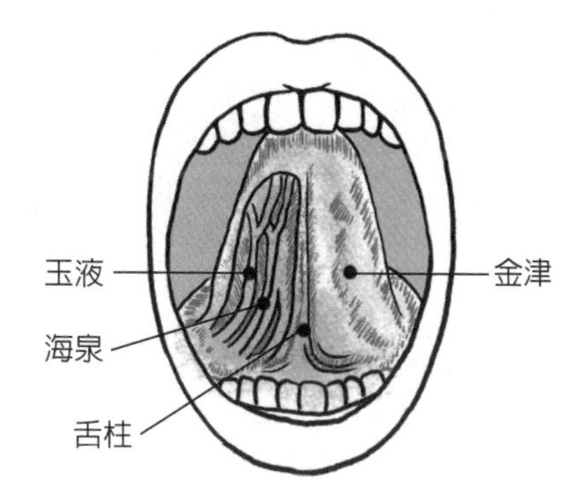


**＋ 知識補充站**

經外奇穴的分布大多不在十四經絡循行路線上，但與經絡系統有一定關係。有些奇穴並不專指某一穴位，而是一組俞穴，如十宣、八邪、八風等。經外奇穴在臨床應用上，針對性較強，如四神聰善治腦中風諸證、魚腰主治目疾、金津玉液治口喉之疾等；臨床上，常配伍其他穴道進行針灸，提升治療效果。

# 5-4 頭面部十五穴——耳機翳安安興

## 耳尖

折耳向前，上耳翼尖取穴。治眼生翳膜、偏頭痛、耳疾、目赤腫痛（配太陽、攢竹、四白、風池、合谷、光明）、急性結膜炎（配太陽、睛明、合谷）、中暑（配人中、印堂、風池、合谷、中衝）。斜刺較好，不可太深，以免傷到軟骨造成發炎。雙側耳尖放血，具有降血壓的作用，一般以收縮壓下降較舒張壓明顯。

耳尖枯黯者多腰腳無力，耳尖較僵硬側，同側腰腳問題較多。耳尖紅赤者多躁擾不安，耳尖冰冷者腰腳多不靈活。頻頻揉捏耳上緣，活化耳尖穴，改善腦神經衰弱。

## 機關

下頷與下頷角交界（下頷結節）上方凹陷，即頰車穴上二分（耳下八分，微前）。治中風、口噤不語、風牙痛、口僻、顳顎關節功能不全、咬肌痠痛、三叉神經痛、顏面神經麻痺、口眼歪斜、風嘴唇皰疹及發炎等。

機關、頰車穴在耳垂正下方一寸處，或開口時面部肌肉會凹陷之處。用掌腕多按揉機關穴與頰車穴，改善性功能障礙。

## 翳明（新穴）

乳突下緣處翳風後一寸，當耳後乳突高骨下緣，約與耳垂同高，按之有痠脹感。治一切目疾（配睛明、太陽、四白）、頭痛（配風池、太陽、神門、足三里、三陰交）、眩暈、失眠（配風池或安眠 1、安眠 2）、耳鳴（配翳風、太溪、聽宮）、近視（配風池、三間）。選穴要左右替換，以防穴區肌纖維化或發炎。

## 安眠 1（新穴）

翳風與翳明之中點。治失眠（配神門、內關、足三里、三陰交）、嗜眠（配中衝、勞宮、三陰交、陽陵泉）、眩暈（配風池、角孫、曲池、豐隆）、頭痛、高血壓、心悸、耳鳴。

## 安眠 2

翳明與風池之中點。治失眠、煩躁不安（配風池、內關、勞宮、神門、風市）、心悸、精神分裂症、癲癇、眼病、高血壓、頭暈、緊張性頭痛、口苦、咽痛等。

## 興奮（新穴）

在乳突後上緣，風池穴與翳明穴之間中點安眠二穴斜上五分處。治心搏停止，藥物中毒引起的嗜睡，肢體乏力、耳後的淋巴腺腫脹、高血壓性頭痛、緊張性頭痛、落枕、失眠（配合風池、安眠 1、安眠 2）、顏面神經麻痺、梅尼爾氏症等。

**小博士解說**

翳明、翳風和完骨三穴，在胸鎖乳突肌的終止區，大拇指頻頻揉按此三穴，有助耳咽管的吞嚥功能，緩和呼吸與心跳過速。

安眠 1 和翳風穴與翳明穴三穴，在一寸範圍間，在胸鎖乳突肌前面的莖突舌骨肌區，大拇指頻頻揉按此三穴，有助改善嚴重的口乾舌燥。

安眠 2 和翳明與風池三穴，在枕骨肌區，大拇指頻頻揉按此三穴，有助改善椎靜脈回流心臟，減少腦心血管的疾病發生。

興奮及安眠 2 和翳明與風池四穴，大拇指頻頻揉按此四穴，有助改善乳突導靜脈回流心臟，大益腦心血管循環。

## 耳尖穴等針刺深度

| 穴名 | 針刺深度 |
|---|---|
| 耳尖 | 斜刺，針入一分或點刺出血三至五滴。灸法：灸三至五壯，溫灸三至五分鐘 |
| 機關 | 直刺，針入三至五分，得氣時痠脹感可傳至頦<br>灸法：灸三至七壯（一云隨年為壯） |
| 翳明 | 斜刺，針尖向耳後方刺入約五至八分<br>灸法：灸三至五壯 |
| 安眠1 | 直刺，針入五分至一寸，不宜過深，針感多以局部痠脹為主，有時可擴散至半側頭部 |
| 安眠2 | 直刺，針入三至五分 |
| 興奮 | 直刺後，改斜刺一寸至一寸五分，針感可麻至肩<br>灸法：灸三至五壯 |

## 針灸耳尖、機關、翳明、安眠等穴各有臨床意義

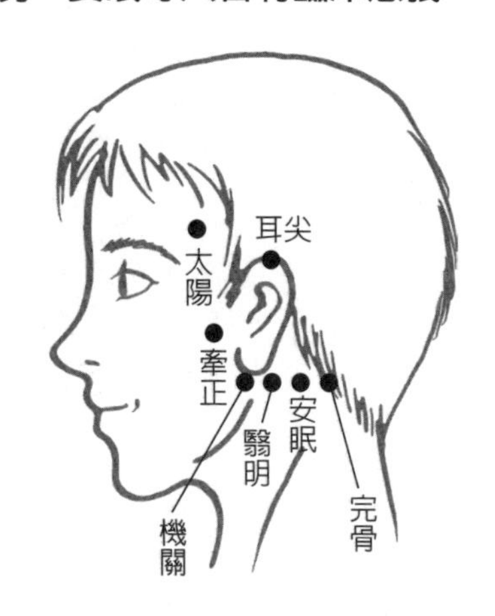


**＋ 知識補充站**

《內經．陰陽二十五人》：「手少陽之上，血氣盛則眉美以長，耳色美」，絲竹空穴區、和髎穴區和耳門穴區飽滿光澤；「血氣皆少則耳焦惡色」，絲竹空穴區、和髎穴區和耳門穴區枯黯青筋浮現，而『耳尖』焦枯皺紋多。

「膽足少陽之上，氣血盛則通髯美長」，臨泣穴區、本神穴區和陽白穴區齊整光澤；「血多氣少則通髯美短」、「血少氣多則少鬚」，瞳子髎穴區光澤不塌陷；「血氣皆少則無鬚，感於寒濕則善痺、骨痛、爪枯」，聽會穴區枯黯皺紋多，波及『耳垂』。

左『耳尖』顏色不佳，是S2至4（第二至第四腰椎)神經叢功能不良，降結腸與直腸排泄方面問題多；右『耳垂』顏色不佳，是第十對腦神經迷走神經傳導不良，升結腸與呼吸系統問題多。

# 5-5 胸腹部五穴——頸脅肓臍胞

## 頸背（臂）穴

仰臥，頭向對側旋轉，在鎖骨內三分之一與中三分之一交界處之上一寸，當胸鎖乳突肌鎖骨頭外緣取穴。主治以大腸及胃經疾患爲主，胃經、腎經及任脈爲輔。治肩臂、手指疼痛或麻木、上肢痿軟、癱瘓、痺痛、落枕。

頸臂穴，位於胸鎖乳突肌的起始區，與氣戶穴隔鎖骨相對應，用大拇指與食指抓拿揉捏鎖骨，激活胸鎖乳突肌，助益第十一對腦神經，可舒解壓力，身心輕愉。

## 脅堂

胸側部、腋中線上，腋下二肋骨間陷中，舉腋取之。治目黃、目視不明、胸脅氣滿、喘息呃逆、腹脹奔豚、胸脅痛（心內膜炎、胸膜炎）、胸肌痙攣、肋間神經痛、肝膽病。

脅堂穴，位於膽經淵腋穴斜上約一寸處，對感冒或帶狀皰疹引起的脅肋痛特別有效。抬高手臂至極限，另手抓拿捏揉著脅堂穴與淵腋穴區的前鋸肌，配合緩和轉動與緩和呼吸，多多操作，養益心臟功能，舒暢身心。

## 肓募

第八肋季弓下，約一橫指處。以乳頭斜至臍中，乃屈去其半，從乳下量至盡處是穴。乳中穴直下，即期門穴下一寸是穴。治腹中積塊疼痛、黃疸、痿黃病、病後極度衰弱等。此穴靠近肝臟、膽囊、胃、十二指腸等臟器，針刺時，要很注意。針刺時用短針、斜刺，針刺達肌肉層即止。

肓募穴，與期門穴和日月穴等三穴，都在乳頭下方，抬高手臂至極限或抱另一側頭，另手指掌搓揉三穴區，配合緩和轉動與緩和呼吸，多多操作，激活橫膈膜與腹外斜肌起始區，養益呼吸系統功能，愉悅身心。

## 臍旁

量患者兩口角長度延長三倍，折成等邊三角形，以上角置臍心，下邊在臍下成水平、下邊兩旁盡處是穴。治繞臍疼痛、奔豚氣繞臍上衝（左取右，右取左）、疝氣墜脹（配腎俞、太衝、三陰交、胸六至腰四夾脊穴）、冷疝、心痛、腹部疾患（配關元、腎俞、夾脊、足三里、公孫、三陰交）、不孕症（灸二七壯，並灸氣衝七壯）、骨盆腔炎、赤白帶、陽痿、早洩、膀胱炎。

臍旁穴，又名「三角灸」，約在四滿穴與氣穴附近，仰臥或正坐著，兩手抓拿臍旁穴、四滿穴與氣穴等三穴區，配合緩和揉動與呼吸，多多操作，激活腹直肌，強化任脈與腎經脈，可除體臭、口臭及消脂肪，讓人口氣芬芳輕愉。

## 胞門、子戶

胞門、子戶和胃經的水道穴同位。位於腹下部，肚臍正中線下三寸是關元穴，左旁開二寸是胞門，右旁開一寸是子戶。治婦人不孕、腹中積聚、難產、墮胎腹痛、胎漏、小腸炎、大腸炎、胃虛寒證、腹中積聚、腹痛、骨盆腔炎、腎炎、赤白帶下，熱結膀胱、膀胱炎、尿閉、小便不利、睪丸炎。

胞門、子戶穴，在大巨穴與歸來穴，右手抓揉右側大巨穴與歸來穴和子戶穴等三穴區，左手抓揉左側的大巨穴、歸來穴和胞門穴等三穴區，配合緩和揉動與呼吸，多多操作，醒來與睡前躺在床上操作，大大助益腹腔內臟器之運作。

## 頸背（臂）穴等針刺深度

| 穴名 | 針刺深度 |
| --- | --- |
| 頸背（臂）穴 | 直刺，針入三至五分左右 |
| 脅堂 | 針入三至四分。只能採橫刺，針刺方向朝向病灶，嚴禁直刺或斜刺<br>灸法：灸五壯 |
| 肓募 | 斜刺，針入三分。灸法：灸七至十五壯 |
| 臍旁 | 直刺，針入五分至一寸<br>灸法：灸五至七壯，左取右、右取左，左右俱患，則左右俱灸 |
| 胞門、子戶 | 直刺一寸，得氣時向下抽動。灸法：灸十五至五十壯 |

## 針灸頸臂、脅堂、肓募、胞門、子戶、臍旁穴各有療效

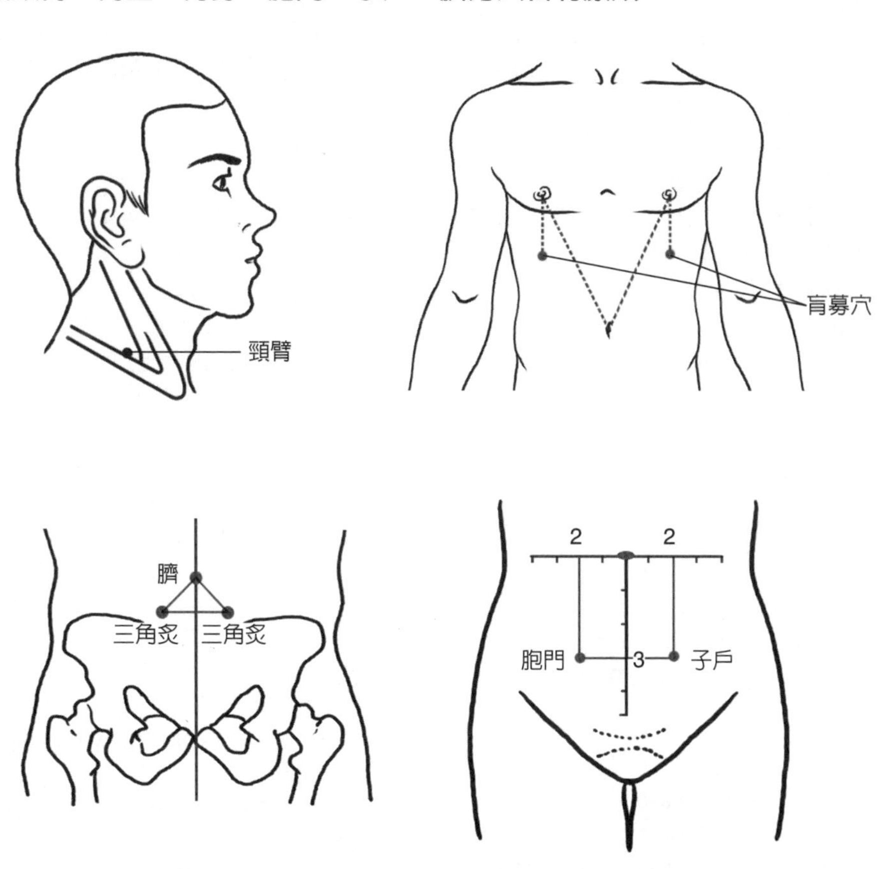

# 5-6 背部十一穴——百喘定中四華

## 百勞

大椎之上二寸處，左右各開一寸處；或云大椎之兩旁一寸三分處是穴。治瘰癧、咳嗽。

百勞穴常和大椎穴混淆。百勞在大椎穴直上二寸，再左右旁開一寸處；或說百勞即是大椎，百勞穴主治和大椎穴同。時時抓拿揉捏左右百勞穴與大椎穴，激活斜方肌與提肩胛肌，可消除疲憊與眼痠睛痛，提神醒腦。

## 喘息

第七頸椎棘突下，左右旁開一寸。治呼吸困難、蕁麻疹、咳嗽、喘息、喉痛、支氣管炎、高血壓頭痛、感冒頭痛、頸項痛、落枕。喘息患者按壓此穴有舒服感，故名喘息。

左右喘息與大抒穴區，兩手輪換抓拿揉搓，激活斜方肌與岡上肌，可提神醒腦，讓人呼吸順暢。

## 定喘

頸後第七頸椎棘突與第一胸椎之間大椎穴，左右旁開各五分取穴。

治哮喘（配天突、璇璣、內關、豐隆、膻中）、咳嗽、支氣管炎、項強、落枕（配風池、後溪、肩井、合谷）、肩背痛、蕁麻疹、呃逆（配膻中、內關、合谷、中脘）。

左右定喘與大椎穴區，兩隻手輪換抓拿揉搓，激活棘突肌群，讓人呼吸順暢，提升精神力與體力。

## 中喘

俯臥，第五至六胸椎棘突之間，旁開三分，壓痛明顯處。治哮喘（配心俞、肺俞、第五椎下的華佗夾脊）、咳嗽、胸悶、肋間神經痛、背痛、支氣管炎、胸痛等。

左右中喘穴與肺俞，兩手輪換抓拿揉搓，激活斜方肌、岡上肌和棘突肌群，提升精神與體力，養命延壽。

## 四花穴

第七胸椎下和第十胸椎下，各旁開一寸五分，即膀胱經的膈俞、膽俞四穴合稱四花穴。治男女五癆七傷、骨蒸潮熱、咳嗽痰喘、喘息、氣虛血弱、弱羸痼疾、肺結核、肺氣腫、支氣管炎、長期性貧血。此穴位於背部，背部深度薄如餅，針刺時，宜短針、斜刺。

四花穴，兩手輪換抓拿揉搓，激活斜方肌與背闊肌和棘突肌群，養益肝膈與呼吸功能。

## 華佗夾脊

俯臥，第一胸椎棘突下起至第五腰椎棘突下止，每椎棘突下旁開五分，一側十七穴，左右共三十四穴。治肺臟疾患及上肢疾病（胸椎第一至四夾脊穴，配大椎、肺俞、天宗）、心臟疾患（胸椎第四至七夾脊穴，配心俞、內關，治心痛徹背）、肝膽疾患（胸椎第七至十夾脊穴，配膽俞）、脾胃疾患配（胸椎第十至十二夾脊穴，配胃俞）、腎臟疾患（腰椎一至二夾脊穴，配腎俞）、胸脅痛及膽道疾患（夾脊八至十四穴，配膽俞、腎俞、三陽絡、陽陵泉）、下肢麻痺（腰椎第三至五夾脊穴，配關元俞、膀胱俞、環跳、足三里）。

華佗夾脊刮痧，出痧處越紫紅的部位，就是要養護的臟器，若夾脊一至七穴較紫紅，需養護心肺功能與加強運動；若夾脊八至十七穴較紫紅，需養護腹腔功能與改善飲食作息。通常，上肢與肩背痠痛者，必見夾脊一至七穴較紫紅；下肢與腰尻痠痛者，必見夾脊八至十七穴較紫紅。

## 背部經外奇穴之一

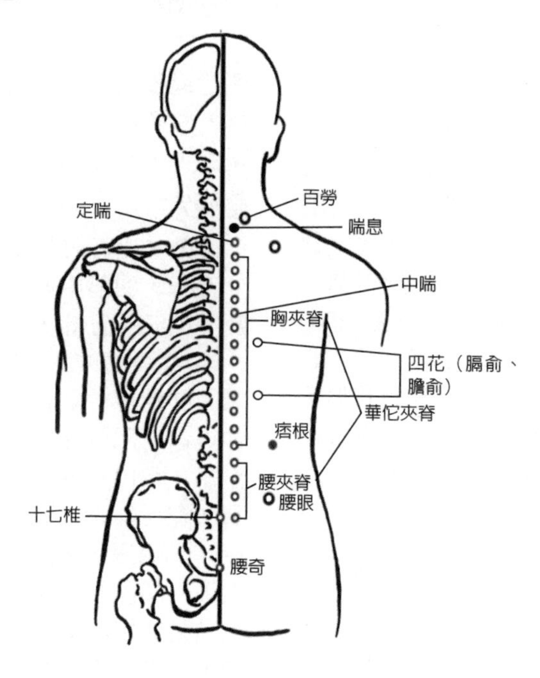


## 百勞穴等針刺深度

| 穴名 | 針刺深度 |
|---|---|
| 百勞 | 斜刺，針入三分<br>灸法：灸七壯 |
| 喘息 | 針入三分，針尖向脊椎方向斜刺：針感局部痠脹，或向肩部、胸部放散<br>灸法：灸三至五壯 |
| 定喘（新穴） | 直刺，針入五分至一寸<br>灸法：灸三至七壯；溫灸十至二十分鐘 |
| 中喘 | 直刺，針入五分至一寸（針尖可達脊柱橫突）<br>灸法：灸三至七壯 |
| 四花穴 | 斜刺，針入三分<br>另一說：初灸七壯，累灸至百壯，須兼灸足三里 |
| 華佗夾脊 | 頸胸部斜刺或橫刺五分；腰部直刺五分至一寸：用梅花針叩刺<br>灸法：灸七至十五壯，輪番灸之 |

# 5-7 背部十一穴——騎痞腎腰竹

### 騎竹馬

俯臥，位於背正中線，第七椎或第九椎下，左右旁開各一寸五分（當合膈俞、肝俞）。治一切癰疽發背、眼疾、健忘、失眠、黃疸、脅肋痛、骨髓炎。針刺騎竹馬，只能短針斜刺。

刮痧或按摩左右騎竹馬，痧處越紫紅或痠痛，左多神魂不守，右多飲食習慣不良，兩側都多過勞而肝腦塗地，或情傷而肝腸寸斷；痧處越紫紅或痠痛越嚴重的人過得越痛苦。

### 痞根

俯臥，第一、二腰椎棘突之間，左右旁開三寸五分。

治痞塊（配胸六至十二夾脊穴、章門、期門、阿是穴）脂肪腫、疝痛、腰痛、腿痛、坐骨神經痛、泌尿道感染引起的疼痛、攝護腺肥大、經痛、月經不調、胃腸發炎等。

刮痧或按摩左右痞根，痧處越紫紅或痠痛，左多腦下垂體功能弱，右多則腰腎有問題，兩側都多長期過勞而精疲力竭，痧處越紫紅或痠痛越嚴重的人，傍晚時多覺得很疲憊。

### 腎脊穴

俯臥，在第二腰椎棘突下命門穴旁開五分至一寸，按壓痛痠脹明顯處。

治腰痛、下肢癱瘓、遺尿、陽痿早洩、尿路感染、糖尿病、月經不調、帶下病、腸鳴腹瀉、目昏、耳聾、兩脅痛、失眠、膝關節痛、骨刺、僵直性脊椎炎（配腎俞與志室）。

刮痧或按摩左右腎脊穴，痧處越紫紅或痠痛，左多副腎上腺功能上較弱，右多泌尿系統有問題，兩側都出現的人，身心過勞而苦不堪言。

### 腰眼穴

俯臥，第四腰椎棘突下，旁開約三寸五分，凹陷中取穴，俯臥灸之，壯數少則三至五壯，多則數百壯。

治虛弱羸虧、腰痛、消渴、梅毒、肺結核、氣管炎、睪丸炎、坐骨神經痛（配腎俞、八髎穴、陽陵泉、崑崙、承山及腰椎夾脊穴）、月經不調（配三陰交、關元、中都）、不孕症（配氣海、關元、內關、三陰交、太衝、陽陵泉、命門、腰俞）。腰眼穴區越凹陷結實的人，精神與體力充沛，夫妻性福美滿。

### 竹杖

位於腰部正中線，在第三腰椎棘突上方，即督脈命門穴處。治兒臍腫、臟毒腸風及下血不止、食慾不振、慢性腸炎、痔疾、脫肛、腰痛、脊髓疾患、女子瘕聚、外感發熱惡寒、陽痿、早洩等。針刺深度以不超過黃韌帶爲宜，斜刺而針朝上。肥胖而肚子下垂者，取穴以第二腰椎、第三腰椎之間爲準。

竹杖穴以第二腰椎、第三腰椎之間的命門穴爲主，第一腰椎、第二腰椎之間的懸樞穴爲輔，命門穴與懸樞穴區越凹陷結實的人，精神與體力充沛，多身心愉悅，任勞任怨。命門穴與懸樞穴區平坦僵硬的人，不是悶不吭聲，就是常怨天尤人。

## 騎竹馬穴等針刺深度

| 穴名 | 針刺深度 |
|---|---|
| 騎竹馬 | 斜刺，針入三分<br>灸法：灸三至三十壯 |
| 痞根 | 直刺，針入一寸<br>灸法：灸五至二七壯 |
| 腎脊 | 直刺，針入一寸五分至二寸左右 |
| 腰眼 | 直刺，針入三分<br>灸法：灸七至十一壯 |
| 竹杖 | 斜刺，針入三分<br>灸法：灸七壯或隨年壯 |

## 背部經外奇穴之二

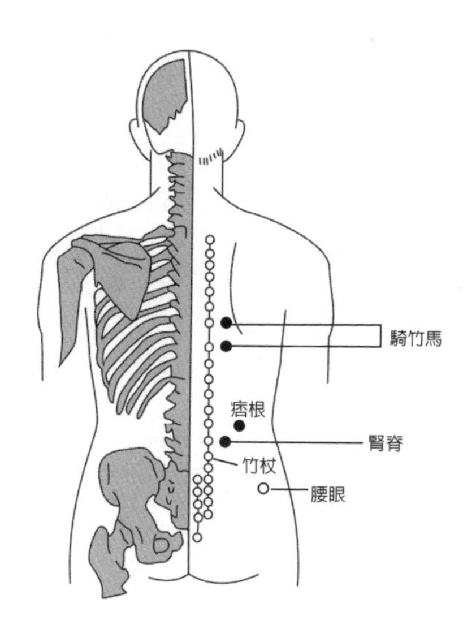


**＋ 知識補充站**

歷代中醫文獻中多見有關於奇穴的記載。《内經．刺節真邪》言及：「刺衛言徹衣，夫子乃言盡刺諸陽之奇俞，未有常處也。」晉代葛洪《肘後備急方》亦言奇穴之治療。唐朝醫學家孫思邈《備急千金要方》奇穴治療散見於各卷中。明代方書《奇效良方．針灸門》首次將『奇穴』獨立專論。《針灸大成》：「灸法獨無數焉，乃至定穴，均一審慎，所謂奇穴，又皆不可不知也。」論穴有「奇」、「正」，專列經外奇穴一門，此對後代中醫學臨床之運用影響至鉅。

# 5-8 手部三陽大絡

手背三陽大絡診，可提高診斷準確度，降低誤診率。《內經．熱病》五十九刺五十九穴分別是：1. 頭面部三十一穴、2. 手腳二十八穴，其中手腳二十八穴中含五手指間各一穴共八穴。《內經》所指「六經絡手陽明少陽之大絡」即是手指間八穴之六穴；五手指間八穴爲大拇指與食指間之合谷穴，以及手三陽大絡：陽明、少陽、太陽，左、右手共六個大絡；亦即宮門穴區、空門穴區和液門穴區，合稱手背三門。手三陽大絡與身心靈息息相關，然青少年氣血循環好，稍事休息即可復原，爲求診斷精確，除觸壓診手三陽大絡之外，脈診及其他相關穴區，當視臨證狀況整合審視。

臨床上，40 歲以後，不分男女，三陽大絡診最有效；老弱婦孺與緊急病證，手三陽大絡變化相對不穩定。手三陽大絡很敏感，其準確率幾乎與心跳速率之穩定度成正比；生死存亡之際，幾乎是診斷與治療齊用的大法。一般性診治，不一定要運用到大絡診；但是，務必要耐心學會，以備不時之需。觸摸手三陽大絡，關鍵在於如大絡區有陷下或腫脹現象，表示此區有問題，據此來診斷身體症狀。壓觸按診手三陽大絡，又可暫代腹部壓診，簡潔迅速，準確率高。

《內經．經脈》：「經脈十二者，伏行分肉之間，深而不見；其常見者，足太陰過於外踝之上，無所隱故也。諸脈之浮而常見者，皆絡脈也。六經絡，手陽明少陽之大絡，起於五指間，上合肘中。……。脈之卒然動者，皆邪氣居之，留於本末，不動則熱，不堅則陷且空，不與衆同，是以知其何脈之動也。」「經脈者（動脈），常不可見也，其虛實也，以氣口知之。脈之見者，皆絡脈也（靜脈）。」「諸絡脈皆不能經大節之間，必行絕道而出入，復合於皮中，其會皆見於外。」

**小博士解說**

手背三陽大絡分陽明大絡、少陽大絡、太陽大絡：

1. 陽明大絡：手二、三掌骨背縫間，掌心有心包絡勞宮穴。反映消化、排泄（大便、痰），此區塌陷跟腦部有關，多有腸胃問題，左、右手都塌陷有腦神經衰弱傾向。
2. 少陽大絡：手三、四指掌骨背縫間，此處無經脈經過。反映生殖系統（情緒、精力），此區塌陷是缺乏蛋白質致精力不足、體能不濟、情緒容易失控。
3. 太陽大絡：手第四、五指掌骨背縫間，有三焦液門穴。反映免疫、呼吸系統（汗與尿）及心血管問題，塌陷多免疫系統、或汗尿排泄、或營養攝取、或心血管問題。

## 手三陽大絡與相關穴道及病證

| 經脈 | 手三陽大絡 | 相關穴道 | 相關病證 |
|---|---|---|---|
| 心包 | 陽明大絡：食指與中指間掌背處 | 1. 食指商陽穴（大腸）與中指中衝穴（心包）<br>2. 掌心側勞宮穴 | 多排泄不暢或性功能障礙，腰腳功能弱，情緒起伏大 |
| 三焦 | 少陽大絡：中指與無名指間掌背處 | 1. 中指中衝穴（心包）與無名指關衝穴（三焦）<br>2. 掌心、掌背側皆無穴道 | 多性功能不全或精神問題，情緒管理障礙，容易疲憊 |
| 小陽 | 太陽大絡：無名指與小指間掌背處 | 1. 無名指關衝穴（三焦）與小指少澤穴（小腸）<br>2. 掌背側液門穴與中渚穴 | 心臟血管問題多，營養攝取失調，容易疲憊、心情低落、精力不足 |

## 手三陽大絡與相關井穴

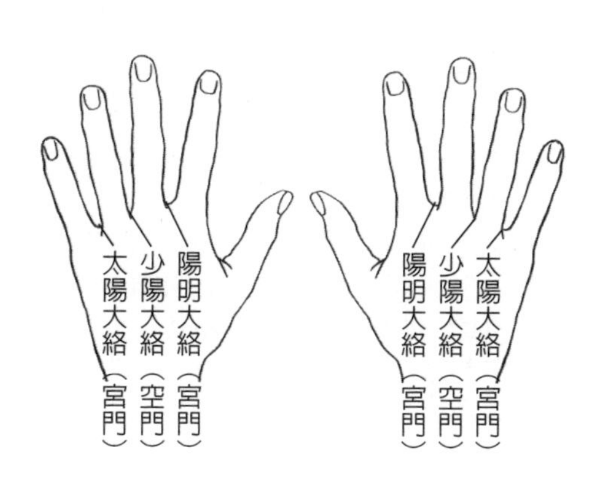


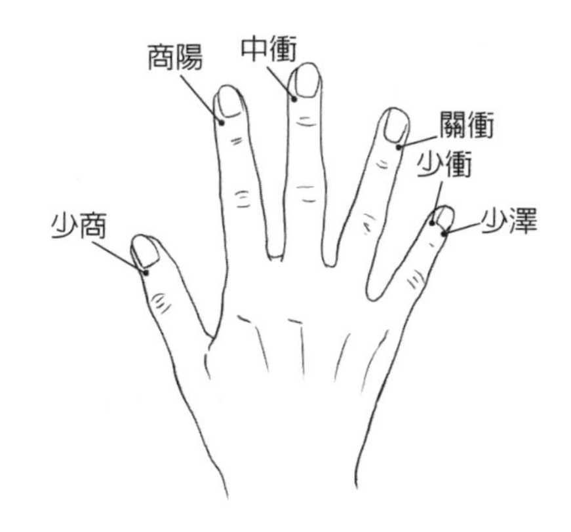


**＋ 知識補充站**

臨床上，從左、右手三陽大絡比較塌陷程度：最塌陷、塌陷、稍微塌陷，依據手六經脈循行與相關穴道，瞭解手三陽大絡與身心關係，據以辨證施治。

1. 大拇指少商穴屬肺，食指商陽穴屬大腸，兩指間的虎口是合谷穴。反映呼吸、排泄，以及免疫力問題。食指，與中指中衝穴屬心包，兩指間的掌心側有勞宮穴，掌背側為陽明大絡。觀察排泄、性功能問題，以及腰背功能。
2. 中指，無名指關衝穴屬三焦，兩指間的掌心、掌背側都沒有穴道。兩指間的掌背側為少陽大絡，觀察性功能問題、精神問題。
3. 無名指，小指少澤穴屬小腸，兩指間掌背側有液門穴與中渚穴，為太陽大絡，反映精神狀態，及心臟血管、營養問題。

# 5-9 手部十一穴——十大小拳中四

## 十宣

手十指指頭之爪甲後，兩旁去爪甲一分，或指尖，每一指一穴，共十穴。針感痛多，痠脹麻少。治昏迷、暈厥（配百會、人中、足三里）、咽喉腫痛（點刺放血）、中風、中暑、熱病、小兒驚厥、咽喉腫痛、指端麻木等。

十宣穴顏色乾淨的人，身心健康愉悅。十宣穴紫黑汙黯的人，身心俱疲。十宣穴的顏色各指不一樣，回觀手三陰手三陽等六條經絡的功用，就知道斯人也而有斯疾也。

## 大骨空

手拇指背側中節上，屈指當骨尖陷中，近側指節與遠側指節間之骨關節中點，當橫紋上取穴。治目生翳膜、目痛（配太陽、攢竹、耳尖）、大拇指扭傷、痛風、類風濕性關節炎、衄血（配少商）等。

大骨空穴區的色澤，與大拇指活動相關，烙印在其指間關節中點的橫紋上，擁有整齊橫紋的人，生命態度亮麗，反之，多身心孤零。

## 小骨空

手小指背側正中線，近側指節與中指節間之骨關節中點，當橫紋上取穴。

治目痛、目翳（配少商）、紅眼（配合谷、攢竹、二間）、耳聾、手指麻木疼痛、喉痛、失眠、小指拉傷、脫臼、扭傷、痛風、類風濕性關節炎、高爾夫球肘、肩膀痛、落枕等。

小骨空穴區的色澤，與小指活動相關，烙印在其指間關節中點上，靈活而乾淨的人，身心有活力；反之，指間關節中點越僵硬扭曲枯黯，生命投資報酬率越低。

## 拳尖

握拳，在手中指背側，手背第三掌骨小頭高點處。治紅眼、翳膜疼痛、牙痛、小兒熱毒風盛、正中神經麻痺、腕隧道症候群、頭暈痛、目痛、心悸胸悶、腸胃障礙、骨盆腔炎、坐骨神經痛等。

拳尖越凹陷結實靈活的人，身心愉悅。拳尖僵硬鬆垮，多心有餘力不足。左拳尖較優勢內心情愛充沛，右拳尖較優勢體力充沛多行動掛帥。

## 中魁

在手中指背側正中線上，屈指時中指節骨與遠側指節骨間之高點是穴。治牙痛、反胃、噎膈、食道狹窄、食慾減退、衄衄、白癜風、類風濕性關節炎、扳機指、扭傷、嘔吐、噎膈、上焦牙痛、咽喉痛、下焦痛經、腹痛、泄瀉、喜笑不休、狂妄抑鬱等。

中魁表現在橫紋上的魚眼睛，紋路齊整乾淨利落，生活很如意。右中魁較優勢情愛充沛付之真實，左中魁較優勢多含情脈脈潛藏心底。紋路越僵硬扭曲枯黯的人，多人見人厭。

## 四縫

手食、中、無名、小指掌側的第一指節與第二指節間橫紋的中間，每指兩穴，左右共八穴。治小兒疳積（三棱針出血），消化不良（配脾俞、胃俞、內關、足三里），腹瀉（配長強、承漿），膽道蛔蟲，百日咳，咳嗽氣喘。

四縫四穴，紋路齊整乾淨柔潤，多拿得起放得下，紋路僵硬乾澀枯黯，多長呼短嘆。手食指與小指乾澀枯黯，腸道黏膜下組織問題多；中指與無名指乾澀枯黯，多性事有礙。

## 十宣穴等針刺深度

| 穴名 | 針刺深度 |
|---|---|
| 十宣 | 直刺，針入一分，或三棱針點刺出血，淺刺一至二分。灸法：灸三至五壯 |
| 大骨空 | 直刺，針入一分。灸法：灸七壯 |
| 小骨空 | 斜刺，針入一至二分。灸法：灸三至七壯，溫灸十至三十分鐘 |
| 拳尖 | 橫刺，針入一至三分。灸法：灸三壯，左灸右，右灸左 |
| 中魁 | 斜刺，針入一至二分。灸法：灸三壯至七壯，宜瀉之 |
| 四縫 | 用粗毫針速刺一分，擠出少量黃白色透明樣液體，間二日一次。灸法：艾灸以紅潤為度 |

## 手部奇穴之一

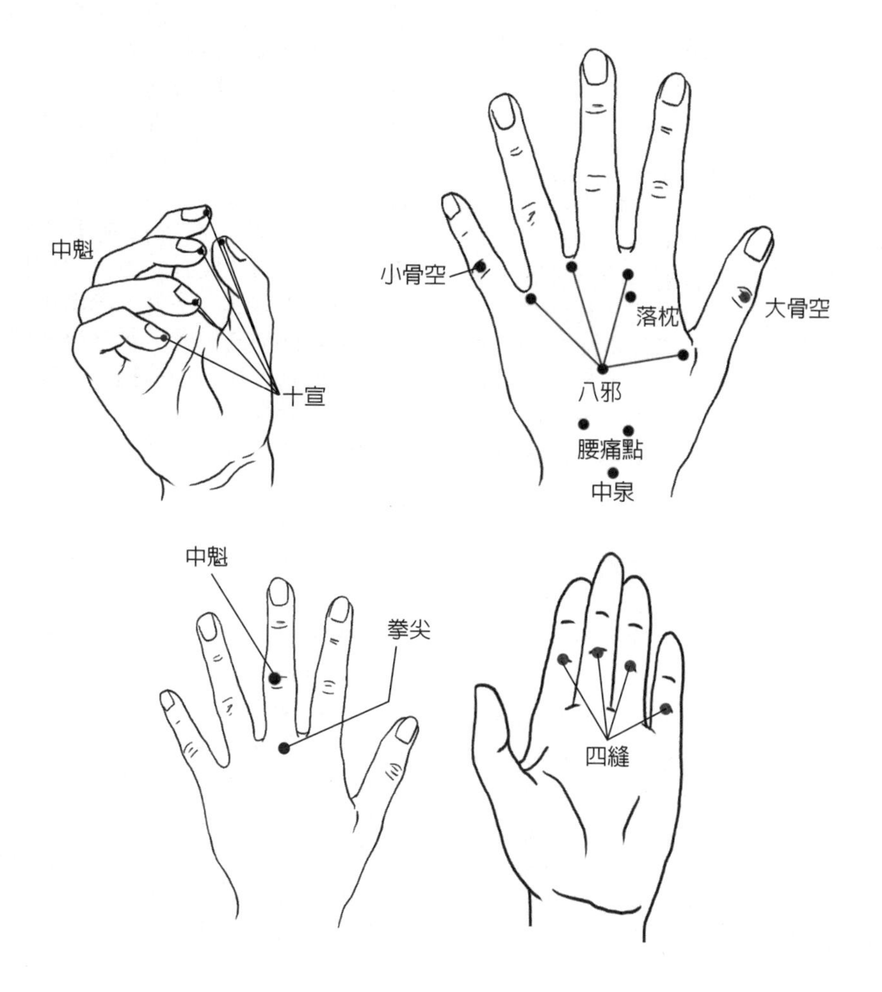

# 5-10 手部十一穴——五八中二肘

## 五虎

握拳，在手背第二、四掌骨小頭高點取穴。治手指拘攣、扳機指、痛風、風濕性關節炎、手指痙攣、面瘡、頭痛、視力障礙、口腔皰疹、喉嚨痛、五十肩、前後肩膀痛、網球肘等。針刺須用横刺，沿著皮刺，避免傷及骨膜。

五虎都乾淨柔潤，生活多彩多姿；兩側五虎乾澀枯黯乏力，生活單調無趣；右五虎較優勢言出必行，左五虎較優勢多情愛滿溢。五虎僵硬扭曲枯黯的人，常四處碰壁。

## 八邪

手背，每兩個相鄰掌骨小骨頭之中間點，共八穴。大指次指虎口，赤白肉際名大都。食指中指本節歧骨間，名上都。中指無名指本節歧骨間，名中都。無名指小指本節後歧骨間，名下都又名中渚。治手指不能屈伸，痛風、類風濕性關節炎、中風、扳機指等。大都治牙痛、頭風。上、中、下都，治手臂紅腫。中風手不能握拳，打開手掌施行針刺。局部取穴。

八邪又稱八都，積極進取者八都多乾淨柔潤有力。消極慵懶者八邪多僵硬乾澀枯黯乏力。大都虎口觀看食量與酒量，下都中渚可觀原氣與精力。

## 中泉

腕背側横紋中，當伸指肌腱橈側凹陷處，於陽池與陽溪穴中間陷中。治胸脅脹滿、目白翳、嘔吐、唾血、心痛、胃痛、胃氣上逆、喘咳、氣滿不得臥、掌中熱、中風、腕關節痛、前臂諸肌痙攣或麻痺。進針用斜刺，不傷及骨膜爲原則。

中泉和陽溪與陽池三穴，關係著舟狀骨與月狀骨，右中泉較優勢，多任勞任怨，人見人愛；左中泉較優勢，多人溺己溺，悲天憫人。兩側中泉較枯黯乏力，常走頭無路，需要鼓勵。右中泉較優勢卻時會痠疼，多過勞造成，需要充分休息。

## 二白

掌後大陵穴直上四寸（或間使上一寸），郄門穴兩側各二分，在掌背掌側面，腕横紋中點横上，在橈側腕屈肌腱之尺側與橈側，兩手共四穴。治前臂神經痛、胸脅痛、痔痛（配百會、精宮、長強）、脫肛（配長強、承山、中髎）、久痔（配腎俞、八髎、百會、三陰交、承山、氣海）。

活化二白穴，右手拇指壓住腕横紋中點横上四寸與五寸處，餘四指與大拇指一起握住左手臂，漸漸用力握緊，緩緩轉動左手臂，讓左橈側腕屈肌與掌長肌，在右手拇指下搓揉；換側操作，舒服不痠痛者身心愉悅，越不舒服或痠痛者，多慵懶成習。

## 肘尖

屈肘取之，在肘後部，當尺骨鷹嘴突的尖端，在尺骨鷹嘴突尖端。治瘰癧（配肩井、阿是穴）、癰疽、腸癰、頸淋巴結核（配曲池透臂臑）、高爾夫球肘、網球肘（針刺時，患者體位應屈成 90 度），中風或不適合屈肘（手伸直來施行針刺）。以夾持壓手法捏起穴部皮膚，用横刺或斜刺進針，針感有時會向上或向下傳。

肘尖穴區光澤亮麗靈活度高的人，多四處逢源。肘尖穴區僵硬乾澀枯黯乏力的人，經常入不敷出。

## 五虎穴等針刺深度

| 穴名 | 針刺深度 |
| --- | --- |
| 五虎 | 橫刺，針入一至三分 |
| 八邪 | 斜刺，針尖斜向掌部刺入，向上斜刺五至八分，點刺出血<br>灸法：灸三至五壯，溫灸五至十五分鐘 |
| 中泉 | 直刺，針入二分<br>灸法：灸二七壯 |
| 二白 | 直刺，針入三至八分<br>灸法：灸三壯 |
| 肘尖 | 直刺，針入二分<br>灸法：灸七壯至百壯 |

## 手部奇穴之二

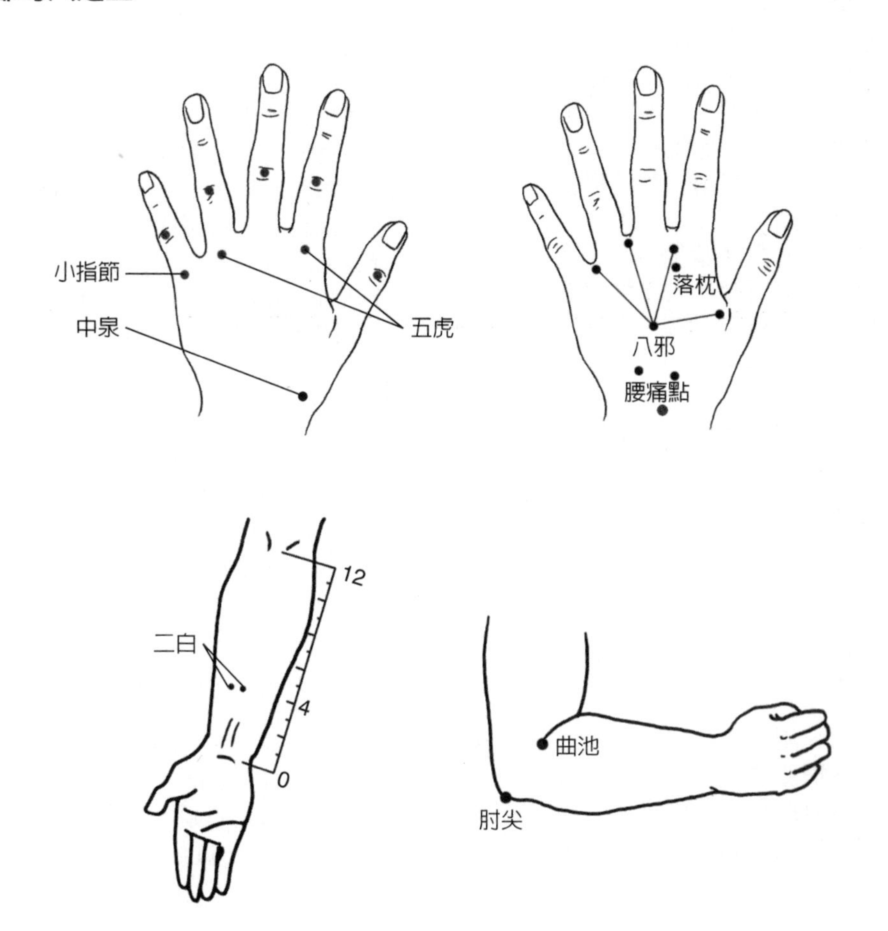

# 5-11 腳部八穴——鬼髖鶴膝

## 鬼哭

兩手足大拇指，取爪甲角如韭葉。將兩指（趾）併起，用帛縛定當兩指歧縫中是穴。治癲癇、卒中、恍惚（重按切或針刺）、狐惑、口噤、遺精、小兒五癇（灸治）、耳鳴、頭痛、肥胖、腸炎等。針刺鬼哭穴，重按久切後再針刺，避免疼痛。

兩足大拇趾相併歧縫中鬼哭穴（神號穴）與隱白穴，十二經脈循行，十指與十趾的經脈中，最重要的是腳大拇趾，它外側趾甲邊有大敦穴是肝經脈的起點，大拇趾上的三毛處是膽經脈的終點，它內側趾甲邊有隱白穴是脾經脈的起點，大拇趾也是胃經脈的終點。一個大拇趾就有四條經脈在其上。大拇趾與第二腳趾都要很用力、共勉互助。鬼哭穴（神號穴）與隱白穴區，光澤亮麗靈活度高的人，生命態度穩重而度量大；枯黯者多舉步維艱，寸步難行，爲人處世常與願違。

兩手大拇指相併歧縫中的鬼哭穴與少商穴，光澤亮麗靈活度高的人，生命態度積極果敢；枯黯者多畏畏縮縮，猶豫不定，爲人處世事倍功半。

## 髖骨

膝蓋上二寸，在股直肌和股外側肌之間。梁丘兩旁各一寸五分，共四穴。治腿痛（灸七壯）腳腫、鶴膝風等膝、腿疾病、消化道疾病、膝蓋疾患、坐骨神經痛等。

梁丘兩旁各一寸或一寸五分的髖骨穴，與膝蓋上二寸的梁丘穴，此三穴在股直肌和股外側肌上，此穴區鬆垮或僵硬無力的人，運動不足，胃黏膜下淋巴組織多不良。左側三穴較劣勢的人多壓抑或憂鬱，右側三穴較劣勢的人多暴飲暴食。

## 鶴頂

屈膝取之，在膝關節上，膝蓋骨上緣正中凹陷處。外膝眼一穴與足陽明胃經之「犢鼻」同部位。治膝關節疼痛（常用健膝穴－鶴頂上一至二寸，來代替鶴頂穴）、腿足無力、鶴膝風、腳氣、風濕性膝關節炎、兩足癱瘓無力（膝五針一鶴頂、外膝眼、內膝眼、陽陵泉、陰陵泉）。

膝蓋骨上緣中央的鶴頂穴，乾淨柔潤靈活有力，熱心公益，助人爲樂。僵硬乾澀枯黯乏力，即使忙碌奔波，還是難掩其好逸惡勞之本性。可增加股四頭肌的活動力，可用健膝、伏兔等穴來替代，避免因多針而引起組織發炎或肌纖維化。以斜刺較易得氣，針刺時，膝蓋伸直或彎曲，針觸及肌肉凹陷處或髖骨上緣即可。

## 膝眼

膝蓋之下兩側陷中。膝頭紅腫（配陽陵泉、血海、陰陵泉、委中）、鶴膝風、腿痛、膝關節炎、中風、腳（配秩邊、環跳、承扶、陽陵泉、三陰交）、膝冷痛不已。

膝蓋骨下兩側凹陷中的膝眼穴。外膝眼即「犢鼻」，內膝眼即「內犢鼻」，外膝眼的「犢鼻」看飲食狀況，內膝眼「內犢鼻」看消化能力，左膝眼穴看生命潛能，日久見人心，右膝眼穴看生活能力，路遙知馬力。生活中點滴入心頭，生命中要己立立人，此乃仁之方也。

## 鬼眼四穴等針刺深度

| 穴名 | 針刺深度 |
|---|---|
| 鬼哭<br>（鬼眼） | 直刺或斜刺，針入一至二分<br>灸法：灸三至二十壯 |
| 髖骨 | 直刺，針入五至八分<br>灸法：灸五至七壯 |
| 鶴頂 | 直刺，針入五至八分<br>灸法：灸五至七壯，溫灸十五至二十分鐘 |
| 膝眼 | 向膝中斜刺，針入五分至一寸；得氣時局部有痠脹感覺<br>灸法；灸三至五壯 |

## 鬼哭、髖骨、鶴頂、膝眼

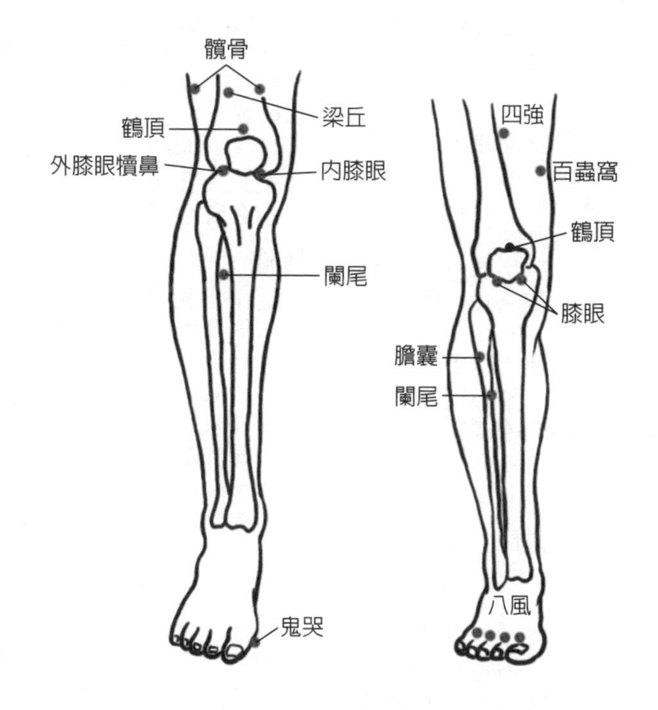


**+ 知識補充站**

鶴膝風肇因於風邪外襲，陰寒凝滯，致經絡氣血虧損。病後常見膝關節腫大、股脛變細、形如鶴膝等，故名之。類似現代醫學的膝關節結核、類風濕性關節炎。鶴頂、髖骨、內膝眼、犢鼻是治療鶴膝風要穴，一般可針可灸。平日多揉按這些穴區，強健股四頭肌，可維護膝蓋，支撐膝關節，減低膝關節受傷風險，並遠離肌少症。

# 5-12 腳部八穴——女八內獨

### 女膝

俯臥或側臥，在足後跟正中線赤白肉際處取穴。足後跟圓潤光滑似女子之膝，故名。治失心驚悸、癲狂氣逆、霍亂轉筋、齒槽膿瘍、局部足跟痛、足踝內外側扭傷、足跟骨刺、小腿痠脹、癲狂、難產、腰背痠痛、小腿痙攣。女膝位置雖在赤白肉際，在跟骨下緣施行針刺較好，以防傷及骨頭。最常用來治療阿基里斯腱方面的病症。

女膝在阿基里斯腱鞘處，男人英武，女人柔媚都寫實於此，光澤亮麗靈活者，以愛出發多義無反顧。僵硬乾澀枯黯乏力，生活常烏煙瘴氣。

### 八風

足五趾歧骨間，當趾蹼緣上方（即趾縫紋頭端）的趾縫中取穴，兩足共八穴。治腳背紅腫、婦人月經不調、瘧疾、頭痛、腳氣、趾痛。八風、八邪專用於中風日久，手足攣急。可用三稜針點刺出血，再加溫灸，但高血壓者忌之。

足五趾歧骨間的八風穴，與手五指的八邪穴，相互輝映。望診與按摩穴區，最痛的趾歧骨間的所屬經脈與臟腑就最有問題者。

### 內、外踝尖

在足內、外側面，當內、外踝之最突出部，即內踝骨尖（脛骨遠端）與外踝骨尖（腓骨遠端）。治下牙痛、扁桃腺炎、諸惡漏、腳內外踝扭傷、霍亂轉筋。孫眞人：「治霍亂轉筋，轉筋在股內，灸兩內踝尖。轉筋在股外，灸兩外踝尖。」內、外踝尖直刺容易刺傷骨頭而加重病情，採用橫刺及斜刺較爲適宜，配合三陰交治療，取穴不在病灶上較不會加重病情，確有助療效。

內、外踝尖光澤亮麗靈活度高的人，很少抽筋，生命精美。僵硬乾澀枯黯乏力的人，生活困倦。內、外踝尖專治抽筋，諸如小腿抽筋、腹部抽筋、頸背部抽筋等。十二經脈中二個「外踝」，爲膀胱脈與膽脈。

1. 膀胱脈，出「外踝之後」，腨如裂，是爲「踝厥」。
2. 膽脈，出「外踝之前」，足外反熱，是爲「陽厥」。兩外踝尖下有膀胱脈的申脈穴，其上三寸有膽脈的絕骨穴，生活品質好，必靈活亮麗。

十二經脈中有三個「內踝」，分別爲脾脈、腎脈和肝脈。

1. 脾脈，過核骨後「上內踝前廉」。
2. 腎脈，「循內踝之後」別入跟中。
3. 肝脈，循足跗上廉「去內踝一寸」上踝。內踝尖下是腎脈的照海穴，其上三寸脾脈的三陰交穴，生命能量好，必靈活亮麗。

### 獨陰

足第二趾裏側第二節橫紋中央。治疝氣（配大敦、三陰交、關元、腰椎夾脊穴）、難產、胎衣不下（配關元、中極、三陰交、至陰）、月經不調、奔豚、乾嘔、胸痛、吐酸、積聚、河豚魚中毒、嘔吐、卒心痛（配心俞、肝俞、脾俞、胃俞、中脘、內關、夾脊穴）、噁心、下痢、胸脅苦滿、口苦咽乾等。

十指與十趾中，只有第二腳趾沒有經脈，所以它是最呆的，走路不小心就會踢到。獨陰所在的第二趾，是每個人生命能量的最終計算値。獨陰穴區，紋路齊整乾淨柔潤，多謹言慎行，多心想事成，任重而行遠；反之，紋路越僵硬乾澀枯黯的人，胡言亂語，無頭緒。

## 女膝穴等針刺深度

| 穴名 | 針刺深度 |
|---|---|
| 女膝 | 直刺，針入一至二分<br>灸法：灸三至七壯 |
| 八風 | 向足底斜刺，針入五至八分；或用三稜針點刺出血<br>灸法：灸五壯 |
| 內、外踝尖 | 斜刺，針入一至二分<br>灸法：灸三至七壯，溫灸三十分鐘 |
| 獨陰 | 直刺，針入一至三分<br>灸法：灸三至五壯 |

## 女膝、八風、內踝尖、外踝尖、獨陰

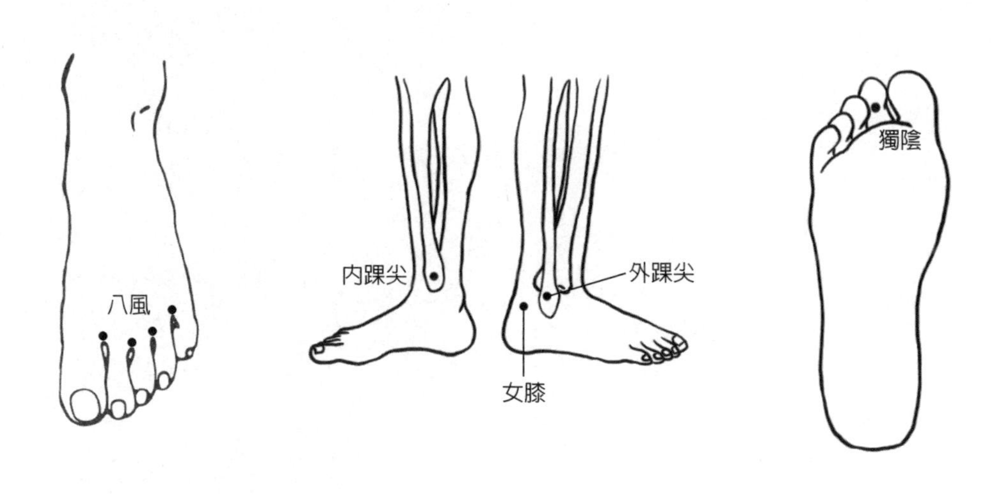


**+ 知識補充站**

八風，原治腳弱風氣之疾，故名八風。《內經．刺瘧》：「先足脛痠痛者，先刺足陽明十趾間出血。」有位無名，《奇效良方．針灸門》始定名：「八風八穴，在足五指歧骨間。兩足共八穴，故名八風。」

獨陰，下為陰，足趾下面僅此一穴，故名獨陰。有調理衝任之功用，主治月經不調、難產、胎衣不下等婦科病症。經常上下按摩腳二趾，刺激衝任二脈，不但維護婦女胎產安全，亦有助提高男性性活動力等。

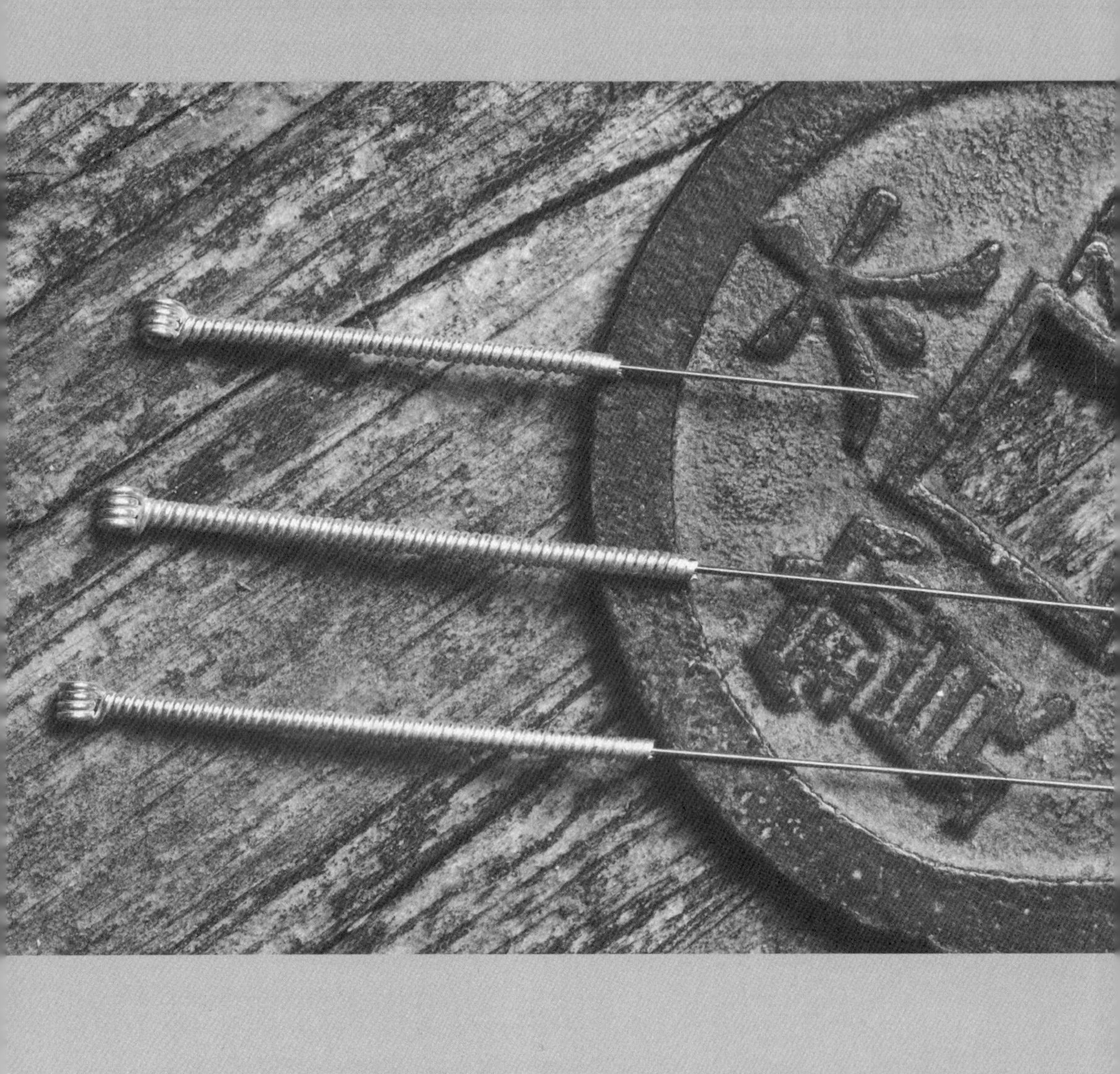

# 第6章
# 針法篇

# 6-1 古今製針法（一）

史前石器時代，先民將石頭磨銳，治療疼痛，尖銳石頭就是砭石。南北朝全元起注：「砭石是古外治法，有三名：一針石，二砭石，三鑱石，其實一也。古來未能鑄鐵，故用石爲針。」晉代郭璞註：「箴石，可以爲砥針，治癰腫者。」當中的砥針就是砭石。《內經・異法方宜論》：「東方之域，其病爲癰瘍，其治宜砭石。」砭石主要用於刺破癰腫及放血治療。

戰國時代，冶鐵術興起，用金屬類的鐵來製針，《內經》中稱爲「微針」。漢代已廢棄砭石，廣用鐵針，漢書：「以鐵鍼鍼之」。明代楊繼洲《針灸大成》製針法，用馬啣鐵製針，因鐵經馬啣則無毒，明代也用銅針、銀針、金針等。

現代用不銹鋼針，純銀及九成金製的針，不生銹，質柔韌而不易折斷，但欠滑利，刺入人體時，會增加病患的痛苦，是缺點。現用不銹鋼製的針，有強韌性，不易折斷光滑而不生銹，消毒容易，刺入銳利不痛，是最理想的針。

古九針製造配合功能導向：《內經・鍼解》：「一針皮、二針肉、三針脈、四針筋、五針骨、六針調陰陽、七針益精、八針除風、九針通九竅。」

《針灸大成》製針法取馬啣鐵，先鍛鐵爲絲，分長短斷之，然後用蟾酥塗針上，入火中微煅，不可令紅，取出照前塗蟾酥，煅二次至三次，趁熱插入臘肉，皮之裏肉之外，將書中所列藥品，先以水三碗煮沸，次入針肉在內，煮至水乾，傾於水中，待冷，將針取出，於黃土中插百餘下，色明方佳，以去火毒。次纏以銅絲爲柄，磨其一端爲針尖。

**小博士解說**

《内經・八正神明論》：「神，神乎神，耳不聞，目明，心開而志先，慧然獨悟，口弗能言，俱視獨見，適若昏，昭然獨明，若風吹雲，故曰神。三部九候為之原，九鍼之論，不必存也。」

《内經・鍼解》：「深淺在志者，知病之内外也。近遠如一者，深淺其候等也。如臨深淵者，不敢墯也。手如握虎者，欲其壯也。神無營於衆物者，靜志觀病人無左右視也。義無邪下者，欲端以正也。必正其神者，欲瞻病人目制其神，令氣易行也。」

臨床診治，務求「神乎神」，就是「如臨深淵者，不敢墯也」，亦求「必正其神者，欲瞻病人目制其神，令氣易行也」，全身脈動之處都是診治要點，「三部九候為之原，則九鍼之論，不必存也」，醫生診治病人，神志比治療的工具更重要。

## 針之種類：内經九針《内經．九針十二原》

| 九針 | 針型 | 主治 | 治療 |
| --- | --- | --- | --- |
| 鑱針 | 長一寸六分，頭大末銳 | 主瀉陽氣 | 淺刺皮膚瀉血，治皮膚病痛無常處者（皮膚針） |
| 圓針 | 長一寸六分，針如卵形 | 揩摩分間，不得傷肌肉，以瀉分氣 | 擦摩體表，治邪在分肉之間的病症（按摩棒） |
| 鍉針 | 長三寸半，鋒如黍粟之銳 | 主按脈勿陷，以致其氣 | 按摩經脈，流通氣血，不深陷皮膚之内（刮痧） |
| 鋒針 | 長一寸六分，刃三隅以發痼疾 | 刺絡放血 | 治療癰腫熱病（採血針） |
| 鈹針 | 長四寸、廣二分半，末如劍鋒，以取大膿 | 切開排膿 | 主治癰膿（手術刀） |
| 圓利針 | 長一寸六分，大如氂，且圓且銳，中身微大 | 以取暴氣 | 深刺治癰腫、痛證和痺證（手術刀） |
| 毫針 | 長三寸六分，尖如蚊虻喙，靜以徐往，微以久留之而養 | 以取痛痺 | 用於寒熱痛痺。毫針主治寒熱痛痺、邪在絡脈者 |
| 長針 | 長七寸，鋒利身薄 | 可以取遠痺，用來深刺 | 治日久不癒的痺（手術刀） |
| 大針 | 長四寸，尖如梃，其鋒微圓 | 以瀉機關之水也 | 瀉水，取大氣不出關節；治療瘰癧、乳癰等（手術刀） |

**＋ 知識補充站**

毫針有長短與粗細，人有肥瘦，肌肉有厚薄，下針有深淺，刺激分強弱，適應針刺深淺，針之長短不可不知，適應刺激的強弱，針大小不能不懂。

針長約四寸，短約五分，從五分至四寸間，分為五分、一寸、寸半寸三寸，四寸等，臨床應用視身體部位厚薄不同，選擇適合的針。深處如臀部髀樞，淺處如手足指端的部位，所用之針具必有差別。

# 6-2 古今製針法（二）

近世製針取不銹鋼絲，分五分、一寸、二寸、三寸等長短剪斷，一段即爲一針桿，先將每針桿之一端，彎成一圓圈，在圓圈內穿入約五寸長之硬性鐵絲，另用細軟銅絲約一尺許，於硬性鐵絲之針桿圓圈兩邊，各繞兩圈，並折回交叉纏於針桿上約一寸餘而止，將硬性鐵絲抽出，針柄即告製成。纏繞銅絲時，應注意其密度均勻，以防鬆動，妨礙操作；然後將針桿之另端磨銳爲針尖，磨時先用細磨石，次用砂紙，再用牙粉或炭屑，只可直磨，不可橫磨，務使光滑圓利，銳鈍適宜，乃試在紙上刺過，以進退不聞雜音，方算完成毫針。

三棱針製法取直徑一分之不銹鋼，截取約二寸長，除寸餘纏繞銅絲爲針柄外，將其餘部分銼成三角形，再用磨石磨光，使針尖銳利，即用採血針代之。

現代常用毫針、三棱針（採血針）及皮膚針等三種：

1. 毫針調和氣血，疏通經絡，《內經》之九針中毫針和長針。其針體細長，針尖細銳，刺皮膚、肌肉及組織，針質有金針、銀針及不銹鋼針等，最常用是不銹鋼針，毫針全長分爲五部：針尖（針芒）、針身、針根、針柄與針尾。
2. 三棱針（鋒針）長約二寸，針柄作圓柱形，針身呈三角形，針尖三面有刃，便於點刺放血之用，採血針更加方便安全。
3. 皮膚針（鑱針）專用叩打皮膚部位，十二皮部與經絡、臟腑間有密切關係，皮膚針叩刺皮膚調節經絡、臟腑功能，治療疾病，長約五、六寸，末端有一狀如蓮蓬的針體，上裝小針數枚，七枚者稱爲「七星針」，五枚者稱爲「梅花針」，用皮膚針來叩打皮膚，痛感極微，安全有效，適用於婦女、小兒等患者。

《內經．刺節眞邪》說明針具與針法之變通：「固有五衛，一曰振埃，二曰發蒙，三曰去爪，四曰徹衣，五曰解惑。」

振埃，刺外經去陽病也；治氣滿於胸中，憤瞋肩息，大氣逆上，喘喝坐伏，病惡埃煙，不得息，取之天容，無過一里（毫針刺天容）。欬逆上氣胸痛者，取廉泉（鋒針刺廉泉），血變而止。

發蒙，刺府兪，去府病也；耳無所聞，目無所見，此刺之大約，鍼之極也，神明之類也，尙疾於發蒙也。刺此者，必於日中（陽氣最盛的時候），刺其聽宮（毫針刺聽宮），中其眸子，聲聞於耳，刺邪以手堅按其兩鼻竅而疾偃（手用力掩鼻，再鼓氣灌耳），其聲必應於鍼也。

去爪，刺關節肢絡也。徹衣，盡刺諸陽之奇兪，未有常處也。解惑，盡知調陰陽，補瀉有餘不足，相傾移也。

## 九鍼

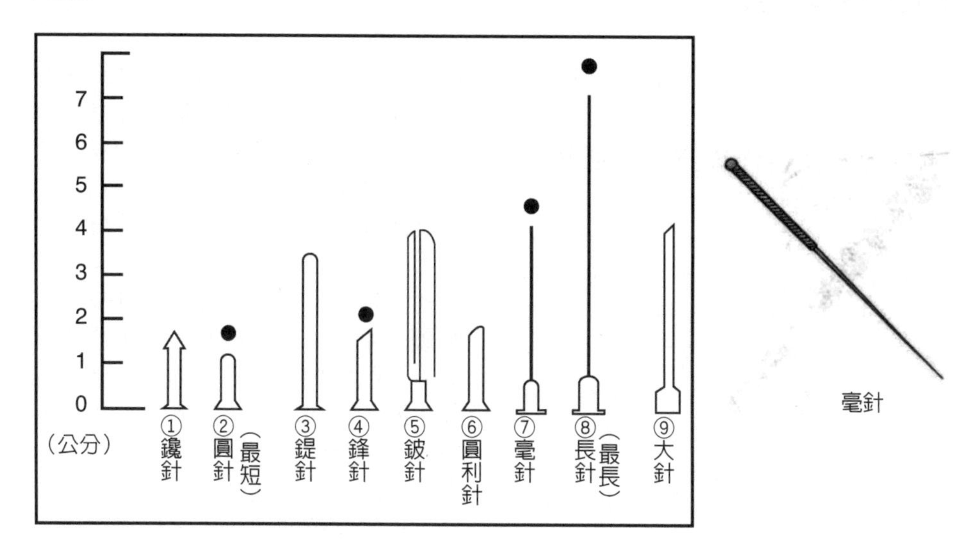


## 毫針部位說明

| 毫針部位 | 說明 |
|---|---|
| 針尖（針芒） | 針前端鋒銳部分（針身是針的本體，插入皮膚及肌肉組織內） |
| 針身 | 針尖與針柄交界處 |
| 針根 | 針根 |
| 針柄 | 針身之後，多用銅絲或銀絲纏繞，持針著力處（操作時手指撚持處） |
| 針尾 | 指針柄末端，多用銅絲或銀絲橫纏繞成，呈圓筒狀，是溫針時裝置艾絨處 |

**＋ 知識補充站**

醫者用針的粗細，常因習慣而定。針灸的毫針，多選用二十八號號至三十二號（直徑零點四～零點二公釐）之間的針，其較細的針適用於皮膚肌肉較薄的部位，或用於不須用強大刺激的病患。較粗針適用於皮膚肌肉較厚部位，或用於須強大刺激病患。針身粗細標準零點四百七十五（直徑公釐）上表所列毫針的長度和粗細類別，臨床應用時，各種規格均須具備：號碼愈大，針愈細，以二十八號至三十二號之毫針較常用。

近代有關於針的種類，已不只九針，例如越來越廣泛應用的揿針，操作簡單、方便運動、適應證廣，針對慢性頑固性疼痛，依證可以留針三至七天，甚至更長時間，給予持續性刺激和治療，且不影響患者活動；揿針可以作為針灸的一種補充療法。

# 6-3 練習針

《內經．邪客》：「持針之道，欲端以正，安以靜。」

## 「習針」必須性情安靜，心地仁慈，手指靈活

《內經．官能》：「語徐而安靜，手巧而心審諦者，可使行鍼艾。」仔細審病取穴不致有誤。「手毒者可使試按龜，置龜於器下，而按其上，五十日而死矣，手甘者復生如故。」性暴手毒的人不宜習針。手巧，最好自幼年學起，幼年手指筋骨柔嫩，練習運針，轉、撚、提、插，易臻靈活。

## 「練針」先練「指力」，再練「指覺」，最後練「手法」

初學針須將右手三指，練成特殊感覺，下針時，觸及血管外壁或神經束鞘，或骨骼外膜，立即有所感覺知所躲避，刺過血管神經之罅縫中，直達「穴」所在。

1. 練「指力」法（練習穿過皮膚的力量）疊紙練針：左手平執練習紙塊，右手拇、食、中三指執住毫針針柄（初練用一寸半毫針），使針尖垂直抵觸紙塊上，右手拇指、食、中三指前後交替撚轉針柄，手指漸加壓力，刺透紙塊後，另換一處如前刺之，反覆練習，撚轉時使針體保持垂直，指力由弱逐漸增強，指腕對針體的壓力不宜過大，過大使針身彎曲，撚轉時針身彎曲成大弧形旋轉者，適當減輕手指壓力，退出針身，檢查針有無彎曲，針已彎曲即修成挺直或另換毫針練習。開始練習，覺得進針滯澀，撚轉困難時，不宜急躁求速，進針至難以再進程度時，將針體漸漸退出紙塊，換一處練習，練到進針容易穿透紙塊的速度增快時，指力已有增進，可逐漸加厚紙層和加強裹紮堅度，持久鍛鍊，增強指力。
2. 練「指覺」法，練習針刺到皮膚、肌膜、肌肉、神經血管與骨頭的感覺。用脫脂棉花一團，內放一至二條橡皮圈，揉成球形，以紗布包裹，外用棉線纏繞二十匝，以三寸長針一支，撚進撚出，隨意穿刺數百下，以後每日增纏棉球二十匝，撚針穿刺，練習不可間斷，迨百日後，棉球大而結實，撚持仍能運用自如，即告成功，已具幾種不同的感覺能力。當針刺穿過表層的棉線，漸入裏層的棉花時，如同針刺人體時由皮膚而入肌肉之中的感覺；針穿過棉球中心，如穿刺到橡皮圈時，如同觸及人體的血管或神經富有彈性的感覺，以知如何避免扎到血管及神經；棉花多的部分，如同人體肌肉空虛之處血管神經分布較疏，可以大膽撚刺。
3. 練「手法」法：乳膠練針法，通過紙塊和棉球練習後，以毫針置於乳膠上平面垂直刺入，作提插與撚轉練習，可進行斜刺，乳膠質地類似人體肌肉組織，多作練習有助臨床應用。

練習次序，先練習紙塊進針，鍛鍊指力；有一定基礎後，加練棉球及乳膠，鍛鍊各種手法，仍須有一部分時間練習指力。當一寸半毫針練習成熟，用二寸半長毫針練習進出針，鍛鍊日久，指力充沛，手法熟練。

**＋ 知識補充站**

《內經・鍼解》：「九鍼之解，虛實之道。」

1. 「刺虛則實之者，鍼下熱也，氣實乃熱也。」刺激活絡下視丘感知『熱』之機制，「滿而泄之者，鍼下寒也，氣虛乃寒也。」刺激活絡下視丘感知『寒』之機制，此乃入針之要領。
2. 「刺實須其虛者，留鍼陰氣隆至，乃去鍼也。刺虛須其實者，陽氣隆至，鍼下熱乃去鍼也。」此乃出針之要領。
3. 「如臨深淵者，不敢墮也。手如握虎者，欲其壯也。」此乃持針之要領。
4. 「必正其神者，欲瞻病人目制其神，令氣易行也。」此乃醫者父母心，讓病人安心接受治療。

《內經・九針十二原》：「持針之道，堅者為寶，正指直刺，無針左右，神在秋毫，屬意病者。」

《針灸大成》：「持針者，手如握虎，勢若擒龍，心無外慕，如待貴人。」

古人於臨刺時，先念針咒，楊繼洲認為：「咒法非《素問》意，但針工念咒，一心在針。」

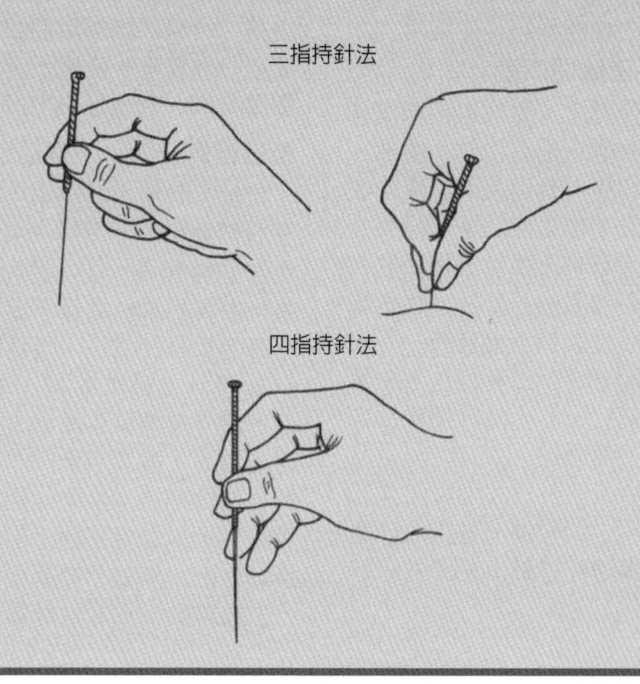

# 6-4 施針手法

《難經・七十八難鍼有補瀉》曰：「知爲針者『信其左』，不知爲針者『信其右』」，當刺之時先以左手，壓按所針滎俞之處，彈而努之，爪而下之，其氣之來，如動脈之狀，順針而刺之。」下針時，先彈努爪切而後進針。「彈而努之」以拇指拉其中指，令中指搏擊其穴；或以食指交疊中指，令食指彈其穴處，如撥弩機一般，鼓舞該部氣血，使絡脈脹。

「爪而下之」，是以拇指爪甲掐至肉中用力稍重，使皮部之氣血宣散，如此不但不傷營衛，可使該部之神經麻痺而下針不痛。待經氣聚於指下穴中，如動脈之狀，即所謂得氣，然後乘其氣至右手持針刺之，左手拇指爪切後，隨後用右手拇指、食指，將針持起，持針與施針一定要聚精會神，且一氣呵成，猶豫遲疑更添痛感。

## 下針基本手法揣切爪進

1. 揣法：揣而尋之。點穴以手揣摸其處，陽部筋骨側，陷者爲眞；陰部膕間，動脈相應。其肉厚薄，或伸或屈，或平或直，依法取之。

2. 切法：欲下針時，兩手大指甲於穴傍，上下左右四圍掐而動之，如刀切割之。令氣血宣散，不傷營衛。

3. 爪法：爪而下之。爪者掐也，左手大指甲著力掐穴，右手持針插穴。方始有準，爲不痛之法。

4. 進法：下針後，分三才進針，先天部進至人部，中間暫停，再由人部進至地部。補者隨呼進針。瀉者隨吸進針。

## 出針基本手法

搖退拔捫、按彈刮循、攝努盤動留

1. 搖法：欲退針出穴時，先用搖法，以兩指挐住針柄，如扶人頭搖動一般，向上下左右各搖數下，使穴孔開大，則針易退出。

2. 退法：退針分三才，先由地部退至人部，稍停後再由人部退至天部，再停少時，方可拔出全部，凡施補瀉，補者隨吸退針，瀉者隨呼退針。

3. 拔法：出針時，先在皮下（天部）留置片刻，待針下氣緩，不沉緊，便覺經滑，用指撚針，拔出體外，《針灸大成》謂如拔虎尾之狀，有不可妄用強力之意。

4. 捫法：捫而閉之。行補法於出針後，即用手指掩閉其穴，勿令氣泄，若行瀉法則不用捫法也。出針用捫法爲補，行瀉法則不用捫法。有瀉氣出血以除邪務盡，臨床上，出針後立即按壓其穴，避免針後出血。

## 左右轉動法與上下提插法

瞭解行針與出針基本手法後，可用左右轉動與上下提插法來治療。

1. 左右轉動法：古以轉針方向分補瀉，左轉爲補，右轉爲瀉；虛實很明顯者，仍維持古法。現代臨床，多不宜只將針左轉或右轉，單方向之轉動，針身會纏緊肌纖維，造成局部肌纖維發炎，故宜平衡式左右轉動。

2. 上下提插法：針刺，除左右平衡式轉動外，進針宜下插，出針宜上提，運針之際，無論下插或上提，均須配合左右轉動，徐徐進針與徐徐出針。

## 行針基本手法（撚搓提按、彈刮循攝、努盤動留）

| 手法 | 說明 | 診治 |
| --- | --- | --- |
| 撚法 | 撚針是以大（拇）、食、中三指持針，大指用力撚針，撚針向內謂之撚進，撚針向外謂之撚退 | (1)治下撚進氣行至病所<br>(2)治上撚退邪氣至針下出<br>(3)撚退時，不使針退至皮外，針復入感疼痛益加，退針亦然 |
| 搓法 | 搓而轉之。將針或左或右，如搓線一般，勿轉太緊，會使肌肉或血管纏針，產生強烈痛感 | 轉時以大指次指相合<br>(1)左補大指往上進左轉<br>(2)右瀉大指往下退右轉 |
| 提法 | 手緊持針柄，慢慢升提豆許，不得轉動，再出 | 可使氣往，為瀉法 |
| 按法 | 手緊持針柄，輕按豆許，如診脈一般，不得挪移，再入 | 能助其氣來，為補法 |
| 彈法 | 將針柄輕輕彈之，以大指次指相疊，病在上用大指彈之而上，病在下用次指彈之而下，使氣速行，用以催氣 | 補瀉之時，氣不行 |
| 刮法 | 用大指甲從針尾刮至針腰，或從針腰刮至針尾 | (1)病在上刮向上，病在下刮向下，止痛散風<br>(2)攣急，頻頻刮，疏和經絡<br>(3)不得氣，激發經氣，促使得氣 |
| 循法 | 左手或右手於所刺腧穴四周或沿經脈的循行部位，進行徐和循按的方法 | 未得氣時用之，通氣活血，有行氣、催氣之功；若針下過於沉緊時，可宣散氣血，使針下徐和 |
| 攝法 | 下針後，氣行滯澀，可用大、食、中三指甲，於所屬之經絡上下來往攝之，使氣流通 | 攝法為循法更進一步的行針得氣手法 |
| 努法 | 大指、次指撚在針柄，不得轉動，用中指將針腰輕輕按之，四五息之久 | 如撥弩機一般，按之在前，使氣在後，按之在後，使氣在前可運氣走至病所，「龍虎升騰」的手法，即是努法 |
| 盤法 | 盤法，將針作圓形盤轉，只用於腹部軟肉鬆弛部位 | 如循環之狀左盤九次，按之為補，右盤六次，提之為瀉，一補一瀉，使氣和 |
| 動法 | 振動也。下針後，如氣不行，將針柄左右振動，如搖鈴狀 | 增強針力，每次須搖五息，配合呼吸提按以分補瀉 |
| 留法 | 運針之際，病者感覺痠脹難忍，或針下肌肉緊張，撚轉不動，退針不出時，用留針之法，將針留置原位，撤手停針，或將針柄扳倒，使針尖朝向病所，或上或下，或左或右，用手執住，約數分鐘或十數分鐘之久，以待針下鬆弛 | 鎮靜止痛的效果，亦稱臥針 |

# 6-5 用針與穴位

### 用針順序

依醫者個人習慣而不同，一般順序爲：

(1) 揣按穴位 > (2) 彈努爪切 > (3) 令病人咳嗽一聲 > (4) 撚針入腠理 > (5) 補法令病人呼氣（瀉法吸氣）> (6) 隨呼（吸）進針 > (7) 候氣至 > (8) 覺針下沉緊爲氣已至（如氣未至用催氣法）> (9) 行補（瀉）手法 > (10) 覺針下滑鬆爲氣去不至 > (11) 搖針數下 > (12) 補法令病人吸氣（瀉法呼氣）> (13) 隨吸（呼）退針 > (14) 補法急捫閉穴孔（瀉法不捫閉穴孔）。

### 選取穴位的原則

1. 遵守針灸配穴法則。
2. 選取穴分君、臣、佐、使穴位。
3. 選取穴位以少穴爲原則，不效則逐步增多。

### 選擇下針穴位順序原則

1. 先針主要經穴，後針次要經穴。
2. 先針不甚痛的經穴，後針較痛的經穴（恐病人畏懼針痛，拒絕再下針）。例如喉痛，須針合谷、少商，則應先針合谷，後針少商。
3. 先針離病灶遠之經穴，後針距病灶近之經穴。例如：頭痛，應先針合谷、列缺，後針頭維、風池。
4. 留針的時間：有針刺後施行手法完畢就出針，或再留針幾分鐘至十幾分鐘，如風濕病、疼痛證等，可留針十五至三十分鐘；若治療痙攣，留針時間還可以酌情延長。如爲了加強效應，也可以採取留針和行針交替進行，每隔五至十分鐘行針一次。
5. 尋穴取穴是患者選用適宜的體位，先按照經穴所定之距離尺寸，用同身寸法度量，求得表皮部位，然後以指揣摸其處：(1) 頭部、背部及四肢外側的腧穴，多位在骨側凹陷處，按之有痠麻感。(2) 胸部、腹部及四肢內側的腧穴，按之多有動脈應手。

下針後，醫者仍應隨時詢問患者，有無疼痛、痠麻脹重等感覺，疼痛代表針尖有偏差，須立即矯正；受針者必感覺「痠麻脹重」，才是針中穴位，若痠麻如觸電樣，並走散他部，則有較好的療效。如針手部合谷穴痠麻直達拇指、食指尖與上至鎖骨部；針下肢環跳穴時，痠麻直至足跟等現象。

**小博士解說**

醫師下針態度，應注意下列幾點：

1. 患者有問題時，詳加解釋，增加患者對針灸的瞭解。
2. 態度和藹，言語親切，增加患者對醫師的好感。
3. 正襟危坐，行動莊重，讓患者對醫師敬重和信任。
4. 善言安慰，告以無痛，讓患者放鬆減少畏懼。
5. 精神鎮定，細心施術，增加患者信賴。

## 毫針的粗細規格

| 號數 | 二十六 | 二十七 | 二十八 | 二十九 | 三十 | 三十一 | 三十二 |
| --- | --- | --- | --- | --- | --- | --- | --- |
| 直徑（毫米） | 0.475 | 0.417 | 0.378 | 0.345 | 0.315 | 0.295 | 0.274 |

## 一般下針順序

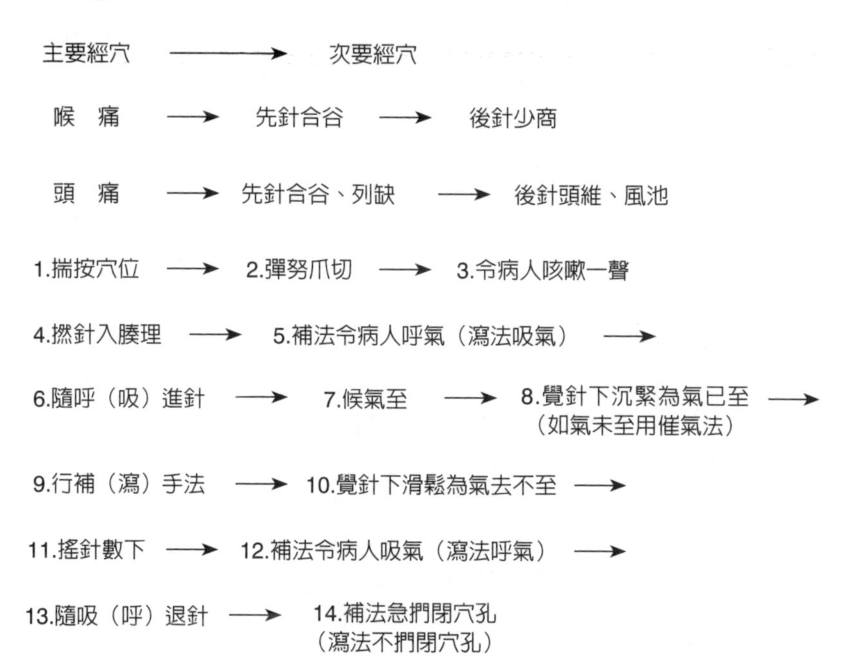


### ＋ 知識補充站

因體型與施針技巧的關係，日本人喜用細針（0.14～0.34毫米），華人多喜用0.34毫米之針，而歐美則喜用較粗的針（大於0.34毫米）。

1. 針太粗缺點：
   (1) 入肉時感痛苦。
   (2) 針後見針痕（古針皆粗，故《內經》稱刺一針為一痏，痏即針的瘢痕）
   (3) 針孔大，細菌易侵入。
   (4) 針腹部諸穴時，如刺穿胃腸，則胃液腸液易滲入腹腔。
   (5) 病者見針畏懼，容易暈針。
2. 針太細的缺點：
   (1) 容易彎曲或折斷。
   (2) 刺激力弱，不能收速癒之效。
   (3) 不易刺入，刺時須用手指扶持針身。

# 6-6 下針與進針

## 下針

1. 檢查：用針前，先診斷病情，決定應針何穴，視腧穴部位肌肉肥瘦，選用長短粗細適宜的針。其次檢查針身有無斑銹，針身是否彎曲，針柄是否鬆散，針尖有無捲毛等現象，若有發現，應將針摒棄不用。檢查後，遵照用針順序依法下針、行針、出針。

2. 消毒：無菌拋棄式的不銹鋼針無須消毒，行針刺前須先將針刺部位消毒，施針者須隨時注意無菌觀念，防針刺傷口感染，或傳染疾病發生。

3. 體位：對於久留針、防止暈針、滯針、彎針，甚至折針等，都很重要，如病重體弱或精神緊張的患者，採用坐位，易使病人感到疲勞，容易發生暈針現象。體位選擇不當，針刺施術時或在留針過程中，病人常因移動體位而造成彎針、滯針，甚至發生折針的事故。根據處方選取腧穴所在部位，施針時選擇適當體位，有利於腧穴正確定位，便於施術操作和較長時間留針，臨床針刺常用體位：

(1) 仰臥位：頭、面、胸、腹部和上下肢部分的腧穴。

(2) 側臥位：身體側面少陽經和上下肢部分的腧穴。

(3) 伏臥位：頭、項、脊背、腰尻部，和下肢背側及上肢部分的腧穴。

(4) 仰靠坐位：前頭、顏面和頸前等部位的腧穴。

(5) 俯臥坐位：後頭和項、背部的腧穴。

(6) 側伏坐位：頭部的一側，面頰及耳前後部的腧穴。

臨床上，若能用一種體位能針刺處方所列腧穴時，不應採取兩種或兩種以上的體位；如因治療需要和某些腧穴定位的特點必須採用兩種不同體位時，應根據患者體質、病情等實際情況靈活掌握，對初診、精神緊張或老年、體弱、病重患者，應盡量採取臥位，以防患者感覺疲勞或暈針等。

## 進針方向

進針方向，分為直針、斜針和橫針等三種：

1. 直刺（90 度）大多數部位都用直刺，尤其軟組織較厚的部位，更適合直刺。

2. 斜刺（30-60 度）軟組織較薄的部位，如頭面部、胸部，可控制感覺的方向。

3. 橫刺：

(1) 5-20 度，軟組織極薄的部位，如兩眉之間的印堂。

(2) 10-20 度，手腕的列缺穴，或為加重刺激，沿皮下。

(3) 5-10 度，耳針之針刺，如耳神門穴須沿皮橫刺。

(4) 5 度，一針透數穴。

**小博士解說**

《針經指南・標幽賦》說：「左手重而多按，欲令氣散；右手輕而徐入，不痛之因。」提示進行針刺時，應雙手協同操作。

## 針灸姿勢

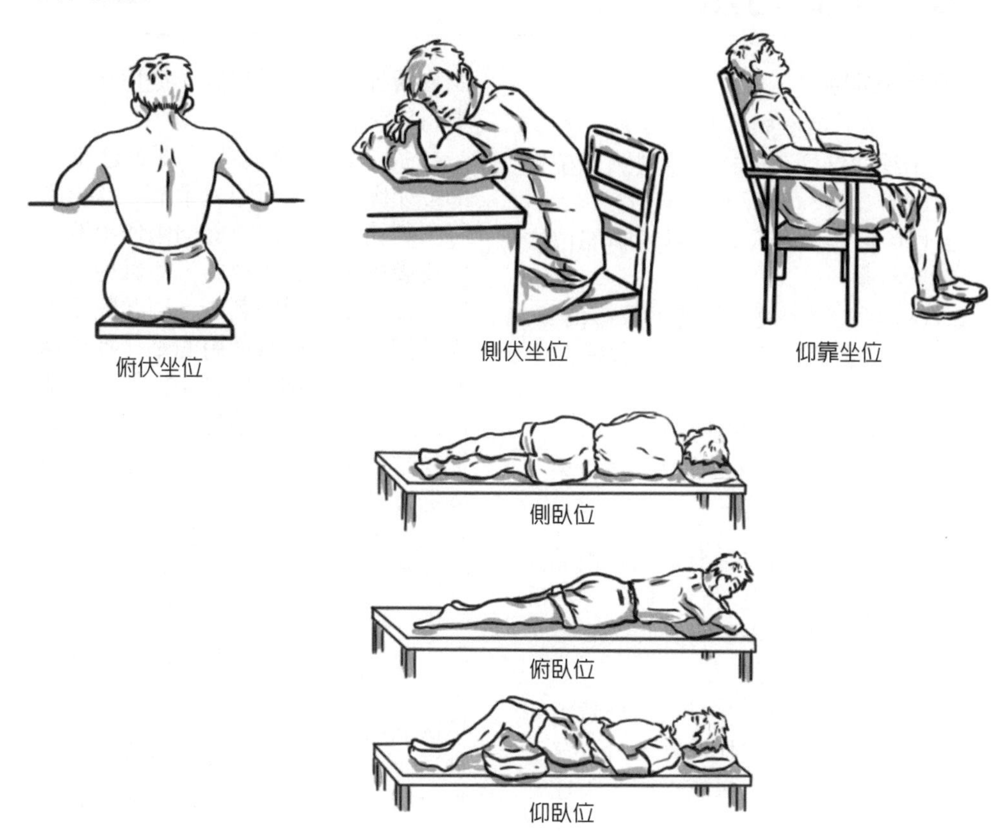


## 進針

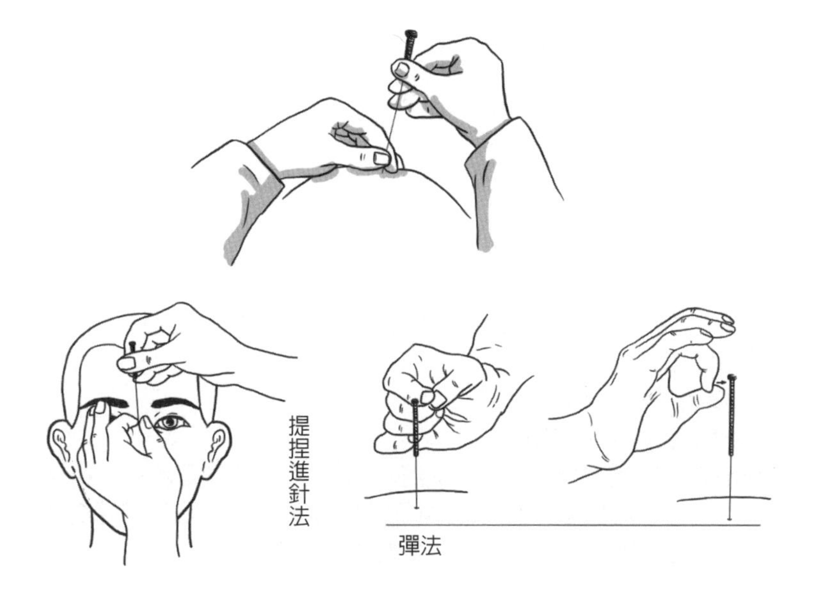

# 6-7 進針方法

## 刺手與押手

1.「刺手」進針時，用右手拇、食、中指挾持針柄，如持毛筆般，以確實掌握針具便利施行手法。

2.「押手」左手爪切按壓所刺部位或輔助針身：

(1) 定穴位，使進針時不致移位。

(2) 進針時，幫助針身不致彎曲，使進針順利。

(3) 減少進針時的疼痛感。

(4) 加強針刺作用，提高治療效果。

## 常用進針方法

1. 爪切進針法用左手拇指或食指端切按在腧穴位置旁邊，右手持針，讓針尖盡量靠近左手指甲將針刺入腧穴，適宜於短針的進針。

2. 夾持進針法用三寸以上長針時，如果指力不足無法順利進針，可用左手拇、食二指持捏消毒乾棉球，夾住針身下端，將針尖固定在所刺腧穴的皮膚表面，右手撚動針柄，將針刺入腧穴。

3. 提捏進針法腧穴位於皮肉淺薄部位時，可用左手拇、食二指將針刺部位的皮膚捏起，右手持針，從捏起的上端將針刺入。

4. 舒張進針法腧穴位於皮膚鬆弛的部位如腹部時，可用左手拇、食二指將所刺腧穴部位的皮膚向兩側撐開，使皮膚繃緊，右手持針，使針從左手拇、食二指的中間刺入。現在臨床因講求無菌法，最常使用的是「押管進針法」，左手將針管緊壓在腧穴部位，用右手食指，拍打針尾。或用中指彈擊針尾，即可使針刺入腧穴，然後退出針。

5. 三才刺法進針入皮後，至所應達的穴位，其間過程，分爲天、地、人三部，名曰：「三皮內，撒手停針十息，號曰天才；再針刺入肉內，停針十息，號曰人才；再進針才刺法」，是由《內經》之三刺法與《千金方》之三分法演變而來。其法初刺入至筋骨之間，停針十息，號曰地才，此爲極處，再停良久，以候氣行針。退針時亦同樣分地、人、天三部退出皮外。總之，進針時，醫者須力求心靜、手穩，徐徐撚針而入，不傷營衛免生疼痛，是進針的要領。

**小博士解說**

1. 針刺接近重要器官部位，須注意針刺的深度：
   (1) 針刺頭、頸、項、背、腰、胸等過深刺傷大動脈造成出血。
   (2) 刺傷肺組織造成氣胸。
   (3) 刺傷橫膈膜發生呃逆。
   (4) 刺傷脊髓有時會造成癱瘓。
2. 現在利用電腦斷層掃描獲得穴位體壁厚度，經大樣本數統計分析後，依照不同體型計算出每個穴位預估深度與下針的多寡。下針數多容易對症，但過多會使患者畏懼而排斥；下針太少，可能療效不佳。

## 常用進針方法

| 常用進針方法 | 說明 |
|---|---|
| 爪切進針法 | 用左手拇指或食指端切按在腧穴位置的旁邊，右手持針，讓針尖盡量靠近左手指甲將針刺入腧穴，適宜於短針的進針 |
| 夾持進針法 | 使用三寸以上長針時，如果指力不足無法順利進針，可用左手拇、食二指持捏消毒乾棉球，夾住針身下端，將針尖固定在所刺腧穴的皮膚表面，右手撚動針柄，將針刺入腧穴 |
| 提捏進針法 | 腧穴位於皮肉淺薄部位時，可用左手拇、食二指將針刺部位的皮膚捏起，右手持針，從捏起的上端將針刺入 |
| 舒張進針法 | 腧穴位於皮膚鬆弛的部位如腹部時，可用左手拇、食二指將所刺腧穴部位的皮膚向兩側撐開，使皮膚繃緊，右手持針，使針從左手拇、食二指的中間刺入。現在臨床因講求無菌法，最常使用的是「押管進針法」，左手將針管緊壓在腧穴部位，用右手食指，拍打針尾。或用中指彈擊針尾，即可使針刺入腧穴，然後退出針 |
| 三才刺法 | 進針入皮後，至所應達的穴位，其間過程，分為天、地、人三部，名曰「三皮内，撤手停針十息，號曰天才；再針刺入肉内，停針十息，號曰人才；再進針才刺法」是由《内經》之三刺法與《千金方》之三分法演變而來。其法初刺入至筋骨之間，停針十息，號曰地才，此為極處，再停良久，以候氣行針。退針時亦同樣分地人天三部退出皮外，總之，進針時，醫者須力求心靜、手穩，徐徐撚針而入，不傷營衛免生疼痛，是進針的要領 |
| 提捏進針法 | 以右手拇指、食指兩指將俞穴穴位的表皮捏起，針從捏起部位上端刺入。此法適用於皮肉淺薄的部位，特別是顏面部俞穴的進針 |
| 管針進針法 | 用金屬管或特製的進針器代替押手，選用平柄或管柄的毫針，以食指對準針柄輕敲，使針尖迅速刺入穴位内，之後將針管抽出。目前，一次性針具都套以塑膠管，方便進針，並降低疼痛感 |

**＋ 知識補充站**

進針時，用力太猛、太快或針質脆硬或針身彎曲，撚轉提插時，指力不夠均勻，或進針後，患者體位移動，外物碰觸或壓迫針柄，或患者精神緊張或因病痛而致肌肉痙攣，或撚轉幅度過大，或向同一方向撚轉，使肌肉纏住針身等因素都會造成滯針和彎針。

毫針針刺的深度，以針穴各論中所規定的分寸，僅可作為成年人的大概標準，但仍須因人、因病的不同，而有所伸縮，成人可深，兒童應淺，肥人可深，瘦人應淺，病深可深，病淺可淺。

# 6-8 行針

### 「醫者切忌急躁」

下針之後，進至一定的深度，須停針以候氣至。所謂「氣至」，是針下肌肉受刺激後引起的一種感應。一般而言，凡針下感覺有沉重、滯澀、緊實的現象，即氣已至。若針下感覺輕浮、虛滑、遲緩的現象，則氣未至。候之片刻而氣猶未至者，應配合運用「撚、轉、提、按、循、彈」等方法來催氣，稱為「催氣」；若氣仍未至，可再催，必待氣至，方可施行補瀉手法。遇此情況，必須寧心靜氣，反覆行之。

### 「留針」停針不動

1. 當下針之時，行三才刺法，於天地人部，各撒手停針十息，然後繼續進針。即所謂「三刺則穀氣出」，容易發揮針灸的療效。
2. 候氣之時，必留針以待氣至。《難經．七十八難》說：「不得氣，乃與男外女內。」也就是說男子淺留於衛分，女子深留於營分，停針以候氣至或配合運用撚、轉、提、插等催氣的方法。
3. 行針之時，若痠脹難忍、推轉不動，或拔退不出時，應停止行針，使針下鬆弛，然後再慢慢將針退去。
4. 出針之時，出至天部時，須在皮膚之間，再留片刻才出針，其作用是使營衛之氣沿經疏散，不致隨出針而外逸，古籍常有「留幾呼」的記載，都與留針時間有關；一般而言，男子、壯年、實證、寒證，宜久留針，而女子、老幼、虛證、熱證，不宜久留針。痛症患者，須針刺止痛後，繼續留針數分鐘，才能發揮良好的治療效果；若一止痛：即將針拔出，常引起疼痛立即再發。若在用針過程中患者感覺疲倦，或發生暈針時，立即停針，不可繼續行針，以免發生意外。

### 針力強弱的應用

1. 行針時，刺激力量有強弱之分，所謂「強刺激」，常用長而粗大的針，取穴多，下針深，撚轉角度大，提插次數多，留針時間長；而「弱刺激」，常用短而細小的針，取穴少，下針淺，撚轉角度小，提插次數少，留針時間短。刺激力量的強弱，應視患者身體的狀況和病情而定，若刺激力過重，容易引起暈針，而刺激力不足，則沒療效，因此刺激力的大小，往往根據經驗而來。男子、壯年、身體健康，屬多血質、脂肪質的患者，可用較強大刺激力；女子、小兒、身體虛弱、有貧血體質、神經疾患者，要用較弱刺激力。
2. 病證：神經痛、神經痙攣、知覺麻痺者，可用較強的刺激力；而肺結核，肺病等則用較輕微刺激力。對於初次接受針刺的人，應用較輕微刺激力，以免生畏懼心，俟其習慣後，刺激力再逐漸加強。
3. 行針時刺痛的處理，當行針撚轉時，因針尖觸及神經產生刺痛，此時宜將針尖之方向略作改變，避開最敏感處，然後繼續行針，來免除痛感。若因撚轉過速或角度太大，而引起皮膚與肌肉緊張，致纏住針體而發生劇痛，可用上下循攝等的手法使肌肉鬆弛，來解除疼痛。

## 針力強弱的應用

| 針力強弱 | 強刺激 | 弱刺激 |
|---|---|---|
| 原理 | 常用長而粗大的針，取穴多，下針深，撚轉角度大，提插次數多，留針時間長 | 常用短而細小的針，取穴少，下針淺，撚轉角度小，提插次數少，留針時間短 |
| 對象 | 男子、壯年、身體壯碩者 | 女子、小兒、身體虛弱者 |
| 常見患者 | 多血質、脂肪質的患者 | 有貧血體質、神經疾患者 |

## 進針徐進急出順經脈為補針

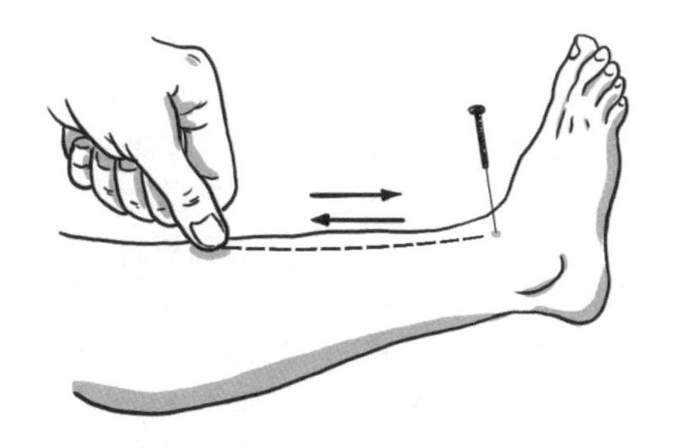

**＋ 知識補充站**

第一次施針，選穴宜少，下針不可太深，刺激力不可太強，待患者習慣後再逐漸加強。無論針刺何穴，讓患者用躺臥姿勢行針，可避免發生暈針；下針與行針時，應嚴守一切禁忌。

行針不慎，將體內靜脈刺穿，或針尖觸破附近的毛細血管，造成破裂，要設法使血凝固，不致流出；待針尖提出血管，應以手持消毒棉壓迫止血。行針發生脹痛，不可再行深入，應緩緩撚退。

行針時，感覺堅硬頂碰，是針尖刺及骨骼，應急速退針數分，或退至皮下；繼續刺入則針尖易發生捲曲，造成出針困難，易傷及骨膜，發生骨膜炎。

# 6-9 暈針、滯針、彎針、出針、折針

## 暈針

行針時受刺激過劇發生暈仆：

1. 原因：

(1) 患者身體衰弱或疲倦（如貧血、神經衰弱、汗下失血之後、久病元氣虛損、饑餓、疲憊）。

(2) 患者敏感、緊張過度膽怯。

(3) 醫師手法刺激過強。

(4) 刺穿大動脈引起出血現象。

2. 暈針確認：言語聲音失常、頭暈眼花、嘔心欲嘔、心悸、面色白、四肢冷、體溫下降、汗出、瞳孔放大，甚者猝然撲倒、唇甲青紫，脈象細弱而數或浮。

3. 應變措施：應立即停針，微微退針或出針，飲以溫熱水或糖水，迅速讓患者仰臥平躺休息並保暖。或用手指重掐人中、中衝、太衝等穴。

4. 患者意識不清：立刻施行急救措施，至患者恢復意識爲止。生命徵象不穩定者，立刻給予高級心肺復甦術急救，並呼叫一一九。

5. 確認患者可安全離去：解釋暈針原因，讓患者安心。確認可否離去或安排人員協助。

## 滯針和彎針

針刺入人體後，撚轉和提插時，感覺針下十分沉重緊澀，撚動及退針發生困難；或出現針柄兼有歪斜，改變了原來位置，而不易拔出時，須考慮滯針和彎針的發生。

1. 滯針：因患者緊張，或局部肌肉痙攣引起滯針，用指攝法或在鄰近處再下一針，以宣散氣血，或延長留針時間，緩解緊張。針身撚轉太緊，則反向退轉，並左右輕撚使之鬆解；體位移動造成者，先矯正體位。

2. 彎針：針身彎曲較小時，可慢慢退出，不可撚轉，彎曲太大須輕微搖動針體，順著彎曲的方向退出。如針身彎曲不止一處，須視針柄扭轉傾斜的方向，逐漸分段退出，切忌急躁的猛抽針以免折針。

## 出針和折針

出針貴緩，針下鬆滑。退針時慢慢撚退，插拔過猛易生劇痛或出血；退針時先搖動針使穴孔增大，其次分三才，由地部退至人部，由人部退至天部，留置片刻將針拔出體外，拔出後急以消毒棉花按住針孔。

瀉者不閉孔穴，補者急用手指壓在穴上。青腫疼痛或刺破局部，輕度按摩或熱敷。針孔出血，執棉球局部壓迫止血。

出針後針身折斷，針尖和部分針身埋入組織內，醫者必須鎭靜，囑患者切勿移動肢體，安慰並穩定其情緒，折斷處尙有部分露於皮膚外，用鑷子拔出。折針殘端已深入皮下或肌肉者，立即手術切開取出。

**小博士解說**

針刺過深或提插過度，易損傷內臟或深部神經。胸背俞穴針刺過深會刺破胸膜，造成外傷性氣胸。患者針後突然出現呼吸急促、胸悶胸痛、心慌或有咳血、面色蒼白、多汗、走路如欲倒地等現象，應立即緊急處理，怠忽處理有可能危及生命。

## 《內經．氣穴論》氣穴三百六十五以應一歲

| 所屬 | 穴數 |
|---|---|
| 藏俞，府俞 | 藏俞五十穴，府俞七十二穴 |
| 熱俞，水俞 | 熱俞五十九穴，水俞五十七穴 |
| 頭上五行 | 五五二十五穴 |
| 體俞三十四穴 | 胸俞十二穴、背俞十穴、膺俞十二穴 |
| 其他 | 六十八穴（另有六十五穴之說） |

## 《內經．氣府論》諸脈氣所發者凡三百六十五穴

| 所屬 | 穴數 |
|---|---|
| 手足三陽經脈氣所發者 | 足太陽脈氣所發者七十八穴；足少陽脈氣所發者六十二穴；足陽明脈氣所發者六十八穴；手太陽脈氣所發者三十六穴；手陽明脈氣所發者二十二穴；手少陽脈氣所發者三十二穴 |
| 督脈、任脈、衝脈氣所發者 | 督脈氣所發者二十八穴；任脈之氣所發者二十八穴；衝脈氣所發者二十二穴 |
| 其他 | 足少陰舌下厥陰毛中急脈各一、手少陰各一、陰陽蹻各一、手足諸魚際脈氣所發者，凡三百六十五穴也 |

**＋ 知識補充站**

出針困難的處理，應瞭解其原因：

1. 患者體位移動，針身在體內難撚動，深進與退出皆不能，屬針身彎曲，立即矯正患者體位，再探求其曲度與彎度方向，以左手拇指、食指按針下肉，右手持針柄，順其彎曲方向輕提輕按，一起一伏，慢慢將針拔出。
2. 進針手法不熟練或用力過猛，針尖碰觸堅硬組織，針身彎曲，針身多可以撚轉，而提插時，感覺疼痛。
3. 內部運動神經興奮，肌肉痙攣，吸住針身，或留針過久而滯針，宜用搖針法使針孔增大，或用爪切法，使異常興奮之運動神經鎮靜，使痙攣的肌肉緩解，針自易退出。

針刺治療次數：

1. 痛證易治，痺證難治，新病易治，久病痼疾耗時。
2. 同日再發可再針，可每日施針，連續每日施針，最好不要在同一穴位，針後感覺倦甚，隔一、二日再針。
3. 針後立即見效易癒；針刺後無感覺者耗時，急性病易治，慢性病耗時。身體強健者易治，身體衰弱者耗時。忍受針久強刺激者易治癒，否則耗時。
4. 針刺入穴感覺痠困脹腫，或麻痺走竄，易癒；感應遲鈍，多需要多次的治療，一般以十次為一個療程。

# 6-10 治療手法——補瀉（一）

《內經．經脈》：「盛則瀉之，虛則補之，熱則疾之，寒則留之」的大前提下，進針「呼吸補瀉法」源自於《內經．離合眞邪論》：「吸則納針，呼盡乃去，故名曰瀉；呼盡納針，候吸引針，故名曰補。」

轉針的「轉針迎隨補瀉法」源自於《內經．八正神明論》：「瀉必有方，……候其方吸而轉針，……補必用員，員者行也，行者移也。」

演繹出進針、轉針及出針的補瀉結論。

## 補瀉手法應用原則

「虛證補之，實證瀉之。」

1. 虛證爲正氣虛，凡諸痛證喜按者爲虛，麻木者爲虛，元氣衰弱者爲虛，聲小息微者爲虛，脈象沉小微短濇細而無力者爲虛，針下輕鬆浮滑者爲虛。虛證宜用補法，隨而濟之。
2. 實證爲邪氣實，凡諸痛證拒按者爲實，元氣充盛者爲實，目光有神者爲實，聲大音粗者爲實，脈象浮大牢實滑長而有力者爲實，針下沉重滯濇者爲實，實證宜用瀉法，迎而奪之。

《內經．邪氣藏府病形》：「補瀉反，則病益篤。」

## 呼吸補瀉手法

呼吸補瀉法的要點，著重於病人的呼吸，隨呼氣吸氣時進針出針，或提按撚轉針而分別補瀉，故名「呼吸補瀉法」。源自於《內經．離合眞邪論》：「吸則納針，呼盡乃去，故名曰瀉；呼盡納針，候吸引針，故名曰補。」吸氣迅速進針，配合體循環優勢以進針，呼氣緩緩出針，配合肺循環優勢以出針，此爲之「瀉實」；反之則爲「補虛」。

## 提按補瀉法

提按補瀉法著重在醫者指力的提按，按者爲補，提者爲瀉。《難經》有言：「推而內之，動而伸之。」內即是按，伸即是提。瀉法是提多按少，補法是提少按多。

## 針芒迎隨補瀉法

針芒迎其經脈所來方向爲瀉，針芒隨其經脈所去方向爲補。《內經．終始》：「瀉者迎之，補者隨之，知迎知隨，可令氣和。」《難經．七十二難》：「所謂迎隨者，知營衛之流行，經脈之往來，隨其順逆而取之，故曰迎隨。」

## 轉針迎隨補瀉法

撚轉角度大，用力重，頻率快，時間長，右轉（逆時針）爲瀉法；撚轉角度小，用力輕，頻率慢，時間短，左轉（順時針）爲補法。左轉爲補，右轉爲瀉；背腹相反，左右相反，手經足經相反，男女不同，午前午後不同。此法著重針身之左轉右轉。血氣有餘時，藉針力的牽制使氣血運行減弱，迎而奪之，謂之瀉法；血氣不足，藉針力推送，使氣血運行增強，隨而濟之，謂之補法。

## 子母迎隨補瀉法

《難經．七十九難》：「迎而奪之者，瀉其子；隨而濟之者，補其母。」由經絡和穴位瞭解子母關係(1) 經絡：五臟六腑皆歸五行，相生關係決定母子概念；(2) 穴道：每條經絡之井、滎、俞（原）、經、合分屬五行，由穴道之屬性與本經之屬性看出其母子關係。

**＋ 知識補充站**

《神應經》瀉法，如針左邊，醫用右手持針，大指向前，食指向後；如針右邊，醫用左手持針，大指向前，食指向後。補法，如針左邊，醫用右手持針，食指向前，大指向後；如針右邊，醫用左手持針，食指向前，大指向後。凡針背腹部，分陰陽經補瀉。針男子背上中行，左轉為補，右轉為瀉，女子則相反；針男子腹上中行，右轉為補，左轉為瀉，女子則相反。

1. 補氣要緩「ㄨ音」。見「嗚」～「ㄨ」音屬補，「呼」氣進針是補。「順」經脈進針是補。「轉」針是補。「緩緩」進針是補。醫生與患者都是以「ㄨ」音進補。
2. 瀉氣要急「一音」。見「一」音屬瀉，「吸」氣進針是瀉；「逆」經脈進針是瀉，「急急」進針是瀉。都是醫生與患者以「一」音以瀉。體循環：蓄勢待發準備用力（吸氣為主）肺循環；一鼓作氣用力（呼氣為主）。
3. 人很累體內代謝廢物多，躺著揉按壓腹部，口張開，腸胃的廢氣會排出，如果閉著嘴，廢氣就出不來，有時會放屁。跑步呼氣是腳要用力時，會把嘴巴張大，鼻子與嘴巴盡量吐氣（呼出心與肺）。吸氣（吸入肝與腎）是手比較用力，鼻子盡量吸，長跑者要找出這樣的韻律感。不管是針灸、運動，呼吸補瀉都是一致的。

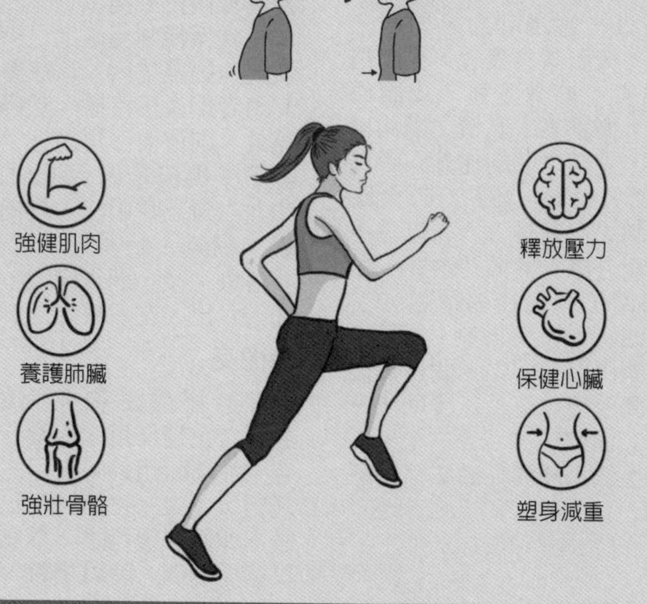

# 6-11 治療手法——補瀉（二）

### 平補平瀉法

得氣後均勻地提插、撚轉後出針，同時施行補瀉二法。非虛實明顯之證，只宜平補平瀉。針刺入後，先行瀉法瀉邪氣，後用補法補眞氣；或撚針不疾不徐，不獨左右撚轉，不偏上下提按。

### 寒熱手法（寒證手法）

「寒證留之，熱證疾之。」寒證癥狀：振振惡寒，手足厥冷，面色蒼白，舌苔白滑，口不渴，或口渴而不欲飲，小便清長，大便溏薄，脈象沉遲弦急，及一切冷痺頑痲等。熱證癥狀：蒸蒸發熱，面赤舌紅，心中煩躁，口渴喜冷，小便短赤，大便秘結，脈象浮緩滑數，及一切肌熱骨蒸等。根據這種概念而來的寒熱手法：1. 提插法《金針賦》、2. 急慢法《醫學入門》。

### 表裏手法

「新病在表，當淺刺之，如病入裏當深刺之。按所謂表裏者，臟腑爲裏，經絡爲表；筋骨爲裏，皮膚爲表；營爲裏，衛爲表；七情之傷病自內生者爲裏，六淫之邪病從外入者爲表。」《難經・七十一難》：「針陽者，臥針而刺之，刺陰者，先以左手攝按所針滎兪之處，氣散乃內針，是謂刺營無傷衛，刺衛無傷營也。」《內經・終始》：「久病者，邪氣入深；刺此者深內而久留之，間日而復刺之。」表裏手法，有：1. 淺刺法、2. 橫針法、3. 深刺法。

用針基本手法和補瀉等手法綜合應用。

### 燒山火

綜合提插法、九六數和疾徐法。祛寒以治久病癱瘓，頑痲，遍身走痛，及癩風寒瘧一切冷證。用針時：

1. 先淺後深，如須刺入一寸，則先撚入五分之中，行九陽之數。
2. 若得氣，覺針下沉緊，即漸漸運入一寸之中，三出三入，慢提緊按，提按之時，三進一退，即慢慢將針退至皮內，再分作三次迅速插進。
3. 此時患者，即產生熱感，冷氣自除，若未見效，則依前法再施。

### 透天涼

綜合提插法、九六數和疾徐法。泄熱以治風痰壅盛、中風、喉風、癲狂、瘧疾、身熱，及一切肌熱骨蒸等症。用針時：

1. 先深後淺，先刺進一寸，行六陰之數，若得氣，覺針沉緊，復退針至五分之中，三入三出。
2. 緊提慢按，提按之時三退一進，將針一次慢慢刺至應進之深度，後分三次迅速提至皮內，徐徐舉之。
3. 患者即產生冷感，熱病自除。如未見效，則依前法再施。
4. 子午搗臼是綜合提插法、撚轉法和九六數及呼吸法，攻補兼施。治水蠱、膈氣、脹滿等。《金針賦》：「落穴之後，調氣均勻，針行上下，九入六出，左右轉之，千遭自平。」

### 龍虎交

綜合撚轉法和九六數，一補一瀉，有止痛作用。治腰背肘膝痛，渾身走注痛。用針時先行左龍即左轉，凡得九數；卻行右虎即右轉凡得六數，如此反覆行之，得氣後行補瀉。以龍虎奇偶、陰陽相對，故曰「龍虎交戰法」。

## 寒熱手法

| 寒熱手法 | 說明 |
| --- | --- |
| 提插法 | 《金針賦》以男子午前提針為熱，插針為寒，午後提針為寒，插針為熱。女子午前插針為熱，提針為寒，而午後插針為寒，提針為熱 |
| 急慢法 | 《醫學入門》：「急提慢按如冰冷，慢提急按火燒身。」它的意義和《內經》刺寒熱法相似，是退寒除熱的正確方法 |

## 表裏手法

| 表裏手法 | 說明 |
| --- | --- |
| 淺刺法 | 刺新病在表者，其法用特製的皮膚針，叩打於皮膚上，普通只刺一分，輕輕刺入皮膚，每次觸刺二十次左右 |
| 橫針法 | 刺衛分，其法臥倒針身，針尖橫達肌肉，下針之時，使針與皮膚相會，約成十五度銳角，則不及營分，亦稱「臥針」 |
| 深刺法 | 刺病入裏可依三才部位，將針刺入後，停針候氣，辨其寒熱虛實，而分別採用補瀉、寒熱等手法 |

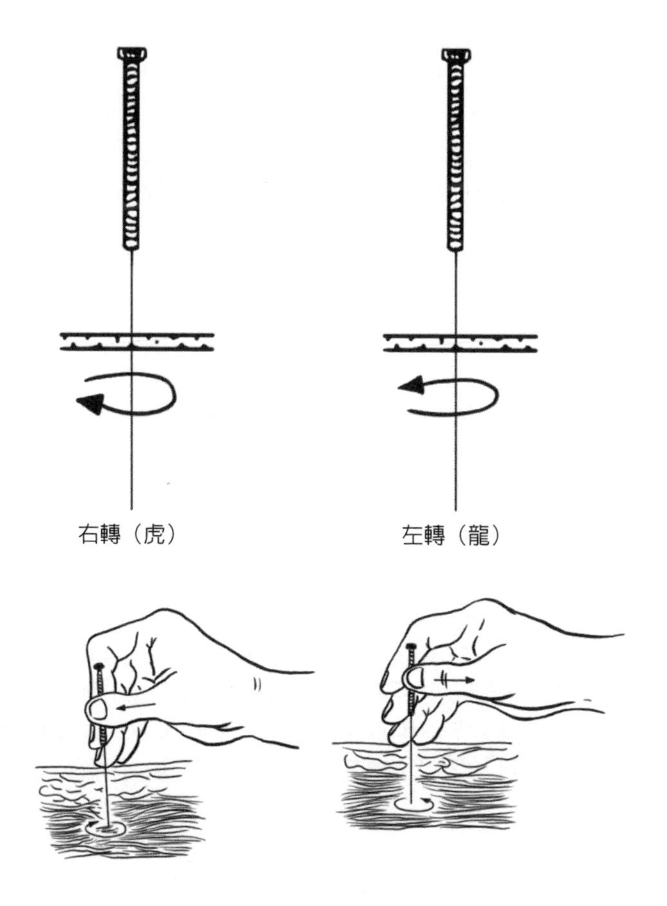

# 6-12 治療手法——補瀉（三）

《內經》官鍼二十九法，包括：九變刺、十二節刺、三刺、五刺等，合計二十九法，分述如下：

1. 視病位決定七種刺法。

(1) 毛刺、(2) 經刺、(3) 絡刺、(4) 腧刺、(5) 分刺、(6) 關刺、(7) 短刺。

2. 根據施針部位的深淺，針力強弱，留針久暫的不同，分七種手法。

(1) 半刺、(2) 直針刺、(3) 浮刺、(4) 恢刺、(5) 輸刺、(6) 報刺、(7) 輸刺。

3. 異位施針法除在病痛處，或其附近之腧穴施針外，另取未病部位下針，即所謂「上工救其萌芽也。」

(1) 遠道刺：「遠道刺者，病在上取之下，刺府腧也。」上病下取，在距病灶較遠部取穴施針。如《內經．終始》：「病在頭取之足病在腰取之膕。」及《內經．邪氣臟腑病形》「足之合穴主治六腑。」

(2) 巨刺：「巨刺者，左取右，右取左。」本法是左病取右，右病取左。《內經．調經論》：「痛在左而右脈病者，巨刺之。」另有「繆刺」，出自《內經．繆刺論》，是左病取右，右病取左，其與巨刺之間的區別，是邪客於經，用巨刺法刺其經脈，邪客於絡，用繆刺法以刺其絡脈。

4. 分層進針法《內經》記載的是針法，進針時，分作三層，名曰「三刺」，後人改成天人地三部進針：

(1) 始淺刺：「始淺刺之，以逐邪氣，而來血氣。」

(2) 後深刺：「後深刺之，以致陰氣之邪。」

(3) 極深刺：「最後極深刺之，以下穀氣。」針的方法，於一刺之中又分作三刺。「所謂三刺則穀氣出者，先淺刺絕皮，以出陽氣；再刺則陰邪出者少益深絕皮，至肌肉未入分肉間也；已入分肉之間，則穀氣出。」

**小博士解說**

表證裏證之刺法，在《內經．刺齊論》及《內經．刺要論》中，有深淺之分，各有劑量，不可太過或不及。總之刺骨者無傷筋，刺筋者無傷肉，刺肉者無傷脈，刺脈者無傷皮，刺皮者無傷肉，刺肉者無傷筋，刺筋者無傷骨。刺胸腹者必避五臟表裏方法來自於《內經》，經絡有病，有刺經、刺絡、刺腧穴之法。臟腑有病，如係重要臟器，不可用直接針刺，仍宜刺其募、俞及臟腑之四關腧穴，皮膚筋骨有病，有毛刺、分刺、短刺之分。營衛有病，以營行於脈中為陰，衛行脈外屬陽。

## 針刺需視病位及病狀靈活運用

| 刺法 | 說明及治療 |
| --- | --- |
| 毛刺 | 「毛刺者，刺浮痺、皮膚也。淺刺皮毛之間，曰毛刺。」皮膚針，是根據此做成的 |
| 經刺 | 「經刺者，刺大經之經絡經分也。」十二經脈有病，各於本經脈取穴治療，稱經刺 |
| 絡刺 | 「絡刺者，刺小絡之血脈也。」脈之大直行者為經，小而橫行者為絡，絡脈瘀滯，宜刺其血絡，去其瘀血則癒 |
| 腧刺 | 「腧刺者，刺諸經滎輸藏輸也。」諸經滎輸是指十二經的井滎俞經。合穴；藏輸指五臟在背之俞穴 |
| 分刺 | 「分刺者，刺分肉之間也。」肌肉近骨名曰「分肉」治邪在分肉，較毛刺、經刺之刺入為深 |
| 關刺 | 「關刺者，直刺左右盡筋上，以取筋痺，慎勿出血。或曰淵刺曰豈刺。」刺四肢筋肉之盡端，而治筋病。筋肉之盡端皆位於關節部位，故名關刺 |
| 短刺 | 「短刺者，刺骨痺，稍搖而深之，致針骨所，以上下摩骨也。」是慢慢刺入的意思，要深達骨的附近，並行上下提插手法，治療骨間的疾病 |
| 半刺 | 「半刺者，淺內而疾發針，無針傷肉，如拔毛狀，以取皮氣。」刺入很淺出針很快，不傷肌肉，如拔毫毛之狀，宣洩皮毛的邪氣 |
| 直針刺 | 「直針刺者，引皮乃刺之，以致寒氣之淺者也。」先將腧穴部位之皮膚提起，將針沿皮刺入。直者與皮膚平行之意，針在皮下，用以治療淺部的寒邪 |
| 浮刺 | 「浮刺者，傍入而浮之，以治肌急而寒者也。」是斜針法.將針由穴旁刺入穴中，浮舉之，治療受寒而肌膚緊張之類的疾病 |
| 恢刺 | 「恢刺者，直刺旁之舉之，前後恢筋急，以治筋痺也。」浮刺由旁刺入穴中。此法是直入其針，抵穴中後，再向四旁探刺，舉針數度或前或後，恢蕩其氣，使神經肌肉痙攣鬆弛 |
| 輸刺 | 「輸刺者，直入直出，深內之至骨，以取骨痺。」輸是輸瀉將針深刺至骨，用來治骨痺，與短刺之意相似，但將針直入直出，屬五刺之一 |
| 報刺 | 「報刺者，刺痛無常處也，上下行者，直內無拔針，以左手隨病所按之，乃出針復刺也。」報是重複的意思，適用於痛處遊走不定的r痺證」。將針直刺而入，用留針法，以左手尋按，再得痛處，乃出前針.於新痛處，復刺之如前 |
| 輸刺 | 「輸刺者，直入直出，稀發針而深之，以治氣盛而熱者也。」本法原屬九變刺之一，直入直出，深內其針，與五刺之一的輸刺相似，不同的是本法留針較久，治療較廣，適用於病重而有熱者 |

**＋ 知識補充站**

《針灸大成》：「針刺不已，必按陰陽之道，其症即癒。」《內經》官針二十九法，其內容包括施針部位、取穴原則、行針方法、下針層次，以及放血手法、火針用法等。

# 6-13 治療手法——補瀉（四）

## 一穴多針法

1. 傍針刺：「傍針刺者，直刺傍刺各一，以治留痺久居者也。」二針，針直入正穴，一針從穴旁入穴中，以助針力，治療較久之痺證。

2. 齊刺：「齊刺者，直入一，傍入二，以治寒氣小深者，或曰三刺。三刺者治痺氣小深者。」一針直刺穴中，另二針夾刺兩旁，三針齊下，故名齊刺，又名三刺。用於寒氣滯留面積小而深的痺證。

3. 揚刺：「揚刺者，正內一，旁內四而浮之，以治寒氣之博大者也。」五針，於穴之正中下一針，穴之周圍下四針，浮泛上舉，名揚刺，適用於寒氣滯留、面積較大而淺的痺證。

4. 合谷刺：「合谷刺者，左右雞足，針於分肉之間，以取肌痺。」此處合谷指肌肉之大會合處。用三四針，攢合刺於附骨分肉之間，分向左右如雞足狀，治療肌痺證。

## 兩面俱針類法

《內經》記載上病下取，左病右取之異位施針法，分述如下：

1. 偶刺：「偶刺者，以手直心若背，直痛所，一刺前，一刺後，以治心痺.刺此者，傍針之也。」用二針，一刺胸前，一刺背後，使針力前後呼應，治療心胃窒塞之證，但須將針斜刺，避免刺傷臟腑。

2. 陰刺：「陰刺者，左右率刺之，以治寒厥，中寒厥，足踝後少陰也。」左右同刺，治療寒厥之證，寒屬陰故名陰刺。如少陰證寒厥，可刺左右足內踝後足太陰腧穴太溪。

## 放血的方法

《內經》記載絡脈之中血有瘀結，積久則成痺，用針刺之出血，使血行調暢，病自消除。《內經．官針》記載放血方法，除絡刺外，尚有贊刺、豹文刺、大瀉刺、焠刺等法：

1. 贊刺：「贊刺者，直入直出，數發針而淺之出血，是謂治癰腫也。」本法宜用三棱針，直入直出，淺刺其絡脈，反覆行針數次，以後助前，使之出血，故名贊刺，用來治癰腫之證。

2. 豹文刺：「豹文刺者，左右前後針之，中脈爲故，以取經絡之血者，此心之應也。」於患部前後左右，多針數處如豹文，以刺中血脈使出血。

3. 大瀉刺：「大瀉刺者，刺大膿以鈹針也。」本法是用鈹針行切開手術以排出膿血，故名大瀉刺。

4. 焠刺：「焠刺者，刺燔針，則取痺也。」以火將針燒紅刺入，可以用來治療寒痺之證，又名燔針、火針。

**小博士解說**

臨床上，傍針刺治療較久之痺證。齊刺治寒氣滯留面積小而深的痺證。揚刺治寒氣滯留，面積較大而淺的痺證。合谷治療肌痺證。四種針刺法，在同一患者的中長程療程，交換治療的效果很好。

### 《内經．官鍼》刺有九以應九變

| 刺名 | 刺法 | 刺名 | 刺法 |
|---|---|---|---|
| 俞刺 | 刺諸經滎俞、藏俞 | 大瀉刺 | 刺大膿以鈹針 |
| 遠道刺 | 病在上取之下，刺府俞 | 毛刺 | 刺浮痺皮膚 |
| 經刺 | 刺大經之結絡經分 | 巨刺 | 左取右、右取左 |
| 絡刺 | 刺小絡之血脈 | 焠刺 | 刺燔針則取痺 |
| 分刺 | 刺分肉之間 | | |

### 《内經．官鍼》刺有十二節以應十二經

| 十二節刺 | 刺法與功效 |
|---|---|
| 偶刺 | 以手直心若背，直痛所，一刺前，一刺後，以治心痺 |
| 報刺 | 刺痛無常處也，上下行者，直内無拔針，以左手隨病所按之，乃出針復刺之 |
| 恢刺 | 直刺傍之，舉之前後恢筋急，以治筋痺 |
| 齊刺 | 直入一，傍入二，以治寒氣小深者，或曰三刺，治痺氣小深者 |
| 揚刺 | 正内一，傍内四，而浮之，以治寒氣之博大者 |
| 直針刺 | 引皮乃刺之，以治寒氣之淺者 |
| 輸刺 | 直入直出，稀發針而深之，治氣盛而熱者 |
| 短刺 | 刺骨痺，稍搖而深之，致針骨所，以上下摩骨 |
| 浮刺 | 傍入而浮之，以治肌急而寒者 |
| 陰刺 | 左右率刺之，以治寒厥；中寒厥，足踝後少陰 |
| 傍針刺 | 直刺傍刺各一，以治留痺久居者 |
| 贊刺 | 直入直出，數發針而淺之出血，是謂治癰腫 |

### 《内經．官鍼》刺有五以應五臟

| 五藏刺 | 刺法 | 功效 |
|---|---|---|
| 半刺 | 淺内而疾發針，無針傷肉，如拔毛狀 | 以取皮氣，肺之應也 |
| 豹文刺 | 左右前後針之，中脈為故 | 以取經絡之血，心之應也 |
| 關刺 | 直刺左、右盡筋上，慎無出血 | 以取筋痺，肝之應也 |
| 合谷刺 | 左、右雞足，針於分肉之間 | 以取肌痺，脾之應也 |
| 輸刺 | 直入直出，深内之至骨 | 以取骨痺，腎之應也 |

# 6-14 特殊針的用法——三棱針、火針、皮膚針

## 三棱針用法

三棱針，即九針中的「鋒針」，刺絡脈放血時用之。

1. 三棱針（採血針）：放血的方法－先將患部以酒精消毒後，右手持三棱針，迅速刺入半分至一分許，立刻退出；刺微血管或小靜脈，儘量靠近穴道處，以能出血爲度，待黑血流盡；若血色轉成鮮紅，仍不止者，用消毒棉花壓住針孔，輕輕按數下以止血。
2. 散刺：適用於癰腫流火之類的疾病，施行時在患處紅腫部的前後、左右多刺幾針然後用手上下揉按，壓出惡血，使紅腫迅速消退。虛症氣血兩虧者禁用。
3. 用七星針放血最好，若刺較大的絡脈，如肘窩尺澤部位、膝膕委中部位之靜脈管。

## 火針用法

火針又名「燔針」，亦名「焠刺」，治療寒痺在內之證。先將針在酒精燈上燒紅，次用墨點記穴位，並安慰患者，使其無恐懼，醫者急以左手按穴，右手持針迅速刺入，切忌太深，不可久留，速即出針，隨以左手揉按針孔。人身各穴都可用火針，惟面上忌火針，又腳氣病不宜用；火針也適用於癰疽發背，潰膿在內而外面無頭者。

## 皮膚針用法

皮膚針又名「小兒針」，所用之針爲七枚並陳，也稱「七星針」。使用簡便，痛感極微，尤宜婦女、小兒之畏針者，以及慢性疾患者。叩打針時，用力必須均勻，不可忽快忽慢，忽輕忽重，更不可用力太過刺入皮內，利用腕部柔力，隨勢叩打皮膚。

皮膚針依部位，分三種叩打法：

1. 局部叩打法：於患部及其周圍，叩打三、五下，如目疾紅痛叩打目眶周圍，耳鳴叩打耳殼周圍。
2. 脊椎中樞叩打法：自頭骨下方頸椎至尾椎骨，及其兩側。以各臟腑背俞穴爲基礎，如胃病叩打脾俞、胃俞。
3. 末梢叩打法：四肢手不過肘，足不過膝之四關俞穴，視其病之所屬，選擇適當穴位叩打。如胃病打脛外廉足陽明胃經循行穴位的皮部。

## 皮內針用法

皮內針爲日本赤羽幸兵衛氏所發明，將針刺入體內，留置數小時乃至數日給予持續的刺激，適用於慢性疾患，如胃下垂、胃弛緩等病，對虛性神經痛症也有良效。目前常用者有兩種形式，一爲如同普通毫針，較細而短，針尾呈顆粒狀；一爲如圖釘式，針柄捲成圓圈形。

**小博士解說**

《內經．九針十二原》說：「宛陳則除之。」是指用針放出惡血。放血之法，應用頗廣，對疼痛證患者的急證常有緩解之功，對慢性痼疾多見治本之效。

## 三棱針

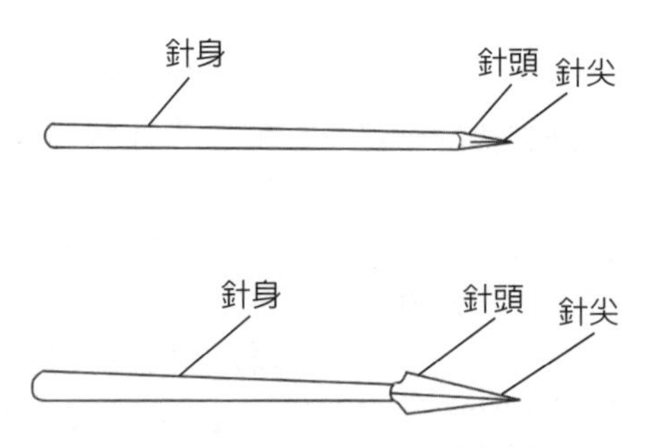


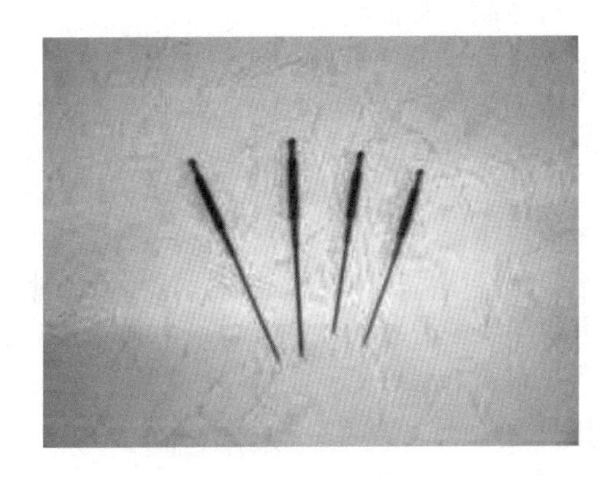

**＋ 知識補充站**

皮內針最方便運用，患者接受度又高，以耳針最佳。

耳穴的定位與主治耳穴在耳廓的分布有一定的規律，一般而言，耳穴在耳廓的分布類似一個倒立的胎兒，「頭部朝下」、「臀部朝上」。其分布規律：

1. 頭面部相應的穴位在耳垂及其鄰近處。
2. 上肢相應的穴位在耳舟。
3. 軀幹和下肢相應的穴位在對耳輪和對耳輪上、下腳。
4. 內臟相應的穴位，多集中在耳甲艇和耳甲腔。
5. 消化道在耳輪腳周圍環形排列。

# 6-15 特殊針的用法——耳針

## 耳針的用法

耳針是在耳廓穴位以針刺或按壓以治療身體疾病的一種方法。另外，通過對耳穴的望診、壓診、電位測定等方法還可用於診斷疾病。耳穴醫療的發展有悠久的歷史，

五零年代中期法國 P.Nogier 發表了耳穴圖，標記了四十多個耳穴，對耳穴的發展起了促進作用。1975 年被發表的耳穴達到二百多個，其他亞洲、歐洲、美洲國家，也做了很多耳穴的研究，致使耳穴增加到數百個。爲了便於科學研究、教學和臨床運用，以及國際間學術交流，世界衛生組織委託中國將耳穴進行歸納整理，中國針灸學會耳針學組對各國的耳穴名稱、部位、主治進行了歸納分析，也制訂有「耳穴標準化方案」。

## 耳與臟腑經絡的關係

《內經．金匱眞言論》：「南方赤色，入通於心，開竅於耳，藏精於心。」《內經．脈度》：「腎氣通於耳，腎和則耳能聞五音矣。」《難經．四十難》也說：「肺主聲，故令耳聞聲。」《釐正按摩要術》進一步將耳朵分爲心、肝、脾、肺、腎五部：「耳珠屬腎，耳輪屬脾，耳上輪屬心，耳皮肉屬肺，耳背玉樓屬肝。」說明臨床上耳與臟腑是密切相關的。

## 耳穴探查方法

1. 直接觀察法：直接觀察有無變形、變色等現象，如脫屑、水皰、丘疹、充血、硬結節、贅生物、色素沉積，以及血管的形狀、顏色的變異等。
2. 壓痛法：用探針探壓，尋找壓痛點。再根據敏感點所代表的臟腑，及解剖生理上的相對應部位分析，如肺區出現壓痛點，可能是肺病、大腸病或皮膚病。
3. 電測法：電子儀器測定耳穴皮膚電阻、電位的變化，可得知相對應臟腑的功能變化。

## 應用範圍

頭痛、偏頭痛、三叉神經痛、肋間神經痛、帶狀皰疹、膽石症、泌尿系結石、胃痛、內臟疼痛、氣管炎、心律不整、月經不調、過敏性鼻炎、失眠多夢。另外，耳針還可用於針刺麻醉、戒煙、減肥、戒毒等。

**小博士解說**

耳針施針注意事項：

1. 嚴密消毒防止感染，耳廓有凍傷或炎症的部位不可針刺。針後，若針處紅腫或脹痛，需用碘酒塗擦，嚴重者並服用消炎藥物。
2. 毫針、電針、耳針，每五至七天換一次，可輪流選用耳穴，一個耳穴平均治療五至十次。
3. 孕婦、年老體弱者，刺時手法要輕，以防發生意外。還要注意防止暈針。

**＋ 知識補充站**

《內經・厥病》：「耳聾無聞，取耳中。」《備急千金要方》：「耳中穴，在耳門孔上橫梁是，針灸之，治馬黃黃疸、寒暑疫毒等病。」《針灸大成》：「耳尖二穴，在耳尖上，卷耳取尖上是穴，治眼生翳膜。」

耳穴在輔助診斷上的應用，當人體內臟或軀體某部位發生病變時，往往會在耳廓上的相應區域出現各種反應，這種病理性反應可表現為變形、變色、脫屑、丘疹、壓痛敏感、皮膚電阻低等。這些現象出現在耳穴可作為輔助診斷的依據。醫者將觀察結果，結合病人的症狀，可作出正確的臨床診斷，譬如：

1. 胃痛在胃區，肩痛在肩、肩關節區等，都可能出現明顯的壓痛點。
2. 耳垂部出現斜皺紋的耳摺痕，多與冠心病有關。
3. 在耳廓胃區常出現小點狀圓形丘疹，與周圍正常皮膚有異，常發生在胃潰瘍患者身上。
4. 網球肘、腕隧道症候群（滑鼠手）等，在肘、腕區壓按有明顯痛感，此區也較易乾枯脫屑。如果整隻手痠痛麻痺日久，將會延伸到肩、肩關節整個區域，大約耳輪中段部位的色澤膚質都會變差。

## 體軀對應耳穴簡易圖

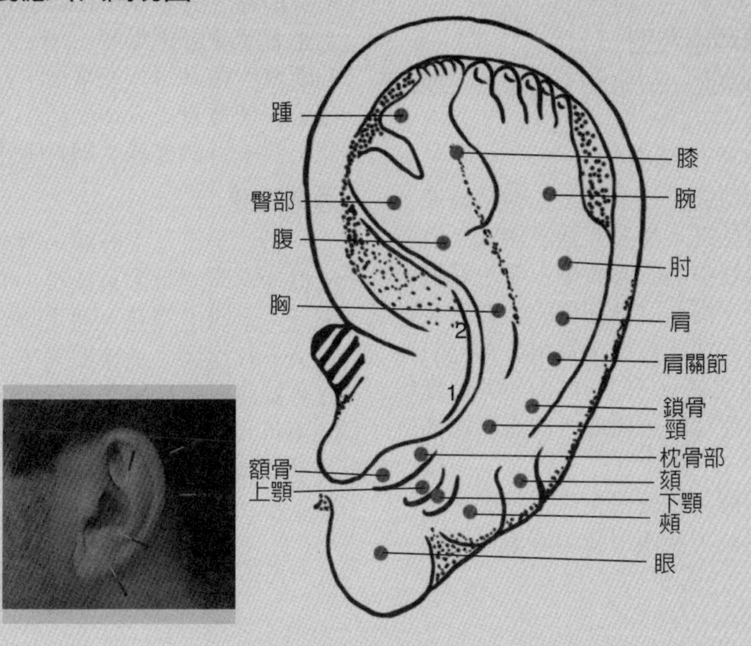

# 6-16 特殊針的用法——電針與電療

電針乃於針上加電，爲針法與電療兩種物理療法的綜合應用，其功效較電療法好。電針機是法國針灸家薩郎第愛醫師（Sarlandiore）於 1825 年所發明，現已被廣泛使用。

## 電針機種類

電針機以輸出電流性能可分三類：

1. 直流電針機：利用乾電池作電源，純粹將直流電搭於針上。電力較強，適用於外科、頑癬、瘰癧等症。
2. 交流電針機：利用電廠之交流電爲電源，用變壓器降壓至需要的強度。
3. 脈動直流電針機：利用電流之磁性，吸動一塊固定的鐵片，使輸出斷斷續續之電流，而產生震盪作用。

後二者功用相同，適用於一般疾患，脈動機的震盪力，正電強，負電弱，交流機正負相同。

## 電針機輸出波型

以連續波、疏密波、續斷波三種最常見：

1. 連續波：頻率約介於一～一千赫茲，頻率低於三十赫茲的稱爲疏波，頻率高於三十赫茲的稱爲密波。疏波可引起較強的肌肉收縮，產生較強烈震動覺，提高肌肉韌帶的張力，促進神經肌肉功能恢復，常用於神經肌肉癱瘓性疾病。密波產生的震動覺較小，治療痿證、癱瘓，及電肌體操訓練。
2. 疏密波：多使用交流電針機。
3. 續斷波：多使用脈動直流電針機。

## 電針治療的適應證

以神經麻痺、肌肉萎縮、神經痛或功能低下的疾病療效較佳，止痛、解痙等效果較針刺爲強。適應證：(1) 腦中風後遺症，(2) 頭部外傷後遺症，(3) 頸椎壓迫症候群，(4) 坐骨神經痛、風濕病，(6) 退化性關節炎、癌症疼痛，(7) 肌肉萎縮，(8) 頑固性神經痛，(9) 中樞神經疾病，(10) 周邊神經疾病。

## 脈動直流機的使用程序

1. 刺針：取穴，施針完畢後，即可通電。
2. 通電：將電針機之電線搭於針柄上（正電搭於主要穴位，負電搭於次要穴位），扭動開關，電針機中發出顫動聲音的信號，即有電流輸出；次轉動調節器，使電流由小逐漸增大，直至患者感覺舒適爲度。
3. 斷電：電針治療完畢後，扭轉調節器，先使電量由大逐漸減小，關閉開關，除去針柄電線，將針退出。

## 通電時間

一般爲十至三十分鐘，對於實證的治療通電時間可酌量延長，亦可加強電流；治療虛證時，通電時間須短，電流不宜過大；通電期間，每隔三至五分鐘將正負電線互換一次，每隔十分鐘將穴撚運一次以提高療效，行針時必須停電，針後加溫灸，效果更彰顯且持久。

＋ **知識補充站**

電針療法的優點：

1. 可精確調整適當刺激量，可達到較強的刺激量。
2. 保持長時間的得氣感應，不必經常運針；減少病患因運針所產生的不舒服感。
3. 使肌肉收縮，對肌肉萎縮症有效。
4. 使用針刺麻醉時，配合電針可使麻醉止痛效果更佳。

電針療法的禁忌：

1. 對於初診及懼怕針法者，不宜使用電針療法。
2. 禁針部位，如重要臟腑、神經、血管及關節腔，禁用。
3. 禁針穴位禁用。
4. 孕婦、幼童及身體衰弱或高熱神昏譫語者禁用。
5. 同一組電線正、負極不可橫跨脊髓兩側。

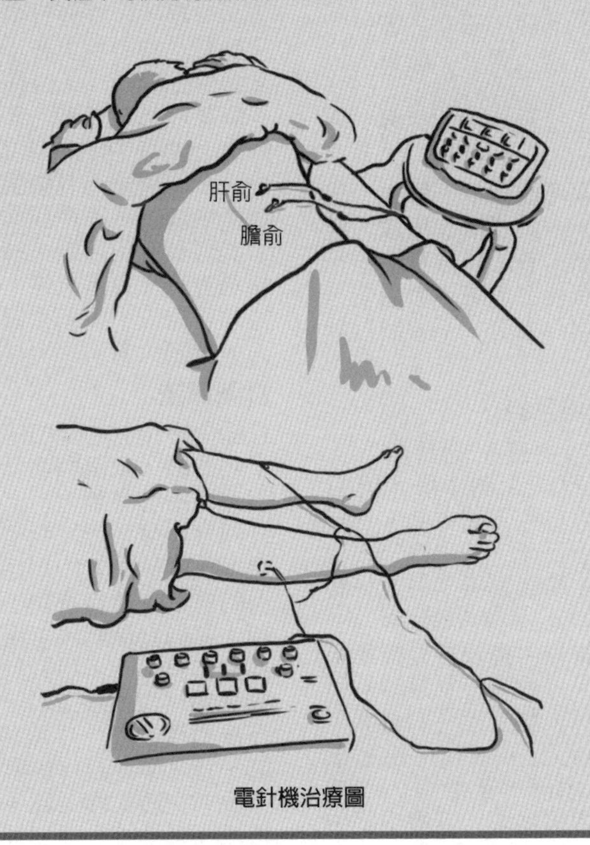


**電針機治療圖**

# 6-17 針法適應證

## 適應證

1. 神經系統疾病：各種末梢神經之神經痛、麻痺、痙攣、神經衰弱、頭痛齒痛、腳氣。
2. 循環系統疾病：神經性心悸、神經性狹心症。
3. 運動系統疾病：急慢性之關節風濕病、肌炎等。
4. 消化系統疾病：耳下腺炎、急慢性胃炎、胃痙攣、神經性消化不良、胃肌衰弱、急慢性腸炎、腸疝痛、腸痙攣、便秘、下痢等。
5. 呼吸系統疾病：急慢性喉頭炎、氣管炎、支氣管炎、支氣管性氣喘等。
6. 泌尿生殖系統疾病：腎臟炎、膀胱炎、膀胱痙攣、淋病、睪丸炎等。
7. 婦科疾病：子宮內膜炎、卵巢炎、月經異常等。
8. 小兒科疾病：消化不良、夜驚、遺尿、疳積等。

注意施針時需考慮部位、體質、病情及時間等因素，始得增加療效，避免發生不良後果。有組織器官壞死、法定傳染病、有死亡危險、發高燒、血尿、骨折脫臼等患者，不要施行針刺療法。

## 禁針部位及其他禁針

1. 臟腑部位：《內經．刺禁論》：「刺中心，一日死；刺中肝，五日死；刺中腎，六日死；刺中肺，三日死；刺中脾，十日死；刺中膽，一日半死；刺少腹中膀胱溺出，令人少腹滿。」
2. 神經部位：神經中樞及神經叢集部位，不可針刺。《內經．刺禁論》：「刺頭中腦戶，入腦立死。刺脊間，中髓為傴。刺乳上，中乳房為腫根蝕。刺缺盆中內陷，氣泄令人喘欬逆。刺手魚腹內陷為腫。刺膺中陷中肺，為喘逆仰息。刺陰股下三寸內陷，令人遺溺。刺腋下脇間內陷，令人欬。」
3. 血管部位：人體血管分布部位，尤其是動脈淺的部位應避免刺傷。《內經．刺禁論》：「刺跗上中大脈，血出不止，死。刺面中溜脈，不幸為盲。刺舌下中脈太過，血出不止，為瘖。刺足下布絡中脈，血不出為腫。刺郄中大脈，令人仆脫色。刺氣街中脈，血不出，為腫鼠僕。刺陰股中大脈（股動脈），血出不止，死。刺客主人內陷中脈，為內漏為聾。刺臂太陰脈（肱動脈），出血多（不止）立死。刺足少陰脈，重虛出血，為舌難以言。刺眶上陷骨中脈，為漏為盲。」現代，採血針多取靜脈血，傷及動脈之機率相對較小。
4. 大關節部位：《內經．刺禁論》：「刺膝髕出液為跛。刺肘中內陷，氣歸之，為不屈伸。刺陰股下三寸內陷，令人遺溺。刺腨腸內陷為腫。刺關節中液出，不得屈伸。」
5. 其他禁刺：無刺大醉，令人氣亂。無刺大怒，令人氣逆。無刺大勞人，無刺新飽人，無刺大饑人，無刺大渴人，無刺大驚人。

## 針刺深淺

1. 腧穴多位於筋骨凹陷或動脈旁，除了刺血絡，須避開筋骨和血管，臟器部位則不可深刺。
2. 深度：應用毫針刺時應注意深度，標準決定於腧穴的規定深度和患者肌肉的厚度，薄宜淺刺，結合斜刺或橫刺；厚則宜深刺，可用直刺；特厚的部位如臀部，可用長針。
3. 淺刺（二至三分）：肢端、頭頂等皮肉淺薄處。中度（三至五分）：胸、背、手、足。深刺（六分至一寸五分）：腰、腹、腿、膝、肘、臂。特深（一寸五分至三寸）：臀部、肌肉深厚處。

## 針刺的角度

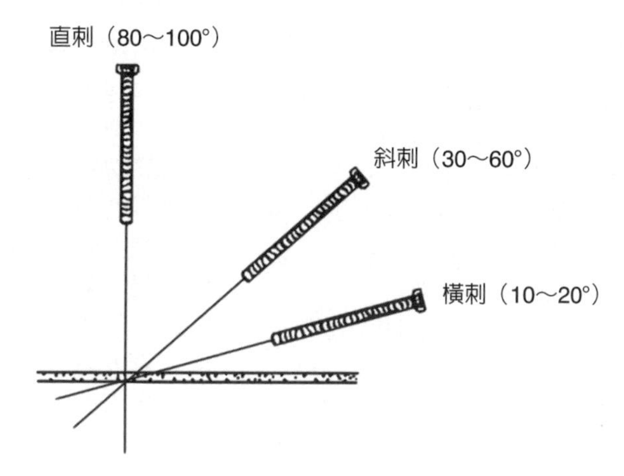


## 股動脈

股動脈以診脈為主，不宜針灸放血。

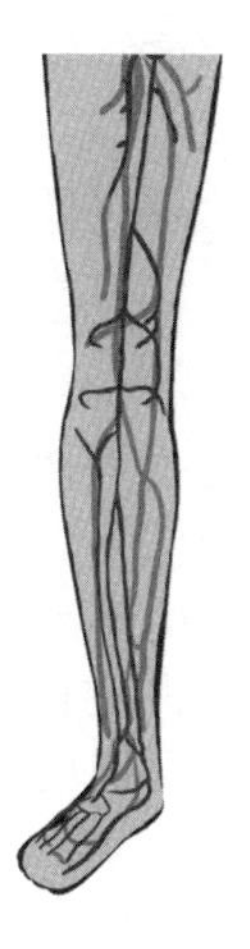

**+ 知識補充站**

針法的適應證，內、外、婦、兒、五官等科的任何疾病，都可以用針刺來治療，俗有「萬病一針」的說法。古人認為針刺可以調氣，現代已知針刺能刺激神經，所以針刺對於氣分證如暴厥暴閉、胃腸失運、消化不良等，神經系統疾患如諸種神經痛、神經痲痺等的效果都備受肯定。至於器質疾患或部分傳染病的治療，則療效不一，或需要配合其他治療方法的輔助。

# 6-18 針法禁忌

## 禁針腧穴

禁針腧穴共三十五穴，可分五種：

1. 絕對禁針穴：神庭、腦戶、玉枕、絡卻、承靈、角孫、承泣、神道、靈臺、膻中、手五里、青靈、神闕、橫骨、氣衝、箕門、承筋、水分、會陰、乳中、三陽絡、伏兔。
2. 不可針深穴：缺盆、雲門、肩井、上關、人迎、鳩尾。
3. 忌出血穴：然谷、衝陽、顱息。（臨床上，腰腹痛急證，採血針對然谷與衝陽，常常有奇效。）
4. 婦女禁針穴：孕婦禁針合谷、三陰交。懷孕五個月以下，肚臍下各穴禁針；五月以上，上腹部諸穴亦不可針。又石門穴針之有絕孕之慮，婦女均應禁針。
5. 小兒禁針穴：小兒未滿七歲，顖會不可下針。

## 特殊症候

《內經．五禁》五奪、五逆等證須審慎處理，施針灸不可行瀉法。

1. 五奪：(1) 形肉已奪；(2) 大奪血之後；(3) 大汗出之後；(4) 大泄之後；(5) 新產及大血之後皆正氣都已大損，不可再行瀉法。
2. 五逆：(1) 熱病脈靜，汗已出脈盛躁；(2) 病泄，脈洪大；(3) 著痺不移，䐃肉破、身熱、脈偏絕；(4) 熱病奪形、身熱，色白及下血；(5) 寒熱奪形，脈堅搏。病證和脈象相逆，病情嚴重，須謹慎處理。

《內經．終始》之不可用針：

1. 新內勿刺，已刺勿內。
2. 已醉勿刺，已刺勿醉。
3. 新怒勿刺，已刺勿怒。
4. 新勞勿刺，已刺勿勞。
5. 已飽勿刺，已刺勿飽。
6. 已饑勿刺，已刺勿饑。
7. 已渴勿刺，已刺勿渴。
8. 大驚大恐，必定其氣，乃刺之。
9. 乘車來者，臥而休之，如食頃，乃刺之。
10. 步行來者，坐而休之，如行十里頃，乃刺之。大汗、大泄及新產失血後，身體形氣大虧，不可再施行針刺治療，以防虛虛之過。或經診斷，脈證相逆，去死不遠，都不可用針。

## 病情的宜忌

疾病宜針宜灸，都須細辨。

《內經．終始》：「脈實者，深刺之，以泄其氣。脈虛者，淺刺之，使精氣得出。」《內經．官鍼》：「病淺針深，內傷良肉，……病深針淺，病氣不瀉……。」

## 時間的宜忌

留針的久暫，用於一般刺法；施術的時刻或時令，用於特種刺灸法。

1. 留針的久暫：表熱證宜急出針，裏病和寒證，一般均須留針，留針久暫，分六至三十分鐘，延長作用。
2. 施術的時刻或時令：特種針灸法，如子午流注配穴法，和靈龜八法配穴法都非常注重時刻。

## 古代禁針穴與禁灸穴

| 類別 | 穴道 |
| --- | --- |
| 禁針穴 | 神庭、上關、顱息、人迎、雲門、臍中、伏兔、三陽絡、復溜、承筋、然谷、乳中、鳩尾 |
| 禁灸穴 | 頭維、承光、腦戶、風池、啞門、下關、耳門、人迎、絲竹空、承泣、脊中、白環俞、乳中、石門、氣衝、淵腋、經渠、鳩尾、陰市、（膝）陽關、天府、伏兔、地五會、瘛脈 |

## 依病情辨施術的宜忌

| 症狀 | 針刺法 |
| --- | --- |
| 表熱證 | 淺刺、疾出，可出血 |
| 表寒證 | 淺刺，溫針 |
| 裏熱證 | 深刺，行瀉法 |
| 裏寒證 | 深刺，行補法，多灸 |
| 虛寒證 | 行補法，少針多灸 |
| 虛熱證 | 行補法，多針少灸 |
| 表實證 | 行瀉法，淺刺 |
| 裏實證 | 行瀉法，深刺 |
| 熱證 | 疾出、出血、淺刺、多針、少灸 |
| 寒證 | 緩入、溫針、少針、深刺、多灸 |

**＋ 知識補充站**

古醫典記載的禁針穴與禁灸穴，這些穴位多位於體內重要臟器的鄰近位置，或大血管之所在，或屬刺激性強的穴位，如：肩井穴下為肺尖；百會穴之下為大腦；顱髎下針宜慎，以免出血；乳中穴極為敏感，不宜強加刺激。這些穴位在臨床上，雖未必為絕對禁針或禁灸之穴位，但「除非必要」，宜盡量避免選取這些穴位。至於合谷、三陰交等穴，為大多數病人常用的穴位，惟對於某些患者如孕婦或虛證者，在這些穴位過度刺激，恐會產生副作用。

除了禁針之外，還需特別注意「禁深刺」的穴位，施針時務必注意下針的深度，否則可能會發生意外，如缺盆、雲門、肩井等穴位深面有胸膜，針刺過深恐引發氣胸；針刺人迎穴過深易傷及後部的椎動脈和頸神經；針刺啞門穴過深則可能穿過枕骨大孔而刺入延腦，嚴重者可能會導致死亡。

# 6-19 針刺深度和針灸配穴法

## 針刺深度

《內經．刺要論》：「病有浮沉，刺有淺深，各至其理，無過其道。過之則內傷，不及則生外壅，壅則邪從之，淺深不得，反爲大賊，內動五藏，後生大病。」

《難經》七十、七十一難「春夏淺刺、秋冬深刺。」及「刺榮無傷衛、刺衛無傷榮。」爲達「決死生、處百病、調虛實」，掌握針刺深度原則，是治療成功與否的關鍵因素之一。

《內經．經水》：「足陽明刺深六分，留十呼。……手之陰陽，其受氣之道（心臟、肺臟）近其氣之來疾，其刺深者皆無過二分，其留皆無過一呼。」足經針刺深度依經脈氣血特性從一分到六分，而手經最多針二分，都需依患者「少長大小肥瘦」調整。

《內經．九針十二原》：「刺之要，氣至而有效。」「得氣」古稱「氣至」，近稱「針感」，是毫針刺入穴位一定深度後，施以提插或撚轉等得「經氣」感應，爲判定患者經氣盛衰、疾病預後及治療效應的依據。

## 依疼痛程度區別

痛證依疼痛程度，針刺深度有別。

1. 嚴重疼痛針刺深度宜深，輕度疼痛宜淺。如坐骨神經痛病人嚴重疼痛時，針刺環跳穴宜深刺且強刺激，症狀改善後針刺深度得隨之減少。
2. 針刺劑量依強弱分成：(1) 強刺激、(2) 中等度刺激、(3) 弱刺激。強刺激鎮痛效果較好。一九九四年起陸續加入電腦斷層及核磁共振等方式的使用，提出針刺深度與組織彈性黏性係數關係，可資參考：且其危險部位胸背腹部之針刺深度的安全性也應加以注意。

## 針灸配穴十法

針灸治療時，將兩個或兩個以上之腧穴，互相配合應用，稱爲配穴。

1. 單穴使用法：凡單純之局部疾病，只用單穴治療即可。若相離的兩個局部如上肢病取肩髃，下肢病取環跳。
2. 雙穴齊用法：同時取用同名之二穴，如胃病針左右足三里穴。
3. 前後呼應法：在臟器所在部位的前後兩側，同時取穴，如肝病取期門及肝俞。
4. 內外相透法：內外兩側，同時取穴，如內關配外關。
5. 上下相配法：在人體之上、下部位同時取穴，如合谷配足三里穴，調整腸胃功能。
6. 遠近相配法：於病灶部位附近與同一經絡的遠部同時取穴，如鼻病取迎香配合谷爲遠部取穴。
7. 主客配合法：表裏之兩條經脈上同時取穴，又稱「主客原絡法」。如肺經病先取肺經原穴太淵，再取大腸經絡穴偏歷。
8. 母子配合法：取母子關係之腧穴，配合治療。包括 (1) 子母迎隨法、(2) 補母瀉子法、(3) 瀉南補北法。
9. 強壯治療與對證治療結合法：適用於慢性疾患。如膏肓、腎俞、足三里有強壯身體功能；肝俞、膽俞、脾俞、胃俞、三焦俞、大腸俞、小腸俞，幫助消化吸收，二者互相配合治療慢性脾胃虛弱證。
10. 諸穴同時使用與輪流使用法：每次選一組穴位輪流施治。如肩痛，可取肩井、肩髃、臑俞、肩中俞、肩外俞、天宗、秉風、曲垣諸穴，同時針灸，也可分爲數批，於第一天取二穴，翌日再換另二穴，輪流使用。

## 《千金翼方》之「十三鬼穴」

| 鬼穴 | 原文 |
| --- | --- |
| 鬼宮 | 一鍼人中「鬼宮」停，左邊下鍼右出鍼。水溝穴，左右大腸經脈交會穴區 |
| 鬼信 | 二手大指甲下，名「鬼信」刺三分深。少商穴，肺經脈終止穴區 |
| 鬼壘 | 三鍼足大趾甲下，名曰「鬼壘」入二分。隱白穴，脾經脈起始穴區 |
| 鬼心 | 四鍼掌後大陵穴，入寸五分為「鬼心」。心包經脈俞穴區 |
| 鬼路 | 五鍼申脈名「鬼路」，火鍼三下七鋥鋥。膀胱經脈、陽蹻脈交會穴 |
| 鬼枕 | 六卻尋大椎上，入髮一寸名「鬼枕」。風府穴，督脈要穴 |
| 鬼床 | 七刺耳垂下五分，名曰「鬼床」鍼要溫。頰車穴 |
| 鬼市 | 八鍼承漿名「鬼市」從左出右君須記。任脈要穴，胃、大腸經脈交會穴 |
| 鬼窟 | 九鍼勞宮為「鬼窟」。心包經脈滎穴 |
| 鬼堂 | 十鍼上星名「鬼堂」。督脈要穴 |
| 鬼藏 | 十一陰下縫三壯，女玉門頭為「鬼藏」。會陰穴，任脈、督脈、衝脈交會穴 |
| 鬼腿 | 十二曲池名「鬼腿」，火鍼仍要七鋥鋥。大腸經脈合穴 |
| 鬼封 | 十三舌頭當舌中，此穴須名是「鬼封」，手足兩邊相對刺，若逢孤穴只單通此是先師真妙訣，狂猖惡鬼走無蹤。脾經脈、腎經脈交會穴 |

**＋ 知識補充站**

歷代針灸常見歌賦，臨床實用者：

1. 《四總穴歌》：「三委列合」～「肚腹三里留，腰背委中求，頭項尋列缺，面口合谷收」。
2. 《針灸聚英．回陽九針歌》，九針穴對某些急證、危證能達到見效迅速，「啞門勞宮三陰交，湧泉太溪中脘接，環跳三里合谷併。」
3. 《薛真人天星十二穴歌》：「三里內庭穴，曲池合谷接，委中承山配，太衝崑崙穴，環跳與陽陵，通里並列缺三百六十五，不出十二訣，治病如神靈，有如湯潑雪。」
4. 《千金翼方》「十三鬼穴」：「百邪癲狂所為病，鍼有十三穴須認，凡鍼之體先鬼宮，次鍼鬼信無不應，一一從頭逐一求，男從左起女從右。」

在針灸古籍中，《針灸大成》第二卷所輯錄有關針灸的歌賦可說是最完整的。如：周身經穴賦、百症賦、標幽賦、席弘賦、金針賦、玉龍賦、通玄指要賦、靈光賦、蘭江賦、流注指微賦等等，綜觀其內容，幾乎含括了所有與用針相關的範圍。

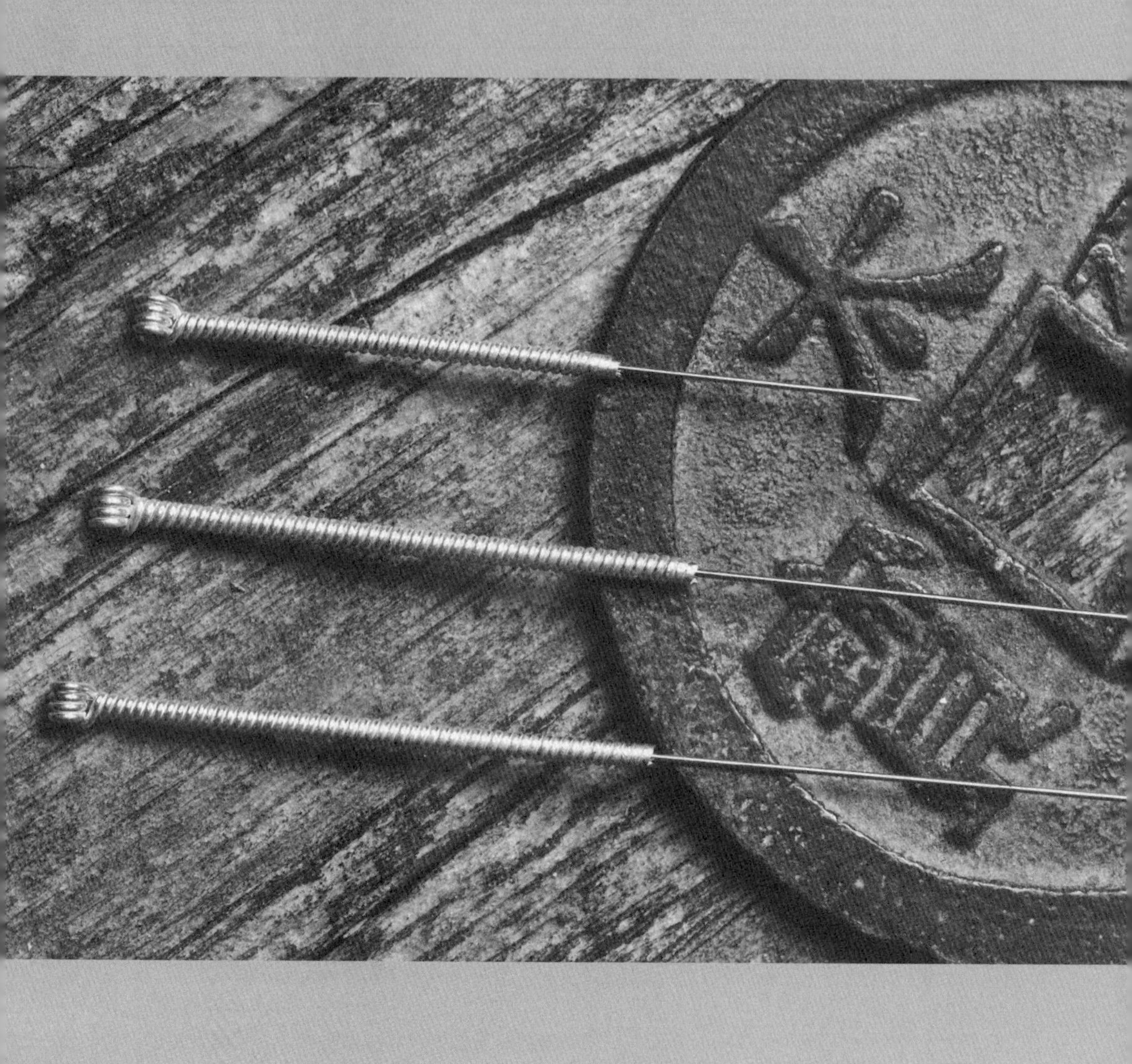
太

# 第7章
# 灸法篇

# 7-1 灸的燃料——艾

### 艾草的形態

艾屬菊科植物，多年生草本，春日生苗，高約二、三尺，葉互生，呈長卵形羽狀分裂，形如菊葉，表面深綠色，背面密生灰白色茸毛，葉與莖中具有油腺散發特有香氣。夏、秋之候，梢上開褐色小花，筒狀花冠作小頭狀花序排列，微有氣息，入藥及做艾絨，用其葉；更有甚者只採用葉下絨毛。

### 艾的採集

艾草於中國各地皆有出產，而以蘄州所產最佳，稱爲蘄艾。台灣所產較小，香味亦減，效力也較薄弱。每年端午節農曆五月五日前，未開花時採集。山間野生，莖枝高大，葉厚長者，採集艾草去其莖枝只用已枯之葉，水洗淨置竹器內，曬乾候用。

### 艾的性能

灸法種類多，必用艾作燃料，艾能治百病。清吳儀洛《本草從新》：「艾葉苦辛，生溫熟熱，純陽之性，能回垂絕之陽，通十二經，內服走三陰，理氣血，逐寒濕，暖子宮，止諸血，溫中開鬱，調經安胎，以之灸火，能透諸經，而除百病。」《本草別錄》稱艾爲醫草，日本稱艾爲神草。

### 艾的成分

1. 揮發油：占百分之零點零二，主要爲苦艾醇（Cineol；CnH170H）及苦艾酮（CnHnO）。
2. 腺素（Adenin；CJHN）。
3. 膽鹹（Cholin；CJH1sNs）。
4. 樹脂（Resin）。
5. 可溶於甲醇及丙酮之中性物質。維生素A、B、C、D。
6. 鞣質（Tannin）及氯化鉀、鐵、鎂……物質。

### 艾絨的製法

將艾草充分乾燥，去其莖梗取其葉，置於竹篩中，用手搓摩，再入石臼內，用杵搗爛，再置篩中，粗滓，如此反覆篩搗，去除渣滓塵屑，僅存灰白色之纖維，如棉絮，稱爲艾絨，亦稱熟艾，現已用機器製造。

### 艾絨品質鑑定

艾絨愈陳愈佳。孟子曰：「七年之病，求三年之艾。」艾愈陳久氣味愈濃厚，愈有療效。綠艾葉中含有揮發油，新製艾絨，所含揮發油較多，灸時火力較大，容易發生灼痛感覺；而陳艾，油質揮發殆盡，質更柔軟，灸之火力柔和，痛苦較少。

### 艾絨燃燒五特點

1. 燃燒緩慢，火力溫和，無灼痛感覺。2. 艾灰不散不墜，避免灼傷皮膚及衣物。3. 揉捏成狀。4. 瞬間溫度直入深部，能產生暢快感。5. 氣味芬芳。

**小博士解說**

艾絨易吸收空中濕氣而霉爛蟲蛀影響燃燒，應將艾絨置於乾燥箱內，密加封蓋，風和日麗時取出曝曬二、三時。日常使用則取出一部分放置玻璃瓶中，加密蓋防潮濕，或少加硫黃末，以防生蟲。

## 艾絨優劣比較

| 優 | 劣 |
|---|---|
| 青黃者為上 | 黑褐者為下 |
| 陳艾為上 | 新艾為下 |
| 細如棉絨者佳 | 纖維不清者劣 |
| 質純淨者佳 | 有雜質者劣 |
| 柔軟者佳 | 粗硬者劣 |
| 乾燥者上，易燃而中途不熄者為上 | 潮濕者為次，灸時易熄者為次 |

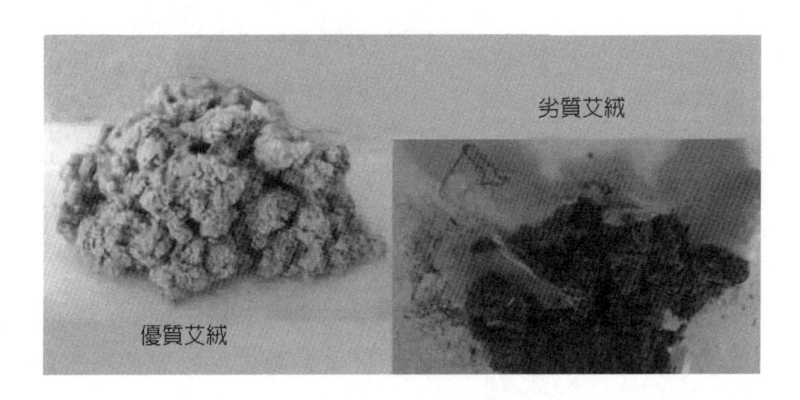


**＋ 知識補充站**

關於艾絨製造，日本是在7、8月份收割野生艾蒿或大艾蒿；中國多在5月前後收割。日本有的只收割葉片，費時費力；或有連同莖，方便快速收割，待晾曬後再進行葉莖分離。中國廠家多是收割全棵艾草，直接粉碎加工。

日本製作艾絨的過程，艾草經過太陽直射二～四天，乾燥葉裝袋，置於工廠陰涼通風倉庫內完成儲存、陳化。陳化後入烘乾室再次徹底乾燥：1.將乾燥艾葉入石臼或一級石磨內，進行最初搗碎，這一級的紋理相對粗糙；2.再用二級石磨多次碾軋，使艾絨和葉肉、筋、柄充分分離；3.再用三級石磨進行一次碾壓。一級過篩是葉肉、筋、柄等被粉碎成粉末並過篩，有艾絨和部分葉筋等會留在篩子裡。二級過篩將沒徹底分離的大量葉筋從艾絨中篩出。再次以手工分離艾絨中還未被分離出的雜質；把留在篩裡的艾絨，通過一種業界內獨有的設備「唐箕」進行精製，即完成了高級艾絨。

艾絨製造過程：曬乾>搗碎（令細軟如棉）>篩選雜質>焙燥>即成艾絨（粗艾絨）>再精加工（數十日日曬和搗碎）>過篩數十次>細艾絨。

# 7-2 艾灸法與藥灸法

一、艾灸法分直接灸與間接灸。

### 直接灸

根據灸量與機體反應分爲二種：

1. 化膿灸：局部組織燙傷後，產生無菌化膿現象。古代把灸瘡的發與不發視爲取得療效的關鍵。
2. 非化膿灸：施灸前宜先在穴位塗上凡士林，使半粒大艾炷不致掉下，灸時輕輕拍打穴位周圍以減輕灼痛感覺。

### 間接灸

爲增強臨床治療效果，並減少患者疼痛，常使用：

1. 隔薑灸：生薑切片安置穴上，艾炷壯放薑片上灸。薑性味辛、溫中散寒，助艾力溫經行氣，逐寒定痛。
2. 隔蒜灸：與隔薑灸相同，將獨頭大蒜切薄片，或搗爛製成薄餅，於穴上或腫瘍瘡頭上置艾柱灸。
3. 附子灸：附子研粉，微加白芨末，加水和成餅，覆在穴位上，連續灸之。附子辛溫大熱，回陽救逆、溫補元陽。
4. 豉餅灸：淡豆豉爲末，黃酒和爲餅，攤置患處鋪艾灸之，豆豉發汗解表，逐散邪毒。
5. 隔鹽灸：只適用於肚臍處施灸，他處不能用。上置大壯艾炷灸之，古人認爲鹽灸治療霍亂、小便不通，並回陽救逆。
6. 隔藥鹽灸：將五靈脂、白芷、青鹽各二錢，麝香一分，共爲細末備用。將蕎麥麵和水製條，圍於臍周，以上藥末，塡入臍中，用艾灸之。

二、藥灸法（艾卷灸）：用藥物和艾絨製成藥條，燃著後按於穴上灸之。

### 艾卷灸的種類

1. 雷火針灸：用沉香、木香、茵陳、羌活、乾薑、穿山甲各三錢共研細末，加麝香少許、蘄艾二兩。以棉紙半尺，先舖上艾絨，次將藥末摻艾上，捲極緊收用。治療閃挫諸骨間痛及寒濕痛。用時先以墨筆點記穴位，外用紙五六層，隔穴將艾卷燃紅，按於穴位上，一些時間後再取起，剪去灰再燒再按，九次爲一療程。
2. 太乙神針灸：將雷火針藥方加味製成太乙神灸：人參、麝香各四兩，三七穿山甲各八兩，山羊血三兩，千年健、鑽地風、肉桂、川椒、乳香、沒藥、小茴香、蒼朮各一斤，甘草二斤，防風、蘄艾各四斤，以上藥物共研細末和勻，以棉紙一方，寬一尺三寸，長一尺一寸，勻舖上藥末，緊捲如爆竹形，再用桑皮紙厚糊其外，以膠水黏固、陰乾，收藏備用。施治時以棉布或棉紙五至十層，覆蓋穴上；將藥針燒透裹在布內，對準穴位隨按隨提，使藥味透過布層深入肌膚直達病所，如火滅再燒再灸。治風寒濕痺，半身不遂及一切沉痼之疾。
3. 艾條灸：製法與太乙神針相似，但不加藥物，用純艾絨捲成條形，薰灸患處。

### 施灸的方法

1. 溫和灸：

(1) 施灸時將艾條一端點燃，對準腧穴或患處，約距皮膚二至三公分左右處灸。(2) 以灸處有溫熱感而無灼痛爲宜，一般每處灸五至十分鐘，至皮膚局部紅暈爲度。(3) 對於昏睡、局部感覺低下或無知覺的患者，醫者可將中、食二指分張置於施灸部位的兩側，以醫者手指的感覺來調節施灸的距離防止燙傷。

2. 雀啄灸：

(1) 施灸時將艾條點燃的一端於施灸部位以不固定的距離，如麻雀啄穀般，上上下下快速施灸。治一般虛寒性病證。

(2) 迴旋法用艾條在皮膚上往復迴旋薰灸，應用於面積較大的風濕痛。

## 灸法

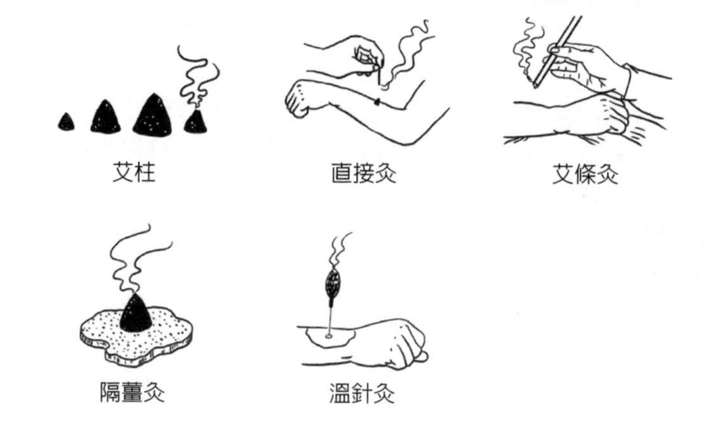


## 艾炷灸的種類

| | 灸法 | 方法 | 功效 |
|---|---|---|---|
| 直接灸 | 化膿灸 | 用黃豆大艾炷直接放在穴位上 | 改善體質、增強機體抗病力，產生治療和保健作用 |
| | 非化膿灸 | 用米粒小艾炷置穴位上，點火後，病人感到燙時即夾去艾火 | 臨床上常用於血虛、體質虛弱、眩暈、哮喘發作的患者 |
| 間接灸 | 隔薑灸 | 生薑切片針穿數孔，置穴上，艾炷壯放薑片上，焦枯則易，灸至皮膚紅潤微濕為止 | 治療脾胃虛寒、風寒濕痺等最適宜 |
| | 隔蒜灸 | 大蒜切薄片或搗爛製薄餅，針刺數孔，放上艾炷置穴上或腫瘍瘡頭上灸。艾如黃豆大，四五壯換一蒜片。痛灸至不痛，不痛灸至痛 | 1.《千金方》用此法治瘰癧<br>2.《醫學入門》治癰疽腫痛<br>3.《醫宗金鑑》治療瘡毒；現用來治療肺癆 |
| | 附子灸 | 附子研粉微加白芨末，加水和之成餅，覆在穴位上，取豆大艾炷灸之。餅乾另易一餅，至內部覺熱為止 | 治療腎火虛衰瘡毒潰瘍，氣血俱虛久不收斂 |
| | 豉餅灸 | 淡豆豉為末，黃酒和為餅，攤置患處艾灸之，餅乾再易 | 治療癰疽發背 |
| | 隔鹽灸 | 純白乾燥食鹽，填平臍孔或先用濕麵作條，圍繞臍外如井口，填鹽其中，上置大壯艾炷灸之 | 治療臍腹疝痛、下痢、泄瀉等 |
| | 隔藥鹽灸 | 五靈脂、白芷、青鹽、麝香為細末。蕎麥麵和水製條圍於臍周，上藥末填入臍中，用艾灸之 | 治療下元虛冷、婦女不孕、血寒經閉等證 |

# 7-3 非艾灸法

### 電灸

電灸利用電熱代替艾熱，通電達到一定溫度，然後在穴位上灸熨，能精確的控制溫度和時間。

### 天灸（自灸）

也就是「藥物灸」或「發泡療法」。將對皮膚有刺激性的藥物敷貼於穴位或患部，使局部充血或起泡，有如灸瘡。常用的有：

1. 毛茛：取毛茛（又稱老虎腳爪草）葉子將其揉爛，敷貼於皮膚，初感局部熱辣、充血，經時則起水泡。敷於寸口、內關、大椎等穴，治瘧疾。治療關節寒痺可敷於局部，發泡後，局部有色素沉著，經久會自行消退。
2. 斑蝥：將斑蝥浸於醋中，擦抹患部，治療癬癢。
3. 白芥子：將白芥子研末以水調敷，其發泡效果顯著，治療關節痺痛等。
4. 旱蓮草：將鮮旱蓮草搗爛敷用，可用來止血收斂和發泡。
5. 蒜泥：大蒜對皮膚、黏膜有刺激作用，搗成泥狀，敷於皮膚能起泡。若敷於魚際發泡，治喉痺；若敷於湧泉穴，治不明原因的流鼻血。

### 其他灸法

1. 燈心草灸：燈心草灸，又稱「打燈火」、「爆燈火」。治療咳喘、胃寒病、扁桃腺炎、腮腺炎等。取一根約長十公分的燈心草，一端蘸食用油後，點燃著火，於穴位上迅速點灸，可聽到「叭」的聲音。點灸耳尖穴，或點灸第四至第七胸椎上的壓痛點，治療腮腺炎。將燈心草點灸角穴，治療急性扁桃腺炎。
2. 線香灸：線香灸又名「火灸」。將香的一端燃著，點灸特定部位，治療尋常疣和雞眼。

**小博士解說**

雷火神針、太乙神針、艾灸法、藥灸等，都是透過溫度覺、痛覺與壓力覺等感覺性訊息，經由脊髓、腦幹與小腦等，傳遞神經訊息到下視丘與大腦皮質；這之間的下視丘與松果體（屬上視丘）、腦毯（胼胝體）幾乎都參與調節體溫與水分、食物的詮釋中樞、下視丘腦下方的腦下垂體，還會影響大腦中的睡眠和性腺。

《內經．骨空論》灸背俞穴，對慢性間質性肺炎，在清晨五點左右，灸肺俞與大腸俞，十五天為一療程。在季節交替之際，對初期慢性間質性肺炎有紓緩功效。肺腺癌初期，灸肺俞與心俞等穴。灸大椎穴，可舒緩中老年族群之心血管疾病。性功能障礙與不孕症，灸八髎、腰俞和命門等穴，在以上穴位凹陷者灸之。

### 燈心草灸

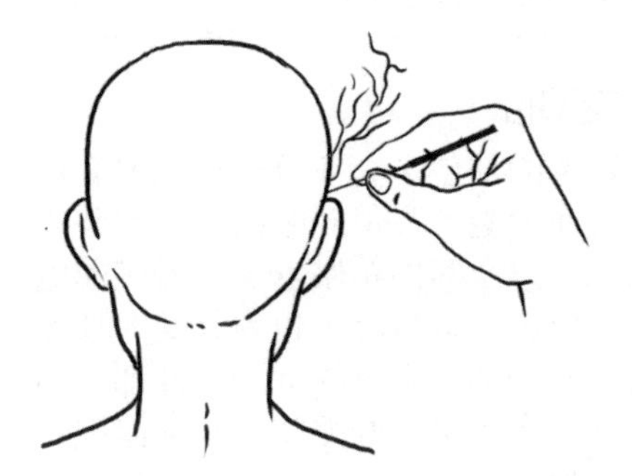

### 線香灸

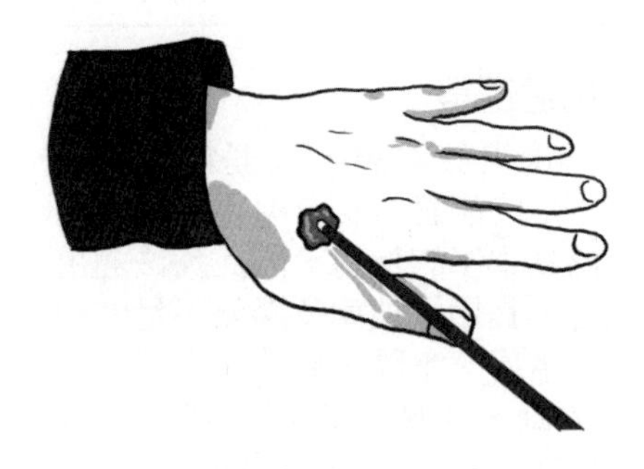

## 各類灸法

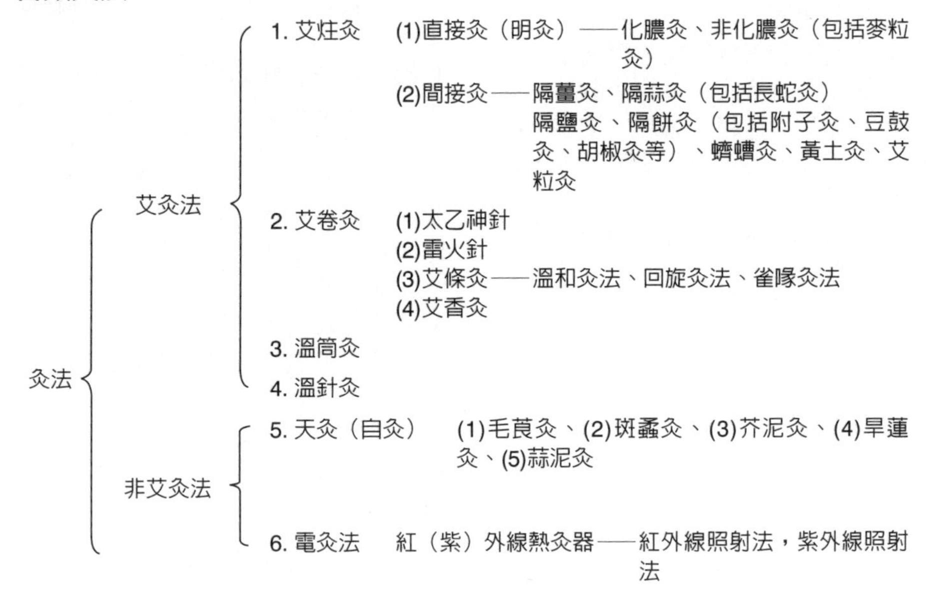


**＋ 知識補充站**

灸法適用於年老體衰之人，用來防病保健。如《千金方》說：「凡入吳蜀地遊宦，體上常須三兩處灸之，勿令瘡暫瘥則瘴癘溫瘧毒氣不能著人也。」《醫說》：「若要安，三里莫要乾。」《扁鵲書》：「人於無病時，常灸關元、氣海、命門、中脘，雖未得長生，可保百餘年壽矣。」

# 7-4 灸法的適應證、禁忌與養生應用

## 灸法的適應證

1. 灸法適用於陰證，長期慢性病及陽氣不足的病證。艾有溫經扶陽，而火有溫熱逐寒的作用，因此灸法適用於陰證，長期慢性病及陽氣不足的病證。如虛癆、水腫、痰飲、冷哮、久痢、久瘧、痞塊、胃痛、疝氣、痺痛、遺精、多尿、婦女經痛、血崩、小兒驚風、疳積等，其他如中風昏厥、霍亂、脈絕、大汗亡陽、氣虛暴脫等危急病證，也可用灸法急救。
2. 灸法適用於氣機不暢、營衛不調所產生的氣滯血瘀病，可消瘀散結。外科病，如癰疽初起、瘰癧、癭瘤、陰疽、流注等，也可用灸法來治療，使氣機通暢，營衛調和。
3. 灸法適用於陽氣下陷、陽微欲絕之虛證及危急證，可扶陽固脫。如傷寒三陰證、陽氣下陷、脈沉遲時，產生的遺尿、脫肛、久瀉、崩漏等也可以灸法治療。

## 灸法的禁忌

禁灸腧穴根據歷代典籍記載有四十五個禁灸穴如下：

1. 頭項部：啞門、風府、天柱、承光、頭臨泣、頭維、絲竹空、攢竹、睛明、素髎、下關、人迎、天牖、迎香、口禾髎、顴髎。
2. 胸腹部：天府、周榮、淵腋、乳中、鳩尾、腹哀。
3. 腰背部：心俞、白環俞、脊中。
4. 上肢部：肩貞、陽池、中衝、少商、魚際、經渠。
5. 下肢部：隱白、漏谷、陰陵泉、條口、犢鼻、陰市、伏兔、髀關、申脈、委中、殷門、承扶、地五會、陽關。

## 禁灸部位

禁灸的部位，大多分布在重要臟器及大血管處。又位於頭面部、四肢末梢部，以及筋肉結聚處、皮膚淺薄處等，要施行灸療時，也須謹慎。延髓部、心臟部、眼球附近、睪丸部，須特別注意；婦女妊娠時，腹部諸穴，也須禁灸。

## 禁灸病證

不適合灸法的病證和體質可歸納如下：

1. 屬於陰虛火旺的體質或病證，不可灸，如陰虛癆瘵、咯血、吐血、心悸怔忡、肝陽頭痛、口乾舌燥等證。
2. 所有陽證，不宜灸。如發高熱、神昏譫語、汗已後血壓高及中風實證、陽明胃實、脈象洪大弦數等證。
3. 法定傳染病禁灸。
4. 瘡毒已經化膿，禁止用灸療。
5. 患者身心疲勞，酒醉飽食後禁灸。
6. 顏面、五官和有大血管部位禁灸。
7. 急性濕疹、妊娠時腹部的穴位，都應禁止施灸。

## 養生灸

治病外，可預防疾病，維護健康：

1. 小兒出生一百天內，灸身柱，治小兒疾病，感冒吐乳、消化不良、腹瀉、百日咳、疳證等。
2. 灸風門預防感冒，預防肺結核，古人認爲風是萬病之源。另外，灸膏肓，可加強體能，預防肺結核。
3. 灸三陰交，可預防花柳病，維護生殖系統功能。
4. 灸足三里，防止衰老，預防一切疾病，又稱爲「長壽穴」。
5. 灸曲池，使老年人眼睛明亮、牙齒堅實、血壓平穩。

## 十四經的禁灸穴

| 十四經 | 禁灸穴 |
|---|---|
| 肺經 | 天府、經渠、魚際、少商 |
| 大腸經 | 迎香，另外《針灸大成》認為口禾髎也是禁灸穴 |
| 胃經 | 頭維、下關、人迎、乳中、條口、犢鼻、陰市、伏兔、髀關 |
| 脾經 | 周榮、腹哀、隱白、漏谷、陰陵泉 |
| 心經 | 沒有禁灸穴 |
| 小腸經 | 顴髎、肩貞 |
| 膀胱經 | 天柱、承光、攢竹、睛明、心俞、白環俞、申脈、委中、殷門、承扶 |
| 腎經 | 沒有禁灸穴 |
| 心包經 | 中衝 |
| 三焦經 | 絲竹空、天牖、陽池 |
| 膽經 | 淵腋、地五會、膝陽關、頭臨泣 |
| 肝經 | 沒有禁灸穴 |
| 任脈 | 鳩尾 |
| 督脈 | 啞門、風府、素髎、脊中 |

**＋ 知識補充站**

古人對疾病的認知不完全清楚，針灸某一穴位時，病人病情加重甚至死亡，本為該疾病自然發展的結果，卻往往歸咎於所選取的腧穴；某些禁針、禁灸腧穴也屬以訛傳訛，積非成是，或者某古代醫家的臆測而言，對禁針、禁灸理論的認識存在某種程度偏頗。《針灸指南》：「針則針，灸則灸，若針而弗灸，若灸而弗針。」

《外臺秘要》：「經云，針能殺生人，不能起死人。」故用灸廢針。王執中在《資生》曰：「若針而不灸，灸而不針，非良醫。」高武在《聚英》說：「一穴而有宜針、禁針、宜灸禁灸者，病勢輕緩者，當別用一主治穴以代之；若病勢重急。尚非此穴不可療，當用此一穴。若諸書皆禁針灸，則斷不可用矣。」對禁針、禁灸腧穴的限制隨著針灸術進展而修正，拓展其臨床運用範圍，使古老的針灸醫學現代化和規範化。

依據我國相關醫事法令規定，專業中醫師，或是經過針灸訓練課程結業者，才能執行針灸治療；所以基本上，針灸的安全性相當高。為避免暈針，空腹或飢餓過度、酒後飯後、過度疲累、激烈運動後不宜；再者，有特殊疾病、感覺異常、糖尿病、凝血功能異常、裝有心律調節器者，都應事先告知醫師。

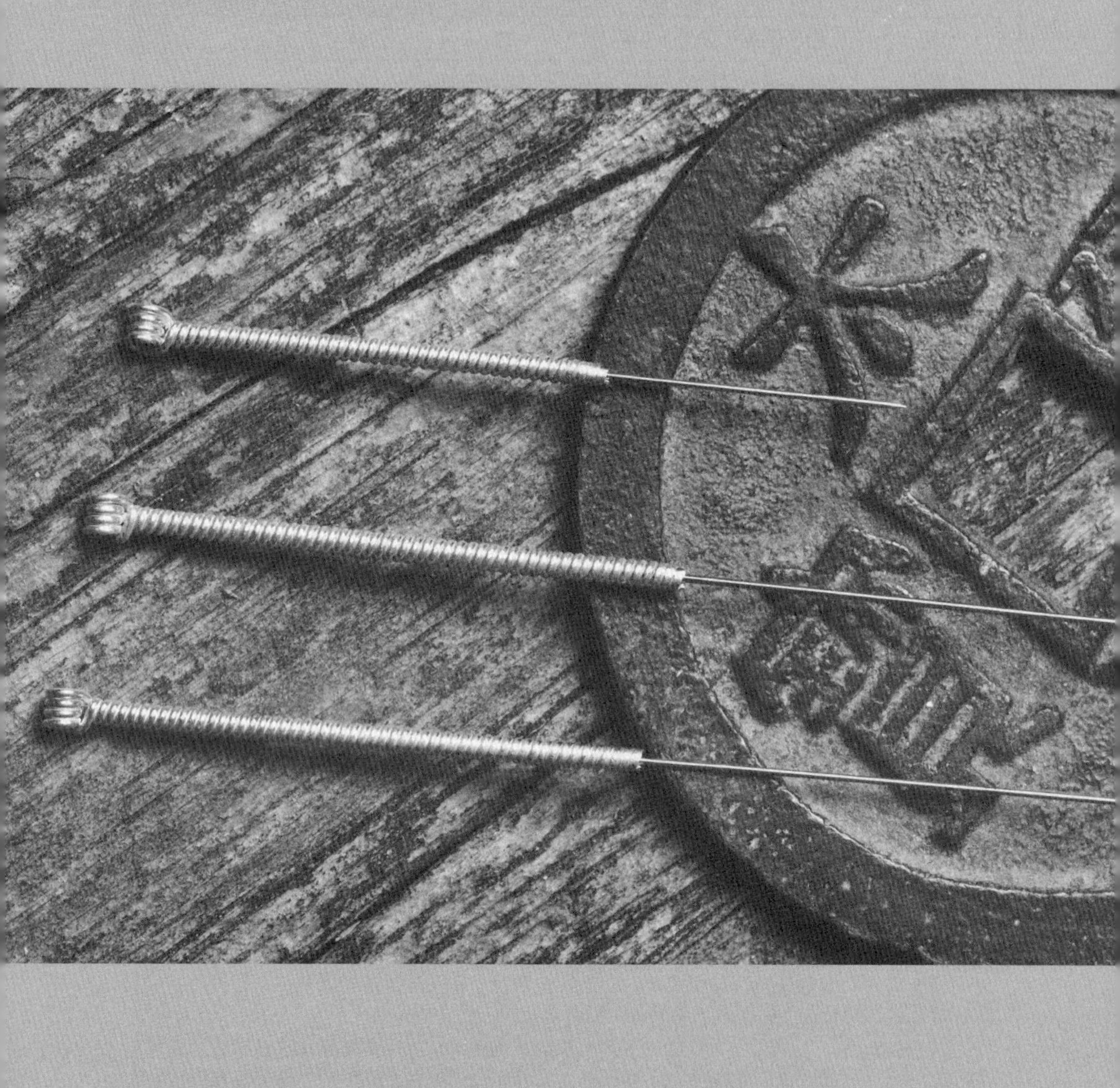

# 第8章
# 頭皮針、耳針、拔罐、刮痧、埋針、埋線

# 8-1 頭皮針

頭皮針（Scalp Acupuncture），又稱頭針，是在頭部特定的穴線進行針刺，以防治疾病的一種方法。頭皮針的理論依據主要有二：一是根據傳統的臟腑經絡理論，二是根據大腦皮層的功能定位在頭皮的投影，選取相應的頭穴線。頭皮針是在傳統的針灸理論基礎上發展起來的，早在《內經．脈要精微論》中指出「頭為精明之府」。頭為諸陽之會，手足六陽經皆上循於頭面，六陰經中手少陰與足厥陰經直接循行於頭面部，所有陰經的經別和陽經相合後上達於頭面。

## 頭皮針的發展

有關頭皮針治療各種疾病，《內經》有所記載，後世《針灸甲乙經》、《針灸大成》等文獻中，記載頭部腧穴治療全身各種疾病的內容則更加豐富。目前頭皮針廣泛應用於臨床，經多年實踐，對頭皮針穴線的定位、適應範圍和刺激方法積累了更多的經驗，頭皮針已成為世界有些國家臨床醫生常用的治療方法之一。為了適應國際間頭皮針療法的推廣和交流，促進其進一步發展，中國針灸學會按分區定經，經上選穴，並結合古代透刺穴位的方法，擬訂了「頭皮針穴名標準化國際方案」，於1984年在日本召開的世界衛生組織西太區會議上通過，並於一九八九年十一月世界衛生組織召開的國際標準針灸穴名科學組會議（瑞士日內瓦）正式通過。

## 適用範圍

頭皮針效果快，適用範圍廣：

1. 腦神經及精神性或精神系統疾病如中風、車禍、腦傷、腦性麻痺或焦慮、失眠及注意力不集中等。
2. 頭痛、痔瘡疼痛出血。
3. 肩膀、手肘、腰、背、腳踝扭傷等運動傷害。
4. 失智、巴金森氏症等大腦功能退化性疾病，延緩疾病惡化速度。
5. 效果比體針快且強，有一定的安全性。

中風患者，因腦溢血引起昏迷、血壓過高時，暫不宜用頭針治療，須待血壓和病情穩定後方可做頭針治療。如因腦血栓引起偏癱者，則宜及早採用頭針治療。凡有高熱、急性炎症和心力衰竭等，慎用頭針治療。

快速撚轉手法，偏癱患者留針期間囑其活動肢體，重證患者可做被動活動，可提高療效。

**小博士解說**

腦為髓之海。《內經．海論》：「胃者水穀之海，其輸上在氣街，下至三里。衝脈者，為十二經之海，其輸上在於大杼，下出於巨虛之上下廉。膻中者，為氣之海，其輸上在柱骨之上下，前在於人迎。『腦為髓之海，其輸上在於其蓋，下在風府。』得順者生，得逆者敗，知調者利，不知調者害。」

## 大腦皮層機能反應區

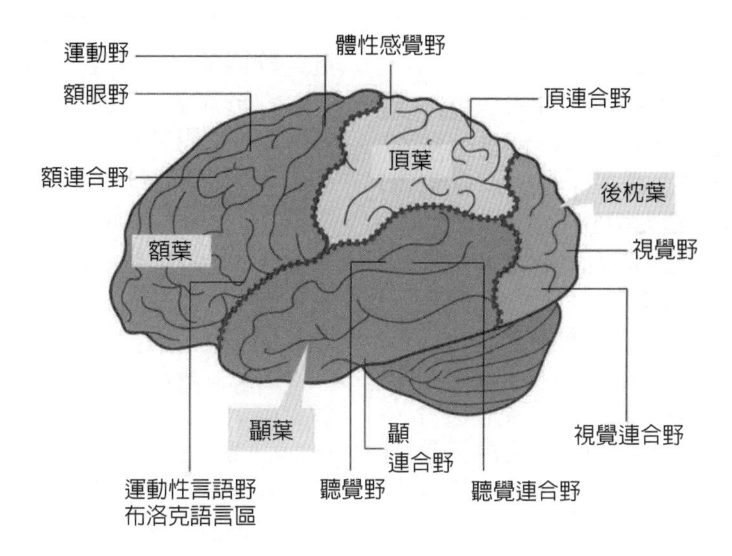


## 大腦皮質之分區

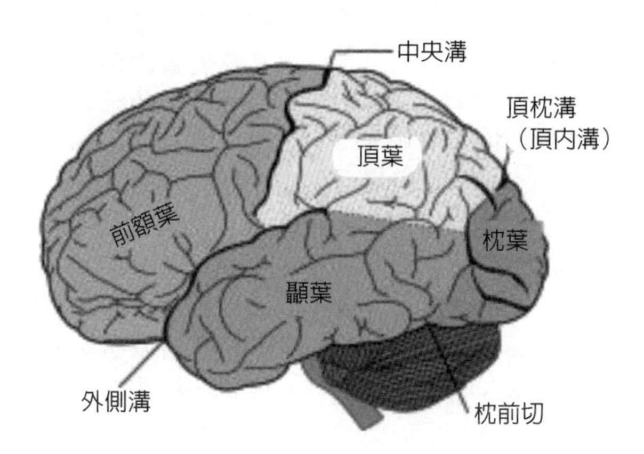


**＋ 知識補充站**

大腦皮質分為幾個腦葉。每個葉是空間上連通的一部分皮質，其主要功能：

額葉：大腦的主管，掌管學習、語言、決策、抽象思維、情緒、精神、思考、概念的形成……等高級認知功能等自主運動的控制。

頂葉：整合軀體感覺、空間資訊處理、視覺資訊和體感資訊。

顳葉：聽覺、嗅覺、高級視覺功能（例如物體識別）、分辨左右、長期記憶。

枕葉：視覺處理。

邊緣系統：獎勵學習和情感處理。

# 8-2 內經之頭與腦

## 氣在頭止之於腦

《內經．衛氣》：「別陰陽十二經者，知病之所生。候虛實之所在者，能得病之高下。知六府之氣街者，能知解結契紹於門戶。能知虛實堅軟者，知補瀉之所在。能知六經標本者，可以無惑於天下。」「胸氣有街，腹氣有街，頭氣有街，脛氣有街，故『氣在頭者，止之於腦。』氣在胸者，止之膺與背腧。氣在腹者，止之背腧，與衝脈於臍左右之動脈者。氣在脛者，止之於氣街，與承山踝上以下。取此者，用毫針，必先按而在久應於手，乃刺而予之。所治者，頭痛眩仆，腹痛中滿暴脹，及有新積。痛可移者，易已也，積不痛，難已也。」『氣在頭者，止之於腦』，頭是重要的刺激部位，頭皮針利用短針刺激大腦外側的皮質區域，調節氣的流動與循環。「腦為髓之海」，頭部是氣大量聚集的部位。

## 氣在於頭取之天柱大杼

《內經．五亂》：「五亂者，刺之有道乎？氣在於心者，取之手少陰心主之腧。氣在於肺者，取之手太陰滎，足少陰腧。氣在於腸胃者，取之足太陰陽明，不下者，取之三里。『氣在於頭者，取之天柱大杼，不知，取足太陽滎腧』。氣在於臂足，取之先去血脈，後取其陽明少陽之滎腧。」「補瀉以徐入徐出，謂之導氣。補瀉無形，謂之同精。是非有餘不足也，亂氣之相交也。」

## 病在頭者取之足

《內經．終始》：「凡刺之道，畢於終始，……瀉者迎之，補者隨之，知迎知隨，氣可令和。」「三脈動於足大趾之間，必審其實虛。……凡刺此者，以指按之，脈動而實且疾者疾瀉之，虛而徐者則補之。」「手屈而不伸者，其病在筋，伸而不屈者，其病在骨，在骨守骨，在筋守筋。」「脈實者深刺之，以泄其氣；脈虛者淺刺之，使精氣無得出，以養其脈，獨出其邪氣。」「病在上者下取之，病在下者高取之，『病在頭者取之足』，病在足者取之膕。病生於頭者頭重，生於手者臂重，生於足者足重，治病者先刺其病所從生者也。」「病痛者陰也，痛而以手按之不得者陰也，深刺之。……癢者陽也，淺刺之。」

**小博士解說**

《內經．終始》：「刺諸痛者，『其脈皆實』。從腰以上者，手太陰陽明皆主之；從腰以下者，足太陰陽明皆主之。」疼痛證患者，大前提是診脈為實證，才能以腰部～橫膈膜分上部與下部，從腰以上者為上部（多呼氣較不順暢），手太陰陽明皆主之（六手經皆主之）～汗之（發汗）；從腰以下者為下部（發汗），足太陰陽明皆主之（足手經皆主之）～下之（利二便）。

## 腦海與腦脊髓

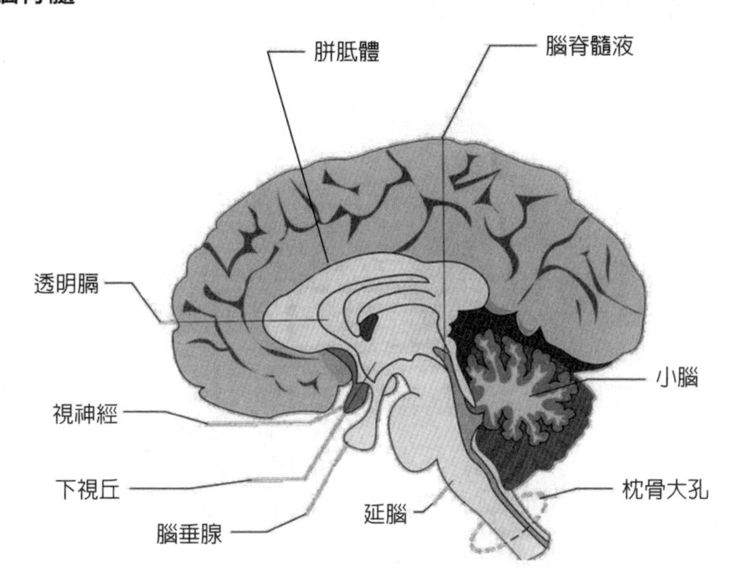


## 頭面穴道

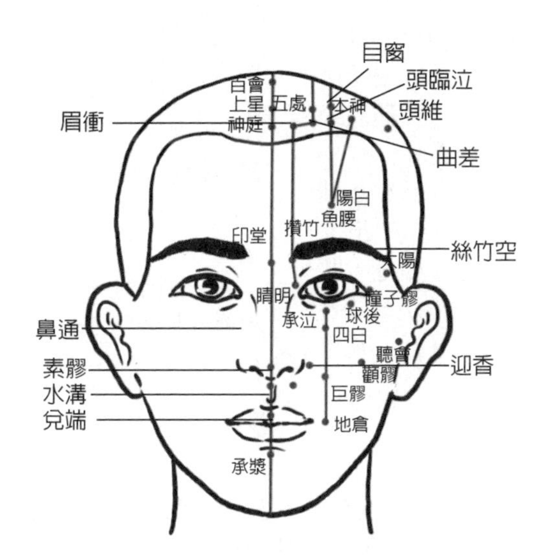


**＋ 知識補充站**

腦為髓之海（腦脊髓），其輸上在於其蓋（百會），下在風府。髓海有餘，則輕勁多力，自過其度。髓海不足，則腦轉耳鳴，脛眩冒，目無所見，懈怠安臥。審守其輸，而調其虛實，無犯其害，順者得復。逆者必敗。

# 8-3 内經之頭部穴道

## 天牖五部

《內經．寒熱病》：「暴聾氣蒙，耳目不明，取天牖。暴攣癇眩，足不任身，取天柱。暴痺內逆，肝肺相搏，血溢鼻口，取天府。此為天牖五部。」「其足太陽有通項入於腦者，正屬目本，名曰眼系。頭目苦痛，取之在項中兩筋間，入腦乃別。陰蹻、陽蹻，陰陽相交，陽入陰，陰出陽，交於目銳眥，陽氣盛則瞋目，陰氣盛則瞑目。」

## 經脈性頭部的穴道

《內經》一百六十二篇中有三篇〈熱病〉、〈論及氣穴論〉、〈水熱穴論〉論及頭上的穴道，刺之，越諸陽之熱逆。脈診之外，「觸診」以上穴區域內，尋找到「最脹熱」或「最塌陷」穴區，針以頭皮針，「熱」或「陷」深沉者留針時間加長。

1.《內經．熱病》：「所謂五十九刺者，1. 兩手外內側各三，凡十二痏。五指間各一，凡八痏，足亦如是，共二十八穴。2. 頭入髮一寸傍三分各三，凡六痏。更入髮三寸邊五，凡十痏。耳前後耳下者各一，項中一，凡六痏。巔上一，顖會一，髮際一。廉泉一，項中一，風池二，天柱二。」

(1) 廉泉、神庭、顖會、百會、風府、風池、天柱九穴。

(2) 前額髮際上一寸是上星穴，上星穴旁開每零點三寸左右各有三個穴道，共六穴。

(3) 前額入髮際三寸半為前頂穴，再入半寸之後，其旁開每零點三寸各有五個穴道，共十穴。

(4) 耳前、耳後、口下各有一個穴，共三十一個穴道。

《內經．水熱穴論》：「熱病五十九俞，頭上五行行五者，以越諸陽之熱逆也。」頭者（精明之府──脈要精微論），諸陽之會。頭上五行，行五者，此二十五穴者：

(1) 中行有上星、顖會、前頂、百會、後頂五穴；

(2) 次兩行有五處、承光、通天、絡卻、玉枕，左右十穴；

(3) 外兩行有臨泣、目窗、正營、承靈、腦空，左右十穴。

**小博士解說**

心臟的動脈系統，從雙手的橈動脈、肱動脈進入，往上走頭部方向的頸動脈系，走向腦部。腦部的腦脊髓液在腦膜的上矢狀靜脈竇形成靜脈血之後，會上從矢狀靜脈→橫靜脈竇→直靜脈竇→ S 靜脈竇→頸內靜脈回心臟。

《內經．水熱穴論》五十九穴中之上星、顖會、前頂、百會、後頂等五穴，加上五處、承光、通天、絡卻、玉枕、頭臨泣、目窗、正營、承靈、腦空等二十穴，共二十五穴，為頭上五行，是頭部按摩要穴，天天梳理及按摩，改善焦頭爛額、思緒紊亂。

## 頭部重要氣穴

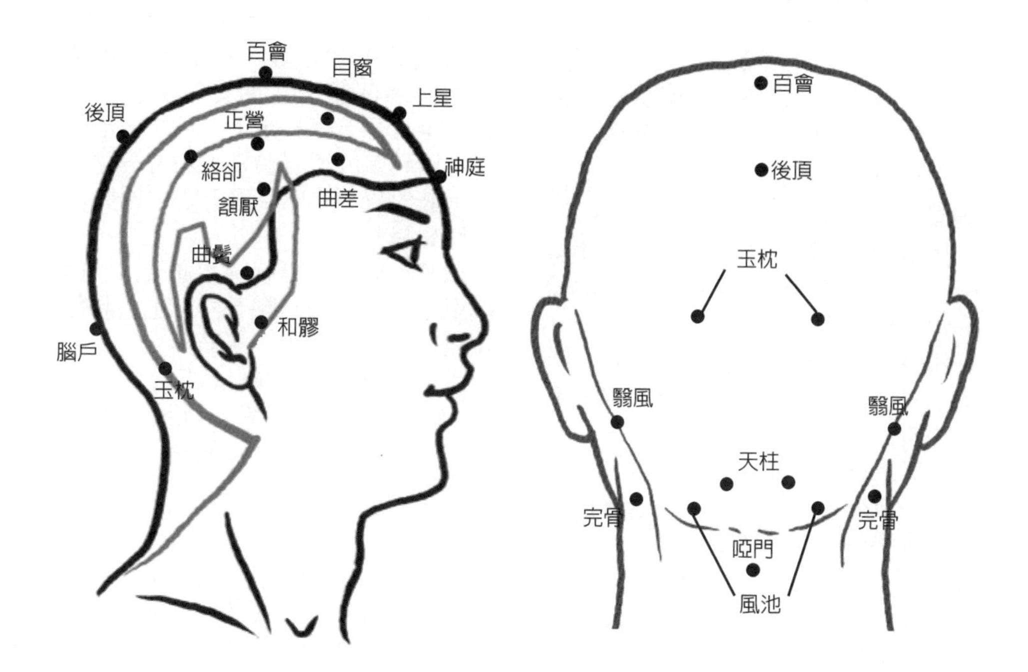


**+ 知識補充站**

《内經．熱病篇》之頭上三十一穴，「耳前、耳後、口下」各找一個穴：(1)耳前的聽宮、耳門、聽會，(2)耳後的角孫、和髎、頷厭、翳風、瘈脈、顱息、懸顱、懸厘、曲鬢，(3)口下。各找一個穴左右共六穴，摸到時會有被吸進入感，或發熱發脹的感覺，按了會陷、會痠、會痛、會麻，共三個穴道。

1. 百會穴在兩耳尖連線與鼻尖垂直線交點上，輕揉改善頭暈眼花。
2. 天柱穴在第一、二頸椎之間，正中旁開二指幅，重按強化腰腎功能。
3. 玉枕穴在後髮際上三指幅~四指幅，正中央左右兩旁二指幅，按壓揉捏改善。睡眠品質，治療失眠障礙。
4. 和髎穴在耳廓根前，當顳淺動脈後緣。多按摩改善耳鳴、牙關緊閉、暫時性失聰、頭痛、顏面神經麻痺。
5. 風池穴在枕骨下，夾頸項兩邊，當耳後陷中，經常按摩或洗澡時熱敷，紓解頭痛暈眩、風寒頭重、高血壓頭痛、頸項僵硬、肩頸痠痛、面龐浮腫、眼睛痠澀。

# 8-4 標準頭穴線的定位和主治

標準頭穴線均位於頭皮部位，按顱骨、解剖名稱分額區、巔頂區、顳區、枕區四個區，十四條標準線（左側、右側、中央共二十五條）：

**額區**

1. 額中線：從分督脈「神庭穴」向前引一直線，長一寸。主治癲癇、精神失常、鼻病等。
2. 額旁一線：從膀胱經「眉衝穴」向前引一直線，長一寸。主治癲癇、精神失常、鼻病等。
3. 額旁二線：從膽經「頭臨泣穴」向前引一直線，長一寸。主治急慢性胃炎、胃腸潰瘍、肝膽疾病等。
4. 額旁三線：從胃經「頭維穴」內側零點七五寸起向下引一直線，長一寸。主治功能性子宮出血、陽痿、遺精、子宮脫垂、尿頻尿急等。

**巔頂區**

1. 頂中線：從督脈「百會穴」至前頂穴之段。治腰腿足病、多尿、脫肛、高血壓、頭頂痛等。
2. 頂顳前斜線：從頭部經外奇穴「前神聰」（百會穴前前一寸）至顳部膽經「懸釐穴」引斜線。全線分五等分，上五分之一治對側下肢和軀幹癱瘓；中五分之二治上肢癱瘓；下五分之二治中樞性面癱、運動性失語、流涎、腦動脈粥樣硬化等。
3. 頂顳後斜線：頂顳前斜線之後一寸，與其平行之線。從督脈「百會穴」至顳部膽經「曲鬢穴」引一斜線。全線分五等分，上五分之一治對側下肢和軀幹感覺異常；中五分之二治上肢感覺異常；下五分之二治頭面部感覺異常。
4. 頂旁一線：從膀胱經「通天穴」向後引一直線，長一點五寸。主治腰腿病證如癱瘓、麻木、疼痛等。
5. 頂旁二線：從膽經「正營穴」向後引一直線，長一點五寸到「承靈穴」。主治肩、臂、手癱瘓、麻木、疼痛等病證。

**顳區**

1. 顳前線：從膽經「頷厭穴至懸釐穴」連一直線。治偏頭痛、運動性失語、周圍性面經神麻痺和口腔疾病。
2. 顳後線：從膽經「率谷穴向下至曲鬢穴」連一直線。主治偏頭痛、耳鳴、耳聾、眩暈等。

**枕區**

1. 枕上正中線：督脈「強間穴至腦戶穴」一段，長一點五寸。主治眼病、足癬等。
2. 枕上旁線：枕外粗隆督脈「腦戶穴」旁開零點五寸起，向上引一直線，長一點五寸。治視力障礙、白內障等。
3. 枕下旁線：從膀胱經「玉枕穴」向下引一直線，長二寸。主治小腦疾病致平衡障礙、後頭痛等。

**小博士解說**

《內經．水熱穴論》言及「頭上的穴道，刺之，越諸陽之熱逆。」脈診之外，「觸診」額區、巔頂區、顳區、枕區等四區，找到「最脹熱」或「最塌陷」穴區，針以頭皮針，「熱」或「陷」深沉者留針時間加長。

## 頭穴線額區定位

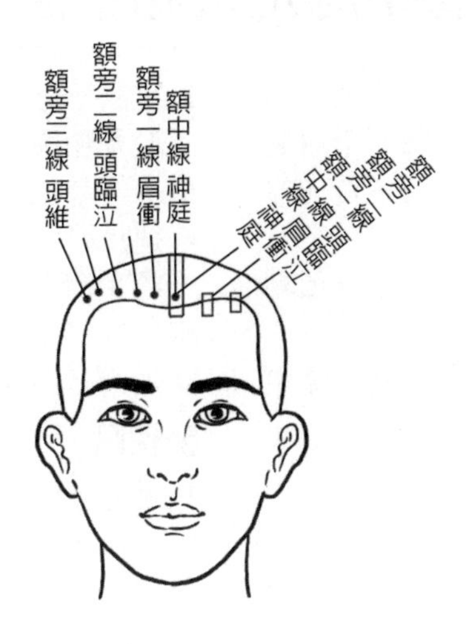


## 枕區

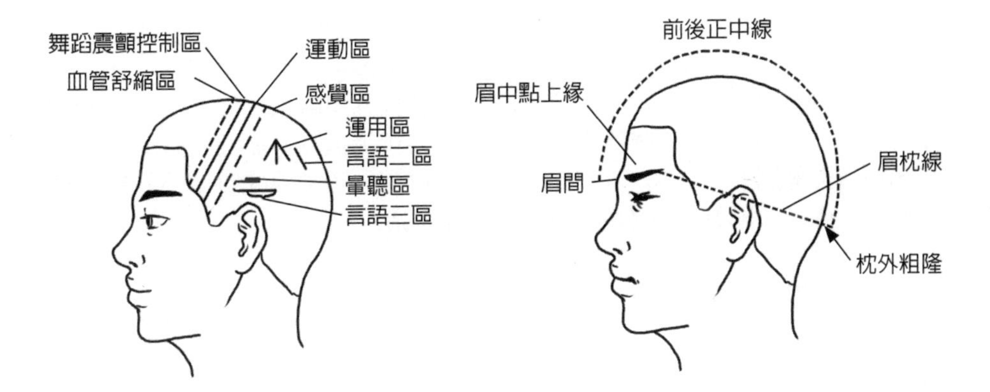


**＋ 知識補充站**

枕區、顳區和巔枕區等，與「竇匯」相通，竇匯是許多靜脈竇在枕內隆凸處匯合之結構。因形式多樣，甚為複雜，占最多數是雙分支型，即上矢狀竇與直竇，均分左右兩支，分別匯合成左橫竇和右橫竇。

# 8-5 焦氏頭針體系的定位和主治

山西省焦順發頭針體系根據大腦功能定位原理，擬定頭針刺激區十四個穴區，作爲頭針治療的部位。首先要設定前後正中線和眉枕線：

1. 前後正中線：眉間和枕外粗隆頂點下緣的連線。
2. 眉枕線：眉中點上緣和枕外粗隆尖端的頭側面連線。

**額顳巔區**

1. 運動區：

大腦皮質中央前回處，上點在前後正中線中點向後移零點五公分，下點在眉枕線和鬢角髮際前緣相交處。上下兩點的連線爲運動區。運動區可分爲五等分。

2. 感覺區：

於大腦皮質中央後回處。在運動區後一點五公分的平行線爲感覺區。

3. 舞蹈震顫控制區：

於運動區前一點五公分的平行線。

4. 血管舒縮區：

於舞蹈震顫控制區前一點五公分引一平行線。

**顳枕區**

1. 暈聽區：

於耳尖直上一點五公分厘米處，向前、後各引二公分的水平線。

2. 言語二區：

於頂葉的角回部。以頂結節後下方二公分處爲起點，向後引平行於前後正中線的三公分長的直線爲該區。

3. 言語三區：

於暈聽區中點向後引四公分長的水平線爲該區。

4. 運用區：

於頂骨結節向乳突中部引一垂直線，同時引與該線夾角 40 度的前後兩線，三條線的長度均爲三公分。

**巔枕區**

1. 足運感區：

於前後正中線的中點旁開左右各一公分，向後引三公分長的直線。

2. 視區：

於枕外粗隆頂端的水平線上，旁開枕外粗隆頂點一公分，向上引平行於前後正中線的四公分的直線。

3. 平衡區：

於枕外粗隆頂端的水平線上，旁開枕外粗隆頂點三點五公分，向下引平行於前後正中線的四公分長的直線。

**額巔區**

1. 胃區：

於瞳孔向上引平行於前後正中線的直線，髮際向上取二公分即是。

2. 胸腔區：

於胃區與前後正中線之間，從髮際向上下各引二公分長的平行於前後正中線的直線。

3. 生殖區：

於額角向上引平行於前後正中線的二厘米長的直線。

**小博士解說**

臨床上，頭皮的觸診、壓診最方便且實用，常用穴道：額顳區以前頂穴為主；巔頂區以百會穴、後頂穴為主；枕區以腦戶穴、風府穴為主；顳區以曲鬢穴、天衝穴為主。

## 焦氏頭針的區域定位和主治

| 大區域 | 小區域及治療 |
| --- | --- |
| 額顳巔區 | 運動區可劃分為五等分：<br>(1)運動區上1/5為下肢、軀幹運動區：治對側下肢癱瘓 |
| | (2)運動區中2/5為上肢運動區：治對側上肢癱瘓 |
| | (3)運動區下2/5為面部運動區：治對側中樞性面神經癱瘓、運動性失語、流涎、發音障礙 |
| | 感覺區<br>(1)上1/5是下肢、頭、軀幹感覺區：治對側腰腿痛、麻木、感覺異常，後頭部、頸項部疼痛及耳鳴 |
| | (2)中2/5是上肢感覺區：治對側上肢疼痛、麻木、感覺異常 |
| | (3)下2/5是面感覺區：治對側面部麻木、偏頭疼、三叉神經痛、牙痛、顳下頷關節炎 |
| | 舞蹈震顫控制區：治小兒舞蹈病、震顫麻痺綜合症（帕金森氏綜合症）。一側病變針對側，兩側病變針雙側 |
| | 血管舒縮區：<br>(1)上1/2：治對側上肢皮層性浮腫<br>(2)下1/2：治對側下肢皮層性浮腫 |
| 顳枕區 | 暈聽區：治眩暈、耳鳴、聽力減退，梅尼爾氏綜合症 |
| | 言語二區：治命名性失語。言語三區：治感覺性失語 |
| | 運用區：治失運用症 |
| 巔枕區 | 足運感區：治對側下肢疼痛麻木、癱瘓，急性腰扭傷、夜尿多尿、子宮脫垂、脫肛、男性病 |
| | 視區位：治皮層性視力障礙、白內障 |
| | 平衡區：治小腦疾病引起的平衡障礙 |
| 額巔區 | 胃區：治胃痛及上腹部不適 |
| | 胸腔區<br>(1)治胸痛胸悶、心悸<br>(2)冠狀動脈供血不足、哮喘、呃逆、浮腫、尿少 |
| | 生殖區<br>(1)治功能性子宮出血、盆腔炎<br>(2)配足運感區治子宮脫垂、男子性功能疾病 |

# 8-6 頭皮針的臨床運用

## 頭皮針的適應證

1. 治療腦源性疾病，如中風偏癱、失語、皮層性多尿、眩暈、耳鳴、舞蹈病、癲癇、腦癱、小兒弱智、震顫麻痺、假性球麻痺等。也可治療頭痛、脫髮、脊髓性截癱、高血壓病、精神病、失眠、眼病、鼻病、肩周炎、腰腿痛、各種疼痛性疾病等。
2. 頭皮針最適合治療一般頭痛。

(1) 帽狀腱膜與額肌：主要感應胃經脈與食、糞便排泄。

(2) 帽狀腱膜與枕肌：主要感應膀胱經脈與飲、汗尿。

(3) 帽狀腱膜與顳肌：主要感應膽經脈與情緒、睡眠。

注意此三處之頭皮，在顱骨表面滑動最嚴重的，爲頭皮針治療穴區；再比較，按之很痛者宜瀉針，按之舒服者宜補針。

## 操作方法

1. 體位：根據病情，明確診斷，選定頭穴線。取得患者合作後，取坐位或臥位，局部常規消毒。
2. 進針：一般選用二十八～三十號長一點五～三寸的毫針，針與頭皮呈三十度夾角，快速將針刺入頭皮下，當針尖達到帽狀腱膜下層時，指下感到阻力減小，然後使針與頭皮平行，繼續撚轉進針，根據不同穴區可刺入零點五～三寸。
3. 起針：持針手挾持針柄，輕輕撚轉鬆動針身，另手輕巧固定穴區頭皮，針下無緊澀感，可快速抽拔出針；針下緊澀感，要緩慢出針。出針後用消毒乾棉球按壓針孔，以防出血。

## 針刺手法

1. 快速撚轉手法：拇指掌面和食指橈側面挾持針柄，食指的掌指關節快速連續屈伸，使針身左右旋轉，撚轉速度每分鐘一百～三百左右。進針後持續撚轉一～三分鐘，留針二十～三十分鐘，留針期間反復操作二～三次即可起針。按病情需要可適當延長留針時間。一般經三～五分鐘刺激後，部分患者在病變部位會出現熱、麻、脹、抽動等感應。
2. 抽添手法：以向外抽提或向內進插「一抽數抽」與「一按數按」的手法屬小幅度提插手法。每次行針零點一～一分鐘，一方面，用全身力量帶動肩、肘、腕，運氣於指，行抽提或進插；另方面，每次抽提或進插都要迅速，要在一分範圍幅度內進行，針體毋左右轉動。不要求頻率，著重於瞬間速度，因此術者手指並不疲勞，病人局部亦較少疼痛，能在短時間內達到有效刺激量，迅速取得相應效果。分爲抽氣法和進氣法兩種：

(1) 抽氣法：針體進入帽狀腱膜下層，針體平臥，用右手拇、食指緊捏針柄，左手按壓進針點處固定頭皮，用爆發力將針迅速向外抽提三次，然後再緩慢地向內退回原處（插至一寸處），緊提慢按爲主爲瀉法。

(2) 進氣法：針體進入帽狀腱膜下層，針體平臥，右手拇、食指緊捏針柄，左手按壓進針點以固定頭皮，用爆發力將針迅速向內進插三次，然後再緩慢地向外退回原處（提至 1 寸處），緊按慢提爲主爲補法。

## 頭面肌肉群分布圖

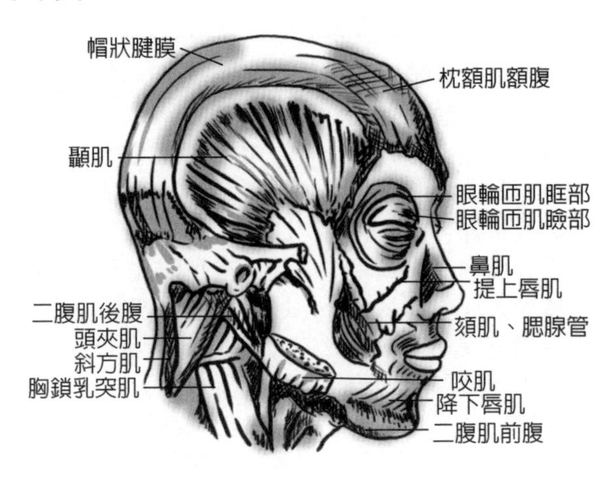


**+ 知識補充站**

大腦皮質「頭皮針指揮它下達命令，修復身體壞掉的地方。」大腦皮質區分成主管語言、運動及情緒多區塊，頭皮針刺激大腦皮質能活化腦內神經，「類似鏡像理論」，一九九一年世界衛生組織頒布《頭皮針穴名國際標準化方案》，成為可在全世界推廣的專門療法。目前各家流派，其刺激區及療效說法不一，惟都以刺激頭皮四周為主，偶爾搭配傳統針灸。

頭皮扎針對很多患者而言是心存恐懼，畢竟頭部是十四經絡的諸陽經聚會之處，是一身的主宰，對控制及調節人的生命活動有極其重要的主導作用。也因此，頭皮針之治療有其一定療效及發展空間。相較於其他針灸種類，頭皮針是相對安全且痛感最輕的，因頭部針灸是扎在頭蓋骨上，頭蓋骨對腦內組織有保護作用。頭皮針以短針停留在淺層皮層，通過刺激大腦外側的皮質區域來調節氣血循環，治療急慢性疼痛、中風、睡眠障礙、腦性麻痺、頭痛……等症狀。

頭皮針施針注意事項：

1. 頭部有毛髮，必須嚴格消毒，以防感染。頭皮血管豐富，容易出血，出針時必須用乾棉球按壓針孔一～二分鐘。
2. 頭針的刺激較強，刺激時間較長，必須注意觀察患者表情，以防暈針。
3. 嬰兒由於顱骨縫骨化不完全，不宜採用頭針治療。
4. 頭針除用毫針刺激外，可配合電針、艾灸、按壓等進行施治。

# 8-7 耳針

耳針，一九五七年由法國醫生諾吉爾（Paul Nogier）在《德國針術雜誌》發表〈胚胎倒影耳穴圖譜〉，建立耳穴療法，在德國針灸界將此療法發揚光大。其止痛效果好，隨身帶著走，在歐洲，不少政商名流會利用耳針來紓解壓力，歐洲人偏愛耳針已長達五十多年。諾吉爾有次在市場碰到一位坐骨神經痛、本應該要開刀治療，卻以針灸方式痊癒的病人，自此引發了研究興趣。

諾吉爾發表論文及相關研究，把耳朵視爲倒置的胚胎形狀，類似「生物全息論」，共分爲四十二個耳穴治療點，各自對應到特定的器官、部位，以耳針或耳珠貼在穴位上，便能達到療效。現代醫學也證實了此論說。

## 耳朵有多條神經分布

如耳廓外緣的枕小神經、內緣的迷走神經，耳垂有耳大神經和耳顳神經等，耳朵確實比其他部位敏感，耳針效果很快，適用範圍很廣，包括能緩解美國退伍軍人斷腿後，截肢處疼痛不能止的殘（幻）肢症。

## 耳針適用範圍

解決急證和痛證發炎、胃痛、經痛、咽喉炎、牙周炎、關節痠痛、高血壓等，耳針效果迅速，療效快且持久，花費低，副作用少，對於立即止痛很有效。

中國古代醫籍中就有關於耳穴的記載，如《內經．厥病》：「耳聾無聞，取耳中。」《千金方》：「耳中穴，在耳門孔上橫梁是，針灸之，治馬黃黃疸、寒暑疫毒等病。」以後歷代醫家不斷發展，如明代楊繼洲在《針灸大成》中說：「耳尖二穴，在耳尖上，卷耳取尖上是穴，治眼生翳膜。」在明代對五臟在耳廓上的定位已有記述，如《小兒按摩經．察耳篇》載：「耳上屬心，……耳下屬腎，……耳後耳裏屬肺，……耳後耳外屬肝，……耳後耳中屬脾。」書中還附有耳穴圖。

近年來，耳穴治療有長足的發展，臨床上運用的範圍也日益廣泛。《內經．口問》：「耳者，宗脈之所聚也。」耳朵既是經脈匯集之部位，在耳穴上施以耳針治療自能發揮療效。耳朵是全身的縮影，猶如是一倒立胎兒的投影，耳穴對應著身體各個部位，一旦身體有恙，所對應的穴位按之即相當疼痛，在其痛點施以耳針治療，爲防範感染，可留置三至五天再換耳穴；每日可自行按壓 3、4 次，每次 1、2 分鐘，可增進療效。

**小博士解說**

中醫論治，腎主精志，開竅於耳，耳是腎的外部表現，耳堅者腎堅，耳薄不堅者腎脆，耳廓較長，耳垂豐滿，也是反應腎氣盛健的象徵。有一說，耳垂如珠，是福氣、富貴、長壽之相，此與腎命門氣是有關係。

## 耳朵之簡要對應部位

| 耳部位 | 對應部位 | 耳部位 | 對應部位 |
|---|---|---|---|
| 耳垂 | 面部、額、頭 | 三角窩 | 盆腔臟器、內生殖器 |
| 耳屏 | 五官 | 對耳輪 | 脊椎、軀幹 |
| 對耳屏 | 頭部、腦、神經系統 | 對耳輪上腳 | 下肢、臀部 |
| 耳甲腔 | 胸腔臟器 | 對耳輪下腳 | 上肢 |
| 耳甲艇 | 腹腔臟器 | 耳舟 | 四肢 |
| 耳輪腳 | 橫膈膜、消化道 | 耳廓背面 | 背部 |
| 耳屏切跡 | 外耳道、心臟 | 屏間切跡 | 內分泌系統 |

## 耳穴分區

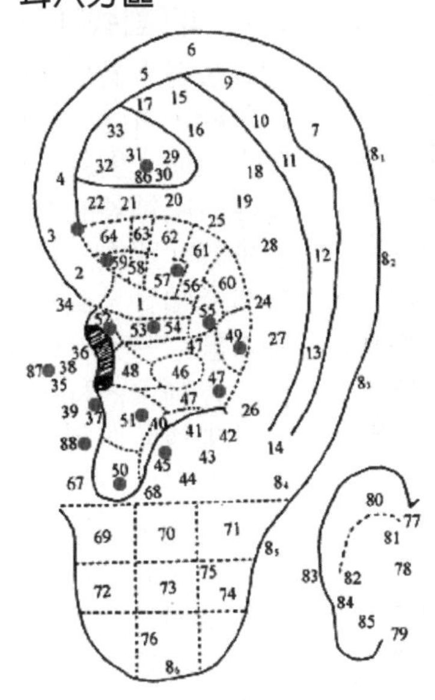


**＋ 知識補充站**

耳廓與人體存在著一定的生理關係，《內經．脈度》：「腎氣通於耳，腎和能聞五音。」再者，望診耳形、質地軟硬厚薄、顏色黯亮、耳位高低前後……，都可輔助疾病診斷。《內經．本藏》：「黑色小理者，腎小；麤理者，腎大。高耳者，腎高；耳後陷者，腎下。耳堅者，腎堅；耳薄不堅者，腎脆。耳好前居牙車者，腎端正；耳偏高者，腎偏傾也。凡此諸變者，持則安，減則病也。」「腎小，則藏安難傷；腎大，則善病腰痛，不可以俛仰，易傷以邪。腎高，則苦背膂痛，不可以俛仰；腎下則腰尻痛，不可以俛仰，為狐疝。腎堅，則不病腰背痛；腎脆，則善病消癉，易傷。腎端正，則和利難傷；腎偏傾，則苦腰尻痛也。」

# 8-8 腦與耳靈光互動

## 耳朵似蜷縮在子宮中的胎兒

人的耳朵是非常神奇的部位，外形像是一個蜷縮在子宮中的胚胎，人體各器官組織在耳朵上都有相應的刺激點，一旦疾病入侵，耳部特定穴位就會產生預警信號；經常按摩耳部，有意想不到的保健功效。

耳朵上有很多穴位，穴位很小，很密集，這些穴道全都通往全身，針灸或按摩耳朵，相當於刺激全身經絡臟腑，了解耳廓解剖名稱，再參酌耳部穴位圖，即可掌握與運用耳部穴位。

1. 耳輪：指耳朵外緣的捲曲部分。
2. 耳輪腳：耳輪向上深入到耳腔內的突起部分，將耳甲分成上耳甲與下耳甲；耳輪腳前緣有三焦經脈的耳門穴，亦即耳輪與耳輪腳的耳尖部分，反應三焦腐熟水穀的情況。紅潤結實者精神飽滿；枯瘦乾澀則精疲力竭。
3. 對耳輪：位於耳輪的內側，與耳輪相對的隆起部位。
4. 對耳輪上腳：對耳輪上方有兩個分叉，向上分叉的一支爲內耳輪上腳。
5. 對耳輪下腳：對耳輪上方有兩個分叉，向下分叉的一支爲內耳輪下腳。
6. 三角窩：對耳輪的上腳和下腳之間的三角形凹窩。
7. 耳舟：耳輪與內耳輪之間的溝道，稱爲耳舟。
8. 耳垂：耳廓最底部，無軟骨的部位爲耳垂。
9. 耳甲：耳輪腳以上和以下的部位爲耳甲。
10. 耳屏與對耳屏：外耳道口與耳垂之間，耳屏與對耳屏之間的耳屏間切跡，是掛置聽診器的位置。耳屏前緣有小腸經脈的聽宮穴與膽經脈的聽會穴。耳屏紅潤結實的人，耳聰目明，聽力好；枯瘦乾澀的人，耳不聰目不明，聽力不好。對耳屏紅潤結實的人，反應敏捷，理解力好；枯瘦乾澀的人，反應遲鈍，理解力差。

## 耳朵與四對腦神經

耳後有青筋出現時，小孩子較易受到驚嚇，古時侯腳抽筋會在耳後的瘈脈穴放血，瘈就是抽筋的意思。耳朵有四對腦神經的運作，外耳由第十對腦神經（迷走）控制；中耳有鼓膜，鼓膜有鎚骨，砧骨、鐙骨，由第五對腦神經（三叉）與第七對腦神經（顏面）控制；內耳迷路由第八對腦神經（聽神經）控制。一個耳朵的形狀與功能即由此四對腦神經控制，幾乎是腦幹的完全反應。看耳朵正不正、貼得角度如何、色澤乾淨與否，就可知這人腦筋清不清楚。耳垂豐厚又大者，思慮清楚有條理，耳朵小而豎立或不齊整者，腦筋就較不靈活了。

耳朵區域看先天，耳朵厚硬者，先天體況好；薄軟脆者，先天體況不佳。控制這區塊的是第三、五、七、十腦神經，來自腦幹，由中腦、橋腦、延腦構成，這只占大腦總重的一成，就是控制先天的區域。

## 外耳結構部位

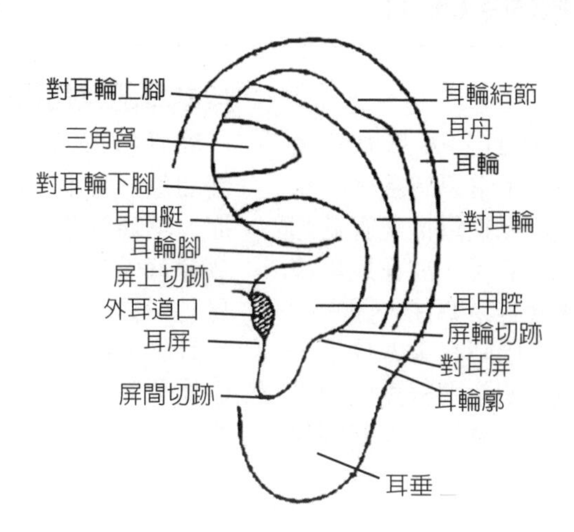


## 耳朵周圍常用穴道

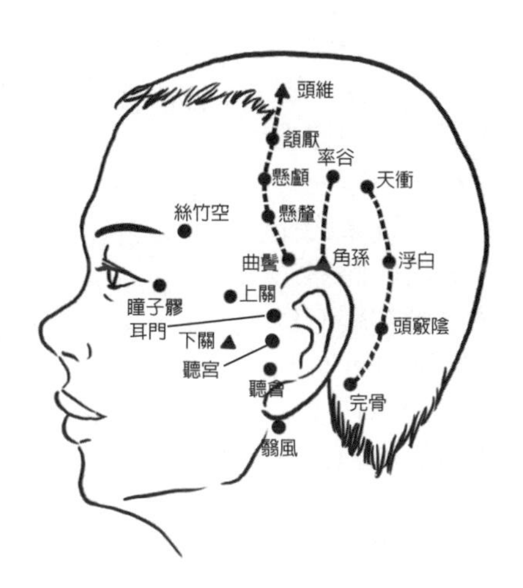


**+ 知識補充站**

耳朵孔前下方有聽會穴，耳與眼尾間有上關穴，額角入髮處有頷厭穴，從頷厭穴到耳朵有頷厭——吞不吞得下去，懸顱——能否站得穩，懸釐——能否看得清楚，曲鬢——對人客氣與否，共四穴，屬膽經脈。太陽穴飽滿與否反應所有的腦神經。耳朵上面的髮際如果乾淨、整齊者，腦筋清楚；如果蓬頭垢面，腦筋就較不靈光了。

# 8-9 耳咽管與耳針

## 耳咽管

從耳朵進去後內耳到外耳的管道通到口腔。耳咽管平常只有縫隙，吞口水時才打開，以氣壓幫忙氣管蓋起來，以免口水進入氣管。熬夜或累或在高地時，耳咽管容易塞住，因它的黏液無法到達。上山時耳朵塞住了，並不是耳朵問題，而是腦脊髓受到壓力，健壯的人不會有感覺，但基因較差的人，上山一、二百公尺即會有反應，人各互異。

耳朵後方有乳突骨、前方有莖突骨，到舌頭間有莖突舌骨肌與下頷舌骨肌。耳朵裏有三塊聽小骨（砧骨、鐙骨、鎚骨），都是很小的骨頭，聽力老化從這裡開始。人老了，聽神經在老化，耳咽管會慢慢縮小而塞住，沒有人不塞的。耳屎有保護耳朵的作用，不能掏得太乾淨。使用助聽器只是放大聲音，並沒有改善聽神經的作用。耳咽管與鼻咽是相通的，當我們在飛機上吞口水可以幫助鼻咽及耳咽通暢。耳咽管下行之處的胸鎖乳突肌，最重要是生命的關鍵，耳咽管下乳突的蜂巢是空的，與耳咽管相通。如果能將易筋經第二式與第三式徹底的操練，嘴張得極開，牙咬得極緊，胸鎖乳突肌就會通了。胸鎖乳突肌肌力愈提升，耳咽管就會愈通暢。

## 按摩耳部與扎耳針

經常按摩耳部，有養腎補腎的保健功效。腎虛夜尿多的老年人、遺尿症、哮喘及體弱多病者，以及促進孩童發育，長期堅持耳部的按摩，可以見到明顯的效果。

耳針治療很有效，曾有高血壓病人頭痛欲裂，扎了耳針立即緩解；過敏的人出紅疹子、發癢、發熱，扎耳針也能加速消退，素有「解決急證和痛證很有效」之說，平常治療發炎、胃痛、經痛、咽喉炎、牙周炎、關節痠痛之症狀，以及頸部僵硬、失眠的效果都不錯。

## 提高副交感神經作用

扎耳針主要是提高副交感神經作用，副交感神經興奮會讓血壓下降、心跳減緩、血管舒張、身心放鬆，因此對於如戒菸、減肥和焦慮也有幫助。國外即有使用耳針成功戒除毒癮的案例，耳針能緩解戒斷過程中產生的流口水、流眼淚等副作用，這都和與副交感神經有關。新近的研究發現，耳朵有迷走神經的分支，刺激它可能預防或改善老年失智症及巴金森症，因為這兩種病症都是迷走神經核病變所引起。

**小博士解說**

耳部保健按摩後，再用十指梳頭一至二分鐘，更加刺激頭部經絡，促進腦部血液循環，降低血壓，預防腦動脈硬化、腦血栓等疾病。每天在睡覺前和起床後，各做耳部按摩一次，長期堅持，保健效果佳。

## 莖突舌骨肌與下頷舌骨肌

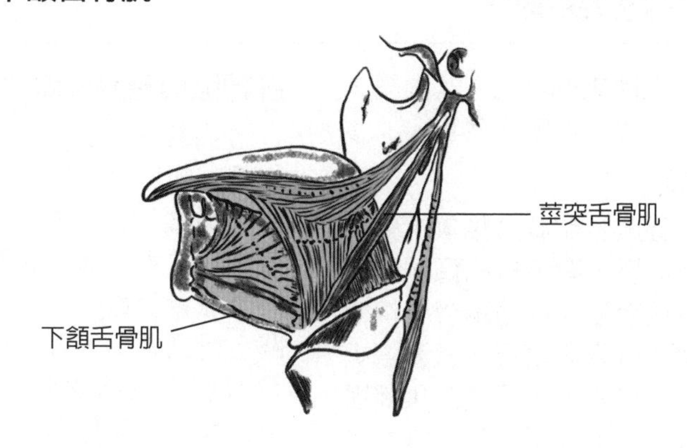


## 耳內三聽小骨砧骨、鐙骨、鎚骨

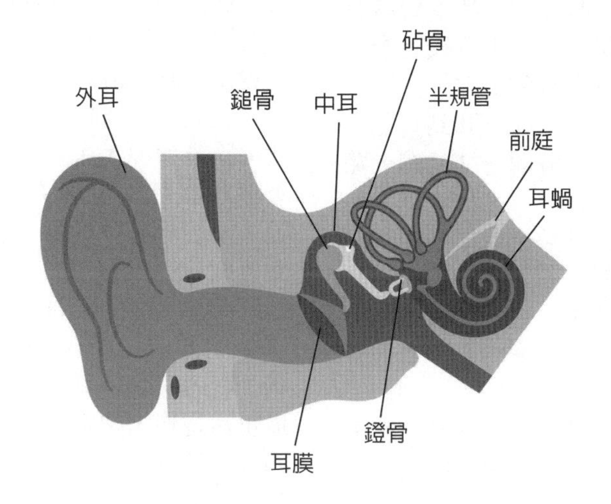


**＋ 知識補充站**

非侵入性的耳珠（米粒大，可用植物種子或磁珠）耳穴按摩，緩解病痛，捻顆耳珠（或小排耳珠）貼在耳朵上，留二、三天，疼痛時按壓一下多能止痛，方便又能少吃點止痛藥，沒有耳針感染的風險。把米粒大的耳珠壓入耳穴的瞬間，刺激很大，常有強烈刺痛感，隨即覺得耳朵熱熱的，原本發脹的頭也不痛了，眼睛整個亮起來，人變得很有精神。耳珠之後擱在耳朵上好像耳環，沒什麼感覺，頭痛或疲累時再揉搓一下，再度提振精神。

# 8-10 内經理論

耳朵是經脈匯集的地方：《內經・口問》：「耳者，宗脈之聚也。」

## 頭耳穴道群

《內經・經脈》記載耳後無毛髮的區域屬三焦經脈，有毛髮的區域屬膽經脈。眉外側至髮際處是顳骨，情緒失調者顳骨區有青筋出現。入髮際處有胃經脈的頭維穴，眉尾是三焦經脈的絲竹空穴，往下眼尾是膽經脈的瞳子髎穴，耳朵前面由上而下有三焦經脈的耳門穴、小腸經脈的聽宮穴及膽經脈的聽會穴。耳上頭骨無毛髮處有三焦經脈的角孫穴，往下耳後有顱息穴、瘈脈穴，耳下有翳風穴。

1. 頭上膽經脈從眼尾瞳子髎到耳孔下聽會，上到瞳子髎旁開一寸半的上關穴，再上到頭維。
2. 由頭維往下到耳朵上緣，其間有頷厭、懸顱、懸釐、曲鬢四穴。
3. 再到耳上一寸後，往下循髮際處有率谷、天衝、浮白、竅陰、完骨等五穴。
4. 再沿以上五穴外側，繞回到前額上方本神穴，往下到眉上方的陽白穴。
5. 再沿以上路線下行有臨泣、目窗、正營、承靈、腦空、風池六穴。頭上從頷厭到風池共有十五個穴道。
6. 左右風池穴間，是督脈的風府穴（旁開三寸），三穴都在枕骨與第一頸骨間，督脈的啞門穴在第一、二頸骨間，旁開一點五寸是膀胱經脈的天柱穴。

## 肝經脈與膀胱經脈於巔及腦

《內經・經脈》：「膀胱足太陽之脈，起於目內眥，上額交巔。其支者，從巔至耳上角。」「肝足厥陰之脈，起於大趾叢毛之際，……上出額與督脈會於巔……。」肝經脈從腳一路上行到頭頂，腳大拇趾、頭巔和耳目看肝足厥陰之脈，是生命的損益負債表。生理作業系統中，如果肝足厥陰之脈不順暢，《內經・淫邪發夢》：「上盛夢飛，陽氣盛夢大火」（肝腦塗地）；上盛與陽氣盛，肝臟往心臟方面與上腔靜脈多有問題，夢境會出現飛、跳、大火。

《內經・淫邪發夢》：「下盛夢墜，陰氣盛夢大水」（肝腸寸斷）；下盛指腹腔往肝臟方面的管道有問題，下腔靜脈多有礙，會夢到墜，掉到無底深淵與大水中。

肝臟分泌膽汁，再儲存於膽囊，胃腸開始消化時，膽汁流入十二指腸。晚睡又吃得亂，一定會影響消化道正常運作，妨礙睡眠；相對於早睡的人，早餐吸收較好，精神與心情都較佳。晚上十一點到凌晨三點褪黑激素分泌最高，分泌於腦下垂體。一個人貧窮，但仍可度三餐，多可平安健康；如果不知輕重，還要熬夜又飲食不節，問題就來了。晚上十一點到凌晨三點子、丑時，屬膽、肝時辰，是養生護命的關鍵時期。

## 《內經．經脈》與耳朵相關之經脈與絡脈

| 經脈絡脈 | 分布 | 相關穴道 |
|---|---|---|
| 胃經脈 | 胃足陽明之脈，起於鼻之交頞中，……卻循頤後下廉，出大迎，循頰車，上耳前 | 頭維、下關 |
| 腎經脈 | 腎足少陰之脈，……其直者，從腎上貫肝膈，入肺中，循喉嚨，挾舌本<br>說明：從舌根兩側上行咽部，沿耳咽管布於耳內 | 金津、玉液 |
| 三焦經脈 | 三焦手少陽之脈……。其支者，從膻中上出缺盆，上項繫耳後，直上出耳上角……。其支者，從耳後入耳中，出走耳前 | 耳門、角孫 |
| 小腸經脈 | 小腸手太陽之脈，起於小指之端，……，抵胃屬小腸。其支者，從缺盆循頸，上頰至目銳眥，卻入耳中 | 聽宮、顴髎 |
| 膽經脈 | 膽足少陽之脈，起目銳眥，……。其支者，從耳後入耳中出走耳前，至目銳眥 | 聽會、天容 |
| 膀胱經脈 | 膀胱足太陽之脈，起於目內眥，上額交巔。其支者，從巔至耳上角，…… | 率谷、天衝 |
| 大腸經脈之別 | 手陽明之別……，上曲頰，偏齒，其別者入耳合於宗脈 | 偏歷 |

**＋ 知識補充站**

耳朵由四對腦神經運作，外耳由第十對腦神經控制；中耳有鼓膜，鼓膜有鎚骨、砧骨、鐙骨，由第五與第七對腦神經控制；內耳迷路由第八對腦神經控制，一個耳朵有四對腦神經在控制，幾乎是腦幹的完全反應。

頭耳的穴道群亦與免疫疾病息息相關；透過頭耳穴診治免疫疾病，在臨床上已占有一席之地。不少免疫性疾病、腦心血管疾病……，發病之初耳朵會起紅疹、脫屑、搔癢、充血，或耳垂出現明顯皺褶，甚至耳鳴、暫時性失聰，經常頭痛、偏頭痛，這都是健康亮紅燈的警示。

有不少銀髮族會出現突發性的耳聾，常肇因於免疫力降低，潛伏在聽神經的病毒伺機發作，尤以秋冬為好發季節，當及時覓醫治療，切勿認為只是聽力老化而錯失適時的治療。近年來，隨著3C產品普及，此突發性失聽現象在年輕族群的發生率越來越高，通常是長期佩戴耳機，或耳機的音量長期超過 85-90 分貝，對聽力造成了損傷。

# 8-11 耳穴治療點

## 耳穴治療點

四十二（現在發展成八十八個）個耳穴治療點，各自對應到不同的器官、部位，耳穴是規律分布於耳廓上的腧穴，也叫反應點、刺激點。當身體有疾病時，耳廓的特定部位會出現局部反應，如：壓痛、丘疹、脫屑、結節、變色等。耳穴在耳廓的分布：

1. 耳舟附近是四肢相應的穴位。
2. 對耳輪附近是與軀幹和下肢相應穴位，有頸椎、腰椎、胸椎、腰骶椎、肩、肘等部位的反射區。
3. 耳甲附近是與胸腔、腹腔臟器相應的穴位，有心、肺、氣管、三焦、脾、胃、肝、膽、大腸、小腸、腎、膀胱等部位的反射區。
4. 三角窩附近是與盆腔臟器相應的穴位，是神門、盆腔、內外生殖器、足部、踝、膝、胯關節的反射區以及肝陽穴、風溪穴等。
5. 耳垂附近是頭面部相應的穴位；針灸按摩耳垂時，頭部與面部都會有明顯的發熱感覺，對頭暈頭痛、神經衰弱、耳鳴等疾病有良好療效。

## 耳穴按摩方法

利用米粒或綠豆……等進行耳穴按摩，緩解頭痛、失眠。

1. 剪一條（約五公分長）醫療用 3M 膠帶，中間黏上一顆小米粒或綠豆，亦可選用其他類似的豆類。
2. 壓按神門、肝、胃、膀胱、腦點等，比較最敏感或最疼痛一側的穴點，逐顆貼在神門、肝、腦點三個穴位上，左、右耳各貼一次。
3. 維持三天左右，睡覺前二到三小時，按壓揉搓約五至十分鐘，可達到安眠效果。

利用棉花棒按摩耳穴內分泌點、腎上腺點、眼點、肺點、額穴等五個穴道，改善身體機能低下、荷爾蒙失調、呼吸道問題，讓人容光煥發。

1.「內分泌點」位在耳穴下方 U 字型區塊的位置，活化新陳代謝，改善便秘與浮腫，進而達到消除肥胖的效果。重整自律神經，回復荷爾蒙正常分泌，整腸治便秘，改善經期不順的功能。按摩時，用棉花棒輕輕地刺激穴位，或是將拇指放在耳朵後方，食指點在耳內，搓揉穴位。
2.「腎上腺點」位於鬢角邊，耳屏軟骨的下方。按摩腎上腺點提高腎臟機能，促使體內老舊廢物順暢排出，同時減輕紫外線對肌膚的傷害，有效除斑，用棉花棒輕輕壓按刺激穴位。
3.「眼點」位於耳垂的中心，輕輕按揉覺得硬的區域，能夠促進眼睛周遭血液的流通，改善雙眼疲勞、散光與近視等疾病與疲勞感。
4.「肺點」位於耳朵的中心部分，靠近耳穴軟骨的地方。能夠提高肺部機能，調整呼吸，讓氧氣在全身流通，排除體內毒物。
5.「額穴」位在耳垂上方，U 字型區塊偏下的位置。按摩額穴，鬆弛緊繃的額頭，消除抬頭紋，健腦明目，改善頭部沉重感。按摩時拇指放在耳朵後方，食指點在額穴上，按壓搓揉穴位即可。

## 5大塑身耳穴位

方法

緩慢下壓停3秒再慢慢放開，1個穴位3～6次

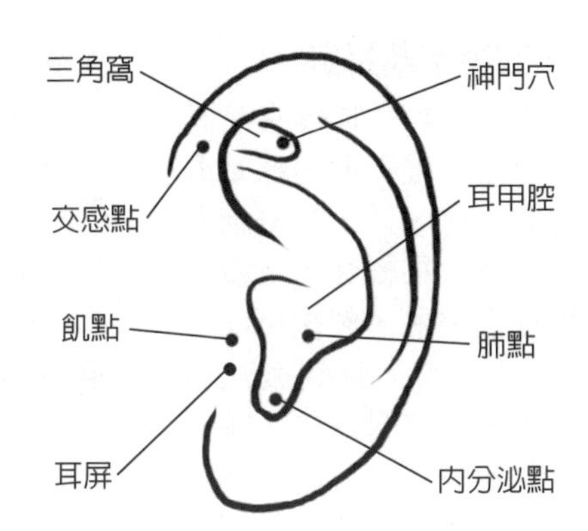


**＋ 知識補充站**

臨床上，耳針非常珍貴，耳朵是十二經脈匯集的部位，耳朵外形像一個綣縮在子宮裏的胎兒，人體各器官組織在耳朵上都有相應的刺激點，按摩時以食指（或個人習慣用指）立觸於穴位上，施力壓按一至二分鐘：

1. 耳神門穴，位於三角窩內，調節自律神經、安定情緒、安神助眠、提高受孕機率。
2. 耳胃點（交感點），位於耳輪角，促進消化酶分泌，減少體內脂肪堆積。
3. 大腦皮質下耳穴，在耳屏內側下緣，調節情緒、提升睡眠品質。
4. 耳便秘點，在耳輪內側上方，促進腸胃蠕動、緩解便秘。
5. 耳飢點，在內耳屏中點，抑制食慾，阻斷飢餓訊息傳遞。
6. 耳內分泌點，內外耳屏交接處，調節內分泌，促進新陳代謝，產生飽足感，維持內分泌平衡。
7. 耳垂點，調節口、舌、咽、齒、頜、扁桃體等多項生理機能。
8. 肺點，在耳甲腔最凹陷處，緩解呼吸道問題，抑制胰島素分泌過盛，提高新陳代謝率，減重瘦身，舒緩皮膚炎與掉髮。

# 8-12 注意事項

### 按摩耳朵治療效果不輸耳針

1. 按摩耳屛切跡時食、中指放在耳前，拇指放在耳後，推動與搓揉耳屛與對耳屛至耳屛切跡，一、二分鐘左右，帶點痠痛感覺效果較好。下拉耳垂，先將耳垂揉捏搓熱，然後再向下拉耳垂十五～二十次，直到發熱爲止，耳垂處的穴位主要對應頭、額、眼、舌、牙、面頰等。
2. 按摩耳甲附近，按壓耳窩，先按壓外耳道開口邊的凹陷處，直到發熱爲止，養護胸腔、腹腔臟器。
3. 按摩三角窩、提拉耳尖。雙手拇指、食指與中指捏住耳上部，揉捏至該處發熱，再上提揪一、二分鐘，養護盆腔臟器、內生殖系統有奇效。
4. 按摩對耳輪，用雙手拇指、食指與中指沿耳輪上下來回按壓揉捏，直到發熱爲止，然後再向外拉耳朵一、二分鐘，養護軀幹和下肢。
5. 按摩耳舟，用雙手五指抓拿著整個耳朵，搓揉來回按壓揉捏，直到發熱爲止，養護四肢。

### 耳針治病

耳針治病一定要先看耳朵：

1. 仔細看耳朵內穴區有點蒼白，表示內臟並沒有那麼健康。
2. 望診耳穴區，外緣看脊椎，耳甲色澤看內臟，上耳甲看心肺，下耳甲看腹腔臟器。上耳甲大，下耳甲較小，心懷大志，心胸氣魄夠，但執行力不足，非行動派者。

### 耳針治療對象

1. 耳針對於亞健康狀態，沒大病但小病不斷者最有效，對重證的效果較不明顯。
2. 使用耳針時必須要消毒完全，因爲耳朵的神經密集、血液循環差，很容易感染、化膿，且不易痊癒，宜用75% 藥用酒精及碘酒消毒，而且避免碰水。
3. 氣血虛弱如臉色蒼白、聲音細小、四肢冰冷者，不宜耳針治療，以防刺激過度產生反效果。
4. 糖尿病或末梢血液循環較差的人要小心使用，容易感染。
5. 孕婦及習慣性流產者不宜用耳針或耳珠，耳穴刺激會令子宮收縮。
6. 心臟瓣膜閉鎖不全、狹心症及嚴重心臟病的人不宜採用耳針，刺激太強，容易暈針。
7. 皮膚敏感者，宜以耳珠取代耳針。

**小博士解說**

耳朵穴位的食道與橫膈膜點反應睡覺品質，胰臟反應情緒，十二指腸反應吃喝情形。情緒不好就吃喝不下，食道與橫膈膜呈一條垂直線。胰臟與十二指腸呈一條水平線，像人體中的十字架，此二線儼然成為身心靈活動調度中心。

## 耳穴細部對應及常見症狀

| 解剖位置 | 主要對應組織或臟器 | 常見病因（枯黑、萎縮） |
| --- | --- | --- |
| 耳輪 | 鎖骨、肩、肘、膝、踝、鼠蹊部、肛門、外生殖器 | 疲憊不堪、生活步調失序 |
| 耳輪腳 | 尿道、直腸、橫膈膜 | S2-S4副交感神經功能失調 |
| 對耳輪 | 頸椎、胸椎、腰骶椎 | 筋疲力竭，肢體過勞 |
| 對耳輪上腳 | 髖、膝、踝 | 脊椎功能問題 |
| 對耳輪下腳 | 坐骨神經 | 腰尻神經傳導問題 |
| 三角窩 | 盆腔內臟器、內生殖器 | 盆腔問題 |
| 耳舟 | 頸神經叢 | 脊髓神經叢問題 |
| 耳垂 | 頭面部、內分泌系統、神經系統 | 生命系統問題 |
| 耳甲 | 1. 上耳甲：腹腔、消化系統、排泄系統<br>2. 下耳甲：胸腔、呼吸系統、循環系統 | 胸腔或腹腔臟器問題 |
| 耳屏切迹 | 三焦（原氣） | 精氣神 |
| 耳背 | 1. 上耳根、耳背、口<br>2. 耳迷根、耳背、肺、脾、肝<br>3. 下耳根、耳背、腎 | 慢性疾病 |

## 耳穴點分布圖

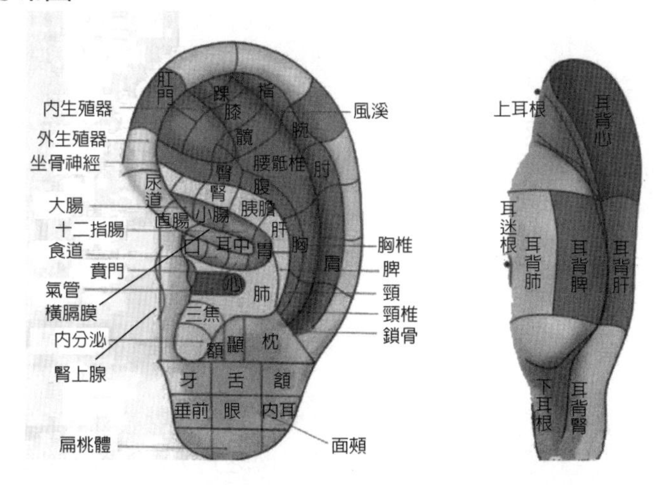


**＋ 知識補充站**

按摩腎上腺點，將拇指置耳朵後方，用食指搓揉穴位。腎上腺點臨近內分泌點，可以一起按摩，改善新陳代謝率。

按摩眼點，用拇指與食指捏住耳垂，按壓三十秒後，再輕輕拉扯耳垂，可消除眼袋與皺紋。早晚多按摩「腎上腺點」與「眼點」讓人身心舒暢。

# 8-13 拔罐

### 拔罐療法

以罐爲工具，利用燃燒罐內抽氣眞空，造成負壓，使之吸附於腧穴或應拔部位體表，產生刺激，造成該部位皮膚充血，達到治療疾病的目的；又稱「吸筒療法」，古稱「角法」。馬王堆漢墓出土的帛書《五十二病方》有記載，於治療瘡瘍時，用來吸血排膿。晉代葛洪《肘後備急方》及唐代王燾《外臺秘要》都提到角法。角法是將患處刺破，用竹筒吸血，與濕杯術相似，是拔火罐療法起源。清代趙學敏（西元 1765 年）《本草綱目拾遺》對拔火罐有具體記載，拔火罐的適用地區、出處、形狀、適應症，使用方法及優點等。

### 病理診斷之意義

拔罐療法具有病理診斷的意義：

1. 毛細血管診斷：當拔罐處出現微細出血時，說明毛細血管已發生病變。拔罐能使痲疹患者提早發疹。
2. 浮腫診斷當肉眼很難看出浮腫時，拔罐後會呈現水泡。
3. Wolldmom 氏診斷：檢查某些能引起毛細血管內膜疏鬆的疾病，如心臟內膜炎，在拔罐處能引起毛細血管內膜疏鬆，在該處取幾滴血液檢查，多能發現單核白血球的數目較未拔罐處血液增加二至三倍，甚至五倍。

### 局部拔罐

有熱敷作用，增加局部血液循環，加速局部組織新陳代謝。與「全身拔罐」造成毛細血管破裂，局部瘀血，引起自體溶血現象，自體溶血產生刺激，經由向心性神經，作用於大腦皮質，使其發生反射性的反應，這種反應能使身體的防禦力增強，促進身體的康復。

### 拔罐的吸力

能刺激皮膚大量的神經末梢感受器，反射性的影響全身，促使疾病加速痊癒。激活肌肉組織與結締組織，養護神經組織與內皮組織，最常使用的「背部拔罐」除了能治療局部病之外，尚能治療五臟六腑之病，且具有強壯作用，又稱爲強壯拔罐療法。

**小博士解說**

肚臍神闕穴旁開半寸到一寸有肓俞穴（腎經），一點五寸到二寸有天樞穴（胃經、大腸募穴），再過去二寸是大橫穴（脾經），再過去二寸是帶脈（膽經），繞到後背有志室、腎俞（膀胱經），這一整帶狀就是繫腰帶最重要的部位。背部與胸腹部拔罐，脾與肝腫大初期，腹部靜脈慢慢浮出，或腹脹不已，但常被忽略了問題嚴重性。脾與肝腫大末期，腹部靜脈會整個浮出。背部與胸腹部拔罐附帶檢查時，患者皮膚滑的是健康良好，但有病時皮膚就變得乾澀了。當腹部靜脈慢慢浮出時，拔罐是輔助治療此慢性疾病的養生妙法。

## 胸腹部要穴

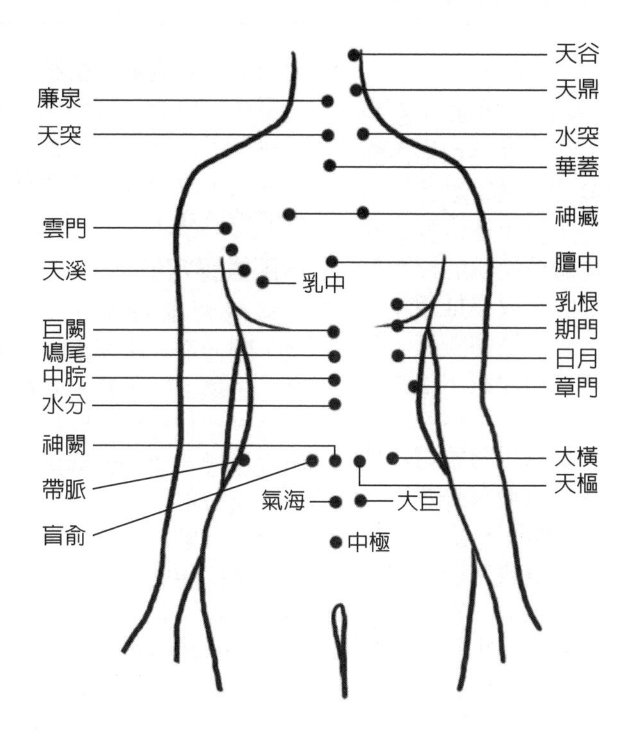


**＋ 知識補充站**

拔罐可提高免疫力、促進新陳代謝及氣血循環，達養生保健、預防疾病的效果，在臨床上普遍被施用。加上拔罐療法簡單易學、器材容易購得，不少人選擇在自家自行拔罐；甚或坊間有美容工作室、按摩工作室還標榜此為特色招攬消費者。但是，要注意，並非所有人都能隨心所欲地拔罐，為健康及生命安全起見，建議還是要覓得專業醫事人員來施治。

施行拔罐療法，最重要的是觸診，屬於望、聞、問、切四診之切診。脊背拔罐觸按背俞穴，選取最塌陷或最僵滯乾澀，或壓按痛感反應最強烈的穴區施治。依據《內經．背俞》論治，第三至七胸椎屬肺、心、膈的胸腔區；第三胸椎到大椎或大杼較差者，多呼吸系統有礙；第五到七胸椎穴區較差者，多見循環代謝系統問題；於中午以前拔罐治療效果最彰顯。第九至十二胸椎較差者，多吸收消化問題，如穴區僵硬者於飯後一小時拔罐，效果最好；塌陷者則在飯前一小時拔罐，最見效。第一至二腰椎差者，多泌尿系統問題；第四至五腰椎差者，多排泄系統滯礙。第二至四骶椎差者，多生殖系統問題。除了拔罐療法，施治針、灸、刮痧、推拿按摩等療法之前，觸壓診都是必須的。

# 8-14 背部拔罐最強壯

## 背部拔罐

最能激活椎體靜脈系統與脊椎神經系統。椎體靜脈分為椎外和椎內靜脈叢。椎外靜脈叢位於椎管之外，其前組在椎體的前方，後組在椎骨的後方，背部刮痧或拔罐最能激活椎外靜脈叢後組。椎外靜脈叢收集椎體和鄰近肌肉的靜脈，注入頸深靜脈叢、肋間靜脈、腰靜脈和外側靜脈。這些靜脈及交通支多無靜脈瓣，可容許血液返流。因此，背部拔罐以膀胱經與督脈的穴區最常使用，也最有長效。

1. 膀胱經的大杼、風門、肺俞、厥陰俞、心俞、督俞、膈俞、肝俞、膽俞、脾俞、胃俞、三焦俞、腎俞、氣海俞、大腸俞、關元俞、小腸俞、膀胱俞、中膂俞、白環俞、上髎、次髎、中髎、下髎、會陽、附分、魄戶、膏肓、神堂、譩譆、膈關、魂門、陽綱、意舍、胃倉、肓門、志室、胞肓、秩邊等。
2. 督脈的長強、腰俞、陽關、命門、懸樞、脊中、中樞、筋縮、至陽、靈台、神道、身柱、陶道、大椎，都是椎外靜脈叢的相關要穴，也是背部刮痧或拔罐的主要部位。
3. 長強、腰俞、命門、懸樞、脊中；大腸俞、小腸俞、膀胱俞、中膂俞、白環俞；胃倉、肓門、志室、胞肓、秩邊等尻上五行二十五穴，是強精壯陽要穴，改善性功能失調、不孕症與習慣性流產。

## 背部拔罐穴位

整個背部拔罐，氣海俞、大腸俞、關元俞、小腸俞、膀胱俞、中膂俞、白環俞、上髎、次髎、中髎、下髎等，比較脊椎膀胱經的三焦病區，出現拔罐區色澤較紫黑，可助提高診治疾病效率。

1. 上焦（肺、心）病，拔罐第七椎以上兩旁的膀胱經部位，如肺俞、厥陰俞、心俞、督俞、膈俞等，以呼吸與循環系統疾病為多。
2. 中焦（肝、膽、脾、胃）病，拔罐第七至十四椎兩旁膀胱經穴道，如肝俞、膽俞、脾俞、胃俞、三焦俞、腎俞等，以消化與泌尿系統疾病為多。
3. 下焦（腎、膀胱大腸、小腸）病，拔罐第十四椎以下脊椎兩旁膀胱經的穴道，如腎俞、氣海俞、大腸俞、關元俞、小腸俞、膀胱俞、中膂俞、白環俞、上髎、次髎、中髎、下髎、會陽等，以排泄與生殖泌尿系統疾病為多。

**小博士解說**

背部拔罐促進椎內靜脈叢收集脊髓、椎骨和韌帶的靜脈血，有益循環，向上與顱內的枕竇、乙狀竇、基底叢等有吻合，並與椎外靜脈叢有廣泛的交通。由於椎靜脈叢不僅溝通上、下腔靜脈系，且與顱內直接交通，背部拔罐上髎、次髎、中髎、下髎、會陽、長強，腰俞、命門等，促使骶外側靜脈、腰靜脈和肋間靜脈順暢返流，經椎內靜脈叢注入上腔靜脈。

## 背部要穴

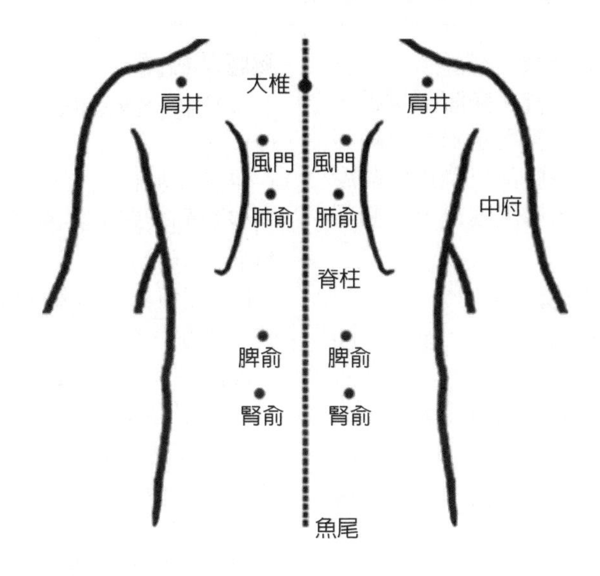


### ＋ 知識補充站

為了能夠安心、安全地拔罐，拔罐應選擇肌肉豐滿、皮下組織充實的部位，臉部、皮膚淺薄、毛髮較多等不容易吸拔的部位不宜拔罐；敏感性肌膚，皮表有潰瘍、傷口出血、腫瘤潰爛，或骨骼凹凸不平、嚴重水腫部位、外傷骨折處，以及孕婦的腹部、腰骶部都是不宜拔罐部位，建議經由合格中醫師診察後再施以拔罐治療。

上焦的肺俞、厥陰俞、心俞、督俞、膈俞等，多關於呼吸與循環系統疾病，臨床上分為三區塊，最紫黑的區塊，所屬的臟器功能問題較大。

1. 肺俞、厥陰俞：肺功能與呼吸系統。
2. 厥陰俞、心俞、督俞：心臟功能與循環系統。
3. 督俞、膈俞：橫膈膜與相關臟器的功能。

《本草綱目拾遺》云：「拔罐可治風寒頭痛及眩暈、風痺、腹痛等症」，可使「風寒盡出，不必服藥」。清《醫宗金鑒．刺灸心法要訣》中還提到治瘋狗咬傷的拔罐之法：「急用大嘴砂酒壺一個，內盛於熱酒，燙極熱，去酒以酒壺嘴向咬處，如拔火罐樣，吸盡惡血為度，擊破自落。」

肘部的曲池穴區拔罐，可以促進血液循環、增加新陳代謝，產生充血、瘀血、血管擴張，會吸引吞噬細胞對破碎的紅血球進行吞噬，並刺激血紅素加氧酶產生，提高免疫力，舒緩局部問題，紓解疼痛。

# 8-15 胸腹部拔罐最養生

胸腹部拔罐最能激活奇靜脈、下腔靜脈與上腔靜脈系統。胸腹部拔罐，以任脈、足少陰腎經與足陽明胃經等爲主。臨床上，胸腹部拔罐以橫膈膜以下的腹部爲主，橫膈膜以上的胸部爲輔。

## 胸部拔罐任脈穴道

1. 任脈鳩尾、中庭、膻中、玉堂、紫宮、華蓋、璇璣。
2. 足少陰腎經步廊、神封、靈墟、神藏、彧中、俞府。
3. 足陽明胃經氣戶、庫房、屋翳、膺窗、乳中、乳根。

## 腹部拔罐任脈穴道

1. 任脈曲骨、中極、關元、石門、氣海、陰交、神闕（臍中）、水分、下脘、建里、中脘、上脘、巨闕。
2. 足少陰腎經大赫、氣穴、四滿、中注、肓俞、商曲、石關、陰都、通谷、幽門。
3. 足陽明胃經不容、承滿、梁門、關門、太乙、滑肉門、天樞、外陵、大巨、水道、歸來、氣衝。

## 胸腹部拔罐

可藉此診斷病情變化，與疾病輕重程度：

1. 壓診比較任脈、足少陰腎經與足陽明胃經的病區，在病區穴位拔罐，如腹痛，可拔：

(1) 任脈神闕（臍中）、水分、下脘、建里、中脘、上脘、巨闕。

(2) 足少陰腎經氣穴、肓俞、幽門。

(3) 足陽明胃經不容、天樞、水道。

2. 壓診比較任脈、足少陰腎經與足陽明胃經的病區，在病區穴位拔罐，可拔病灶的：

(1) 梁門（胃經）、中脘（任脈）（消化系統－胃）。

(2) 天樞（胃經）、神闕（任脈）（消化系統－大腸）。

(3) 大巨（胃經）、關元（任脈）（消化系統－小腸）。

3. 壓診比較腹部與手腳及背部胃經的相關病區：

(1) 病灶的梁門（胃經）、中脘（任脈）～急性腸胃炎。

(2) 遠部的足三里（胃經）、手三里（大腸經）～慢性腸胃炎。

(3) 背部的胃俞（膀胱經）、胃倉（膀胱經）～強健腸胃道。

**小博士解說**

小腿有十六寸，條口、豐隆為小腿的一半處。與其相對的外側則有膽經脈的外丘、陽交穴。小腿其他地區的動脈管比較粗，比較明顯的地方沒有穴道，也就是不適合扎針之處。

## 胸腹部相關經脈穴道可視症狀拔罐

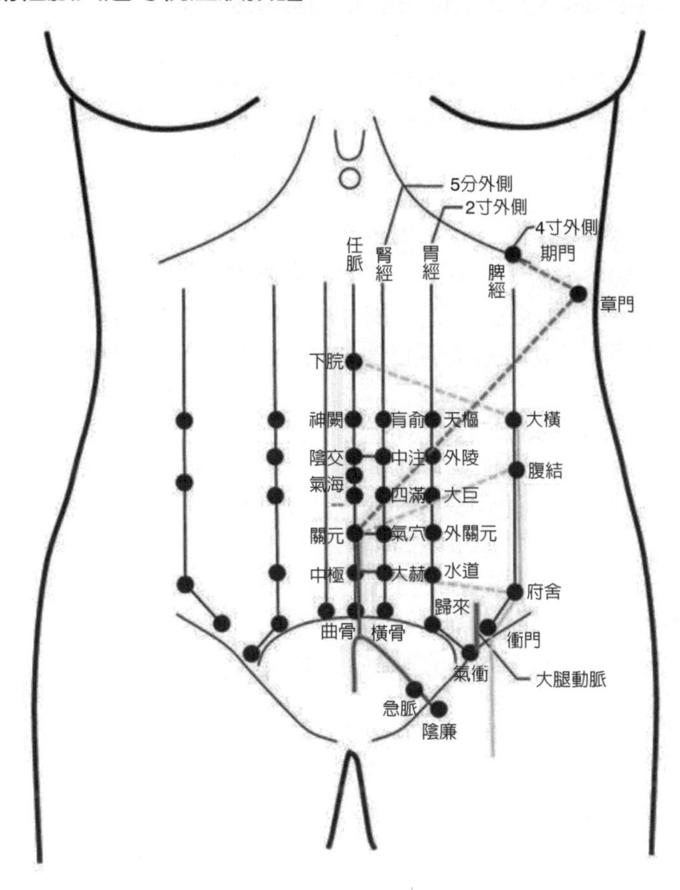


**+ 知識補充站**

在台灣約有四成的人，都有脂肪肝，輕重程度不一，背部與胸腹部拔罐能助益內臟經脈循環。乳頭下約六、七肋間是期門穴（肝經脈），七、八肋間是日月穴（膽經脈），十一肋是章門穴（肝經脈），十二肋是京門穴（膽經脈），肚子的靜脈會講話，愈懶得動，愈肥胖的人，腹部的靜脈愈明顯，胸腹部拔罐或刮痧此區，有改善脂肪肝的作用。

# 8-16 拔罐調理人體重要區域

「拔罐療法」以背部與胸腹部為主要區域；除此之外，拔罐療法還施於其他區域：

### 頸部與肩部

頸部與肩胛骨常痛的人，絕不僅是膏肓痛，應是胸腔或腦部有狀況了。如果一累就痛，是肝臟或心臟出問題，導致肩胛循環不暢，造成肩胛疼痛，常是過勞死的前兆。

1. 多服類固醇，血液循環在肩背上多出狀況，以水牛背最為明顯，拔罐可減少類固醇副作用；枕骨與第一頸椎間有風府穴，第一、二頸椎間有啞門穴，第一、二頸椎間旁開一點五寸有天柱穴，再旁開一點五寸有風池穴等，這些穴區拔罐，可防治椎骨動脈與腦心血管的硬化。
2. 第七頸椎與第一胸椎會合處是大椎（督脈），旁開有大杼、風門（膀胱經脈），接著肩中俞、肩外俞、秉風、曲垣（小腸經脈）、風府（督脈）、巨骨（大腸經脈）、肩髎（三焦經脈）、天鼎（胃經脈）等，都是強健頸部、胸腔臟器要穴。

### 肘與腕

1. 腕部戴手錶、護腕，肘部戴護肘，肘腕關節活動量最大，也是較常出現問題的部位。肘部曲池、手三里、上廉、下廉等四穴，飯後拔罐，健胃整腸，改善腸胃不適、消化不良，還可以緩解濕熱皮疹、網球肘痛症。睡前拔罐則養護自律神經與 S2 至 S4 骶部副交感神經叢，調整褪黑激素與色胺酸之分泌，改善自律神經失調而失眠及憂鬱現象。
2. 拔罐療法於肘腕關節，以肘區域最有效，因為肘關節動得多。在曲池（大腸經脈）、尺澤（肺經脈）、曲澤（心包經脈）、天井（三焦經脈）拔罐，可以強健所屬臟腑機能。

### 腰帶動髖關節骨

腰帶動髖關節骨、膝、腳踝、腰部有腰帶，膝有護膝，腳踝有護踝，這些地方是我們關節活動量最大的部位，同時也是常常出現問題的部位。

臀部肉最多，是女孩子下半身要減重的地方，有承扶穴（膀胱經脈）、環跳穴（膽經脈），但拔罐療法後，如廁坐馬桶時，大多數的人都會感到相當痛苦。

### 膝蓋、膝關節與腳踝

1. 膝蓋上緣梁丘穴拔罐，改善急性胃腸炎、宿食積滯、胃脘悶痛、膝痛冷痺。
2. 外犢鼻下三寸足三里，是平常最好拔罐的穴道。其下三寸有上巨虛、再下三寸有下巨虛，下巨虛上一寸有條口（皆屬胃經脈）與豐隆（胃經脈別穴）。
3. 內犢鼻下地機（脾經脈）這一區出現靜脈曲張，脾腎經脈鬱滯，拍打膽經脈釋放壓力以促進循環。有這種現象都是心情壓抑的結果。陰谷穴（腎經脈）是埋針、放血極有效的部位。膝蓋外側骨下有陽陵泉（膽經脈），透過去是膝蓋內側骨下的陰陵泉（脾經脈）。
4. 外腳踝上三寸有絕骨（膽經脈），內踝上三寸有三陰交（脾經脈），上二寸有腎經脈的復溜、交信。

## 腳部要穴

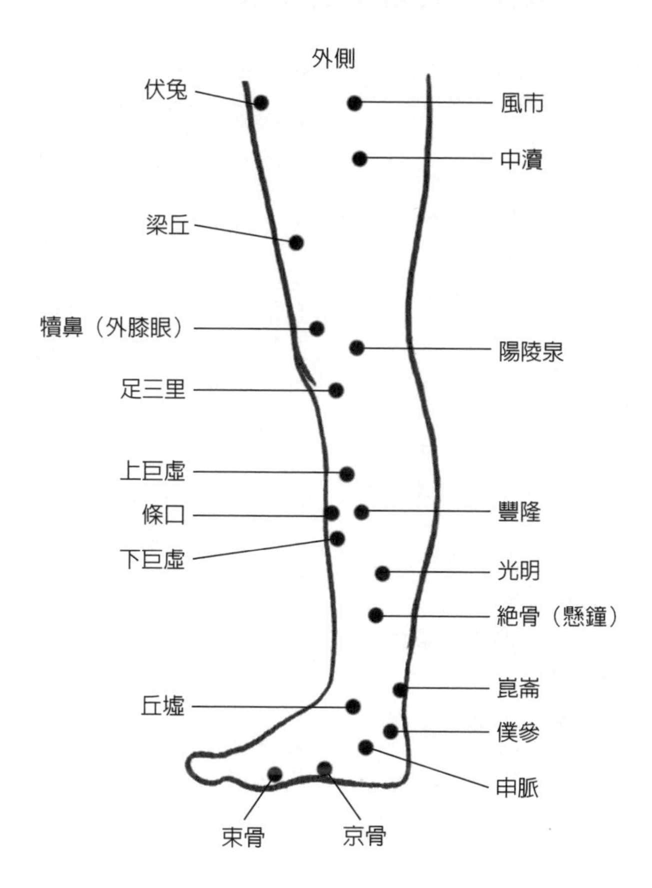


**＋ 知識補充站**

有些情況是應禁止拔罐治療，如急性嚴重疾病、接觸性傳染病、嚴重心血管疾病、血壓過高、心臟病、糖尿病患者、女性月經期和有其他出血症部位等；孕婦腹部及腰尻尾骶部，禁止拔罐，以免對胎兒造成不良影響或導致流產。皮膚疾病、急性外傷骨折、高熱、痙攣抽搐、貧血、白血病、浮腫水腫等都不宜。還有特殊部位，如眼、口、鼻、舌、耳等五官、腋下、腹股溝、心臟區域、毛髮、私密處及頸動脈……等，都是拔罐禁區。

拔罐並非隨時隨地都可以進行，在某些情況也避免拔罐，如大吃大喝之後、吃太飽、喝醉酒、口渴缺水、空腹飢餓、多日熬夜過勞之際，因為拔罐會加速血液循環，可能導致暈眩或噁心嘔吐的情況。

# 8-17 拔罐療法常用種類與部位

拔罐療法用具，以口小肚大的玻璃罐，瓶口邊緣向外翻，容積大約三十～六十毫升最適合。

1. 感冒：太陽、印堂、合谷等穴。
2. 頭痛、風疹塊：大椎、命門、曲池、委中等穴。
3. 百日咳、哮喘：大杼、肺俞、身柱、中脘、氣海等穴。
4. 胃痛、腹痛：中脘、天樞、氣海、足三里、內關、脾俞、胃俞等穴。
5. 呃逆、嘔吐、泄瀉：大杼、肺俞、中脘、天樞、氣海、關元、三陰交、脾俞等穴。
6. 脅痛、肩背痛：大椎、身柱、大杼、肺俞等穴，及局部壓痛點。
7. 腰膝腿股痛：腎俞、腰俞、環跳、血海、委中、足三里等穴。
8. 四肢風寒痛：肩髃、曲池、外關、合谷、承山、委中、三陰交等穴，及局部壓痛點。
9. 女性經帶疾病：氣海、中極、關元、天樞、腎俞、三陰交等穴。
10. 眼赤腫痛：太陽穴。
11. 關節扭傷及跌仆損傷與局部麻痛：局部壓痛點，先在腫處放血再拔，更有效。

## 火罐法、投火法

將長方形紙片一張折成「八」形，點燃至旺盛時，凹面向下，投入罐內，迅速將罐口按在所吸拔的部位上。拔火罐的適應證：

1. 感冒、頭痛、百日咳、哮喘等。
2. 胃痛、呃逆、脅痛、嘔吐、泄瀉、腹痛等。
3. 腰痛、肩背痛、腿股痛、腿膝痛、外傷腰痛、局部麻痛等。
4. 風疹塊、風寒痛等。
5. 痛經、白帶等。
6. 眼赤、腫痛等。

## 刺絡拔罐法

散刺、叩刺、輥刺後進行拔罐，刺絡拔罐：

1. 各種閉合性軟組織的急性扭挫傷或慢性損傷。
2. 風濕性或類風濕性關節炎、關節周圍炎、丹毒等。
3. 神經性皮炎，結節性紅斑、皮膚搔癢症等。
4. 神經衰弱、胃腸神經官能症等。

**小博士解說**

火罐法，除了投火法外，還有以下方法迅速扣在需要吸拔部位：

1. 閃火法：將百分之九十五酒精棉花棒點燃，把火焰送入罐內，一閃即抽出。
2. 滴酒法：將酒精一、二滴在罐內中段，再將罐橫倒轉動幾遍，使酒精均勻附在罐內壁上（不可靠近罐口），用火柴或線香點著。
3. 貼棉法：用一塊薄棉花浸濕酒精，貼在罐內壁上中段，用火點著。
4. 布架法：把銅錢用紗布包上，做成毽子樣，留一寸左右長度，上端沾酒精，點燃後放在皮膚上，然後將火罐扣上。

## 腹部任脈要穴

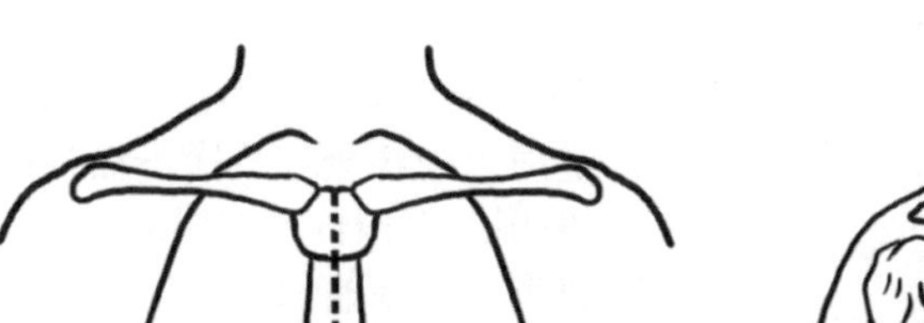


## 背部拔罐要穴

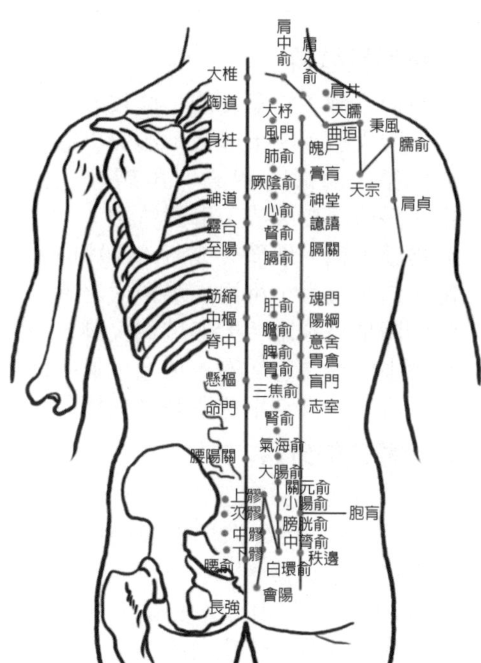


### ＋ 知識補充站

對病情與經絡穴道不清楚時，可根據病區或穴區拔罐。如：

1.直接拔病灶區域。2.循經取穴拔遠部區域。3.拔背部脊椎的督脈。

拔罐是一項專業的中醫療法，除了穴位選擇、適當手法之外，還有許多必須注意的細節，拔罐姿勢為例，並非所有姿勢都適合拔罐，拔罐過程中避免變動體位；所以應選擇患者適當、舒適的體位，可以保持較長時間的姿勢，如俯臥位、仰臥位、側臥位等，以防體位不當或移動而受傷，可能造成反效果，對皮膚造成損傷之外，嚴重者甚至可能會對身體造成額外傷害，或加重病情，所以不要輕忽拔罐可能存在的隱性危險，在沒有專業醫師操作或協助下，不宜貿然自行進行拔罐治療。

# 8-18 拔罐療法的種類及分類

## 拔罐用具種類

1. 竹筒火罐：竹節製成，似腰鼓。
2. 陶製火罐：陶土燒成，形似小缸。
3. 銅罐、鐵罐、鋁罐、角罐等：由銅、鐵或鋁皮製成，形如竹罐。
4. 玻璃火罐：玻璃製成瓶口邊緣向外翻，口小肚大，可用玻璃杯代之。
5. 塑膠抽氣拔罐：形如玻璃火罐、玻璃罐上的頂端有活塞，加上抽氣的儀器。臨床上最常用透明玻璃火罐。

## 拔罐療法的分類

1. 排氣方法來分類：

(1) 火罐：用火力排去罐內空氣，使罐內產生負壓。

(2) 水罐：利用煮水法排去竹罐內的空氣，使罐內產生負壓。

(3) 抽氣罐：利用儀器抽去罐內空氣，使罐內產生負壓。

2. 拔罐形式來分類：

(1) 單罐：單罐獨用。

(2) 多罐：多罐併用。

(3) 閃罐：火罐吸拔後馬上拔下，反覆數次，至局部潮紅爲止。

(4) 走罐：吸拔後在皮膚表面來回推拉，適用於面積較大的部位。

(5) 留罐：吸拔後留置約五至十分鐘，依皮膚表面顏色變化而定。

3. 綜合運用來分類：

(1) 藥罐：用藥水煎煮竹罐後吸拔，或在罐內盛貯藥液。

(2) 針罐：針刺穴位上，在留針的過程中，在針刺的部位加拔罐子。

(3) 刺絡拔罐：用三稜針或皮膚針等點刺皮膚表面，點刺出血後加拔罐子。

4. 依出血與否來分類：

(1) 乾杯術：用紙片，或酒精等燃燒，溫熱或以排氣排除杯內空氣等方式，使罐內產生負壓，而直接吸著皮膚表面的一種方法。

(2) 濕杯術：濕杯術用法與乾杯術同，須先將患處之皮膚刺破數處，使血隨吸時而出，此法具有拔罐和放血等兩種作用，惟不適合虛弱患者。

**小博士解說**

很多患者有疑慮，拔罐後可不可以立刻洗澡？有人認為類似在精油按摩後沖熱水澡很舒服，習慣在拔罐後洗澡。建議要等待一至兩小時後，甚至二至三小時後，再沖熱水澡，也不宜泡澡，更不適合洗冷水；拔罐後皮膚毛孔處於張開狀態，為免寒氣入侵體內或感冒。

拔罐留罐時間，並非越久越見效，一般以 10 至 15 分鐘為適當。同時並根據年紀、體質體況、病情輕重緩急、患者忍受度……等等因素適度的調整時間，病情重、病程長或是疼痛劇烈者，可以斟酌加長；一般輕症，或是患者有明顯不適者，則要縮短。

臨床上，拔罐與針灸一樣，都應密切注意患者的身體反應，一旦出現不適症狀，如頭暈、噁心、臉色蒼白、冒冷汗、四肢發冷、抽搐痙攣等，嚴重者可能發生呼吸因難、血壓下降等暈罐情況。當有不適症狀發生時，患者必須明確跟醫者敘明自身的身體反應，必須立即取下罐具。並即刻喝少量溫熱開水或糖水，並注意保暖。

## 常用的拔罐療法

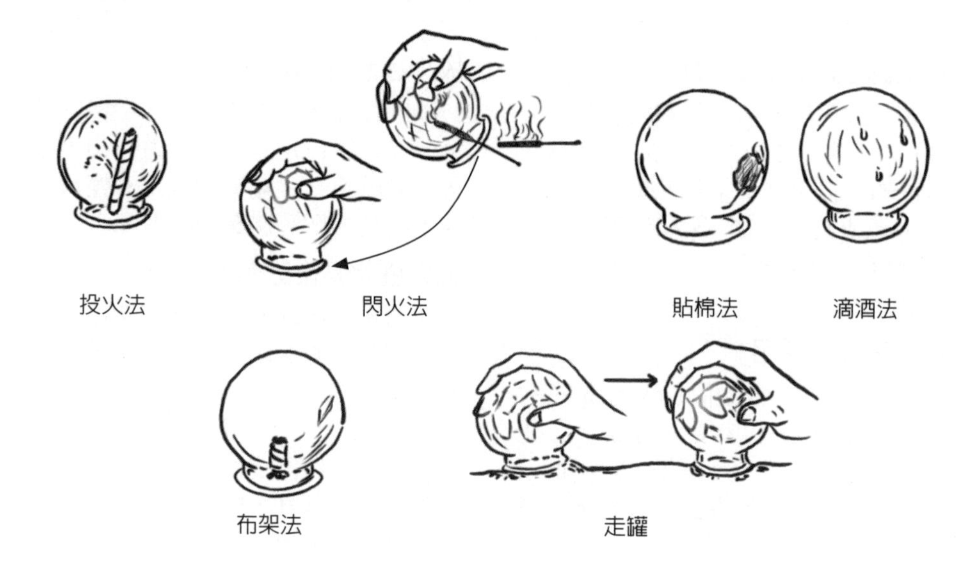


**+ 知識補充站**

拔火罐應注意罐子要放置皮膚平滑的部位，避用在有皺襞、突起、尤其骨頭凸出明顯的部位。

臨床上不適合拔火罐者：

1. 中度及嚴重心臟病、惡性腫瘤的中晚期、心或腎或呼吸功能衰竭、患有高熱、抽搐、痙攣的患者。
2. 破傷風、狂犬病、癲癇、腦神經調控失常、血小板減少症、出血性疾病（凝血因子缺乏）、血友病、白血病等。
3. 全身浮腫、全身性皮膚病或局部皮膚損傷（如皮膚過敏或潰瘍破裂）、燙傷、皺襞症、精神異常、精神病發作期、大飢、大渴和暈針者。
4. 身體極度衰弱及肌肉瘦削，皮膚失去彈力的患者或骨骼凹凸不平、大血管分布部位，及毛髮多的部位。
5. 懷孕四個月以上的孕婦。
6. 對於六歲以下的兒童，及七十歲以上的老人，雖不是絕對禁忌，但應選擇小口徑的管子，拔罐數不宜多，距離要遠，操作時應特別謹慎，隨時觀察其臉色及神志變化。

# 8-19 拔火罐法與特殊拔罐吸引方法

## 拔火罐法的工具與材料

施行拔火罐所需工具和材料如下：(1) 拔火罐、(2) 鉗子、(3) 棉花球、(4)95% 之酒精、(5) 火柴或線香、(6) 凡士林或其他油類、(7) 消毒紗布、(8) 肥皂、(9) 開水、(10) 毛巾、(11) 面盆。

## 拔火罐罐型選用

根據部位，選用大小適當的火罐。皮膚面積小，肌肉薄處（如頭部、頸部等）用小型罐子；皮膚面積大、肌肉厚處（如臀部、大腿部、背部等），用大型罐子。

## 拔火罐施罐步驟

1. 患者宜採臥躺姿勢；施術部位用酒精棉消毒。
2. 然後塗以凡士林或其他油類，使罐口與皮膚嚴密結合，但禁用碘酒。
3. 用鉗子鉗住棉花球，吸沾酒精燃點，點著後在罐內置一下，迅速取出。
4. 瞬間將罐口按於皮膚上；吸拔時間，約五至十分鐘。
5. 如感覺舒適、局部肌肉肥厚、吸吮力適度，時間可以長些。治療痛症的時間宜長，麻痺症的時間宜短，病情較嚴重的，時間可略長些。一般在腰背部等肌肉豐厚處可拔五～十分鐘，額等處則可拔三～五分鐘。
6. 拔完罐子後可在局部塗以油類物質，並讓患者安靜休息。

## 拔火罐起罐的方法

一手按住罐口邊緣，另一手握緊罐身。按住罐口邊緣的手用力往罐內壓入，同時另一手握緊罐身用力輕巧的往上提起，即可將罐子拔取。

## 拔火罐起罐後的處理

1. 起罐後，局部皮膚呈現紅紫色而潮潤，有罐口的痕跡，中央凸起，是正常現象。
2. 如顏色出現紫黑，須用紗布包好，以防止擦破皮膚。皮膚如燙傷，須塗敷消毒藥膏，防止化膿。
3. 起罐後發現起水泡現象時，則用針在泡的底部刺破，擠去水泡內液體，蓋上消毒紗布，防止感染。

## 水罐法

用竹製的罐子，常用藥物有麻黃、蘄艾、羌活、獨活、防風、秦艽、木瓜、川椒、生烏頭、曼陀羅花及其他具有疏經活血、袪風散寒、逐瘀鎮痛作用等藥材。將藥物裝入布袋內，紮緊，入清水內煎煮，待至所需濃度，再把竹罐投入藥汁煎煮十五分鐘。使用時，將罐子顛倒取出，用毛巾折疊數層緊摀罐口，趁熱將罐按在選拔部位上。

## 機器抽氣拔罐法

用一特製有孔的杯子，孔內有活門，用時將杯扣於患處，以排氣機排出杯內空氣後將活門嚴閉，肌膚自然被吸起而達到拔罐效果的方法。

### 施罐與起罐

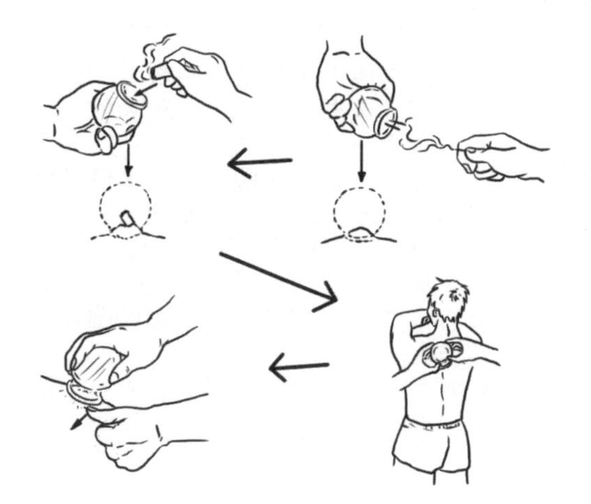

### 拔火罐

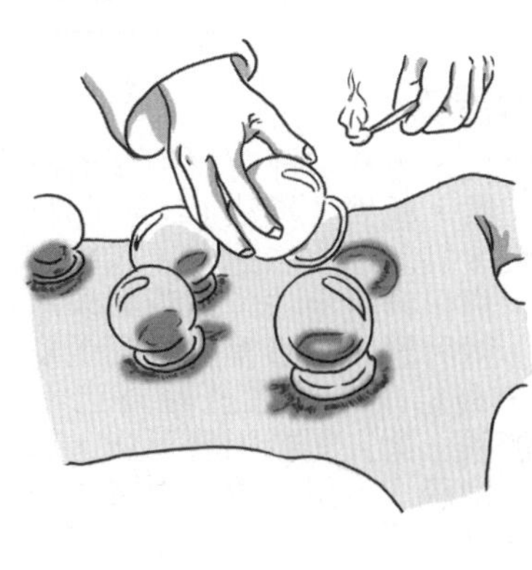

**+ 知識補充站**

1. 散刺、叩刺拔罐法的操作方法：
   (1) 先在治療的部位，在比火罐口徑略大的面積內，以粗短毫針、三稜針或小斜刀進行散刺，或以皮膚針叩刺。
   (2) 根據病情決定刺激量的輕重。輕刺激是以皮膚紅暈為度，中刺激是以皮膚表面塵粒樣出血為準，而重刺激是以皮膚表面芝麻點狀出血為度，刺激完後在該部位進行拔罐五至十分鐘。
2. 輥刺拔罐法的操作方法：
   (1) 先在治療部位（如：頸、胸、脊柱兩側、腰骶、四肢）來回輥刺三至五分鐘。
   (2) 輕輥法以皮膚紅暈為準，而重輥法則須皮膚出現塵粒樣出血，之後在輥刺後的部位進行拔罐，時間約五至十分鐘。
3. 臨床範例：結合應用於脊柱炎的患者，出現整個背脊瀰漫性痠痛，壓痛又侷限在某些部位，可結合輥刺、散刺或叩刺等方法進行針刺，再進行拔罐。每週治療二至三次，病情好轉，減為每週一至二次，再減至一至二週一次。
4. 刺絡拔罐注意事項：
   (1) 用皮膚針叩刺時，應對準痛點進行叩刺，在肌肉等軟組織較淺薄的地方，如頭顏、棘突、尾骶等部位，叩擊力量應酌量減輕。
   (2) 散刺及叩刺面積應比火罐口徑略大，拔罐時該面積恰在火罐口徑內，效果會更好。
   (3) 適當掌握出血量，不論針刺面積大小或拔罐數量多少，每次出血總量不應超過十毫升。出血量多寡，可用針刺的深度和拔罐時間來控制。

# 8-20 背部與胸腹部刮痧

## 刮痧療法

唐代，古籍中即有以苧麻治療痧病的記載，稱爲「戛法」。元明時期，有較多的刮痧療法記載，《世醫得效方》提出痧證治法，以苧麻蘸水在頸項、兩肘臂、兩膝腕處，刮至皮下出血，凝結成米粒樣紅點爲止。清代《痧脹玉衡》記載治痧三法、放痧有十、刮痧法、用針說、用藥大法……等專論治痧之法，爲痧證專書。

刮痧療法通過刺激皮膚末梢神經、體表絡脈、皮部和經絡傳導作用，激發人體臟器的協調功能，改善局部組織血液、淋巴循環及氣血流通狀態，增強新陳代謝、扶正祛邪、排泄瘀毒、退熱解驚、開竅益神，促進營養供給功效。現代醫學研究通過神經、內分泌系統，調節人體的免疫功能，增強機體防禦能力，改善病化狀況，抑制病理過程的作用。

刮痧療法之狹義指刮痧；廣義包括刮痧、擰痧、挑痧、放血、放筋等。「刮痧療法」利用光滑的硬器具或手指、金屬針具等，在人體表面特定部位，反覆進行刮、擠、揪、捏、刺等物理刺激，造成皮膚表面瘀血點、瘀血斑或點狀出血。「痧」是中醫溫病學的病證名，指刮痧後皮膚表面出現疹子般瘀血點、瘀血斑或點狀出血。

## 背部刮痧

背部刮痧療法以膀胱經與督脈的穴區，最常使用，也常有長效。

1. 大杼、風門、肺俞、厥陰俞、心俞、督俞、膈俞、附分、魄戶、膏肓、神堂、譩譆、膈關等，強健體魄與心肺功能，改善不良體態。
2. 肝俞、膽俞、脾俞、胃俞、三焦俞、腎俞、魂門、陽綱、意舍、胃倉、肓門、志室等，改善腹腔臟器慢性痼疾。
3. 氣海俞、大腸俞、關元俞、小腸俞、膀胱俞、中膂俞、白環俞、上髎、次髎、中髎、下髎、會陽、胞肓、秩邊等，改善小腹臟器慢性痼疾。
4. 督脈的至陽、靈台、神道、身柱、陶道、大椎等，改善神志不清。
5. 長強、腰俞、陽關、命門、懸樞、脊中等，改善不孕症。

## 胸部刮痧

1. 任脈鳩尾至璇璣，改善慢性心臟血管疾病。
2. 足少陰腎經步廊至俞府，改善慢性支氣管哮喘。
3. 足陽明胃經氣戶穴至乳根穴，改善肝胃方面的胸悶與咳嗽。

## 腹部刮痧

1. 任脈曲骨至巨闕，改善慢性肝膽方面的病症。
2. 足少陰腎經大赫至幽門，改善慢性泌尿系統的問題。
3. 足陽明胃經不容穴至氣衝穴，改善慢性消化系統問題。

**小博士解說**

「刮痧療法」臨證使用時機：

1. 感冒、風疹塊：太淵、印堂、合谷、風門、大椎、曲池、委中等。
2. 胃痛：中脘、足三里、脾俞、胃俞等。
3. 腰痛：腎俞、腰俞、然谷等。
4. 婦科疾病：氣海、中極、關元、八髎、腎俞、關元、三陰交、血海、絕骨等。
5. 眼赤腫痛：太陽、內關、足三里、太衝等。

## 適合刮痧的部位

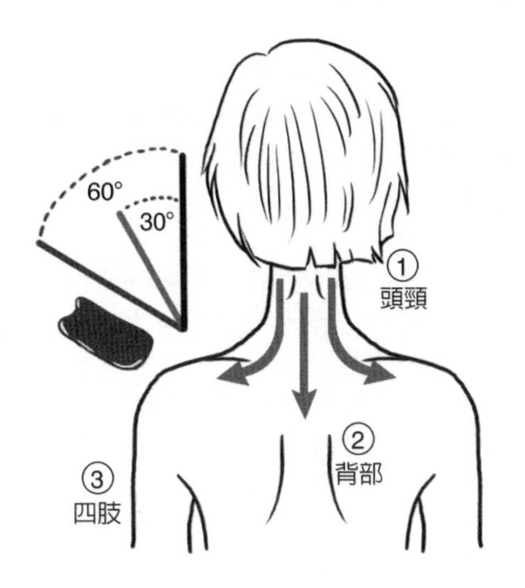


## 背部刮痧重要肌肉群

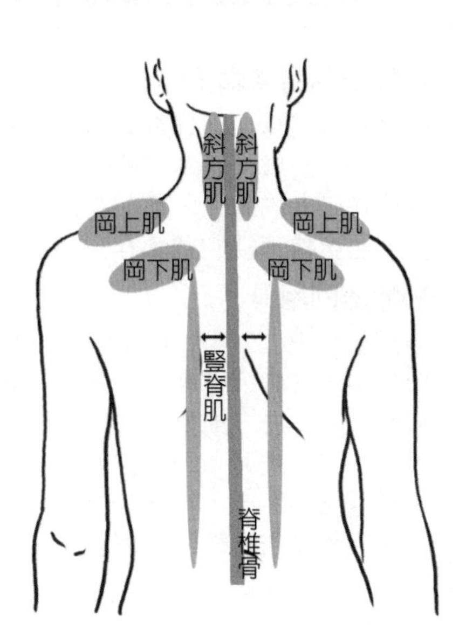


**＋ 知識補充站**

刮痧的方式：

1. 刮痧板與刮拭方向適宜的角度，依刮法，呈三十～六十度，或呈四十五～九十度。
2. 刮拭的方向，原則上「由上而下」、「由內而外」。
3. 刮拭的部位順序，原則上先頭頸、胸腹，次背部，再四肢。
4. 確診是某經脈之所生病或是動病，可依該經脈之循行方向刮拭。

刮痧療法的適應症：中暑、發熱、高血壓、急性吐瀉、感冒、急性咽喉腫痛、目赤腫痛、扭傷挫傷、頭痛腰痛、落枕、頑固性痺證、消化不良、痛經等急慢性疾患。

背部刮痧療法可促進椎內靜脈叢收集脊髓、椎骨和韌帶的靜脈血的循環，向上與顱內的枕竇、乙狀竇、基底叢等有吻合循環。背部刮痧上髎、次髎、中髎、下髎、會陽、長強、腰俞、命門等，助益排泄與泌尿系統及生殖系統的運作。

不適合刮痧者：

空腹或吃太飽，皮膚脆弱、有傷口者，兒童、身體虛弱者，老年人氣血虛弱者，身形消瘦弱小、瘦骨如材者，皮膚過敏、皮膚病、血液疾病、肝功能有問題者，出血性疾病如血小板減少症或出血不易凝固者，婦女生理期，孕婦，及糖尿病患者。

# 8-21 刮痧器材準備與範圍及注意事項

### 刮痧療法前置準備工作

1. 檢查刮痧用具。刮痧板的邊緣應光滑、完好，刮痧板應富有彈性。
2. 選擇好患者的體位，暴露需刮拭的部位，並塗抹適當的刮痧介質。

### 刮痧療法的用具

1. 刮痧板（棒）：水牛角等動物角質類製品，具有一定硬度、彈性和韌性。多呈長方形，或呈不規則形狀，一般一側稜角較薄，一側稜角較厚。
2. 其他刮痧用具：如貝殼（如蛤殼）、錢幣（如硬幣）、陶瓷（如湯匙）、木製品（如木梳）。

### 刮痧介質

1. 液體類：水、紅花油、麻油、紫草油、特製刮痧油或芳香精油類。
2. 固體類：凡士林、乳霜類。
3. 藥劑類：中藥製劑。可根據臨床證候辨證而特製。

### 刮痧療法操作方式（環狀）

施術者肩、肘、腕自然彎曲，握空拳。刮板置於拇指和其他四指之間。刮板與選刮部位的皮膚吸附、緊貼並與刮拭方向保持三十度～六十度或四十五度～九十度。

### 刮痧的範圍

一般都以「點」、「線」結合而達到「面」的效果，並根據臨床病情的變化而定。通常以盡量拉長其刮拭的範圍爲佳。

1. 線狀：

(1) 直線刮拭：從一點向遠處呈直線刮拭。多用於刮拭前、後頭部以及前額、面部、頸部、背部、胸部、上下肢等。臨床最常用。

(2) 曲線刮拭：從一點向遠處呈拋物線樣刮拭。多用於顳部、頸項至上背部下頷、關節等。

2. 放射狀：

(1) 扇形放射狀刮拭：刮拭時從一點向多方向呈扇形放射。多用於側頭部、後枕部等。

(2) 星狀放射（環狀）刮拭：從一個局部向周圍呈環狀刮拭。多用於頭的巔頂部或痛點比較固定的部位。

3. 點狀：限於局部。多用於病位明確或痛點明顯，以及穴位的刮拭。

### 刮痧療法注意事項

1. 保暖、保持操作室內空氣流通，讓患者選擇舒適的體位。
2. 過饑、過飽、過勞或過度緊張的患者，應愼用或不宜刮痧。
3. 避免用力過猛或用力不均、節奏不一、次序無章。
4. 每個部位刮拭以不超過十分鐘爲宜，或以出痧爲度。一般在刮拭後一至二天內出現刮痧部位疼痛屬於正常反應。第二次刮拭應在前次刮拭的痧點消失後或間隔三至五天再進行。
5. 刮痧療法的「暈刮」現象類似「暈針」，即刮拭過程中出現「面色蒼白、胸悶、噁心出冷汗」等情況。其處置方式：

(1) 立即停止操作，予以平臥休息。

(2) 服用溫熱開水，並按壓人中、內關、合谷、太衝等穴位。

6. 刮痧用具使用後應確實消毒；刮痧過程中可能接觸到體液，不宜共用，以防疾病傳染。

## 刮痧時紓緩「暈痧」要穴

### 人中

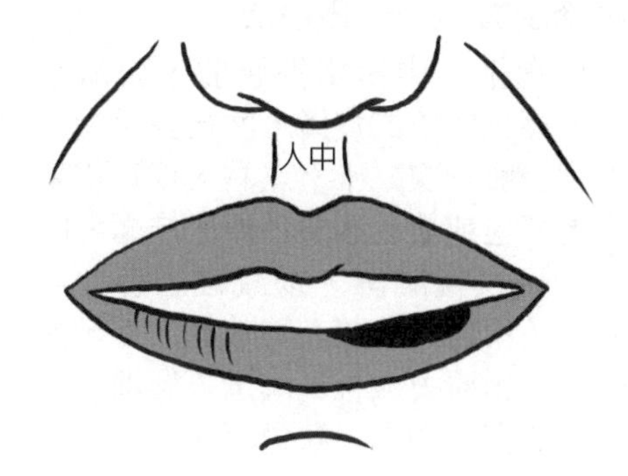


### 內關

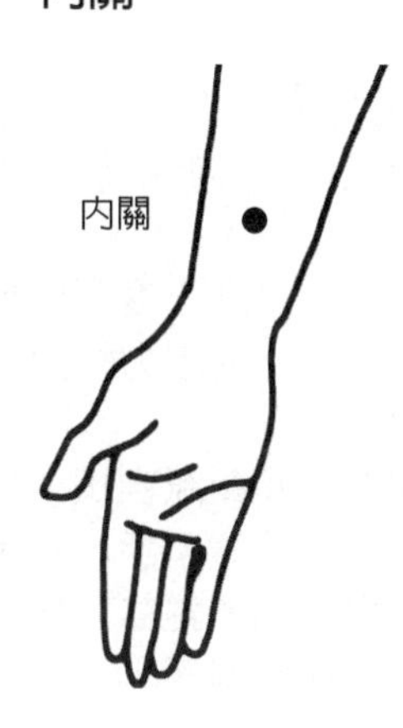


### 合谷

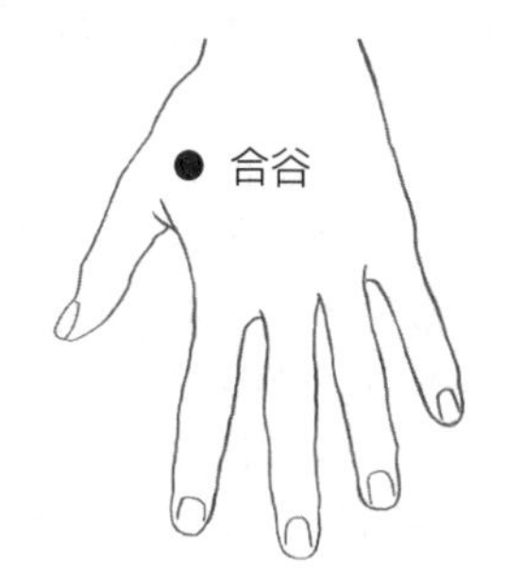


### 太衝

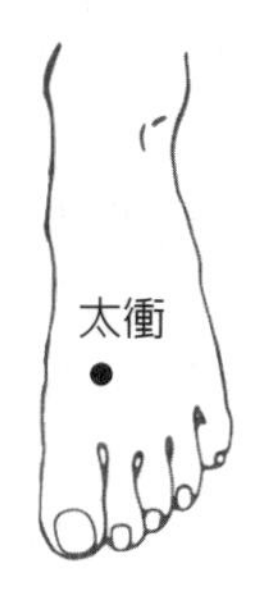


**＋ 知識補充站**

刮痧結束後，應囑患者休息片刻，避免立刻迎風勞動或沖涼，禁食生冷油膩或難以消化的食物，可飲用溫熱開水，以增強新陳代謝，促進毒素的排泄；根據病情需要，再配合針灸、推拿或中藥等治療。對於小兒，或年老體弱、久病體虛，或有嚴重腦心血管疾病的患者，以及孕婦，都應慎用刮痧療法。

刮痧後宜忌：

1. 刮痧後應囑咐患者休息片刻，若有流汗必須擦乾，避免迎風勞動或沖涼。
2. 刮痧後不宜立刻洗澡，最好相隔二至三小時以上，等毛孔閉合後，再洗溫水澡。
3. 不可喝冷水、冰水，最好補充溫熱開水，可增強新陳代謝、維持氣血運行、促使毒素的排泄；可根據病情，配合針灸或中藥等多元治療，提高療效，縮短療程。
4. 刮痧後注意飲食，禁食高油脂、重口味、生冷或難以消化的食物。
5. 小兒、年老體弱、久病體虛或有嚴重腦心血管疾病者，應慎用刮痧療法。

# 8-22 常用刮痧療法

### 循經刮痧法

1. 刮痧板與刮拭方向呈三十～六十度，均勻用力刮拭，循經刮拭於身體較平坦部位。
2. 刮痧板與刮拭方向呈九十度刮痧板垂直緊貼皮膚，以一定的壓力快速、短距離的循經刮拭。
3. 按經絡的走向循經長距離刮拭，用力輕柔、速度和緩、連續不斷，多用於刮拭結束時或用於調整經絡、放鬆肌肉、消除疲勞等保健刮痧。

### 穴位刮痧法

1. 刮痧板與刮拭方向保持四十五度刮拭。多用於骨骼、關節等部位穴位的刮拭。
2. 刮痧板與刮拭部位角度小於三十度，吸定於皮膚上，施力由輕至重，作柔和慢速的旋轉按揉。多用於特定的穴位或痛點。

### 局部刮痧法

1. 刮痧板與刮拭部位呈九十度進行點按。操作時刮痧板垂直向下，用力逐漸由輕至重，最後暫停片刻後，突然抬起。可根據病情重複多次。多用於肌肉肥厚部位或穴位凹陷處。
2. 刮痧板平面拍打，刺激刮痧部位。可用五指或手掌自然彎曲拍打。多用於肘窩或膕窩處。

### 特殊刮痧法——擰痧法

以食指、中指相併屈曲，醮清水後，擰夾穴位的皮膚，然後讓手指滑下，一般一次二十下左右，或以皮膚出現紅色或紫色痧痕爲度。施術者的手指可反覆醮濕，以減輕患者的疼痛。多用於對痧證有特效的穴位，如印堂、風府、大椎、陶道、風池、天柱、曲澤、委中、缺盆等。

### 刮痧療法的步驟

1. 施術者使用腕力和臂力，力度均勻適當，以患者能耐受爲度，體弱、久病、小兒和年老者，選擇相對輕柔的手法。
2. 一般要求將刮拭範圍拉長，順著一個方向刮拭，自上而下、自內而外；依序從頭頸部、背部、胸腹到四肢。
3. 刮拭結束後以消毒棉球或乾淨棉紙揩拭刮拭部位。注意保暖，避免直接迎風著涼。喝溫熱開水並稍做休息。

### 刮痧療法的患者體位選擇

確定刮拭部位、便於操作、病人舒適，盡量採用一種體位完成全部治療過程，對於體弱或精神過度緊張者，應採用臥位施術。一般體位如：1. 俯臥位、2. 側臥位、3. 仰臥位、4. 俯伏坐位、5. 側伏坐位、6. 仰靠坐位。

**小博士解說**

頸、背部刮痧是最常施用的刮痧法，該區域刮痧最能刺激椎外靜脈叢後組的循環代謝；椎外靜脈叢收集椎體和鄰近肌群的靜脈血流，注入深頸靜脈叢、肋間靜脈、腰靜脈和骶外側靜脈；這些靜脈及交通支多數無靜脈瓣，可容許血液返流。因此，在頸、背部刮痧也較能 見長效，該區域主要流布的是膀胱經脈與督脈。

## 風府、大椎、陶道、風池、天柱

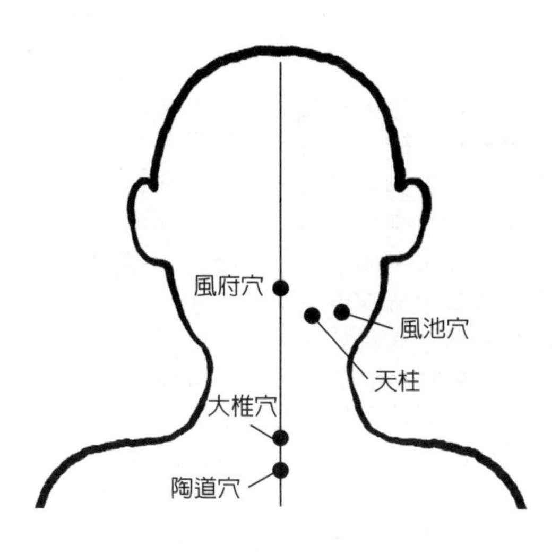


## 患者體位與適合刮痧部位

| 患者體位 | 適合部位 |
|---|---|
| 俯臥位 | 頭項、背腰及臀、下肢的刮拭 |
| 側臥位 | 身體側面或上下肢的刮拭 |
| 仰臥位 | 頭面、胸腹部以及四肢的刮拭 |
| 俯伏坐位 | 頭後、肩項、背部、上肢的刮拭 |
| 側伏坐位 | 頭部一側、面頰、耳前後、頸項、一側肩及上肢的刮拭 |
| 仰靠坐位 | 前頭、顏面、頸部、胸部、上肢及膝以下部位的刮拭 |

**＋ 知識補充站**

刮痧療法的禁忌：

1. 各種急慢性傳染病、急性高燒不退、急性骨髓炎、結核性關節炎、急腹症或傳染性皮膚病、各種皮膚潰瘍、瘡瘍、燙傷等、糖尿病患者以及新近骨折或創傷部位。
2. 婦女「四期」：行經期、妊娠期、哺乳期、更年期，應慎用刮痧療法。行經期、妊娠期婦女的小腹、腰骶部，或身體的一些穴位，如三陰交、合谷、肩井、崑崙等，更應禁止使用，否則可能導致經期紊亂、流產或早產。

# 8-23 埋針、埋線

## 埋針

埋針（皮內針療法）係將皮內針淺刺穴位皮下，并留置較長時間以治療疾病的穴位埋針法。皮內針刺入皮內是一種微弱而持久的刺激，刺激皮膚神經末梢感受器傳入中樞後，通過皮膚內臟的反射作用，調整中樞神經系統的功能，從而抑制病理性興奮灶。皮內埋針不但能夠持續刺激鞏固療效，且能防止疾病復發，促使疾病痊癒。臨床上，選以易於固定而又不影響肢體活動處（如背部、四肢或耳部等）的穴位；如用顆粒式或環式皮內針，可橫刺；如用揿針，則直刺。若無不適，即可以膠布固定，依證留置一～七天，夏季宜酌減，以防感染。留置期間患者自行按壓以加強刺激。穴位埋針法對神經性頭痛、高血壓、胃痛、神經衰弱等療效值得肯定。

皮內針亦常用於某些需要久留針的慢性頑固性疾病和經常發作的疼痛性疾病，如：頭面痛、牙痛、肩痛、胃痛、經痛、胃痛、脅痛、關節扭傷、神經衰弱、心絞痛、高血壓、咳嗽、哮喘、失眠、月經不調、面肌痙攣、遺尿、頻尿、遺精、痺症等。通常採用背部、四肢部的穴位及耳穴、頭皮針穴區；尤以耳穴應用爲方便而速效，被廣泛使用。

穴位埋線療法，是「針灸」的加強與延伸，根據病患症狀，將處理過的「羊腸線」，一種人體可吸收的蛋白質組織，透過特殊針具將線埋入特定的穴位，每天二十四小時不斷刺激穴位，達到調整內分泌系統，改善氣血循環、消水消腫以及增加身體新陳代謝的全身性作用，並同時達到瘦身減重的目的。

## 埋針、埋線治療

埋針、埋線加強局部血循，使肌肉放鬆、舒緩疼痛。長期慢性疼痛因素複雜，不可能一次埋針、埋線就能解決。本身凝血功能異常、蟹足腫、懷孕或全身性感染不宜埋線、埋針。多數慢性疼痛單用埋線、埋針效果不大，控制疼痛只是第一步，接下來要加強身體修護功能、協助壓力舒緩，才能眞正解決問題。有時疼痛是情緒或心理問題，醫生不只針灸還會用藥，患者配合調整生活習慣，才有可能揮別疼痛。

## 埋針、埋線與針灸之比較

針灸增加了局部血液循環及新陳代謝，抑制發炎反應，並且刺激中樞神經系統釋放化學物質到神經肌肉中，達到止痛效果。尤其當止痛藥達不到效果時，針灸成爲最佳替代選擇。針灸的副作用比其他藥物或治療方式要少，可以減輕疼痛，加強功能性和活動力，關節炎或慢性疼痛不一定要倚賴藥物，可以嘗試針灸緩解疼痛。埋針、埋線則是針灸的延長加強版，效果可維持七～十天。一般針灸刺激量約是二小時，埋線是刺激二十四小時連續七天（一六八小時），效果可以比針灸要好。

## 曲池、手三里、上廉、下廉

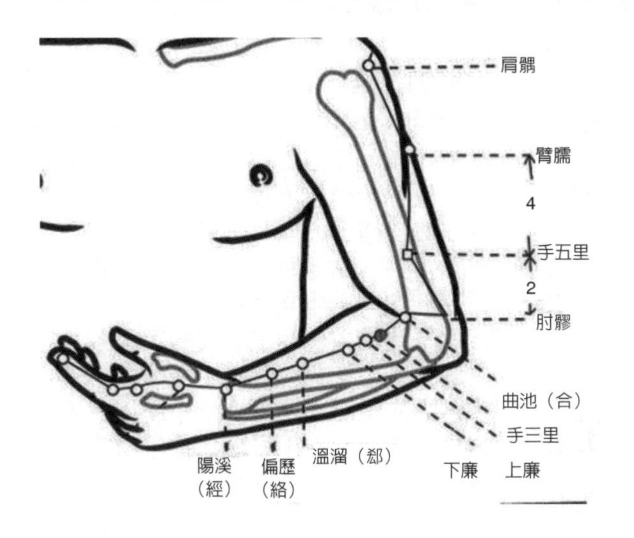


## 足三里、上巨虛、下巨虛

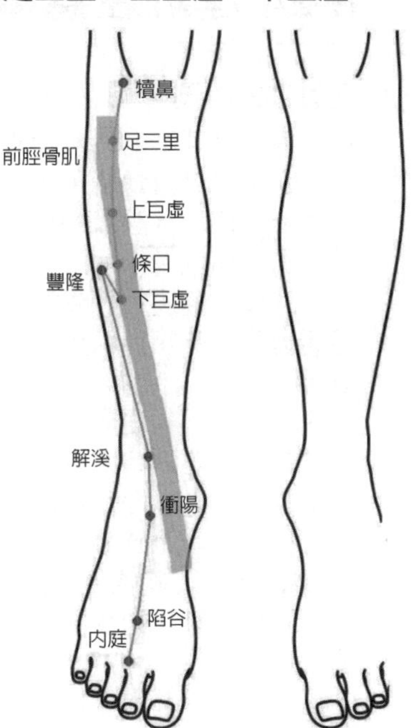


**＋ 知識補充站**

埋針、埋線穴道

1. 手肘彎曲骨凹陷處，是大腸經脈的曲池穴，曲池穴下二寸為手三里（胃）、各再下一寸為上廉（大腸）、下廉（小腸）成一條線，胃腸的排泄狀況不好的人，一開始不宜針數太多，一～二週一次，隨著胃腸狀況改善而逐漸加多，可以調整變成一週二次，至痊癒為止。
2. 膝蓋彎曲外凹陷處，是胃經脈犢鼻穴下，犢鼻穴下各三寸依序為足三里（胃）、上巨虛（大腸）、下巨虛（小腸）成一條線，胃腸消化不好的人，一開始針數稍多，一週一次，隨著胃腸狀況改善而逐漸減少，可以調整成二週一次，至痊癒為止。

每個人皮表微血管分布密度不同，平均埋十針，約有一針會造成瘀血或局部出血，針數愈高出血率愈高，一次宜以三個部位為限，連續失真四至六次後更換部位。施針最多刺到小靜脈，不應大規模破壞血管組織。線體本身也要消毒並保持新鮮。身體的血管外和血管內是不同的世界，有些人血中可能有過敏源、雜質或毒素，埋線後因為血管破裂，被自己血管內的血所污染，造成身體產生免疫反應導致蜂窩性組織炎。埋線後穿緊身衣褲會影響血流，剛埋完三、四天，宜穿通風舒適的休閒服裝。

# 8-24 埋針注意事項與種類和方法

## 埋針注意事項

1. 皮內針應高壓消毒，消毒後乾煉存放，臨用時以消毒鑷子夾出。
2. 埋針穴位，宜選取固定而不妨礙肢體活動的部位。
3. 埋針後，若病人感覺刺痛或妨礙肢體活動時，應將針取出，改選穴位重埋。
4. 注意埋針局部皮膚的消毒。熱天汗出較多時，埋針時間不宜過長，尤須防止發生感染。埋針期間，針處儘量保持乾燥，以免感染。
5. 關節部位及胸腹部位一般不宜埋針。避免關節活動及胸腹呼吸時，產生疼痛。
6. 埋針前應對針體作仔細檢查，以免發生折針事故。

## 埋針的種類

穴位埋針法使用的皮內針，常用的有顆粒型和揿釘型與普通毫針或芒針三種。

1. 顆粒型又稱麥粒型，長約一厘米，針柄形似麥粒或呈環形，針身與針柄成一直線。使用時用鑷子夾住針柄，沿皮下將針刺入眞皮內，針身沿皮下平行埋入約一厘米，再用一長條膠布順針身進入方向黏貼固定。
2. 揿針型又稱圖釘型，長約零點三厘米，針柄呈環形，針身與針柄呈垂直狀。使用時用鑷子夾持揿針針柄或揿針中心拐角處，對準穴位直壓進入，使揿圈平附於皮膚上，然後用方塊形小膠布黏貼固定。
3. 零點五寸毫針也常作爲埋針工具。

## 埋針的方法

1. 顆粒型皮內針刺法：皮膚消毒後，應用顆粒型皮內針埋針時，先用鑷子挾住針身，沿皮下橫刺而入。一般使針向與經循行方向呈垂直，針身刺入零點八～一點三厘米左右，再以膠布順著針身進入方向固定。
2. 揿釘型皮內針刺法：皮膚消毒後，用鑷子或手指夾住針圈，將針頭對準選定的穴位，左手拇食二指將被針處的皮膚張開，右手迅速捻轉按壓將針揿入，再以膠布敷貼固定。另法，先以鑷子夾起針來，將針圈黏著於小塊膠布上，再手執膠布將膠布連針一齊揿刺入穴。
3. 毫針皮下針刺法：又稱臥針法。

(1) 普通毫針先剪短針柄，（便於膠布固定）。一般刺法基礎上，深刺得氣後，把針提到皮下，然後平針橫刺；沿皮進針零點五後，外用膠布固定。此法適用背兪穴及頭皮針穴。

(2) 用五～六寸以上之細長毫針（芒針）。直到針身全部進入，針尾用膠布固定。此法多用於治療癲狂、半身不遂、腸胃病、婦科病等。埋針後要求患者隨意運動時不發生刺痛。埋針時間視病情、氣候、體質等因素而定，一般可埋三～五天，冬天可長至一週左右，夏天氣候炎熱，汗出較多，埋針時間宜短，以防感染。

(3) 埋置的皮內針也可結合通電，先在穴內埋置好皮內針，然後接通感應電流，調節電針機至病人感覺最舒適的電流強度爲限。一般通電時間十五～二十分鐘左右，因病情需要也可以通電半小時或更長的時間。

## 顆粒型、撳針型

| 埋針種類 | 針圖 | 說明 |
|---|---|---|
| 顆粒型又稱麥粒型 | | 長約一厘米，針柄形似麥粒或呈環形，針身與針柄成一直線。使用時用鑷子夾住針柄，沿皮下將針刺入真皮內，針身沿皮下平行埋入約一厘米，再用一長條膠布順針身進入方向黏貼固定 |
| 撳針型又稱圖釘型 | | 長約零點三厘米，針柄呈環形，針身與針柄呈垂直狀。使用時用鑷子夾持撳針針柄或撳針中心拐角處，對準穴位直壓進入，使撳圈平附於皮膚上，然後用方塊形小膠布黏貼固定 |

**+ 知識補充站**

埋針（尤其是耳針）較穴位埋線容易，欲施針的部位經消毒後，輕按一下就好了，像蚊子叮，不怎麼痛，再貼上膠布。埋針是溫和止痛，像海浪，一點一點慢慢將痛消退，紓緩疼痛的效果也不像埋線那麼直接強效，通常，埋了線疼痛馬上消除。

埋針、埋線瘦身是美容醫學領域中常被提及的議題，成功、失敗的案例都有，但並非人人合適，也非單憑埋針或埋線即一勞永逸，需有配套措施，如運動規律、飲食規劃、作息調整…，缺一即可能降低瘦身效果。

身體太虛，或有暈針史者亦不適合埋線減肥；元氣不足，自然效果不佳，此時可先吃中藥調理，配合運動，之後再做埋線，效果較佳。經期剛結束時新陳代謝最佳，也最適合做埋線。因此若預約埋線時間適逢經期，可以緩幾天，等經期結束後再進行療程。埋線後三天內，局部會有極痠脹的感覺，是正常的。術後三天不適合作劇烈運動及泡溫泉，此外，個人埋線後會出現不良反應，如局部發紅、發脹，高燒以及過敏反應等，所以體質、體況之考量，也是必需斟酌的。

在操作微創埋線時，線體的埋置深度應該以穴位解剖作為主要依據。一般來說，線體應該埋在皮下組織和肌肉之間，肌肉較為豐厚的部位也可以埋入肌層。對於四肢末端由於組織較少，埋線比較困難，儘量避免；另外，肌腱較多的穴位（如內關），埋線時也要慎重，宜使用較短和相對柔軟的線體，以不影響局部活動為度。有些穴位下方有大的血管和神經，避免深刺，以防傷及血管和神經。

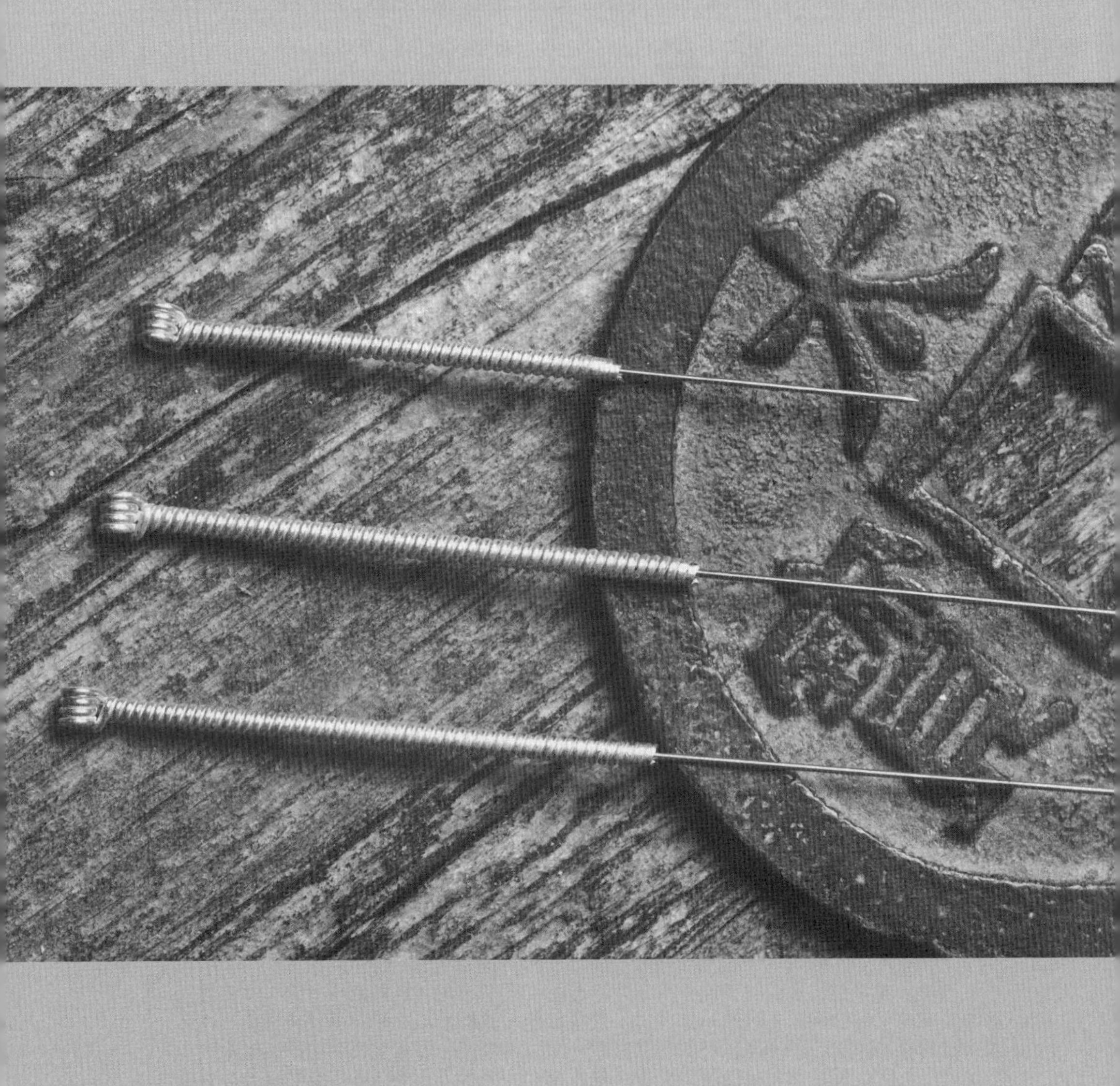

# 第9章
# 疾病治療篇

# 9-1 疾病治療入門

現代人最常見的是過敏性消化道症候群，學業工作上的煩惱，人際關係的困擾等等，精神壓力的影響，導致自律神經失調，引起小腸及大腸的機能障礙，會時常出現下利、便秘等異常狀態，腹脹、腹滿也會隨之時而出現，這種情況久了，也會因此造成神經系統疾病，如中風與坐骨神經痛，針灸治療病症之外，針對病患的作息與養生觀念，要加強輔導，增強療效，縮短療程。中風本病急救以十宣、十二井穴與人中爲主。後遺症之治本以氣海、關元、合谷與太衝等穴爲主，更要注意飲食及起居作息，以免影響睡眠與神經系統恢復。

《內經》在節氣與時辰及經脈上，有一套實用的理論系統，據此醫師在用藥上，也較能掌握與提高診斷效益，如內傷與虛勞，都是傷損過耗臟腑機能，患者早期的飲食與睡眠狀況可作解析，進而及早調理，減少中風或再中風的機率。實務上，日本不少西醫用此套理論來實施打針用藥。下午三時至十一時，包括申、酉、戌、亥等四時辰，膀胱、腎、心包、三焦經脈，這階段的情緒與精神，經常很累或很不穩，都是過度耗損臟腑元氣造成的。腎與三焦經脈與原氣關係最密切，這八小時，是人體的「收斂」時間（秋病在陽），若是中午過後，又是本態性高血壓患者，一定要注意休息、保養，以防範中風。

太陽欲解時分巳、午、未（早上九點至下午三點）是大多數人上班和活動的時間，這段時間有無精神，就看少陽欲解時分寅、卯、辰（凌晨三點至早上九點）與厥陰欲解時分丑、寅、卯（凌晨一點至早上七點）是否優質；少陽與厥陰時辰是睡眠與早餐的時辰，此時間睡眠品質與早餐營養狀況越優質，生活品質也相對優質。反之，太陽欲解時分不精采的話，少陽欲解與厥陰欲解時分必然問題重重，常是身心不暢、抱怨多的人。

陽明經欲解時分申、酉、戌（下午三點至晚上九點）是秋收，是午茶時間，這時的內分泌循環非高峰期，是過勞族最疲倦的時分，人過勞久了，會出現很疲倦的情形。人體自律神經系統呈交接之前，是交感神經做主，副交感神經輔之，此時分之後，兩者的主輔關係交換過來，交感神經讓心跳加快，動力加強，反之，副交感神經讓人心跳減緩，讓人得以歇口氣與睡覺，以備明天來臨。午茶時間補養體內必須營養，如不休息、不補充營養，因營養空檔時間較長，問題就加大。早餐與午餐時間短，用來大量動力輸出，午餐與晚餐時間長，無論是腦內醣分或維他命 $B_{12}$ 的供應都會不足，產生黃昏症候群，日久必然百病叢生。

## 十二時辰與十二經脈及欲解時辰與一日分四季的關係

<table>
<tr><th>時辰</th><th>時間</th><th>通俗名稱</th><th>十二經脈</th><th>欲解時辰</th><th>一日分四季</th></tr>
<tr><td>子時</td><td>晚上十一點至凌晨一點</td><td>夜半</td><td>肺經脈</td><td rowspan="2">太陰</td><td rowspan="2">冬季<br>（藏～休息）</td></tr>
<tr><td>丑時</td><td>凌晨一點至凌晨三點</td><td>雞鳴</td><td>大腸經脈</td></tr>
<tr><td>寅時</td><td>凌晨三點至早上五點</td><td>平旦</td><td>胃經脈</td><td rowspan="3">少陽</td><td rowspan="3">春季<br>（生～暖身）</td></tr>
<tr><td>卯時</td><td>早上五點至早上七點</td><td>日出</td><td>脾經脈</td></tr>
<tr><td>辰時</td><td>早上七點至早上九點</td><td>食時</td><td>心經脈（五臟六腑之海）</td></tr>
<tr><td>巳時</td><td>早上九點至早上十一點</td><td>隅中</td><td>小腸經脈</td><td rowspan="3">太陽</td><td rowspan="3">夏季<br>（長～活動）</td></tr>
<tr><td>午時</td><td>早上十一點至下午一點</td><td>日中</td><td>膀胱經脈</td></tr>
<tr><td>未時</td><td>下午一點至下午三點</td><td>日昳</td><td>腎經脈</td></tr>
<tr><td>申時</td><td>下午三點至下午五點</td><td>晡時</td><td>心包經脈</td><td rowspan="3">陽明</td><td rowspan="3">秋季<br>（收～收操）</td></tr>
<tr><td>酉時</td><td>下午五點至晚上七點</td><td>日入</td><td>三焦經脈</td></tr>
<tr><td>戌時</td><td>晚上七點至晚上九點</td><td>黃昏</td><td>膽經脈（十一臟取決於膽）</td></tr>
<tr><td>亥時</td><td>晚上九點至晚上十一點</td><td>人定</td><td>肝經脈</td><td>太陰</td><td>冬季<br>（藏～休息）</td></tr>
</table>

## 體溫調節範圍的區分

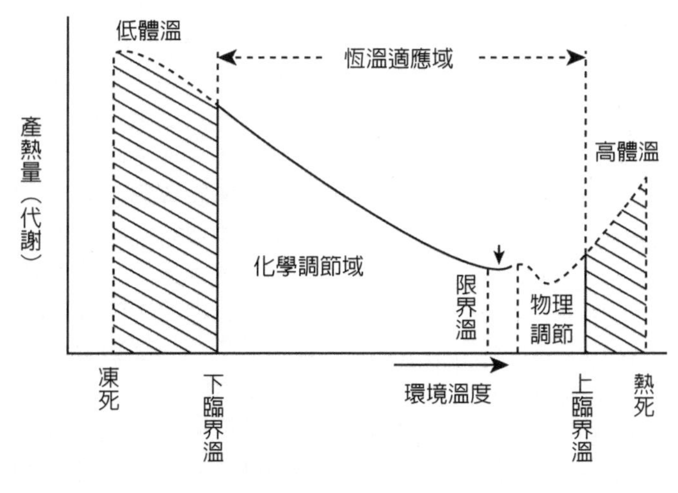


《內經．九宮八風》：
冬至以北方為主，居葉蟄之宮46日，冬至夜長日短，人要早睡晚起。
夏至以南方為主，居上天之宮46日，夏至日長夜短，人要早睡早起。

# 9-2 神經系統疾病

中風（卒中）猝然昏倒、不省人事，伴隨口眼喎斜、言語不利、半身不遂、視覺障礙等。本病起病急遽、證見多端、變化迅速，猶如自然界「風」起於頃刻間，瞬息驟變，來勢兇猛，故名中風。

中風多因正氣虛弱、臟腑陰陽偏盛、氣滯血瘀。其臨床症狀決定於出血或梗塞部位，常見的有卒然昏仆、不省人事、吞嚥困難、構音異常、失語、半身麻痺、口舌喎斜、尿失禁、皮膚感覺低下等。

中風分類：

1. 出血型腦中風。
2. 梗塞型腦中風。
3. 腦栓塞等。
4. 傳統醫學中風（肝陽化風、痰火內閉、肝腎虧虛）

(1) 中經絡：突然發生口眼歪斜、語言不利、半身不遂等症。

(2) 中臟腑：卒然昏仆，不省人事。

腦中風急性期，如出現高熱、神昏、心肺衰竭或消化道大出血現象，應採取中、西醫共同治療，隨時急救處理。發作性言語不利或半身不遂，多爲腦中風先兆。附子五苓散、眞武湯有助改善腦中風的先兆病症。

1. 人中與太衝可有效防治高血壓，防範腦中風。十二井穴與十宣穴，太衝和人中都是急救常用穴，針灸治療或指掐與揉捏，必可養護腦心血管。
2. 腦中風半身不遂患者，宜先針健側穴位，再針患側（麻痺）肢體穴位，比單純針刺患側穴位療效好，配合電針、灸法、按摩等療效更高。取穴以手足三陽經穴爲主，陽明經多氣多血，氣血通暢則運動功能較易恢復。

### 頭部時鐘

頭部時鐘是承天，感應宇宙、季節、日夜之運作；腹部時鐘是繼地、食飲，取之於大地，人在天與地之間生息，天地一體和諧運作，人能安康和泰。「頭部時鐘」感應「天地運作」順氣一日分爲四時，晨春、午夏、夕秋、夜冬，是六經欲解時辰。少陽是寅、卯、辰（凌晨三點至早上九點）是起床活動的時候，厥陰是丑、寅、卯（凌晨一點至早上七點），兩者重疊兩個時辰，是睡睡醒醒的時辰。少陽之爲病，口苦咽乾、目眩，是膽汁循環問題，腸肝循環有狀況；厥陰之爲病，消渴、氣上衝心、心中疼熱、飢不欲食，是肝臟與膽囊及胰臟之間的運作有問題。

### 腹部時鐘

腹部時鐘即「中樞時鐘」，感應人體作業，是以交感神經爲中心傳達神經，並以副腎皮質荷爾蒙爲中心的液性因子，透過時間訊號傳達到末梢組織；寒暖等環境因子，睡眠覺醒韻律全在中樞時鐘控制中。但是，肝、消化器官等末梢時間不受中樞時鐘影響，只對血液中的成分應答。腹部時鐘等於是十二經脈十二時辰，營氣、衛氣循環不已，生活作息、營養運作，肺經脈開寅，肝經脈閉丑；肝主左三魂，肺主右七魄，腹部時鐘可以不受時間控制進行自體生理運作。

## 中風（卒中）治療方法與穴道

| 治療方法 | 治療方法與穴道 |
|---|---|
| 體針 | 腦中風選用百會、風池、腎俞、太溪等穴<br>腦中風閉證，急針刺十宣、十二井穴、人中、大椎等穴放血<br>脫證急灸氣海、關元等穴 |
| 頭針 | 中風後半身不遂者，取運動區，足運感區、語言區<br>刺法可沿皮下刺入五分至一寸，頻頻撚針<br>鼓勵患者做患肢運動，奏效多較快 |

## 中風急救要穴手六井穴及十宣穴

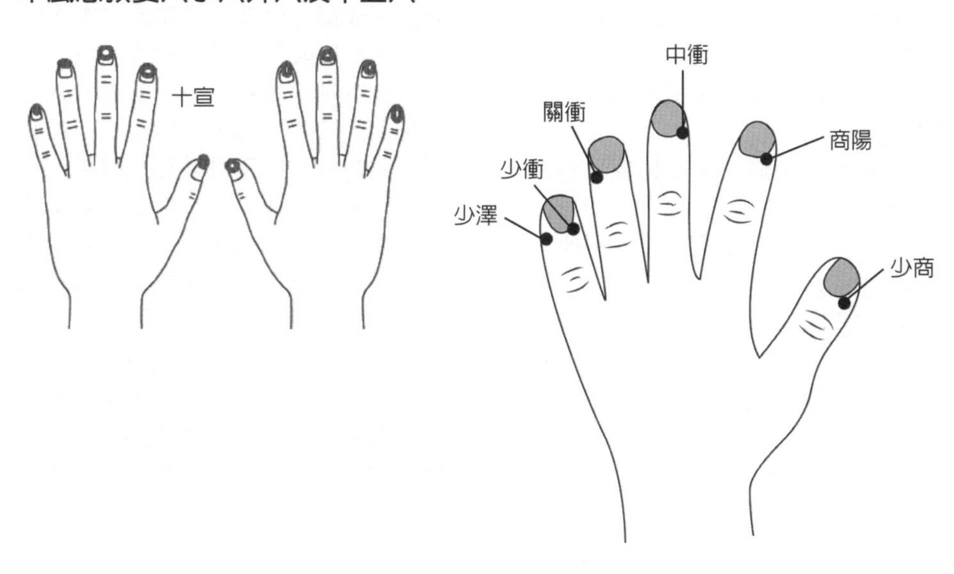


**＋ 知識補充站**

1. 急救：十宣、十二井穴、人中、太衝。
2. 治本：氣海、關元、合谷、太衝。
3. 急中風：中衝，先補後瀉，再人中。
4. 中風肢癱：環跳刺。
5. 中風不語：百會補瀉。

# 9-3 頭痛、偏頭痛、顏面神經痛

頭痛多由清陽不升，火風乘虛入頭引起。頭爲諸陽之會，手、足三陽經均上於頭，肝經與督脈會於巓頂，總共有七條經之經穴，都能治療頭痛，視頭痛所在經絡的部位，來選取不同的穴位，後溪屬手太陽經，爲八脈八法穴之一，可通督脈，主治頭項疼痛。急證宜「急瀉合谷」取效。

1. 外感風寒頭痛：多連及項背，遇風寒則痛劇。
2. 外感風熱頭痛：頭脹而痛，遇熱加重。
3. 外感風濕頭痛：頭重如裹，昏沉疼痛。
4. 肝陽上亢眩暈頭痛：偏於兩側，或連巓頂，煩躁易怒。
5. 瘀血阻絡頭痛：痛處固定，經久不癒。
6. 痰濁上蒙頭痛：頭痛頭昏，眩暈、胸悶脘痞。
7. 偏頭痛：好發於女性，頭痛屬於搏動性，常伴隨噁心、嘔吐。多醒來或傍晚時發作，持續數小時至一至二天，發作期不規則，從數週至數月。頭痛症狀往往在中午或妊娠期間會減輕或消失；某些因素如強光、噪音、酒精會加重頭痛，而睡眠或局部壓迫可使症狀減輕。
8. 叢集性頭痛：多位於單側眼眶或顳部，青春期和成年男性較易發生，疼痛性質是劇烈非搏動性疼痛，伴隨流淚及眼充血，常於夜間發作，通常於入眠後一至數小時之間，白天極少發作，誘發因素常是酒精。
9. 緊張性頭痛：通常是雙側的，從頸部、後枕部擴展至頭頂部和雙側前額部，或局部疼痛，多壓迫、緊束性疼痛，反覆發作，可持續數小時至數月，多有神經質、焦慮失眠等特質，也有是由於頭部外傷、腦膜炎、腦腫瘤、顳動脈炎等器質性變化所引起。

臨床上，氣血虛弱或血虛陰虧引起頭痛，可用針刺來止痛；由於身體虛衰所引起，應該配合中醫內科服藥治療。針刺顏面部的穴位，能用來治頭痛，但該部位的肌膚較淺薄，不宜直接灸該部穴位，避免燒灼燙傷。日間急性頭痛以風池與太陽穴爲主。日間慢性頭痛以列缺與太衝爲主。夜間急性頭痛以風池與太衝爲主。夜間慢性頭痛以後溪與太衝爲主。

所有的頭痛都要養護肝經脈與督脈，風池與太衝是治頭痛最好的兩穴。任何頭痛，仔細尋找小腿「青筋處放血」，常見奇效，尤其是一時性的急證。

**小博士解說**

1. 急性診治穴道：風池、百會、太陽、天柱、大椎、大杼、曲池、合谷。
2. 慢性診治穴道：列缺、後溪、曲池、太衝。
3. 頭劇痛：強間、豐隆或絲竹空。
4. 巓痛眼閉：湧泉或顖會、玉枕。
5. 偏頭痛：懸顱、頷厭或絲竹空，向後透率谷。
6. 頭項強痛：先承漿補瀉，後風府，或後溪安。

## 十二經絡養生時間表

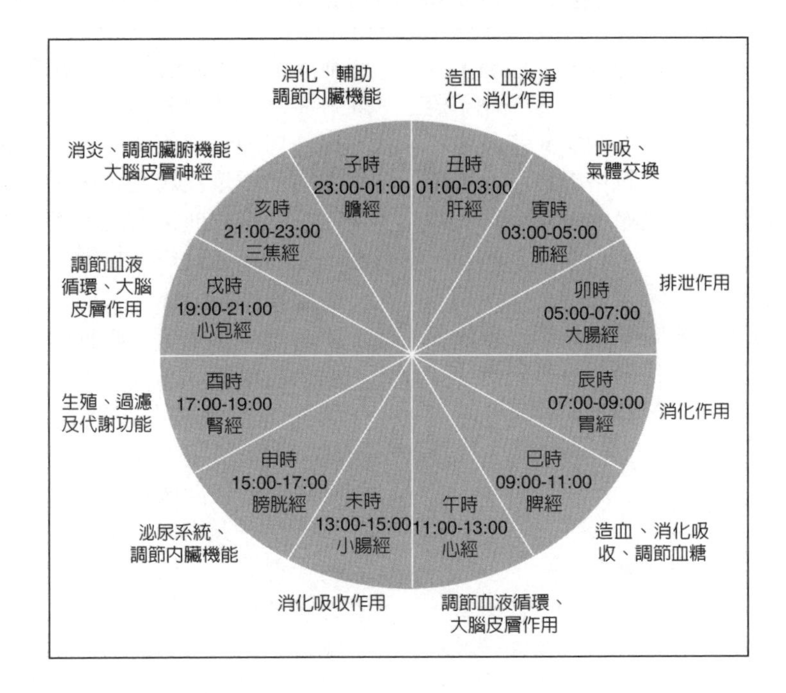


## 頭痛、偏頭痛、顏面神經痛治療方法與穴道

| 治療方法 | 治療方法與穴道 |
|---|---|
| 體針 | 主要穴道風池、百會、太陽、合谷、列缺、後溪<br>1. 前頭痛，加上星、陽白、印堂、攢竹等穴<br>2. 偏頭痛，加率谷、外關、頭維、丘墟等穴<br>3. 後頭痛，加天柱、大椎、大杼<br>4. 巔頂痛，加四神聰、太衝等<br>5. 風熱頭痛，加大椎、曲池<br>6. 風濕頭痛，風池、頭維、通天、新頭等穴<br>7. 肝陽上亢頭痛，風池、率谷、太衝、太溪等穴<br>8. 痰濁頭痛，中脘、豐隆、百會、印堂、新頭等穴<br>9. 氣血兩虛頭痛，膻中、血海、足三里、三陰交、百會等穴<br>10. 瘀血頭痛，阿是穴和合谷、三陰交等穴 |
| 耳針 | 枕、額、顳、腦、耳神門、肝點。每次取三～四個穴，強刺激，留針二十至三十分鐘，每間隔五分鐘撚轉一次，或用埋線法、埋豆法，教患者可自行按壓 |
| 皮膚針 | 選用太陽、印堂、阿是等穴，用叩刺出血。適用於外感頭痛、肝陽頭痛及瘀血頭痛等 |
| 溫針灸 | 用大椎、合谷、風池、天柱、風門、肺俞等穴，方法是每次選針一至二個穴，溫針灸三至五壯，每隔一至二日一次。適用於風寒性頭痛 |

# 9-4 顏面肌疾患（顏面神經麻痺）

顏面神經麻痺可歸屬於「面癱」、「吊線風」、「歪嘴風」等，除了急性感染病毒之外，疾病多漸進發生。病機爲正氣不足、脈絡虛實、外風或內風乘虛、挾痰挾瘀、阻滯經絡，致面部經筋弛緩不收、一側面部呆滯、麻木、鬆弛、眼瞼閉合不全、流淚、口角下垂、不能蹙額、皺眉、露齒鼓頰和吹口哨、額紋消失、鼻唇溝平坦等臨床症狀。中醫臨床上分爲：

1. 風熱襲絡、2. 風寒阻絡、3. 風痰阻絡。

西醫之分類爲：

**1. 末梢型顏面神經麻痺**

因局部營養神經的血管受風寒、病毒或壓迫的刺激，導致顏面神經組織缺血、水腫、受到壓迫而發病。通常爲急性發病，一側面部肌肉突然癱瘓，數小時內即達高峰，部分患者於發病前有同側耳後、耳內、乳突區域或面部輕度疼痛，數日後發現顏面肌肉癱瘓。前額皺紋消失，眼不易閉合鼻唇溝平坦，口角下垂，面部被牽向健側，病側眼淚外溢，顳部皮膚潮紅、發熱、汗出等。

局部周圍神經的顏面神經麻痺，最有效的治療是在厲兌、衝陽、足三里等穴區血絡放血；再配合足三里、曲池、肩髃等穴針灸或拔罐。

**2. 中樞性顏面麻痺**

腦腫瘤、腦出血、腦梗塞等，亦會造成顏面肌肉的活動失常。

顏面神經麻痺多夜間嚴重者，以後溪、曲池、足三里與太衝爲主。顏面神經麻痺日間嚴重者，以頭維、上星、印堂、人中與太衝爲主。小腿的血絡（青筋），盡去除之，有助腦血管與腦神經的修復。

腦部的病變造成中樞性顏面神經麻痺，最有效的療法是透過大椎、大杼、脊中、懸樞、命門等穴區的拔罐、刮痧及刺絡放血，促進血液循環以去瘀生新，並依證配合必要的艾灸等，刺激脊椎神經與脊椎靜脈系統，可逐漸改善腦與脊髓的生理運作，進而紓解中樞神經顏面神經麻痺症狀。

**小博士解說**

1. 急性診治穴道：風池、陽白、攢竹、翳風、顴髎、地倉、頰車、頭維、上星、印堂、人中。
2. 慢性診治穴道：合谷、列缺、後溪、曲池、足三里、太衝。
3. 頭面諸症：合谷、神門。面上蟲行取迎香。面腫虛浮取水溝、前頂。
4. 口眼喎斜：地倉連頰車，喎左瀉右、喎右瀉左。口唇喎斜，太衝或頰車、地倉。

## 顏面肌疾患（顏面神經麻痺）治療方法與穴道

| 治療部位 | 治療方法與穴道 |
|---|---|
| 手足 | 取手足陽明經穴為主，足太陽經穴為輔，外感初期用瀉法，後期疏經通絡或用補法，加灸 |
| 顏面 | 1. 治療顏面神經麻痺穴位有風池、陽白、攢竹、迎香、合谷（是治療顏面肌肉麻痺的主要穴位）、翳風、顴髎、地倉、頰車等。人中溝歪斜可加水溝穴（人中）；頤唇溝歪斜可加承漿穴<br>2. 臨床用地倉透頰車、頰車透顴髎、太陽透頰車，翳風、耳門、陽白、頭維、上星、印堂、人中、迎香、健側合谷、雙側足三里、太衝等穴來配穴，可輪流使用治療末梢型顏面神經麻痺 |

## 顏面肌疾患種類

| 病證 | 癥狀 |
|---|---|
| 風熱襲絡 | 自覺臉部發緊、口眼歪斜、流淚、目赤，或偏頭痛、耳痛，舌紅舌苔黃，脈弦數 |
| 風寒阻絡 | 口眼歪斜、面部發緊、流淚、耳後壓痛、偏頭痛、倦怠嗜臥，舌淡苔白，脈浮緊 |
| 風痰阻絡 | 口眼歪斜、閉目露睛、面部麻木、咳有痰涎，舌苔白膩，脈弦滑 |
| 末梢型顏面神經麻痺 | 莖乳突孔內急性非化膿性顏面神經炎引起；最常見的單側末梢性顏面神經麻痺 |
| 中樞性顏面麻痺 | 自顏面神經核至大腦中樞途徑中的病變，造成中樞性的顏面麻痺 |

## 顏面透針穴位圖

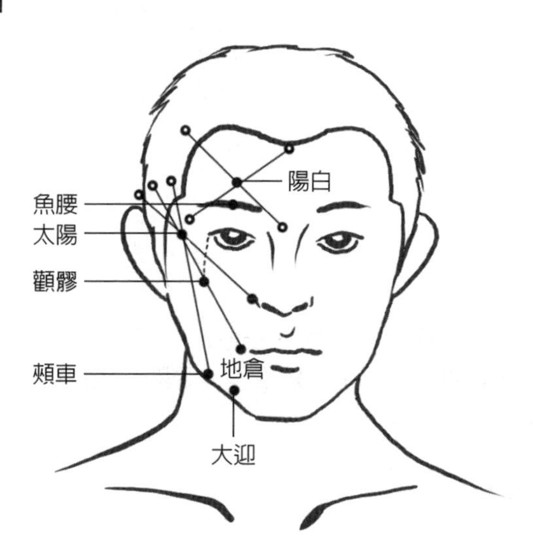

# 9-5 脅肋痛

《內經》：「邪在肝則兩脅中痛」、「膽足少陽之脈……是動則病口苦，善太息，心脅痛，不能轉側。」肝膽位於脅部，其脈分布兩脅。情志不遂、肝氣鬱結（脅肋脹痛，走竄不定），或傷於酒食，積濕生熱，移於肝膽；或外感濕熱鬱結（脅肋灼痛如刺，多見於右側，兼見惡寒發熱）。或跌仆閃挫脅肋絡脈損傷，停瘀積血（脅肋刺痛，痛處不移，入夜更甚）。均可導致肝膽疏泄阻滯，血運不暢而脅肋痛（肝血不足，脅肋隱痛，頭暈目眩）。

1. 脅肋痛可見於肝、膽囊、胸膜等急慢性疾患及肋間神經痛。
2. 任何化學（病毒、毒素）或物理、機械損傷等刺激肋間神經纖維，都可能引起肋間神經痛。
3. 良性或惡性肋間神經腫瘤之肋間神經痛，常較劇烈，且持續性。
4. 感染（如帶狀皰疹後脅肋痛）、中毒、神經根牽拉扭傷、挫傷等也會引起神經根痛。
5. 胸椎或胸段脊髓本身的炎症、腫瘤、外傷及先天異常等。

### 脅肋痛為肋間神經痛

肋間神經痛以脊椎旁、腋中線和胸骨旁最爲明顯。期門、日月、章門與京門等四穴，是診治肝、膽、脾與腎經脈的四要穴。脅肋痛切壓按診四要穴，可透過四要穴的比較，知肝、膽、脾與腎經脈的病狀。臨床上，急性脅肋痛以三陽大絡之少陽大絡診治最見效；針瀉左少陽大絡，針補右少陽大絡。慢性脅肋痛以左、右太衝穴診治最有效，選擇塌陷或按之較痛的一側針之或按摩之。

1. 急性偶發的脅肋痛，以橫膈膜和肺經脈爲主，關係著日間呼吸與活動，以肝俞、腎俞、三陰交、太衝爲主診治穴。急性脅肋痛日間以足三里與太衝爲主。夜間以陰陵泉與太衝爲主。
2. 慢性常發的脅肋痛，以橫膈膜和肝經脈與胃經脈爲主，關係著夜間休閒與整體的營養，以陰陵泉、足三里、委陽、太衝爲主診治穴。慢性脅肋痛日間以委陽與太衝爲主。夜間以三陰交與太衝爲主。
3. 跌打損傷、跌仆閃挫的脅肋痛，陰陵泉、足三里與委陽是常用放血穴區。

**小博士解說**

1. 急性診治穴道：肝俞、腎俞、期門、三陰交、太衝。
2. 慢性診治穴道：陽陵泉、陰陵泉、足三里、委陽、太衝。
3. 脅肋痛：後溪或太衝。
4. 痞結脅積痛：期門。
5. 脅下肋邊痛：陽陵泉。

## 脅肋痛治療方法與穴道

| 症狀 | 治療方法與穴道 |
|---|---|
| 肝氣鬱結 | 期門、內關、太衝、陽陵泉等穴。加味逍遙散、柴胡桂枝湯改善肝氣鬱結病症 |
| 瘀血停著 | 支溝、太衝、行間、膈俞、肝俞、三陰交等穴 |
| 濕熱蘊結 | 期門、日月、支溝、陽陵泉、陰陵泉等穴。若熱重，則配大椎穴；若噁心嘔吐，則配中脘、足三里等穴 |
| 肝血不足 | 肝俞、腎俞、期門、三陰交、足三里等穴。宜五苓散、真武湯有助健脾利濕 |
| 跌仆閃挫 | 陽陵泉、陰陵泉、足三里或委陽等「青筋處，針砭放血」，常立竿見影。肝氣鬱結與瘀血停著，比照處理 |

## 胸肋腹部神經分布圖

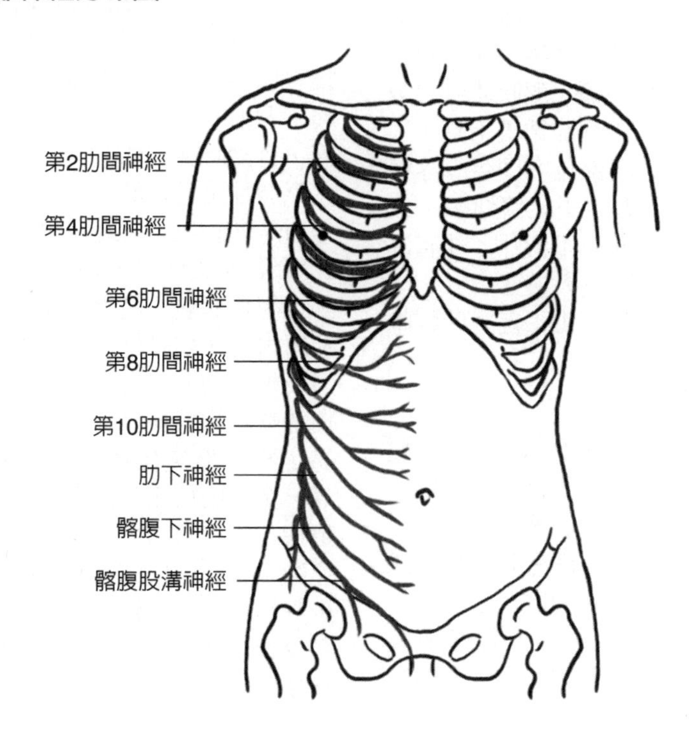

# 9-6 坐骨神經痛

坐骨神經痛屬腰腿痛範圍，古有「周痺」、「髀樞痛」、「環跳風」、「臀風」等證。多是素體虛弱，或勞累過度，或久病體虛致肝腎不足，風寒滯等邪乘虛而入，造成經脈痺阻而致病；或因外傷，如閃挫撞擊，負荷過重，致氣滯血瘀而生病。「砭」（放血）之於痛症常有奇效，尤其是肢體疼痛，如坐骨神經痛。

### 風寒濕痺

腰痛伴有尾骶及下肢疼痛，時輕時重，若經久不癒，常伴隨腰薦部或下肢麻木，甚至下肢肌肉萎縮。坐骨神經痛多數晚上較不痛，醒時才痛，越動則越不痛，多因靜脈循環不良。

1. 寒邪較甚，疼痛部位多固定，疼痛程度較嚴重，甚至不能俯仰。
2. 濕邪較重，疼痛多不劇烈，伴有沉重酸楚感，遇陰冷天加重。
3. 感受風邪，疼痛遊走不定，時輕時重。

### 勞損腎虛

腰痛綿綿不休，休息後暫時輕減，一旦勞累則加重，常伴有短氣、身重、頭暈、耳鳴、膝軟、足跟痛，坐骨神經痛多在晚上睡覺時才痛，或白天越動越痛，多因動脈循環不良。

中醫治坐骨神經痛以肝經脈與腎經脈問題爲導向；肝經脈的坐骨神經痛，多伴轉側困難，針灸太衝穴與少陽大絡最有效。腎經脈的坐骨神經痛，多伴有飢不欲食與呼吸乏力，以針灸太溪穴與太陽大絡最有效。

坐骨神經的第四、五腰椎神經根，及第一薦椎神經根受到刺激（如：椎間盤壓迫）造成，多沿著坐骨神經分布區出現疼痛和壓痛，疼痛放射到大腿後方、小腿後（足太陽膀胱經）和前外側（足少陽膽經）及足部。若前根運動神經纖維（足陽明胃經）受損，會出現患肢反射消失、無力、肌肉萎縮等現象。坐骨神經痛多爲一側性的腰腿部陣發性或持續性疼痛，呈放射性、燒灼樣或針刺樣疼痛，行動時會加劇。

1. 原發性坐骨神經痛（坐骨神經炎）是損傷或感染直接損害坐骨神經造成。
2. 繼發性坐骨神經痛，是神經路徑鄰近組織病變，產生機械性壓迫或黏連所引起，如腰椎間盤突出、脊椎腫瘤及椎間關節或骨盆腔病變、腰薦椎周邊軟組織勞損等。急性期應臥床休息，椎間盤突出所引起的坐骨神經痛，應臥硬板床。注意保暖，運動時須採正確姿勢出力，運動前加以熱身運動。強刺激快速捻轉針的方法治療坐骨神經痛，有較強止痛作用，但避免暈針意外發生；在急性發作時，不宜在局部患處做強刺激。

**小博士解說**

1. 急性坐骨神經痛日間足三里與太衝為主。夜間陰陵泉與太衝為主。
2. 慢性坐骨神經痛日間委陽與太溪為主。夜間三陰交與太衝為主。
3. 腎虛腰痛艾火頻加腎俞二穴。腰膝痛交信，加風府百會妙。
4. 髖骨穴（梁丘穴兩旁各一寸半）醫兩腿痛。躄足懸鐘、環跳。

## 坐骨神經痛治療方法與穴道

| 治療方法 | 治療方法與穴道 |
| --- | --- |
| 體針 | 取足太陽、足少陽經穴為主。治療坐骨神經痛主要有腎俞、大腸俞、秩邊、殷門、委中、承山、崑崙、環跳、風市、陽陵泉、絶骨、丘墟等。依疼痛放射部位，選取四～六個穴，針刺入穴位後加以行針，使針感上下傳，但不宜在同一穴位多次重複刺激，以免損傷神經。一般針刺採用瀉法，或加灸法或加以拔罐 |
| 電針 | 可選第四～五腰椎夾脊，或秩邊、環跳、陽陵泉等穴，進針後通電，採用密波或疏密波，刺激量逐漸由中度到強度，每日一次，每次十～十五分鐘 |
| 刺絡拔罐療法 | 用皮膚針叩刺腰薦部，或在壓痛點刺絡出血，然後加火罐 |
| 勞損腰痛 | 然谷、陽陵泉、地機、足三里或委陽等青筋處「針砭放血」，常立竿見影 |
| 太衝與液門 | 太衝與液門為坐骨神經痛診斷與治療要穴，尤其是跌仆閃挫，找到左右四穴「最痛側的兩穴，針灸」治療馬上見效 |

## 坐骨神經痛治療重要穴道

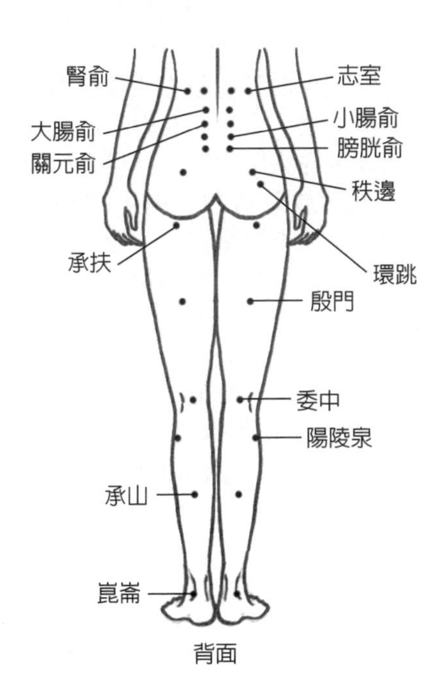

背面

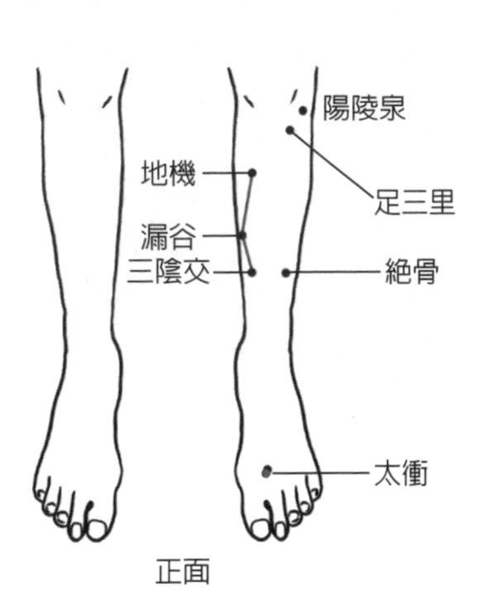

正面

# 9-7 頸肌痛

頸肌痛最常見是落枕，又稱「失枕」、「失頸」，常在早晨起床後，突然感覺一側頸項強痛，俯仰轉側困難，疼痛可向同側肩部及上臂部擴散局部有明顯壓痛，除了急性感染病毒之外，疾病多漸進發生；或因負重頸部肌肉扭傷引起，或風寒侵襲項背，或因上呼吸道感染，使局部經脈氣血阻滯，經氣不調所致，頸部骨關節病症候群。頸項纖維組織炎、頸肌風濕等引起頸項疼痛，脊椎的風濕性關節炎，頸部椎關節黏連，頸部的腫瘤，結核病等。

1. 少陽經欲解時分寅卯辰（凌晨三點～早上九點）是人們起床活動的時候，與生活起居作息及睡眠狀況息息相關，多是日積月累的問題。頸肌痛多夜間嚴重者，以少陽大絡、後溪、曲池、足三里與太衝爲主，宜配合補中益氣湯。起床後疼痛，活動筋骨後就不痛，宜配合人參敗毒散。
2. 肺與大腸經時辰寅卯（凌晨三點～早上七點）也是交感神經啓動時辰，季節交替時候，體質較弱者，呼吸系統與神經系統容易出現問題，免疫力隨之降低，骨骼肌肉方面的血液循環較不暢，或頭痛，或頸肩痠疼，或脊背疼痛等，多出現全天性的疼痛病症，宜配合柴胡桂枝湯。以陽明大絡、尺澤、孔最、太溪與築賓爲主。
3. 痛連項背，項背頭部俯仰受限，不能左右顧盼，常在項背部有明顯壓痛，病變以小腸、膀胱經爲主；診治以太陽大絡、天窗、崑崙爲主。
4. 痛連頸臂，頸部不能側彎和左右轉動，頸的側部壓痛明顯者，病變以三焦、膽經爲主；診治以少陽大絡、天井、太衝爲主。
5. 晚上才疼痛，白天都不會痛，是氣虛血弱，宜配合內科用藥來加強針灸療效。落枕或頸項受傷，診察，然谷、委中、地機、足三里或下巨虛等，出現靜脈曲張的「青筋處」，針砭放血之，常立竿見影。配合右太陽大絡或左太陽大絡，效果更彰顯。

幫助放鬆肩頸肌肉，緩和緊張情緒，除了要睡眠充足，適當的鬆弛運動，以及保持良好姿勢，避免頭頸不當前傾；之外，最簡單的是練習腹式呼吸，用鼻子吸氣，嘛嘴吐氣：吸氣時肚子鼓出，吐氣時腹部內縮變平；集中精神於吐納動作，依序放鬆額頭、頸項部、兩側肩膀。

**小博士解說**

1. 入睡時疼痛，睡著就不痛，宜太溪與腎氣丸等。
2. 入睡時不疼痛，睡著時痛醒，宜太衝與補中益氣湯。
3. 頭項強承漿。急傷項求風府。久項強溫溜、期門。

## 頸肌痛治療方法與穴道

| 重點治療 | 治療方法與穴道 |
| --- | --- |
| 落枕穴位 | 落枕穴位有風池、大椎、肩井、肩貞、外關、懸鐘、後溪、天應穴（阿是穴）等。病足太陽經加天柱、大杼、崑崙等穴；病及少陽經加翳風、外關、陽陵泉等穴 |
| 手針取落枕點 | 手針取落枕點，或比較「左右液門，選最痛的一側」，左側瀉之，右側補之，嚴重者三針或五針 |
| 梅花針 | 可用梅花針從外圍到病位，按肌肉及經絡循行部位先後叩刺，手法先淺後深，先輕後重，直到局部皮膚發紅或少量出血為止，一邊操作一邊囑患者活動頸部，是為動氣療法 |

## 頭顱與頸椎間診治要穴

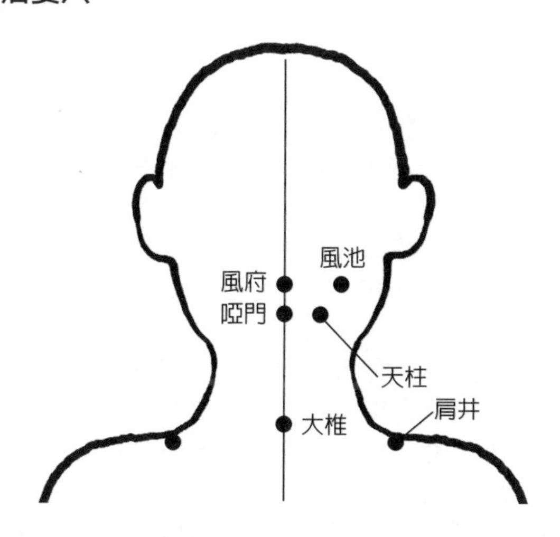


**＋ 知識補充站**

「落枕」常因枕頭高度或軟硬度不合適、睡姿不正確，或頭部猛然轉動太快所導致。也有因頸部肌肉扭傷、頸關節韌帶或頸椎椎間盤受傷。通常只出現單側不舒服，頭頸痠痛且轉側困難。這與延髓及第十一對腦神經相關，診察其所負責的斜方肌與背闊肌，再視雙肩的高低、寬窄(斜方肌)，觀察頭頸顧盼的靈活度與平衡角度。如果頸項兩側都不舒服且有呼吸道不適症狀，有可能是感冒；再者，肝、心、肺等器官的病變，因神經系統的牽繫，也可能引起頸肌疼痛，當確實辨證。

左顧右盼靠頸部七個頸椎，頸椎脊髓連貫著腦與脊椎，充滿了腦脊髓液，外側則有頭顱骨、脊椎骨、臟腑、肢節。第一頸椎（寰椎）捧著頭顱骨，第七頸椎（隆椎）提領著全身的肢節臟腑；寰椎與頭顱骨之間最重要的穴道就是風府穴；鄰近有在第一、二頸椎棘突之間的啞門穴，及在第一、二頸椎橫突之間的天柱穴，此二穴的靜脈血都從上腔靜脈流回心臟，其回流順暢，與之伴行的動脈輸出頭部的情形就好，頸項也相對少見落枕、痠痛、轉側困難之症狀；當它們循環不良時，甚至有阻滯，頸項不適的機率就大大增加。

# 9-8 肩胛、背肌及臂肌痛（五十肩）

肩胛臂痛及臂肌肉痛，都分外因與內因，外因屬於傷筋爲主，由風、寒、濕、邪氣、外傷等因素，日久造成氣血不暢。臨床特徵是疼痛多緩慢發生，時會呈現刀割般疼痛或鈍痛，劇痛時會影響睡眠；造成生活上活動困難，大部分病例病程長達數月，甚至數年之久。

肩髃、肩髎、肩貞、臂臑、天宗、巨骨、曲池、合谷、阿是穴等爲治療五十肩的主穴。可配合條口透承山、陽陵泉等穴或增加動氣療法。

「背痛」、「肩背痛」屬於「痺症」，多因經絡痺阻、氣血凝澀不通而痛，常見背痛原因爲：用力不當或姿勢不正確造成背部肌肉拉傷。《醫學入門》：「暴痛爲外感，久痛爲內虛損夾鬱」。《金匱要略》：「諸有水者，腰以下腫，當利小便；腰以上腫，當發汗乃愈」，幾乎是慢性疾病、生活習慣疾病的指示燈。

臨床上，以太陽大絡診治爲主。左太陽大絡較陷或壓診較痛，多汗尿不暢或感冒風寒、自體免疫力低落；右太陽大絡較差者，多身心過勞、精疲力竭。

1. 風寒侵襲背痛，兼有惡寒，脈浮緊等，若肩背痛不可回顧，則爲手太陽經受邪；背痛項強，腰似折，頸似拔，則爲足太陽經氣不通，氣血凝滯背痛。

2. 老年人或久病體弱者，氣虛血少，血流不暢，氣滯血凝，經絡失養，背部痠痛，睡後入夜痛甚，活動後減輕，此乃內虛血液循環無法養益肌肉。多右太陽大絡較塌陷。

(1) 太陽病：其證備，身體強，几几然，此爲「痙」，宜針後溪。

(2) 太陽病：無汗而小便反少，氣上衝胸，口噤不得語，欲作「剛痙」，爲血液循環不良所致，無汗惡風，宜葛根湯發汗，宜針崑崙或申脈。多左太陽大絡較塌陷。

(3) 痙爲病：胸滿口噤，臥不著席，腳攣急，必齘齒（常見刷牙時牙齦流血）；柔痙是消化道循環不良造成，項背強几几，多汗出惡風，桂枝加葛根湯養益腸胃、柔順筋骨，宜針足三里或豐隆。多陽明大絡塌陷。

背肌痛若在膏肓區（第四胸椎旁），越動越痛，是動脈栓塞或發炎。動了才不痛，是靜脈回流不良。

**小博士解說**

1. 背肌痛上半身問題多，針後溪或液門，宜配合葛根湯等。
2. 背肌痛下半身問題多，針崑崙或太衝，宜配合真武湯等。
3. 腰背攣急風，曲池一寸五分攻。
4. 肩背患，肘前手三里。
5. 肩背連臂痛，背縫穴（直腋縫尖）。

## 肩胛及臂肌肉痛（五十肩）治療穴道

| 病證 | 治療穴道 |
|---|---|
| 證屬太陰經 | 肩髃、肩髎、肩貞、臂臑、天宗、巨骨、曲池、合谷、阿是穴加尺澤、列缺等穴 |
| 證屬陽明、少陽經 | 肩髃、肩髎、肩貞、臂臑、天宗、巨骨、曲池、合谷、阿是穴加足三里、陽陵泉等穴 |
| 證屬太陽經 | 肩髃、肩髎、肩貞、臂臑、天宗、巨骨、曲池、合谷、阿是穴加後溪、條口透承山等穴 |
| 風盛 | 肩髃、肩髎、肩貞、臂臑、天宗、巨骨、曲池、合谷、阿是穴加風池、外關等穴 |
| 寒盛 | 肩髃、肩髎、肩貞、臂臑、天宗、巨骨、曲池、合谷、阿是穴加灸法，灸肩部穴位 |
| 濕盛 | 肩髃、肩髎、肩貞、臂臑、天宗、巨骨、曲池、合谷、阿是穴加陰陵泉、足三里等穴 |

## 背肌痛治療方法

| 病證 | 治療方法與穴道 |
|---|---|
| 背肌痛 | 隨證選用肩井、大杼、大椎、風門、肺俞、厥陰俞、心俞、膈俞、膏肓、天宗、秉風、曲垣、後溪等穴。可用針刺或灸法 |
| 背肌痛 | 選用華佗夾脊，或在痛處拔罐 |

## 治療肩胛、背肌及臂肌痛（五十肩）重要穴道

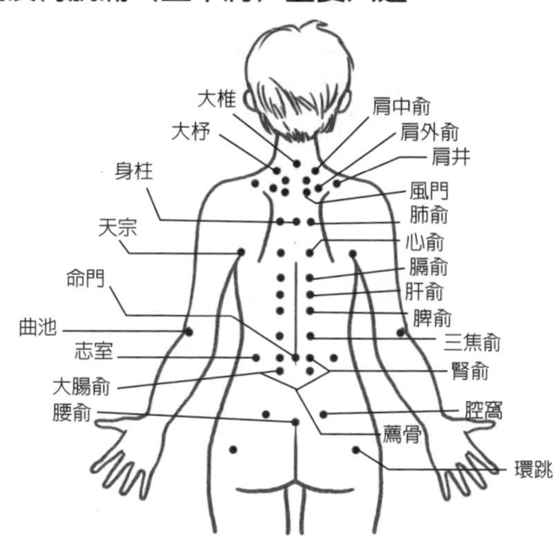


**＋ 知識補充站**

骨骼肌肉方面的痠痛不舒，日久不癒，多伴有內科方面的疾病。針灸治療常會兼顧臟腑的問題，雖然時有針灸治骨骼肌肉的病症，無意中治癒慢性痼疾，如果可以知其所以然，多可增進醫生的診治能力。伴有內科的疾病，常見於消化道潰瘍病症，吃飽了痛是胃潰瘍，多白天。餓肚子痛是十二指腸潰瘍，多半夜。逆流性食道炎、放射性食道炎、食道癌等胸部深部疼痛，胃、十二指腸潰瘍、膽結石、慢性膽囊炎、胰臟炎等腹部消化器官疼痛是胸部下部的疼痛，也常會牽連「胸背痛」、「腰膝痛」等等。

# 9-9 腰肌痛

腰肌痛屬「腰痛」範疇，腰痛以腎虛爲主，致病因素爲風寒著腰、役用傷腎、墜墮傷腰、寢臥濕地等。腰臀部疼痛，以勞損軟組織病變最多，骨關節疾病次之，血管性病變則較少見。急性腰痛，多腰部強力負荷或姿勢不當，引起腰部經絡受損。慢性腰痛多寒濕痺阻腰部經絡，血阻氣滯，或腎虛。

## 寒濕腰痛

腰部重痛、痠麻，或拘急不可俯仰，或腰脊痛連臀腿，遷延日久，時輕時重，腰部發涼，値陰雨風冷則發作尤劇，宜配合五苓散等。

## 腰肌勞損

閃挫撞擊未全恢復，或積累陳傷，腰痛每遇勞累時發作，腰部觸之僵硬或有牽制感，痛處固定不移，轉側腰痛甚，宜配合柴胡桂枝湯，或補中益氣湯等。

1. 急性腰扭傷，由彎腰姿勢不正確、用力不當。
2. 慢性腰肌勞損，長期工作姿勢或坐姿不良、先天畸形。

## 腎虛腰痛

操勞過度，腎精氣耗損，腰部隱隱作痛、痠軟無力。

1. 腎陽虛兼見神倦、腰冷、滑精、脈沉者，宜配合眞武湯等。
2. 腎陰虛伴虛煩、溲黃、脈細數、舌紅者，宜配合腎氣丸等。

## 腰椎間盤脫出症

隨著年齡的增長而發生脊椎退行性的變化、萎縮、彈性減退，而導致椎間盤脫出，多發生在腰四～腰五（L4-L5）、腰五～薦一（L5-S1）之間，很多發生在二十四～二十五歲之間，勞累或縱慾過度。

肝臟或腎臟方面的問題，也常伴著「腰背痛」，如多發性囊胞腎，或是結石、腎盂腎炎及腎周圍腫瘤等，也會出現「腰背痛」、肢節痛；腎後性急性腎衰竭，因腎盂擴張會引起背痛，而運動後急性腎衰竭，則是腎臟血管的收縮造成「腰背痛」。肝經脈是動則病「腰痛不可以俛仰」，男人㿗疝，女人小腹腫。五行生剋，肝臟爲腎臟之子，肝臟與腎臟都有造血前趨因子，也都有解毒功能，腎臟病患者（尤其是血液透析患者）多伴見貧血；肝臟與腎臟息息相關，腰肌痛日久，肝臟與腎臟都會出問題。

生活消極方面，避免長期固定在一個彎腰動作，如久站後，可以「蹲下」，使腰腿肌肉放鬆休息，減少體能消耗。生活中，如從地面上提取重物時，身體盡可能靠近物體，同時應彎曲膝蓋下蹲，避免彎腰加重負擔；肥胖者應減肥，減輕腰部負擔。

生活積極方面，每天早晚，各操作易筋經第八式三盤落地：「上腭堅撐舌，張眸意注牙，足（腳）開蹲似踞，手按猛如拏，兩掌翻齊起，千斤重有加，瞪睛兼開口，起立腳無斜」，先從三分鐘開始，加強到十分鐘，持續下去，強健體魄，效果驚人。

## 腰肌痛治療方法與穴道

| 病證 | 治療方法與穴道 |
|---|---|
| 寒濕 | 針灸太陽大絡，可配合命門、陰陵泉等穴 |
| 勞損 | 針灸少陽大絡，可配合膈俞、水溝、次髎等穴 |
| 腎虛 | 針灸太陽大絡、陽明大絡，可配合命門、志室、飛揚、太溪等穴 |
| 急性腰扭傷 | 針灸腰痛穴（參考經外奇穴） |
| 腰痛突發，痛劇 | (1)阿是穴處刺絡拔罐。(2)委中穴用三稜針點刺出血 |

## 治療初期關節炎務必配合調理自律神經系統

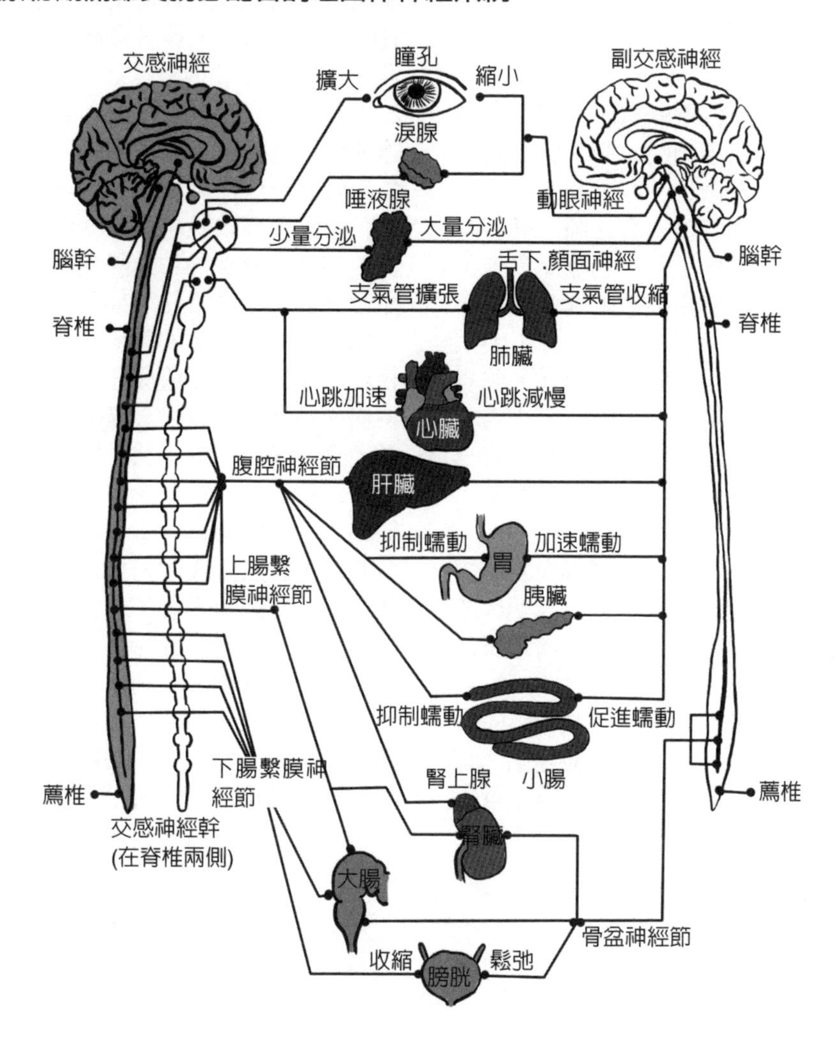

# 9-10 關節炎

## 關節炎屬「痺證」

《內經．痺論》：「風、寒、濕三氣雜至，合而爲痺，風氣勝爲行痺，寒氣勝爲痛痺，濕氣勝爲著痺。」常見關節炎有風濕熱、風濕性關節炎、類風濕性關節炎、骨關節炎及痛風性關節炎等。病在皮膚肌肉用淺刺，病在筋骨用深刺久留針，隨病情變化施行針刺。臨床上，以三陽大絡診治最迅速有效。

臨證時，比較兩側肩、肘關節的轉圜伸縮，右側不順暢，肝、肺不良，以肝爲主。左側者，心、肝不良，以心爲主。兩側皆差，心、肺、肝皆有恙。比較患者兩手肘、腕關節動作，伸肘由肱三頭肌主控，縮則由肱二頭肌主控。肱二頭肌爲手三陰（手太陰、手厥陰、手少陰）之所在，肱三頭肌則有手三陽（手太陽、手少陽、手陽明）循環路過；伸爲陽、縮爲陰，肘喜伸不喜縮者，手三陰有礙；臨床針灸治療，宜配合：

1. 右肘一縮即不舒適或痛者多爲肺經脈不良；多左太陽大絡或右陽明大絡最塌陷，可針之或按摩，並服用清肺湯、華蓋散、白虎湯等。
2. 左肘出現此狀況爲心經脈不良；多左陽明大絡或右太陽大絡最塌陷，可針或按摩，並配合服用清心蓮子飲、涼膈散、桃紅四物湯等。

## 六經皆有痙證，關節炎多太陽痙與少陰痙

1. 太陽痙：與肢體活動有關，以神經系統與呼吸系統問題爲主，多爲膀胱經脈問題，頭痛、頸肩痠疼、脊背疼痛等。針灸治療的時間宜在白天，尤其是中午，診治要穴爲左太陽大絡，及風府與風池穴，針灸反應最強烈，宜配合葛根湯、人參敗毒散或參蘇飲等。
2. 少陰痙：脊髓疾病、腫瘤、中風等都會發生痙攣。神經系統周邊疾病如膀胱感染或皮膚潰瘍，也會引起痙攣。破傷風導致肌肉痙攣，可能出現肌腱和韌帶撕裂，右太陽大絡爲主，配合眞武湯、大秦艽湯或腎氣丸等。

類風濕性關節炎，與自體免疫系統相關，預後有可能造成心臟方面重大疾病。治風濕，以俟天氣晴明，發其汗，令汗微微似欲出狀，則風與濕俱去，汗出當風，多風濕，以左太陽大絡爲主，身體必爲腫脹。久傷取冷，多寒濕，以右太陽大絡爲主，必然小便不利。關節炎患者，穿合適鞋子支撐腳部壓力，減少膝蓋負荷，使行動安全。日常活動，多利用大關節，少用小關節，防止畸形。如背包掛在肩部比拿在手上好，防手指畸形；切割食物時，請用掌部力量下刀；握杯喝水時，用雙手拿取，以免加重手指關節負擔。

### 關節炎治療方法

| 病證 | 治療方法 |
|---|---|
| 行痺、熱痺 | 用毫針淺刺瀉血，或用皮膚針叩刺 |
| 痛痺 | 深刺多留針，多灸，或溫針灸，或隔薑灸治療 |
| 著痺 | 針灸並施，或採溫針、皮膚針、拔火罐等 |

### 針灸治療痺證常用穴道

| 部位 | 治療穴道 |
|---|---|
| 肩部 | 肩髃、肩髎、臑俞、合谷、外關、後溪等 |
| 肘部 | 曲澤、尺澤、曲池、天井、外關等 |
| 腕部 | 大陵、陽池、外關、陽溪、腕骨等 |
| 指關節 | 二間、中渚、前谷、八邪等穴 |
| 背脊 | 水溝、身柱、命門、腰陽關等穴 |
| 膝部 | 膝眼、梁丘、陽陵泉、陰陵泉、膝陽關、委中、鶴頂、血海等 |
| 踝部 | 太溪、申脈、照海、崑崙、丘墟、解溪等 |
| 趾關節 | 八風穴 |
| 行痺 | 風池、風府、膈俞、血海、三陰交等穴 |
| 痛痺 | 腎俞、命門、關元等 |
| 著痺 | 足三里、陰陵泉、商丘等 |
| 熱痺 | 大椎、曲池等 |

**＋ 知識補充站**

1. 鶴膝腫勞難移步，尺澤、曲池妙。
2. 轉筋抽筋針砭金門、丘墟。
3. 寒濕腳氣腫痛，先三里、三陰交，再絕骨。
4. 膝頭紅腫針膝眼、膝關。
5. 腿足紅腫崑崙二穴攻，再刺申脈、太溪。
6. 膝蓋紅腫陽陵二穴攻，陰陵針透尤收效。
7. 腳背痛丘墟，斜針出血即時輕，解溪與商丘，補瀉要辨明。

# 9-11 咳嗽

咳嗽因炎症反應（感染症），或因機械性刺激（吸入異物），或因化學性刺激（吸入刺激氣體），或因溫度刺激（吸入冷或熱的空氣），或因心理因素等引起。急性咳嗽常發生於上呼吸道感染及急性支氣管炎，先輕咳，後帶有黏液或膿液狀的痰，有時伴隨頭痛、咽痛、肌痛、倦怠、發燒等。慢性咳嗽常發生於肺結核、支氣管擴張症及慢性支氣管炎。

## 外感咳嗽

發病急，病程短，伴有肺衛表證，屬於邪實。針瀉左太陽大絡，即「中渚、液門」，宜齊刺。

## 內傷咳嗽

久病或反覆發作，發病緩，無表證，多虛實夾雜，本虛標實。針補右太陽大絡「中渚、液門」，宜揚刺。

咳嗽，有聲無痰謂之咳，有痰無聲謂之嗽，有痰有聲謂之咳嗽；咳嗽是人體將呼吸道中的黏液排出體外，產生的生理性反射。咳嗽也可受到意志控制，經由傳出徑路達到呼吸肌肉及聲門，引起咳嗽。當咳嗽反覆發生無法控制，或咳嗽無法發揮排出黏液的功能時（如呼吸道狹窄或塌陷），或不伴隨著黏液排出時（如刺激性的乾咳），就屬於不正常或有害的咳嗽。

## 肺俞穴治呼吸方面的病證

咳嗽、哮喘、鼻炎等，針刺、艾灸、按摩都有一定的療效。針灸初發期咳嗽療效較好，久病須配合內科服藥調養治療。外感咳嗽淺刺用瀉法，內傷咳嗽用平補平瀉，配合艾灸。急、慢性咳嗽與氣候、飲食、情志等有關，注意保暖，忌食辛辣厚味食物，戒煙有助咳嗽治療。晚上，副交感神經亢奮，氣管分泌與腸道隨之亢進，支氣管氣喘因爲夜間血中組織胺濃度低，夜間咳痰量會少，夜咳多與肝臟功能有關，宜針少陽大絡，服用柴胡桂枝湯或補中益氣湯。日間血中組織胺濃度高，咳痰量爲多，併見咳出困難的痛苦，日咳多與腸道免疫功能有關，宜人參敗毒散或眞武湯。

半夜咳嗽或傍晚咳嗽，多有深層含義。半夜咳嗽肝膽有礙，針少陽大絡；傍晚咳嗽肝腎有狀況，針太陽大絡。心臟內科方面，呼吸困難主要是二尖瓣（位於左心房與左心室之間）管道膜閉鎖出問題。傍晚咳嗽，內分泌多有狀況。胸腔的聽診器用於胸腔的呼吸音，不論哪一部分，正常的呼吸大多由氣泡與氣管發聲。常人的肺泡有三億個，「百善勤爲先，萬惡懶爲首」，眞正的呼吸在肺泡而非氣管，氣管只是一個管道。如果是來自肺泡的音，在下部聽診，像風吹動樹葉的聲音。正常的呼音會比吸音長一點點。如果是支氣管的聲音（呼吸氣管從鼻腔開始，進入主氣管、支氣管、細支氣管及胸腔與胸膜）因爲主氣管的空氣渦流把空氣吸進去，經過肺過濾後，傳到胸壁，未到肺泡，其聲音有如空中吹空洞無物的樂音。

## 咳嗽治療方法與穴道

| 病名 | 治療方法與穴道 |
| --- | --- |
| 咳嗽 | 1. 列缺、合谷、肺俞等穴。可配合風門、大杼（用灸法或拔火罐）、曲池、大椎、少商、商陽、尺澤等<br>2. 兩側三陰交，或用天容、豐隆等穴來治療慢性咽炎 |

## 痰飲咳嗽皆因下腔靜脈循環不良所致

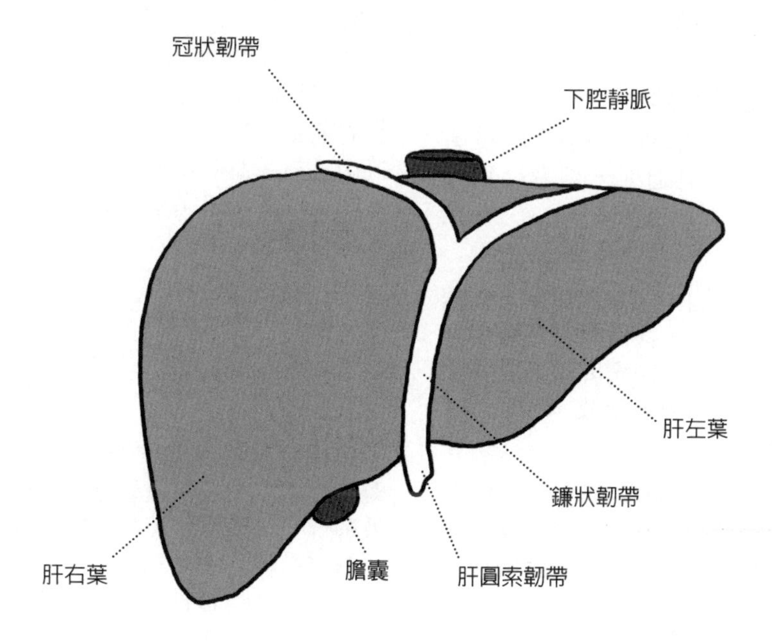


**+ 知識補充站**

1. 無痰飲「合谷」，痰飲「風池」刺，痰多「豐隆」瀉。
2. 咳嗽寒痰，「列缺」治。
3. 寒痰咳嗽，「列缺」二穴，先「太淵」一穴瀉，多加艾火收功。
4. 咳嗽清涕噴嚏「風門穴」，宜加艾火深。
5. 咳嗽腰背疼，「身柱」灸便輕。
6. 咳嗽「肺俞」、「風門」須用灸。

# 9-12 支氣管性哮喘

支氣管哮喘是呼吸道過敏性疾病，以秋冬季發病率最高。發作前常咳嗽、悶氣等，旋即呼吸急促，喉間哮鳴聲，甚則張口抬肩，多呈被迫性坐位或跪伏位，呼氣性呼吸困難非常明顯，嚴重時嘴唇、指尖會出現紫紺現象。一般發作數十分鐘或數小時後減輕，症狀暫時消失，形如常人。

## 哮喘分哮證和喘證

哮證爲呼吸喘促，喉間哮鳴有聲。喘證爲氣息迫促，兩者合爲哮喘。

## 宿痰內伏

是哮喘的主因，多素體痰濕，久蘊化熱，喘而口渴，淡黃黏稠，咳痰不爽，煩熱面赤，舌苔黃膩等，宜針陽明大絡，配合防風通聖散。

## 外感風寒

使肺失宣降，觸動伏痰，致痰氣互結，肺氣升降不利而上逆，氣息喘促，搏擊有聲，致哮喘發作，喘而氣粗，痰白清稀，鼻流清涕，形寒肢冷等，宜針太陽大絡，配合小青龍湯。

## 外感風熱

使肺失宣降，喘而氣粗，胸悶多痰，咳嗽頻作，不能平臥等，宜針陽明、太陽大絡，配合麻杏甘石湯。

## 內傷因素體陽虛

氣不布津或肺氣虛，失其所主，脾氣虛，失其健運而生痰濁，腎氣虛，失其納攝均使肺氣上逆，喘而氣微，動則喘甚，咳痰無力，氣怯聲低等，宜針治右太陽大絡，配合麻黃附子細辛湯。

## 哮喘分外源性和內源性

1. 外源性哮喘常於幼年發病，具明顯多種過敏原的變態反應史，宜針治左太陽大絡。內源性哮喘常於成年開始，支氣管迷走神經反應性增高，傾向於常年發作，且較嚴重，宜針治右太陽大絡。
2. 外源性與內源性哮喘在發病過程中可互相影響而混合存在。可採用適當的運動，如游泳、體操等，來增加抗病能力；並戒除吸煙、喝酒等不良嗜好。哮喘多由過敏反應引起。過敏原來自體外，因吸入花粉、粉塵、動物毛屑、黴菌等；少數因食用魚、蟹、蝦、蛋類、奶類等食品；或接觸油漆、染料等；或服用藥物如阿司匹靈、抗生素等而發病；哮喘亦可由神經因素所導致。

長期哮喘的患者，常會有睡眠障礙，大體上，三種睡姿關係著肺（呼吸系統）、腸胃（消化系統）或心肺（循環系統）：

1. 側睡：哮喘患者要側睡才睡得著，哪邊肺不好，就會想往另一邊側睡，痰才會咳得出來；哮喘患者側睡睡得著，但半夜醒來就睡不著，多是肝腦塗地，過勞或飲食方面有問題，除了針少陽大絡及用藥，調整生活作息更重要。
2. 趴睡：趴睡才睡得著，多是橫膈膜下的肝膽、腸胃、胰臟有慢性發炎現象，腸胃系統較虛弱，百分之百飲食方面有問題。宜針治陽明大絡。
3. 坐著睡：坐著睡才睡得著，躺著睡不著，有心肺功能失調問題，都是壓力太大，需要安排遊山玩水或出國度假。宜針治太陽大絡。

## 支氣管性哮喘治療方法與穴道

| 病名 | 治療方法與穴道 |
|---|---|
| 支氣管性哮喘 | 1. 哮喘發作期用合谷、定喘、天突（為降氣平喘的主穴）、內關等穴來治療<br>2. 咳嗽痰多加孔最、豐隆等穴。每次選用一～二個腧穴，強刺激，留針三十分鐘，每隔五～十分鐘撚針一次，每日或間日治療一次，背部可加拔火罐<br>3. 哮喘緩解期用大椎、肺俞、足三里<br>4. 腎虛加腎俞、關元等<br>5. 脾虛加中脘、脾俞等穴。每次選用二～三個腧穴，用輕刺激，間日治療一次（中脘、梁門、巨闕、下脘）處施灸<br>6. 急性支氣管炎以豐隆為主穴，配肺俞、列缺（均雙側）等療效很好 |

## 支氣管性哮喘要辨證氣粗氣微

氣粗（呼吸粗）

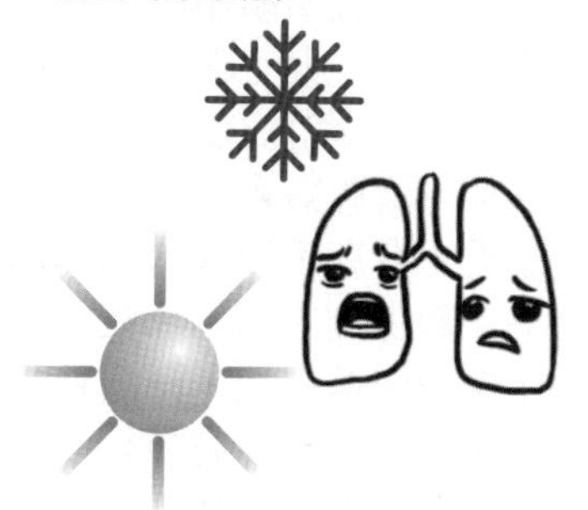

外邪、肺實
實喘：呼氣性呼吸困難、呼吸粗、呼吸音高、呼氣用力

水氣、痰火
冷哮：寒證、水飲停滯
熱哮：熱證、痰熱

氣微（微弱呼吸）

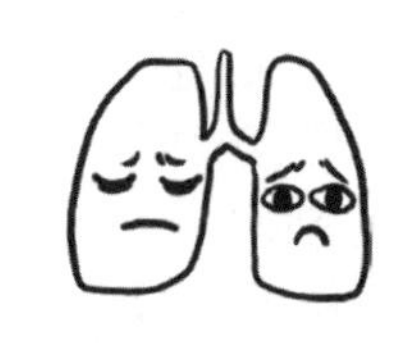

氣虛、肺腎虛

短氣：呼吸次數多
少氣：呼吸氣不足
虛喘：吸氣性呼吸困難、呼吸短、呼吸音低、大吸氣

**＋ 知識補充站**

1. 氣喘「丹田」。
2. 氣喘不眠「璇璣」瀉，「氣海」安。
3. 氣喘風痰「期門穴」上針。
4. 氣喘攻胸「三里」瀉。

# 9-13 肺氣腫

肺氣腫是由於終末細支氣管遠端（呼吸細支氣管、肺泡管、肺泡囊和肺泡）的氣腔彈性減退、過度膨脹、充氣和肺容積增大所造成，咳嗽喘促、桶狀胸等，肺氣腫和引起慢性支氣管炎的各種因素，如感染、吸煙、大氣污染、職業性粉塵和有害氣體的長期吸入、過敏等。支氣管慢性炎症，破壞肺組織形成慢性阻塞性肺氣腫，是慢性支氣管炎最常見的併發症。肺氣腫屬「肺脹咳嗽」範疇，以內傷脾肺腎虛爲主，常因外感六淫導致急性發作。常由咳嗽、咳痰等開始，逐漸出現呼吸困難，最初僅在勞動、上樓或登山時有氣促現象，隨病變發展，在平地活動時，甚至休息時也感覺氣短；急性發作時，由於支氣管分泌物的增多，進一步加重通氣功能障礙，使胸悶、氣短加重，嚴重時可出現呼吸衰竭症，如紫紺、頭痛、嗜睡、神志恍惚等症狀。

## 久病肺虛

內傷久咳、支飲、喘哮、肺癆等肺系慢性疾患，遷延失治、痰濁瀦留、肺氣鬱阻，日久導致肺虛，成爲發病原因，宜針補右太陽及左陽明大絡，配合白天百合固金湯，晚上眞武湯。

## 感受外邪

肺虛衛外不固，外邪六淫易發作乘襲，誘使本病發作，病情日益加重。病變首先在肺，繼則影響脾、腎，後期會影響心臟，宜配合白天人參敗毒散，針瀉左太陽及右陽明大絡；晚上補中益氣湯。

## 肺氣腫之治療

《易筋經》第十式～十二式可以養護自律神經系統，此三式都讓身體往下傾，有時做到一半就會想咳嗽，表示肺底積了廢物，用這種方式可以幫助清出來，讓肺部更清澈、更健康。家裡的枕頭要有硬的、軟的兩三個。只要人感覺不舒服，拿枕頭來枕，能感覺較舒服就對了。國際老機師很累時，多會拿經濟艙中的小枕頭二個，商務艙的大枕頭三個，墊尾骶骨，呼吸可以到較深沉之處；或墊在第九椎的背部，胸腔氣會比較順，呼吸會比較敏銳，會有不同區域的氣順。相對之下，參考加護病房呼吸照護方面，操作擺位姿勢引流，肺的結構：左邊兩葉，右邊三葉，有氣管、支氣管、細支氣管，就像大樹一樣，有主幹及很多枝幹分叉出去。痰來自各個方向，須依不同方向把痰引流出來。

1. 痰積在肺上葉支氣管，重力往下，讓患者坐床上，痰自然從支氣管往下流到中央的氣管，向上咳出來時，再做拍打的動作。
2. 痰積在肺中葉，支氣管是橫向的，用側躺方式，重力往下掉到中央支氣管的位置，與上述一樣的步驟，拍打引流。
3. 痰積在肺下葉，得用倒立反向方式，但患者不可能倒立，要趴臥再墊枕頭，使身體向下傾，讓痰流出。

## 肺氣腫治療穴道

| 病名 | 治療穴道 |
| --- | --- |
| 肺氣腫 | 1. 第一組：尺澤、魚際、膻中、中脘、關元、豐隆、太溪等穴<br>2. 第二組：曲澤、風門、肺俞、大椎、膏肓、腎俞、足三里等穴 |

## 辨證肺氣腫咳與嗽之差異

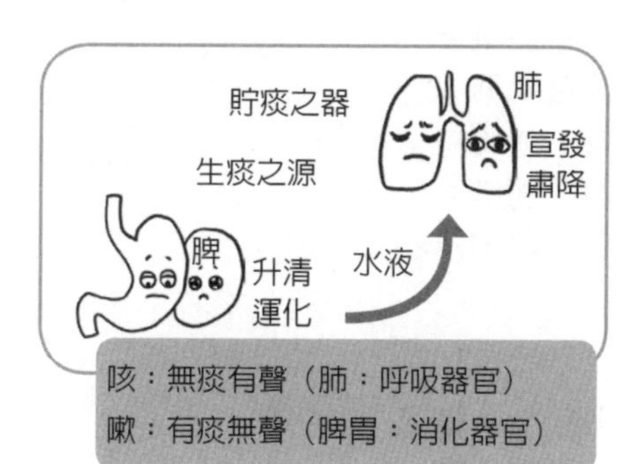


咳：無痰有聲（肺：呼吸器官）
嗽：有痰無聲（脾胃：消化器官）

**＋ 知識補充站**

1. 哮喘寢不得「豐隆」入三分。
2. 奔豚疝氣似死人，「關元」兼刺「大敦穴」。
3. 哮喘夜間不睡「天突穴」「膻中」著艾。
4. 吼喘嗽痰多「俞府」「乳根」。
5. 滿身發熱痛虛，盜汗淋漓漸損軀，須得「百勞椎骨穴」。
6. 傷風成癆咳嗽「肺俞」、痰多「膏肓」二穴，禁針多灸艾二十一壯。

慢性阻塞性肺疾病（COPD），可分為慢性支氣管炎與肺氣腫，臨床上這兩種病症常常並存。抽菸是慢性阻塞性肺病的第一危險因子，約占患者的九成，根據美國疾病管制局資料顯示，吸菸者罹患肺阻塞疾病是非吸菸者的10到13倍。二手菸也已被證明會導致慢性阻塞性肺病。

治療慢性阻塞性肺疾病，除了適當的藥物治療之外，戒菸及拒吸二手菸最為重要，可避免肺功能快速惡化；同時要改善生活環境、調整飲食習慣及攝食種類，並且養成規律運動以增強活動耐力，維護肺功能。

# 9-14 心悸（怔忡）

心悸（怔忡）或因心理情緒障礙引起，或心臟本身，或心臟以外的器官發生病變引起。心悸發作，多會伴隨呼吸不暢、呼吸困難、頭暈和胸痛等症狀，因不能吸入足夠的空氣，或吸氣不舒暢等，都有「呼吸困難」或窒息的感覺。心悸最常見也是最重要的原因是「心律不整」，因竇房結本身發出的「衝動」發生障礙，或竇房結以外的部位發出不正常的「衝動」，臨床表現分心搏過緩、期外收縮及心搏過速等。

## 心悸須辨虛實

心之氣、血、陰、陽虧虛，屬虛證；痰火、水飲、瘀血，則屬實證。

辨別之法，著重診察舌脈：

**1. 虛證：**

(1) 脈弱，舌淡多氣血虛弱。

(2) 脈細數，舌紅少苔多陰血虧虛。

(3) 脈沉遲，陰虛內寒。

(4) 脈代，臟氣衰微，針宜補，多灸，以太衝及右太陽大絡爲主。

**2. 實證：**

(1) 脈細滑，舌胖邊有齒痕，苔膩多爲水飲內停。針瀉左太陽大絡。

(2) 脈澀、舌質紫黯或有瘀點、瘀斑則爲血瘀。針瀉右陽明大絡。

(3) 脈結爲氣血虛甚，或痰瘀阻滯。針左、右陽明大絡。

(4) 脈弦滑有力，舌紅苔黃膩多痰熱內擾。針宜瀉，法少灸，神門爲主。

## 怔忡屬「心悸」範圍

中醫典籍有「胸痺心悸」的記載。怔忡是「本虛」，病位在心，常累及肺、脾、肝、腎，因臟腑功能失調，氣血運行不暢致心脈痺阻，使心脈失常。中藥治病強調對證下藥，「胸痺心悸」初期症狀是「短氣有微飲」。《金匱要略》第十三章痰飲咳嗽病脈：「短氣有微飲，當從小便去之，苓桂朮甘湯主之；腎氣丸亦主之。」苓桂朮甘湯促進肝門靜脈循環，影響消化系統，多飲食習慣不良；腎氣丸助益胸管與乳糜池循環，與免疫功能相關，多生活作息不定。

心悸的患者右上臂出現青筋，表示體況有恙；手臂內側有心經、心包經與肺經，上臂出現兩條青筋，多主動脈或肺動脈有狀況。若過度勞累，容易出現腦心血管疾病。日本 NHK 電視臺曾報導，有一計程車司機，長期維持坐姿，放假都去釣魚，也是蹲坐姿。之後，自己發現早上起來，有時左腿會水腫。有一天放假去釣魚，起身準備要回家時，發生心悸及呼吸困難而昏倒在地。送醫後，日本新見正則醫師告訴他因足部靜脈瘤，靜脈曲張阻塞了，導致回流心臟的血液有問題。新見醫師解釋說：人體在站著時，血液流量比躺著時少了三倍，流速也比較慢。因躺著時靜脈直徑比較小，所以流速快。站著時，靜脈直徑比較大，所以流速慢，這從實際測驗中得到證明。人要常去跑動或走動，可以預防很多疾病。

## 心悸（怔忡）治療穴道

| 病名 | 治療穴道 |
| --- | --- |
| 心悸（怔忡） | 治療心悸有內關、神門、心俞（是治療心臟病的主要穴位）、巨闕等穴 |

## 頭頸動脈之循環與心經脈之穴道息息相關

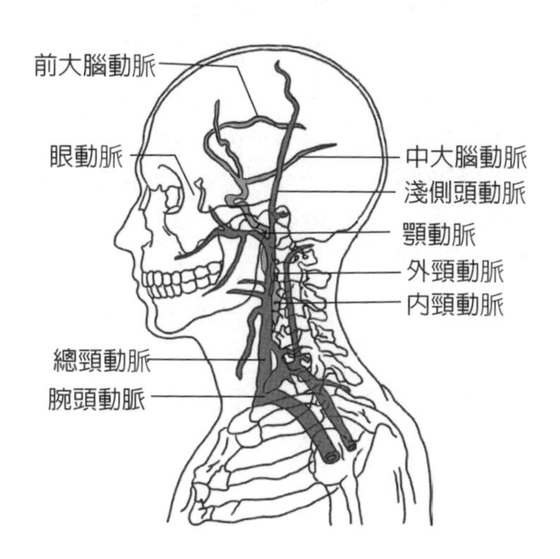


**＋ 知識補充站**

1. 慢驚「印堂」刺加艾。
2. 心脹咽痛針「太衝」。
3. 「大鍾」治心內之呆痴。
4. 「神門」去心性之呆痴。

「人體在站著時，血液流量比躺著時少，流速比較慢」，如果照上項說法，是不是躺著比站著好？人們說：「最好命的人是『在床』，有人餵。」一個正常人沒有本事躺太久的，要活得好，非動不可！五臟六腑以腦血管的問題最多，其次是血液問題，臟器的結構問題反而比較少。一個人如果好吃懶做，吃得好又不動，三、五年後血管就變窄了；與水管一樣，用久了也會被髒物塞住。此時如遇到興奮或超時熬夜，不暈倒才奇怪！因他們本身的結構體已經有問題了。年輕人比較耐得住，暈倒了好像沒那麼嚴重，不少年輕人暈倒，時而檢查說是二尖瓣膜有問題，只要注意生活品質，多不會有大礙。年紀大可就不行了，身體隨時都在變。雖然死生由命，但我們可以靠適當的運動徹底改變生活品質。

# 9-15 心肌梗塞

心肌梗塞屬「眞心痛」、「厥心痛」、「胸痺」範疇。因部分心肌迅速發生嚴重而持久缺血、缺氧，導致心肌壞死。臨床上，胸痛和組織壞死引起的發熱等，心電圖呈現心肌損傷、缺血和壞死進行性演變，心肌梗塞常發生急性循環功能障礙、嚴重心律失常等，危及生命。疼痛劇烈難以忍受，常帶有緊悶或壓迫感，或壓迫性伴有窒息感，疼痛多位於胸骨中上後部，向左側或兩側胸部、頸部、下頷、上肢等處放射；多因心肺氣虛，恣食甘肥生冷，或思慮過度，致脾虛生濕、濕痰內蘊、氣機阻滯，胸痛比較輕緩。若暴受寒邪，寒性收引，挾痰濁阻，胸痛勢重而急。

### 氣虛血瘀

胸痛劇烈、痛有定處、心慌氣短、自汗乏力、語聲低微，舌質紫黯或有瘀斑，脈細或結代等，宜配合炙甘草湯、半夏瀉心湯或小陷胸湯。心肌梗塞發病早期常有胃腸症狀，特別疼痛劇烈時，常伴隨噁心嘔吐，宜針右陽明大絡和「上脘」、「大陵」。

### 氣陰兩虛、血瘀痺阻

突然心前區疼痛，如刺如絞，胸悶氣短，倦怠乏力，心悸怔忡、脈細數或結代等，宜配合大黃黃連瀉心湯或附子瀉心湯，宜針太陽大絡和「中脘」、「大陵」爲主。

### 心陽虛衰、寒凝心脈

卒然心痛，宛若刀絞，胸痛徹背，胸悶氣短，心悸不寧，神倦乏力，形寒肢冷，自汗出，舌質淡黯，舌苔白或白膩，脈沉細或沉遲或結代等，宜配合腎氣丸或補中益氣湯。宜針左陽明大絡和「心兪」、「膏肓」爲主。

### 陽脫陰竭

大汗淋漓，四肢厥逆，張口抬肩，喘促不得臥。甚則神志不清，口舌青紫等，宜針補右太陽大絡、太衝，配合眞武湯或四逆湯。大多數急性心肌梗塞是由冠狀動脈粥樣硬化、栓塞或血栓造成。急性心肌梗塞，多伴有心律失常、心力衰竭和休克等，以「心兪」與「百勞」爲主。

心臟功能不全（衰竭）者，或見夜間要起坐以利呼吸，尤其是併見肝腫大或脾腫大的患者。子、丑時辰是睡眠時辰，交感神經較不亢奮，心跳較不如白天來得活潑；此爲膽、肝經脈時辰，屬肝經脈的足五里穴在大腿內側，是股動脈的要穴（另一穴爲屬脾經脈的箕門穴），股動脈的聽診擴張期出現雜音（正常是收縮期才聽診到雜音），是心臟功能不全（衰竭）的徵候之一。手足青至節，汗出肢冷，脈沉細或結代，則爲眞心痛，即急性心肌梗塞，須採取中西醫結合治療措施，針灸太衝與太陽大絡，可用於心肌梗塞的發作期或緩解期，減輕、緩解心絞痛、心肌梗塞、心律不整等。患者常因情緒波動和精神刺激，造成心肌梗塞反覆發作，應保持心情樂觀。此外，睡眠應充足，注意氣候變化，避免過度勞累；須戒煙戒酒，飲食宜清淡，多吃蔬菜水果，不喝糖分飲料，多喝開水，保持大便通暢。

## 心肌梗塞治療穴道

| 病名 | 治療穴道 |
|---|---|
| 心肌梗塞 | 治療心肌梗塞有心俞、厥陰俞、膻中、巨闕、內關、神門，足三里等穴 |

## 心臟結構圖

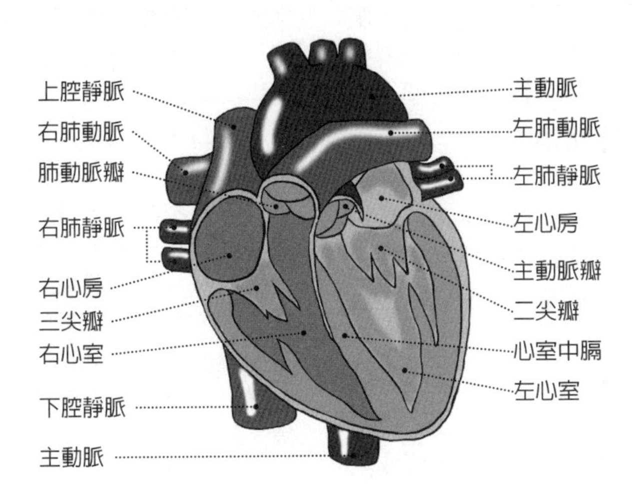


**+ 知識補充站**

1. 九心痛「上脘」、「中脘」。
2. 心胸病「大陵」。
3. 驚心遺精鬼「心俞」。
4. 虛勞須向「膏肓」及「百勞」。

為什麼會發生心肌梗塞？會造成心臟血管堵塞的原因很多，例如因為血栓，或是動脈粥狀硬化。會引發血栓、動脈粥狀硬化，也是有原因的。有心臟病、心血管疾病家族病史，或凝血功能基因缺陷者，罹患機率會比一般人高；本身有三高病症，機率也相對高；再者，工作壓力大、長期熬夜失眠或過勞者，日常生活飲食習慣不良者，老菸槍、嗜酒精飲料，以及情緒管理不當，易暴喜暴怒者；或是被感染發炎、天氣忽冷忽熱變化大，以及隨著年齡血管逐漸硬化、老化，都是致病原因。

# 9-16 高血壓

中醫典籍沒有「高血壓」症名，高血壓常見症狀有頸項強痛、頭枕部頭痛、易疲倦、不安、耳鳴、頭昏、心悸、虛弱等。主要屬於「眩暈」、「頭痛」、「心悸」、「肝風」等範疇。多因情志失調、飲食失節和內傷虛損，而致心肝腎功能失調引起。

### 肝陽上擾（氣鬱化火）

頭暈脹痛、煩躁易怒，怒則暈痛加重、面赤耳鳴、少寐多夢、口乾口苦、舌紅苔黃、脈象弦數等。宜針少陽大絡，配合防風通聖散或加味逍遙散。

### 陰虛陽亢

頭暈目澀、心煩失眠、多夢，或有盜汗、手足心熱、口乾舌紅少苔或無苔，脈細數或細弦。宜針陽明大絡，配合易簡地黃飲子或半夏瀉心湯。

### 心脾血虛

頭暈眼花，勞心太過則加重，心悸神疲、氣短乏力、失眠、納少、面色不華、唇舌色淡，脈象弱。宜針補左陽明大絡，服歸脾湯或補中益氣湯。

### 腎精不足

頭暈耳鳴、精神萎靡、記憶減退、目花、腰膝痠軟、遺精陽痿，舌瘦淡紅，脈象沉細，尺部弱等。宜針補右太陽大絡，服七寶美髯丹或腎氣丸。

### 痰濁中阻

頭暈頭重、胸膈滿悶、噁心嘔吐、不思飲食、肢體沉重，或有嗜睡，舌苔白膩，脈象濡滑，或弦滑等，宜針陽明大絡，配合藿香正氣散或河間地黃飲子。

高血壓分為本態性高血壓與續發性高血壓，其中百分之九十以上病患屬本態性高血壓。本態性高血壓原因不明，其病患的腎臟，常存在先天遺傳缺陷，無法如正常人有效排出鈉鹽，造成動脈平滑肌中鈉離子和鈣離子的增加；鈣離子增加會引起血管收縮及末梢阻力增加，呈現高血壓，容易造成血管硬化的病變，導致腎臟血管、冠狀動脈、視網膜血管、腦血管等重要器官的受損。續發性高血壓大約占高血壓的 5%～10% 之間。續發性高血壓，常見於主動脈窄縮、腎實質疾病、腎血管性疾病以及內分泌疾病。

正常情況下，人們在午睡後應該會神采奕奕，如果不是，那可能就是飲食缺乏營養，要不就是生活步調有問題。下午十一時至上午七時，包括子、丑、寅、卯等四時辰，屬膽、肝、肺、大腸經脈，內傷愈嚴重的人，此「蓄臟」時間（冬病在陰），必然睡不安穩，如果是本態性高血壓患者，大多已有動脈粥狀樣硬化，或慢性腎臟病等症狀。針灸治療高血壓，應分辨標本緩急。眩暈嚴重先治標，眩暈較輕或發作間歇期治本，以緩慢腹式呼吸，手指按壓印堂、太陽穴，減輕症狀。高血壓屬痰濁中阻型，應以清淡食物為主，禁食油膩厚味食品，避免辛辣食物，禁用煙酒。針灸雖有調整血壓作用，根據高血壓病情應配合中、西藥服用，以穩定控制病情。

## 高血壓治療方法與穴道

| 病名 | 治療方法與穴道 |
|---|---|
| 高血壓 | 1. 體針：針刺肝俞、神門、三陰交、陰陵泉、太衝、足三里等，以潛降肝陽；可針刺陰陵泉、豐隆、內關、太溪等做交替運用<br>2. 耳針：高血壓因肝陽上擾，可針刺肝、膽、高血壓、目1、目2等點來治療。因腎精不足可針刺腎、腎上腺、內分泌、皮質下、胃等點來治療。針刺前做常規消毒每次選二～四點，毫針刺入，留針二十～三十分鐘，留針時施行間隔的撚針<br>3. 頭針：針刺暈聽區，將針與頭皮呈三十度左右夾角，將針刺入帽狀腱膜下，當針達到暈聽區的應用深度後，快速撚轉二～三分鐘，留針五～十分 |

## 腦脊髓液與周圍靜脈影響血壓

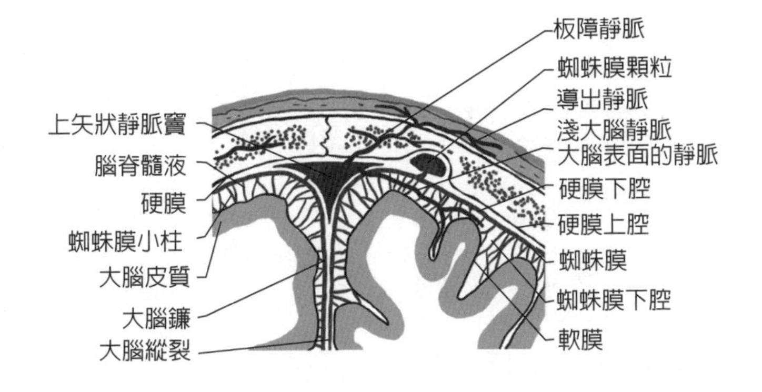


**+ 知識補充站**

1. 傳尸勞病湧泉出血。
2. 期門罷胸滿心疼。
3. 胸滿腹痛內關。
4. 胸結身黃，取湧泉。
5. 熱血入心肺少商。

台灣高血壓學會及心臟學會依據一項由兩岸共同合作的大型臨床試驗結果，於111年5月發布《2022年台灣高血壓治療指引》，下修國人高血壓標準為130/80mmHg。長期血壓偏高的併發症相當多，只要有血管經過的器官都會受影響。腦、心、腎臟、眼睛都是富含微血管的器官，是以將提高腦中風、心肌梗塞、心室肥大、心衰竭等風險，也會造成腎臟病、視網膜病變、腦病變、糖尿病等等。嚴重者甚至危及性命，不可不慎。

# 9-17 胃脘痛

胃脘部近心窩處疼痛爲胃脘痛，常見於胃炎、十二指腸炎、胃潰瘍或十二指腸潰瘍；多因多慮惱思、肝氣鬱滯、橫逆犯胃而痛，或因外寒犯胃、過食生冷積中、勞倦過度，致脾胃虛寒，而胃脘痛；或嗜食辛辣肥甘厚味，致濕熱蘊生、內鬱脾胃，引發氣血壅塞阻滯而胃脘痛。

## 肝氣犯胃

胃脘脹痛，痛連胸脅，噯氣頻頻，或兼嘔逆酸苦，苔多薄白，脈象沉弦等，宜保和丸或香砂六君子。針陽明大絡、內關、足三里等，慢性胃脘痛加灸脾俞、胃俞。

## 脾胃虛寒

胃脘隱痛，泛吐清水，喜暖惡涼，按之痛減，神疲乏力，苔白，脈虛軟等，宜小建中湯或五苓散。針太陽大絡、內關、足三里等，再針上、中、下三脘，加灸治療。

## 胃脘痛之防治與調理

防治胃脘痛，與胃脘痛癒後的調理，改善胃與小腸的生理作業，與促進腎、膀胱與大腸的生理作業，是對證下藥的妙方。

1. 甘薑苓朮湯與苓桂朮甘湯都用以治療胃腸非發炎性的功能失調，多偏蠕動不良的問題，其關鍵是可以改善胃與小腸的生理作業。兩味藥都具輕快發汗的效果。其組成只差薑與桂，苓、朮、甘三味藥是重疊的；四君子湯補氣，即以苓、朮、甘三味藥加人參。宜配合針陽明大絡。
2. 苓桂朮甘湯、腎氣丸、五苓散都利尿，其中，腎氣丸與五苓散有茯苓與澤瀉，利尿效果較大，能較快速促進腎、膀胱與大腸的生理作業。宜針太陽大絡。

胃痛最有效的穴道是太衝穴，在大拇趾與第二趾之間，與脾經脈的太白穴，兩穴分別在第一蹠骨內側與外側。在考古學上，第一蹠骨可以確定記錄著個人過去的成長、病變的千變萬化，在現代醫技 X 光線等的檢視下，一覽無遺。站立、行走、坐臥只要屈曲腳趾，尤其是大拇趾用力，屈拇長肌與屈拇短肌，就會激活太衝穴，忍耐再忍耐，到受不了的時候才放鬆，反覆再三，可以激活大隱靜脈回流到淺腹股溝鼠蹊部淋巴結。另外，用力翹起腳大拇趾，激活伸拇長肌與外展拇趾肌，如此屈拇趾與伸拇趾，強化腳底第四層肌肉（腓骨長肌與脛骨後肌終止於第一蹠骨底下），進而活絡肝、膽、脾、胃經脈相關的骨骼肌幫浦，讓相關靜脈順暢回流心臟，心臟也順利將動脈血輸送以養益肝、膽與胃。睡覺前與醒來時，躺在床上，確時活動三～五分鐘，激活第一蹠骨及相關生理功能，可以提升睡眠品質，起床更有精神。口水越多，吞嚥也多，耳咽管及舌骨也隨之活化，強化自體免疫機能。胃痛應注意飲食調養，一定要吃早餐，保持精神放鬆，戒煙酒、檳榔，減少復發，促進康復。

## 胃脘痛治療方法與穴道

| 病名 | 治療方法與穴道 |
| --- | --- |
| 胃脘痛 | 1. 內庭、足三里、內關、中脘、脾俞、公孫、膈俞、胃俞等穴<br>2. 華佗夾脊穴、足三里等，治療慢性萎縮性胃炎效果好。華佗夾脊穴位於背部正中線兩側，自第一胸椎至第五腰椎棘突下為止，正中線各旁開五分，左右各十七穴，共三十四穴 |

## 食物入胃的路徑

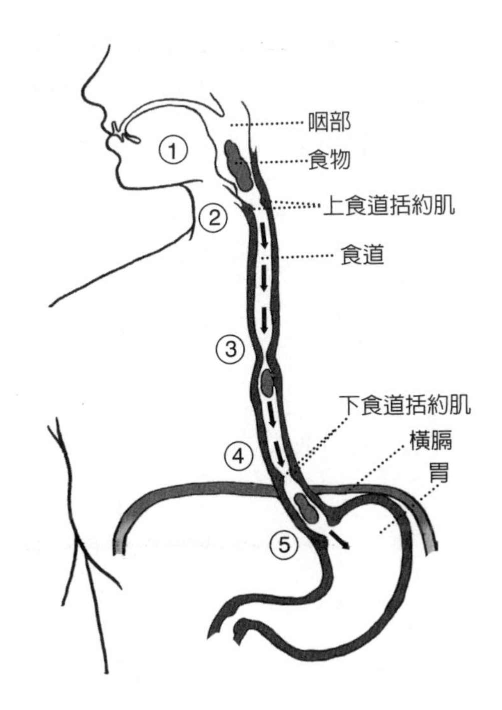


**＋ 知識補充站**

1. 腹痛中脘。
2. 腹中痛大陵外關。
3. 三里中封快去痛。
4. 脾冷胃疼瀉公孫申脈金門。

足五里穴感應肝腫大，是養護子、丑（晚上十一點～凌晨三點）的膽、肝經脈時辰，重視睡眠主要時辰（睡眠與美容時間），多休息少勞累。脾經脈的箕門穴感應脾腫大，是養護辰、巳（早上七點～早上十一點）的胃、脾經脈時辰，重視補充營養的當值時辰（需求營養時間），均衡攝取營養，禁偏食忌暴飲暴食。

# 9-18 嘔吐

嘔吐可發生於多種疾病，常見於胃與食道病變上，或外感內傷犯及胃腑，致和降失常嘔吐。嘔吐或因恣食生冷甘肥或誤食腐敗食物，致食積不化而嘔吐；或因脾胃虛弱，運化失常，痰飲內生積於胃脘，和降失常而嘔吐；或因外感寒邪或熱毒，犯及胃腑，致胃氣不降而嘔吐；或因情緒易怒、憂鬱，肝氣不疏，橫逆犯胃，胃氣上逆而致吐。臨床上，食物中毒、內分泌疾病、糖尿病性酮酸中毒、藥物引起副作用，急性心肌梗塞、精神性（如緊張、煩惱）等伴見的嘔吐。最有價值的是，十總穴的肚腹「三里留」、「內關心胸胃」治嘔吐要穴。

## 寒客胃脘

吐清水或稀涎，苔白脈遲，喜暖畏寒，或大便溏薄，宜配合五苓散或理中湯。針灸陽明大絡、「中脘」爲主。

## 熱邪內蘊

食入即吐，嘔吐酸苦熱臭，口渴，大便燥結，脈數，苔黃。宜大承氣湯或大黃黃連瀉心湯。針灸少陽大絡、「膻中」爲主。

## 宿食不消

腹脹滿或疼痛，食入更甚，噯氣厭食，肛門排氣、苔厚膩，脈滑實。宜配合五積散或半夏瀉心湯。針灸右陽明大絡、「中脘」、「天樞」爲主。

## 胃氣虛弱

嘔吐時作，胃納減少，大便微溏，神疲肢軟，脈弱，苔薄膩，宜小半夏加茯苓湯或參苓白朮散。針灸左陽明大絡、「中脘」、「氣海」爲主。

## 肝氣犯胃

腹痛連脅、噯氣頻作、嘔逆泛酸，均受情志影響，苔薄白，脈弦。宜配合溫膽湯或加味逍遙散。針灸少陽大絡、「勞宮」爲主。

大承氣湯、大黃黃連瀉心湯、大黃甘草湯與大黃附子湯等，因大黃炮製方法不同，腸道吸收部位也不一樣。大黃附子湯約每五十分鐘服一次，透過下肢的靜脈回流，也影響腹腔的肝門脈運作，加速胃腸的蠕動。大黃甘草湯治食已即吐，又治吐水，主治食道症候群，特別是下食道括約肌鬆弛症，兩方都用生大黃。大黃附子湯作用於下腔靜脈，影響肝門脈循環；大黃甘草湯作用於上腔靜脈，影響食道靜脈循環。

消化性潰瘍的自覺症狀中，疼痛頻率最高的是胃潰瘍與十二指腸潰瘍，以心窩部疼痛爲多，從疝痛到鈍痛各種狀況都有。十二指腸潰瘍多出現於空腹時或夜間疼痛，飲食之後多會較輕快。胃潰瘍多出現於飲食之後，潰瘍部位受到食糜擠壓而疼痛，其他症狀爲噁心、嘔吐，腹部脹滿感、吐血、泥便……，心窩部壓痛以外，關連痛機序並不清楚，Boas 壓痛點常是第十～十二胸椎突起左右兩旁三公分處膽俞、脾俞、胃俞出現痛點；針灸膽俞、脾俞、胃俞治療嘔吐。上消化道嚴重阻塞、癌腫引起嘔吐、腦病變引起嘔吐，針灸能用來治療症狀。針刺治療病程短的實證效果較好；病程長的虛證，用灸法較佳。如呃逆出現危重病後期，正氣虛敗、呃逆不止、飲食不進，呈現虛脫現象時，應配合其他療法來治療。

## 嘔吐治療方法與穴道

| 病名 | 治療方法與穴道 |
|---|---|
| 嘔吐 | 1. 內關、足三里、中脘、三陰交，大陵、內庭等穴<br>2. 先針內關、大陵、內庭、足三里等，左右施針。再針刺中脘、上脘、天突等。無發熱，各灸三～五壯至感痠麻為止<br>3. 久不癒，加刺建里、下脘、公孫、天樞、脾俞、胃俞、三焦俞等穴 |

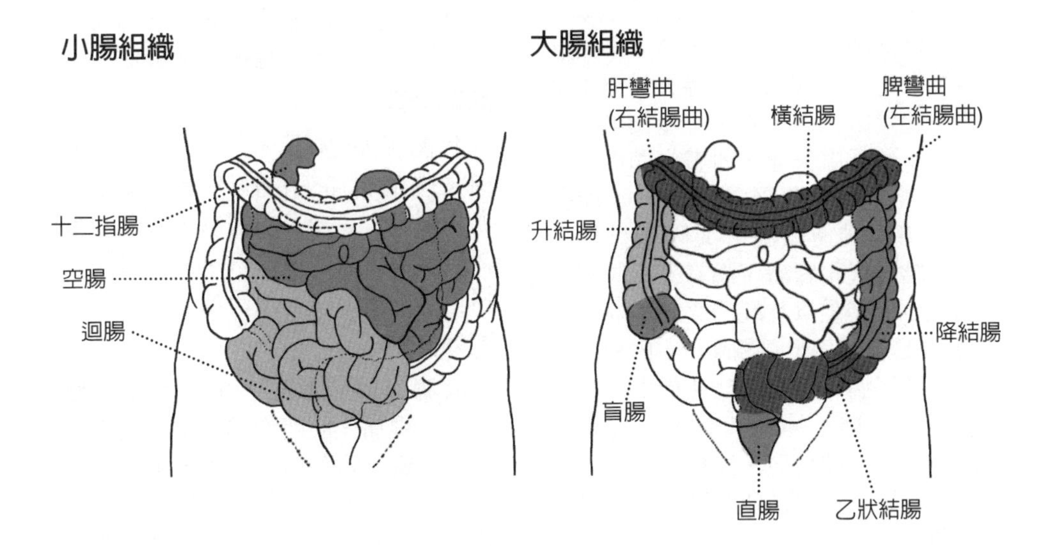


**＋ 知識補充站**

1. 「勞宮」退胃翻痛。
2. 翻胃黃疸腕骨「中脘」。
3. 翻胃吐食「中脘」、「氣海」、「膻中」補。
4. 翻胃吐食「中魁」奇穴。

多數人都有過嘔吐的經驗。嘔吐不只是腸胃出問題才會發生的症狀，許多因素都可能引發嘔吐。許多狀況下，嘔吐其實是一種身體的保護機制，未必都是不好的！比較常見的嘔吐原因，首先就是諾羅病毒、輪狀病毒等造成急性腸胃炎，或吃到被汙染的食物，再者如孕吐、吃太飽、飲酒過量、暈車船（動暈症），以及接受化療等等，都會引發嘔吐。

# 9-19 便秘、泄瀉

### 便秘

便秘是大便秘結不通，排便艱澀難下，且常數日一行。便秘雖屬大腸傳導失常，亦與脾、胃、肝、腎等臟腑功能失調有關。多見於體質陽盛，嗜食辛辣香燥食物，少食蔬菜，致大便乾燥而腑氣不通；或因情志不暢肝氣鬱滯不疏，致大腸傳導失常而生此症；也可因久病、術後、產後等氣血不足，致氣虛失運、血虛失潤而生便秘；或因腎虛致腎陽不足，不能化氣布津而排便艱澀。或因機械性病因，結腸直腸腫瘤、憩室炎、腸扭結疝氣、腸套疊以及肛門直腸疼痛（起因於裂隙、痔瘡、膿腫）。內分泌疾病，糖尿病、甲狀腺功能低下症、庫欣氏症候群。神經性病因、脊髓受傷、多發性硬化症、硬化症、巨結腸症……等，造成排便次數減少、排便困難，導致腹痛、腹脹及糞便嵌塞。針灸治療單純性便秘效果好。患者應多飲水、多食蔬菜水果，作適當運動，並養成定時排便習慣。

### 實秘

排便次數減少，經常幾日一次，大便燥結難下等。或因厲熱邪壅結，出現身熱、煩渴、口臭、喜冷，脈滑實，苔黃燥等；或因氣機鬱滯，則出現脅腹脹滿或疼痛，噫氣頻作，納食減少等，宜針右陽明大絡、左太陽大絡，配合防風通聖散或調胃承氣湯。

### 虛秘

氣血虛，出現面色唇爪蒼白無華，神疲氣怯，舌淡苔薄，脈象虛細等。或因寒，出現腹中冷痛，喜熱畏寒，脈沉遲，舌質淡苔白潤等，宜左陽明大絡、右太陽大絡，配合腎氣丸或補中益氣湯。

### 泄瀉

泄瀉是排便次數增多，糞便稀薄如糜，甚至瀉出如水樣般或帶膿血。

### 寒濕泄瀉

泄瀉偏於寒濕，多出現便質清稀，腸鳴腹痛、口淡不渴。身寒喜溫、脈遲，舌淡苔白滑膩，宜配合參苓白朮散或人參敗毒散。針灸太陽大絡、「天樞」、「足三里」。

### 濕熱泄瀉

泄瀉若偏於濕熱，多見大便黃糜熱臭、腹痛、肛門灼熱、小便短赤，脈象濡數，舌苔黃膩，或下痢赤白，裏急後重，或兼身熱口渴等，葛根黃連黃芩湯或防風通聖散。針灸陽明大絡、「天樞」、「地倉」。

### 脾腎虛

脾虛泄瀉，多見面色萎黃、神疲肢軟、不思飲食、喜暖畏寒、大便溏薄，脈濡軟無力，舌嫩苔白等；若因腎虛，則每於黎明之前腹中微痛，痛即泄瀉。若陰寒，則每晨數次，腹部和下肢畏寒，脈沉細舌淡苔白等，宜配合補中益氣湯或升陽益胃湯。針灸陽明大絡、少陽大絡及「足三里」、「地倉」。

常見非感染性腹瀉：乳糖不足或濫用多價性瀉劑。感染性腹瀉：細菌性，霍亂、大腸桿菌、寄生蟲等，多須採取中西醫結合治療。

## 便秘泄瀉治療方法與穴道

| 病名 | 治療方法與穴道 |
|---|---|
| 便秘 | 針刺或按摩天樞、氣海、關元、足三里、大腸俞、支溝、照海等穴 |
| 泄瀉 | 1. 治療急性腸炎（如寒濕泄瀉及濕熱泄瀉型），針刺中脘、天樞、足三里、關元、氣海、大腸俞等治療，若痛甚加灸神闕<br>2. 治療慢性腸炎（如肝腎虛型），針刺或灸大陵、中脘、天樞、脾俞、氣海、神闕、地倉等穴，或加灸百會來治療。五更泄，灸命門 |

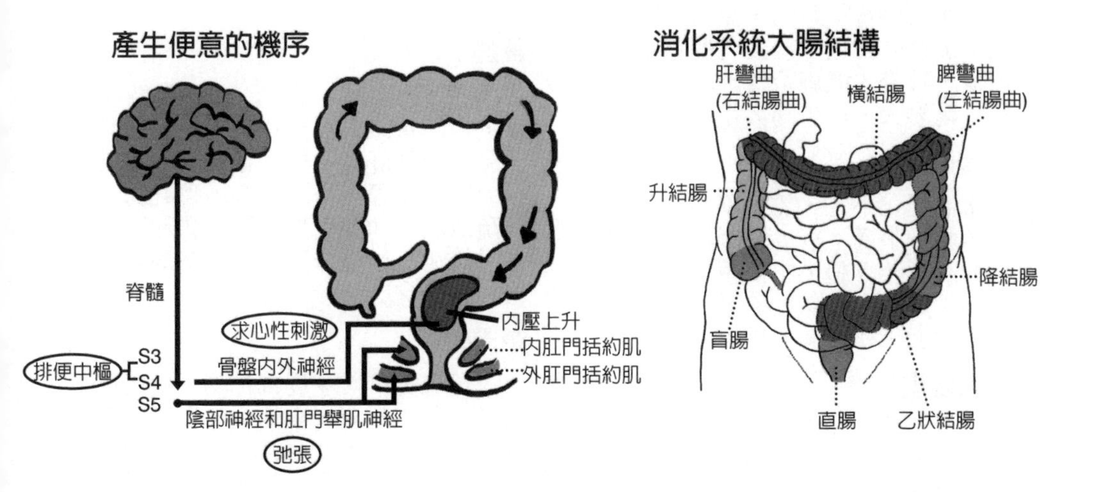


**＋ 知識補充站**

便秘：

1. 大便閉照海支溝。
2. 腹膨而脹，奪內庭兮休遲。
3. 胃腹瀉大陵。
4. 小腹脹內庭。
5. 腹中安康「陰維穴」。

泄瀉：

1. 脾泄刺「天樞」艾火。
2. 「三里」卻五勞之羸瘦。
3. 臟腑食肌肉要「地倉」。
4. 針灸百會以提肛，肛門疾患委中承山強。
5. 痔漏痛癢血「二白」；痔漏「承山」神「長強」呻吟真。

# 9-20 肝硬化、黃疸

## 肝硬化

肝硬化是肝細胞遭受損傷後，修復過程中，肝臟組織部分被纖維化組織取代，肝的正常結構，轉變成不正常構造的小結節，屬「積聚」、「臌脹」、「黃疸」範疇。多初期肝脾失調，病久傷腎陰腎陽，濕阻並寒化熱化，加重肝硬化。肝硬化側重用灸法治療，針後才能施行灸治，艾灸之力較容易滲入，以少陽大絡為主。

### 脾腎陽虛

水濕運化不足，氣化不利，腹水更甚，腹大脹滿不舒，脘悶納呆，神倦怯寒，下肢浮腫，小便短少等，宜真武湯。針灸右太陽大絡、「丹田」、「委中」、「天樞」為主。

### 肝腎陰虛

疏泄不利，加重氣滯血瘀，加重水濕泛濫，多成頑證，腹大脹滿不舒，甚則青筋暴露，齒鼻衄血等，宜補脾胃瀉陰火升陽湯。針灸左陽明大絡、「氣海」、「丹田」、「委中」為主。

### 濕氣作祟

1. 氣滯濕阻，腹脹按之不堅，脅下脹痛，食少易脹，噯氣，小便少，苔白膩等，宜異功散。針灸右陽明大絡、「偏歷」、「天樞」為主。
2. 水濕困脾，脘腹痞脹，精神困倦，溺少便溏，顏面及下肢浮腫，苔白膩等，宜五苓散。針灸右太陽大絡、「支溝」、「偏歷」、「委中」為主。
3. 濕熱蘊結，腹大堅滿，煩熱口苦，渴不欲飲，便秘或溏，溲赤澀，或面目皮膚發黃，舌紅苔黃膩等，宜三黃瀉心湯，針灸陽明大絡、「支溝」、「偏歷」、「天樞」為主。

### 其他常見因素

酒精、病毒性肝炎、膽汁性硬變、慢性活動性肝炎、慢性鬱血性心臟衰竭、藥物與毒素、血吸蟲病等，腹大堅滿、脈絡怒張、脅腹刺痛，有血痣、硃砂掌、唇紫、大便黑，面黯等，宜大承氣湯。針灸少陽大絡、「支溝」「偏歷」、「委中」、「天樞」為主。

## 黃疸

黃疸以目黃、膚黃、尿黃為主症，白睛黃染為重要特徵。黃疸常見於急、慢性肝炎、急性膽囊炎、膽結石、肝硬化等，多因濕濁內蘊肝膽，致疏泄膽汁功能受到阻滯，膽汁不能正常排泄而橫溢成黃疸。陽黃側重針治，陰黃宜灸治。

### 濕濁帶熱

泛黃成陽黃，受疫毒化熱，病勢更猛暴，黃色鮮明，發熱，口渴，胸悶嘔噁，腹脹，大便秘結，小便短赤，舌苔黃膩等，宜配合茵陳蒿湯。針灸右陽明大絡、「湧泉」、「合谷」、「膽俞」為主。

### 濕濁挾瘀

偏寒泛黃成陰黃，多因思慮勞倦傷脾或酒食不節，脾失健運，外加寒澀痰瘀阻滯，黃色晦暗，神疲乏力，食少便溏，脘痞腹脹，舌質淡苔膩等，宜茵陳四逆湯。針灸右太陽大絡「湧泉」、「復溜」、「膽俞」為主。

### 血清膽紅素濃度上升

血清膽紅素濃度達到每公合二毫克（mg/dL）以上，會造成皮膚及鞏膜黃色色素化，血膽紅素過高症因膽紅素過度產生，肝臟攝取量減少、肝臟結合作用減少、膽道排泄減少等。膽汁排泄障礙常合併搔癢。針灸少陽大絡、「湧泉」、「合谷」、「復溜」為主。

## 肝硬化、黃疸治療方法與穴道

| 病名 | 治療方法與穴道 |
|---|---|
| 肝硬化 | 1. 治療肝硬化有中脘、內關、期門、章門、足三里等穴<br>2. 先針中脘、巨闕等穴，再針刺足三里、內關、巨闕、日月、期門、章門、肝俞、脾俞、腎俞等，或加灸六、七壯 |
| 黃疸 | 針刺或按摩中脘、章門、日月、期門、至陽（疏肝利膽，治黃疸要穴）、肝俞、膽俞、脾俞、足三里、陽陵泉等穴 |

## 養分吸收，水路走肝門靜脈，油路走胸管

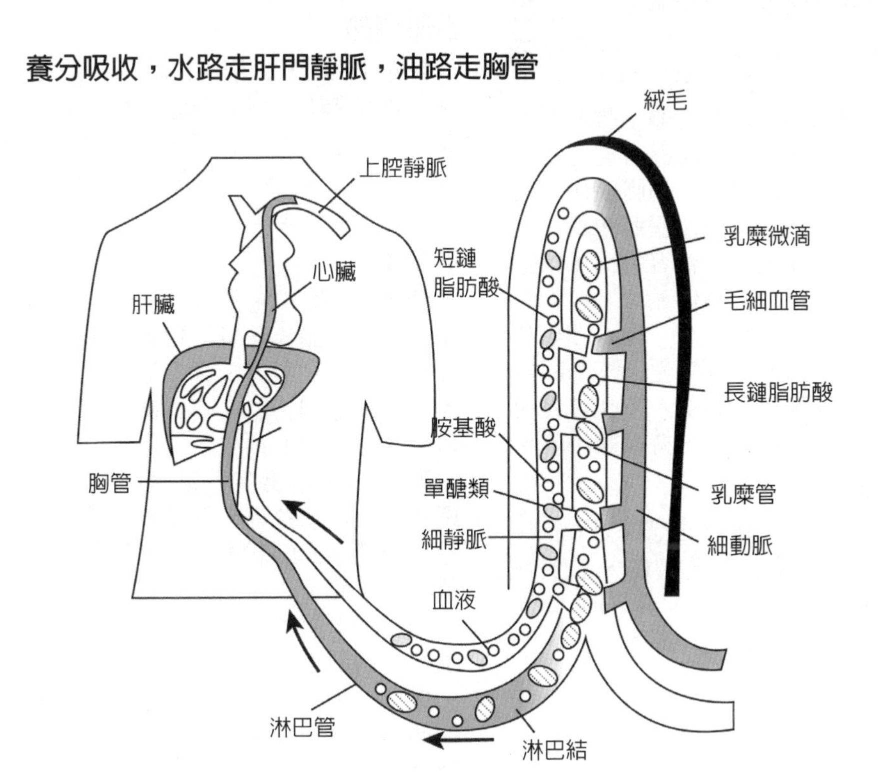


**＋ 知識補充站**

1. 脅痛閉結「支溝」妙。
2. 「偏歷」利小便水蠱。
3. 虛勞「氣海」、「丹田」、「委中」。
4. 虛損「天樞」取。
5. 痞氣結胸目昏黃，「湧泉」三分汗。
6. 當汗不汗「合谷」瀉，自汗發黃「復溜」憑。
7. 目黃「陽綱」、「膽俞」。

# 9-21 膽石症

膽石病屬「膽脹」、「結胸」、「癖黃」、「脅痛」範疇。多因膽汁疏泄不暢，致積滯受熱煎熬化成石。膽石症急性發作是熱毒蘊結、肝膽濕熱、脾胃濕熱，致肝失疏泄，氣機不利，引發肝膽氣血壅塞鬱滯，出現膽石絞痛。膽石病慢性發作是肝氣鬱滯，脾失健運，致痰瘀阻滯、氣機不暢，多與情緒、飲食有關。膽結石主要有膽固醇、色素，和混合性結石等三種。肥胖、糖尿病、迴腸疾病、懷孕、使用動情激素或口服避孕藥、血脂過高、肝硬化患者較容易罹患膽結石，女性是男性的四倍。

主要症狀有膽石絞痛、噁心和嘔吐等。膽石絞痛常是固定性，疼痛部位多於右上腹部或上腹部，多在進食後三十～九十分鐘發生，持續數小時。

### 少陽經證

往來寒熱、胸脅苦滿、口苦咽乾、目眩耳聾，不欲飲食、心煩喜嘔，苔白，脈弦等，宜柴胡加芒硝湯。針灸少陽大絡、「曲泉」、「太白」爲主。

### 痰飲內停

懸飲、胸肋脹痛、咳唾、轉側、呼吸疼痛加重，苔白，脈沉滑等，宜藿香正氣散。針灸陽明大絡、「曲泉」、「氣衝」爲主。

### 肝氣鬱結

脅脹痛爲主，痛無定處，每因情緒變化而發作，胸悶太息、脘腹脹滿，苔薄，脈弦等，宜加味逍遙散。針灸少陽大絡、「太衝」、「曲泉」、「關衝」爲主。

### 瘀血阻絡

脅痛如刺，痛有定處，入夜尤甚，脅肋下或有積塊，舌質紫黯或有瘀斑，脈澀等，宜大柴胡湯。針灸左少陽大絡、「曲泉」、「陰陵泉」爲主。

### 肝膽濕熱

脅痛脹滿、口苦心煩、胸悶納呆、噁心嘔吐、目赤或黃疸、小溲黃、脈弦滑，苔黃膩等，宜溫膽湯。針灸少陽大絡、「太衝」、「陰陵泉」、「關衝」爲主。

### 肝陰虛

脅肋隱痛，悠悠不休、口乾咽燥、心煩、頭目眩暈、視力模糊舌紅少苔，脈弦細數等，宜半夏天麻白朮湯。針灸陽明大絡、「太衝」、「太白」、「關衝」爲主。

膽結石、膽囊炎、肝硬化、黃疸嚴重、皮膚癢痛等，常忽略了「虛」證。小建中湯的脈象多弱，腹部多虛軟塌陷，脇下少見壓痛，甚至壓按之不痛反覺舒服。茵陳四逆湯治黃疸脈沉遲，四肢厥冷，腰以上自汗，也是一樣要知曉其「虛」（常見於黃疸末期病人）。膽汁由膽鹽、膽色素及其他溶於似胰液之鹼性電解質物質組成，每天分泌五百毫升，部分膽汁構成物在小腸中被吸收後，再由肝臟排出；腸肝循環膽鹽的合成速度爲一天零點二～零點四公克。膽鹽總量約三點五公克，經腸肝循環不斷地再製造，膽鹽的再製造每餐二次，一天六～八次。部分小腸出現問題，腸肝循環受到干擾，膽鹽再吸收受到阻礙，出現多脂肪糞便，日久會危及脂肪的消化與吸收，造成肝膽病症。

## 膽石症治療方法與穴道

| 病名 | 治療方法與穴道 |
| --- | --- |
| 膽石症 | 1. 治療膽結石有中脘、內關、章門、期門、日月、陽陵泉<br>2. 針刺上述穴位，疼痛仍無法緩解或消失時，可再針刺中脘、下脘、不容、大橫、期門、章門、京門、天樞等穴。或在天應、中脘、下脘、足三里、大敦、肝俞脾俞、膽俞等穴處附加灸法來加強療效。對不同證型，可加強特定穴位 |

### 膽結石與肝、膽及十二指腸循環都相關

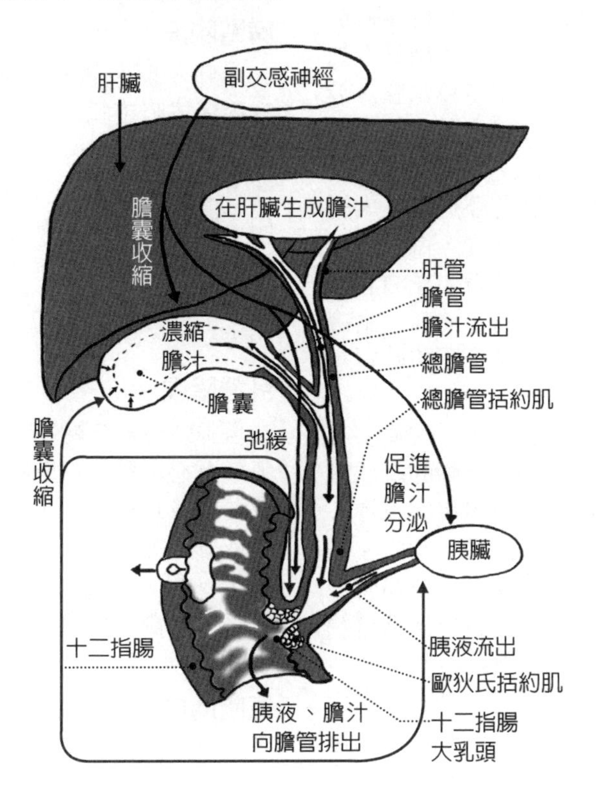


**＋ 知識補充站**

1. 臍腹「曲泉」。
2. 「太白」、「氣衝」、「陰陵」開通水道。
3. 口苦舌乾，刺「關衝」出毒血。

# 9-22 慢性腎炎

慢性腎炎是內科常見疾病，導致慢性腎炎的原因很多。原發於腎小球的慢性腎炎，它的臨床病程長（超過一年），而且多爲慢性進行性。尿液出現蛋白尿、顯微血尿，及水腫、高血壓等。晚期由於腎絲球症不斷進行，纖維組織增多，腎臟萎縮出現腎功能衰竭。當腎臟功能異常，腎絲球過濾率明顯降低時，若患者攝食鈉又不加限制時，會出現鈉滯留導致水腫。針灸治療慢性腎炎，改善症狀、增強體質、減少反覆發作等。水腫初期，嚴格控制鹽分攝取。腫勢漸退後（大約三個月），可進少鹽飲食，待病情好轉後逐漸增加食物中鹽量，忌酒、辛辣、重鹽、醋、蝦、蟹、油膩、生冷等食品。注意起居飲食，預防感冒，不宜過勞。

慢性腎炎屬「水腫」、「腰痛」、「虛勞」範疇，肇因於腎臟的絲球體與腎小管循環不良，可引發心下悸，風池與太衝是治頭痛最好是兩穴。任何心悸，仔細尋找小腿有「青筋處」放血，常見奇效。慢性腎炎病情纏綿不癒，多屬虛證，併發症多易累及他臟，臨證時，詳細辨證。針右太陽大絡、配合灸法用腎俞、脾俞、三焦俞、氣海、關元、大椎、命門等。癌末患者，化療或放療後，出現小便不利現象，用關元、太溪、太衝等灸法治療。

### 肺腎氣虛

面浮肢腫、面色萎黃、少氣乏力、容易感冒、腰脊痠痛，舌淡，苔白潤、有齒印，脈弱等，宜配合玉屛風散或人參敗毒散。針左太陽大絡，配合灸法腎俞、三焦俞、氣海、大椎、命門等。

### 脾腎陽虛

浮腫、面色蒼白、畏寒肢冷、腰脊痠痛或脛痠腿軟、神疲、納呆或便溏、性功能失常（遺精、陽痿、早洩）或月經失調，舌嫩淡胖、有齒印，脈沉細或沉遲無力等，宜配合附子五苓散或眞武湯。針右太陽大絡，配合灸腎俞、脾俞、關元、大椎、命門等。

### 肝腎陰虛

目睛乾澀或視物模糊、頭暈耳鳴、五心煩熱、口乾咽燥、腰脊痠痛或夢遺或月經失調，舌紅少苔、脈弦細或細數等，宜配合腎氣丸或獨活寄生湯。針右太陽大絡，配合灸法腎俞、三焦俞、氣海、大椎、命門、太衝等。

### 氣陰兩虛

面色無華、少氣乏力或容易感冒、午後潮熱或手足心熱、口乾咽燥或長期咽痛、舌質偏紅、少苔、脈細或弱等，宜配合補中益氣湯或人參養榮湯。針右少陽大絡，配合灸太衝、三焦俞、氣海、關元、命門等。

## 慢性腎炎治療方法與穴道

| 病名 | 治療方法與穴道 |
| --- | --- |
| 慢性腎炎 | 1. 腎俞、脾俞、太溪、足三里、三陰交、氣海、水分等穴<br>2. 灸法用腎俞、脾俞、三焦俞、水分、氣海、關元、陰陵泉、大椎、命門等穴<br>3. 癌症末期患者，化療或放療後，出現小便不利現象，用關元、太溪、太衝等穴治療。每次用艾條溫和灸三～五個穴位，施灸時將艾條的一端點燃，對準灸的腧穴處，約距皮膚三公分處熏烤，以患者局部有溫熱感而無灼痛為宜，一般每穴灸五分鐘，至皮膚紅暈為度，或採用艾炷灸，每穴灸三壯。隔日灸一次，七次為一個療程 |

## 從耳的望診可判斷腎的體位及功能

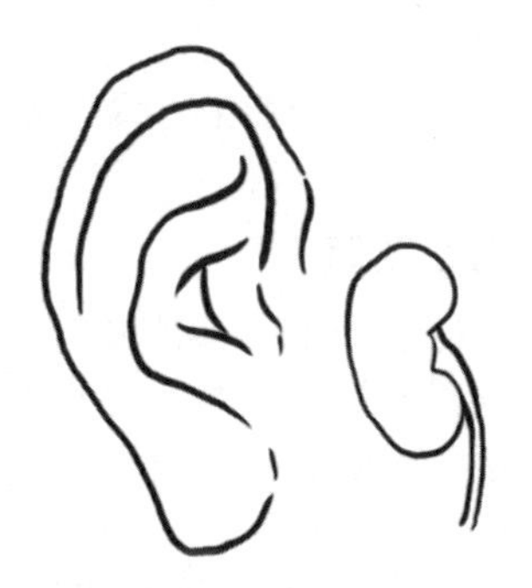

紋理細緻：腎精充實
耳薄軟弱：腎臟軟弱
左右耳高低不一：腎臟位置異常

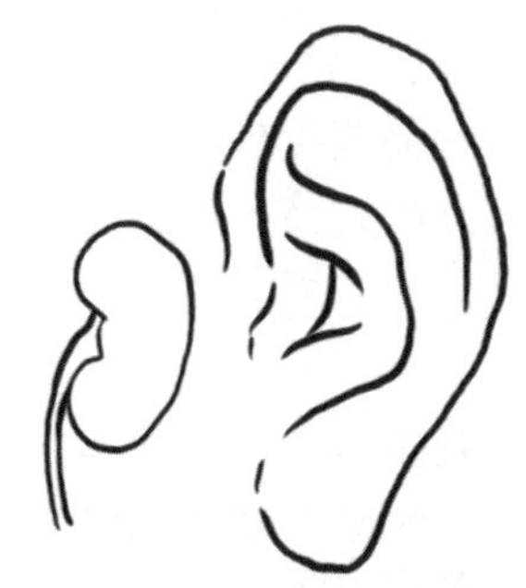

紋理粗亂：腎精耗損
耳厚堅實：腎臟堅固
左右耳高低均整：腎氣調和機能佳

**＋ 知識補充站**

1. 腳膝經年痛不休，「崑崙」並呂細。
2. 兩足有水「臨泣」瀉。
3. 「照海」治喉中閉塞，四肢之懈惰。
4. 「太衝」益肝與原氣，「液門」養腎與宗氣。

# 9-23 陽痿、遺精

### 陽痿

陽痿是男性性功能障礙，導致不能完成性交全過程的病症，又稱「陰痿」、「陽不起」。針灸治陽痿，多屬功能性調整，必須做心理建設。治療期間，減少房事。陽痿分為器質性和非器質性兩種。

### 非器質性陽痿

多由於精神因素造成，如過度疲勞，自信不足、焦慮、緊張、恐懼、性交干擾、感情冷淡、環境不適當等。或因精泄過多，命門火衰，宗筋失用而陽痿。針灸太陽大絡、少陽大絡、「太衝」、「太溪」為主。

### 器質性陽痿

多因血管性因素致供血不足、神經障礙（如脊髓腫瘤、顳葉病變及服用降壓藥物等）引起神經阻斷、內分泌功能紊亂、藥源性因素影響勃起和射精、其他男性疾病影響泌尿生殖系統炎症、手術後、外傷及毒性物質的影響等，都會引起勃起障礙。針灸少陽大絡、「太衝」、「大敦」為主。

### 遺精

遺精是不因性生活，或手淫等其他刺激，發生精液自發外泄的現象，睡眠夢中發生遺精叫夢遺，清醒狀態發生遺精為滑精。

未婚男子，每月遺精一～二次屬正常現象；遺精分心腎不交、腎氣不固、濕熱下注等。

### 心腎不交

多有夢遺，腰痠或痛，精神疲倦，心悸、失眠、健忘。

1. 兼尿黃、便乾、虛熱盜汗、舌紅少苔、脈細而數，為心血不足、腎陰虧乏，心腎陰虛證，宜天王補心丹。針灸右太陽大絡、「命門」、「腎俞」、「大杼」、「曲泉」、「復溜」、「絕骨」。
2. 若兼面色蒼白、短氣、舌淡苔白、脈弱，心氣不足腎虛不固，心腎陽虛證，宜針右少陽大絡及服用補中益氣湯。

### 腎氣不固

無夢而遺，甚或稍有思念，或稍遇勞累則滑遺不禁，晝夜數次。形瘦神疲、頭暈耳鳴、身體困倦、腰膝痠軟無力、短氣。

1. 腎陽虛者，手足清冷、畏寒、倦臥、口鼻氣清、舌淡、脈沉細，宜針右太陽大絡，服眞武湯。
2. 腎陰虛者，潮熱骨蒸，盜汗、顴紅、咽痛、口乾、舌紅少苔、脈細數無力，宜針右太陽大絡，服腎氣丸。

### 濕熱下注

多有夢遺精，偶或無夢而滑精，時或煩熱，陰部潮濕或癢、小便黃赤、舌苔厚或黃、脈滑或數，宜針右陽明大絡，服用治濁固本丸。

器質性疾病引起遺精、滑精，應同時治療原發性疾病。針灸治療遺精屬功能性的調整。

## 陽痿、遺精治療方法與穴道

| 病名 | 治療方法與穴道 |
|---|---|
| 陽痿 | 1. 關元、足三里、三陰交、太衝等。在關元、中極、曲骨、神闕、足三里等穴用隔薑法灸之<br>2. 俯臥位針刺腎俞、命門、蠡溝、肝俞、膽俞、八髎、陰陵泉等穴，及灸復溜、然谷、命門、腰陽關等穴 |
| 遺精 | 1. 關元、三陰交、太衝、神門，大陵、志室、腎俞、太溪等穴為基礎<br>2. 陰虛火旺加照海、陰谷等穴<br>3. 濕熱下注加中極、陰陵泉等穴 |

## 男性生殖系統及其功能

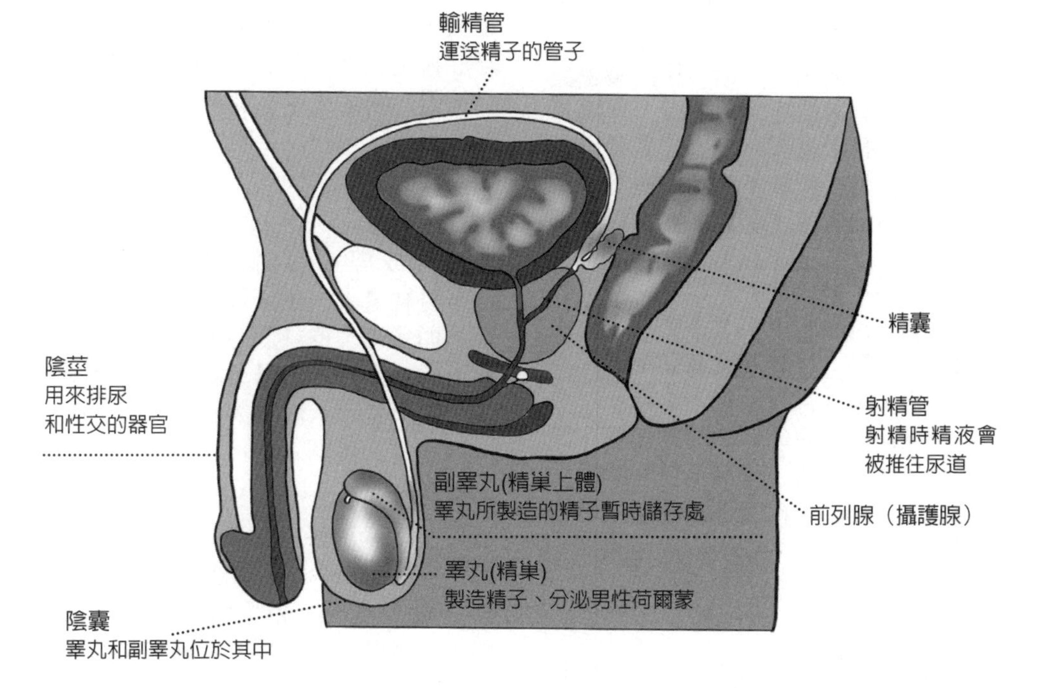


**＋ 知識補充站**

1. 股膝陰核腫「太衝」神。行步艱難疾轉加，「太衝」、「太溪」效堪誇。
2. 七般疝氣取「大敦」。
3. 腎敗腰虛小便頻，針「命門」，灸「腎俞」。
4. 風痺痿厥「大杼」、「曲泉」。
5. 四肢厥逆冷「復溜」半寸，脈浮洪熱瀉「絕骨」，沉細寒補「絕骨」。

# 9-24 經前期緊張、月經不調、痛經

經前期緊張症候群，出現乳房脹痛、頭頸背痛、感覺體重增加、潮熱、便秘或泄瀉等，精神狀態方面，無精打采、疲倦易懶、情緒低落、煩躁易怒、悲傷欲哭、失眠健忘、精神不集中或性慾降低等，在經前十～十四天出現，月經一旦來潮，所有症狀隨即減輕，甚至消失。

經前期緊張，肇因於肝鬱氣滯、脾腎陽虛、陰虛肝旺、心脾兩虛，臨床上當依證給予藥物及針灸治療。

當月經的期，量、色、經血發生異常，並伴有其他症狀出現時，稱爲月經不調。月經失調有月經次數稀少，經期短或月經次數多，週期短，經期長，經血過多或紊亂性出血。月經週期提前七天以上，甚至一個月二次，稱爲月經先期；月經週期退後七天以上，甚至每隔四十～五十天一次，稱爲月經後期：月經不按週期來潮，或先或後，稱爲月經先後不定期。

行經前後下腹疼痛，稱爲痛經。原發性痛經生殖器官沒有器質性病變，稱功能性痛經；續發性痛經因生殖器病變引起的痛經，如子宮內膜異位、盆腔炎、子宮黏膜下肌瘤等。

**1. 肝鬱氣滯**

經前或經行小腹墜脹而痛，經量多少不定，血色或紅或紫亦可夾有血塊，宜配合桃紅四物湯或加味逍遙散。針灸少陽大絡、八髎、三陰交、陽陵泉、太衝、內關、合谷等。

**2. 胞宮血瘀**

經行時小腹疼痛比較劇烈，痛引腰骶，宜配合桃紅四物湯或抵當湯。針灸太陽大絡、八髎、三陰交、太衝、血海、天樞、子宮、合谷等。

**3. 寒濕凝滯**

經前或經期小腹冷痛，得熱則減，形寒肢冷，月經後期，經量少，澀滯不爽，宜配合十四味建中湯或四物湯。針灸陽明及少陽大絡、八髎、公孫、三陰交、太衝、太溪、天樞、子宮、合谷等。

**4. 濕熱鬱結**

經前或經期少腹刺痛有灼熱感，且拒按，月經提前或先後不定期，經色黯紅穢臭黏稠，平日黃白帶下，宜配合連附四物湯或桂苓丸。針灸太陽及陽明大絡、八髎、三陰交、陽陵泉、太衝、太溪、天樞、子宮、合谷等。

**5. 氣血兩虛**

經期或經後腹痛綿綿，喜按喜溫，月經量少，色淡質稀，面白或萎黃，頭暈悸，倦怠無力，宜配合人參養榮湯或當歸補血湯。針灸左陽明及右少陽大絡、八髎、太衝、太溪、血海、子宮、內關、合谷等。

**6. 衝任虛寒**

經期或經後小腹冷痛，得熱痛減、遇寒加劇、喜溫喜按、經期愆後、量少色淡，帶下清稀、腰脊痠痛、背寒肢冷，宜配合當歸羊肉湯或眞武湯。針灸右太陽及左少陽大絡、八髎、公孫、三陰交、太衝、太溪、血海、子宮等。

**7. 肝腎虧損**

經期及經後小腹隱隱作痛，經量少，色淡紅，腰膝痠軟、頭暈耳鳴，宜配合十全大補湯或腎氣丸。針灸左太陽及右陽明大絡、八髎、公孫、三陰交、陽陵泉、太衝、太溪等。

## 經前期緊張症候群之治療

| 病因 | 病證 | 治療方法與穴道 |
| --- | --- | --- |
| 肝鬱氣滯 | 經前乳脹、頭痛、胸悶、煩躁、易怒、小腹滿、舌色黯、脈弦 | 1. 服用加味逍遙散或桃紅四物湯<br>2. 針灸少陽大絡、內關、三陰交、太衝、太溪、風池等穴 |
| 脾腎陽虛 | 面目浮腫、頭暈嗜睡、體倦腿軟、泄瀉、腹脘悶痛，苔白、舌胖有齒痕，脈沉細 | 1. 服用真武湯或補中益氣湯<br>2. 針灸左陽明大絡、足三里、三陰交、太衝、太溪等穴 |
| 陰虛肝旺 | 心煩易怒、頭暈目眩、健忘失眠、舌紅少苔、脈弦 | 1. 服用八珍湯或人參養榮湯<br>2. 針灸少陽大絡、三陰交、太衝、太溪、風池等穴 |
| 心脾兩虛 | 心悸失眠、多思善慮、神倦乏力、胃納差、面色萎黃，舌淡紅苔薄白，脈細數 | 1. 服用歸脾湯或清心蓮子飲<br>2. 針灸陽明大絡、太陽大絡、三陰交、太衝、太溪等穴 |

## 月經不調之治療

| 病證 | 症狀 | 治療方法與穴道 |
| --- | --- | --- |
| 月經先期 | 甚至1個月2次，經血量多，或伴有血色紅質黏稠，舌紅脈數；或血色淡質清稀，舌淡，脈弱等 | 1. 宜連芩四物湯或加味逍遙散<br>2. 針灸陽明大絡、少陽大絡、三陰交、地機、太衝等穴 |
| 月經後期 | 月經延後甚至40~50天1次，量少為主證，或小腹發涼，面色蒼白、舌淡，脈沉細；或血色黯、胸脅乳房發脹，舌苔薄白、脈弦 | 1. 宜十全大補湯或腎氣丸<br>2. 針灸右太陽大絡、腎俞、氣海、中極、三陰交、關元、足三里、太衝、太溪等穴 |
| 月經先後不定期 | 月經趨前錯後，量或多或少，胸脅乳房脹，經行不暢，舌苔薄白，脈弦；或血色淡質清稀，腰膝痠軟、夜尿多，舌淡，脈弱 | 1. 宜柴胡桂枝湯或加味逍遙散<br>2. 針灸少陽大絡、氣海、關元、中極、地機、三陰交、行間、足三里、太衝等穴 |

**＋ 知識補充站**

經前期緊張：寒多熱少取「復溜」。熱多寒少用「間使」。赤白帶下「中極」補還灼艾。

月經不調：虛煩面赤「通里」。嘔吐眼花「神庭」。頭暈目眩覓「風池」。

# 9-25 功能性子宮出血、子宮脫垂

## 功能性子宮出血

功能性子宮出血，是指經婦科檢查未發現生殖器官有器質性病變，如腫瘤炎症等疾病，但發生不正常的出血現象稱之，常伴隨發生卵巢功能不全及無排卵的現象。分實證與虛證；患者若有功能性子宮出血後，應注意適當休息，避免精神緊張、過度勞累或劇烈運動。

功能性子宮出血屬於「崩漏」的範疇，常肇因於卵巢功能異常，雖無生殖器官器質性病變，但最大的困擾是月經停不了，還會致使月經週期紊亂，經期拖延多日；也可能造成經量過多，以致血紅素偏低，發生貧血的情形。臨證時，當詳爲辨證據以施藥及針灸治療。

青春期崩漏：少女崩漏多因生殖系統、內分泌運作尚未成熟，其體質偏屬「腎氣未充、氣血虛弱」。

生育年齡崩漏：生育年齡層女性出現經血淋漓不止，常因日常飲食不均，過食油膩炸烤重味；或情志抑鬱、經常熬夜、作息失調，或壓力大，致「肝脾不和，氣血虛弱」。

更年期崩漏：更年期婦女多因卵巢功能退化，內分泌改變，致「腎陰不足，陰虛火旺」而熱迫血妄行。

## 子宮脫垂

凡子宮位置沿陰道下移，低於坐體棘水平以下，甚至脫出陰道口處，稱爲子宮脫垂。大多發生於生產過的婦女，與分娩損傷、盆腔支持組織薄弱和張力減低腹腔壓力增加，身體姿勢用力影響及骨盆傾斜度的改變有關。

## 中氣下陷

子宮脫垂，小腹下墜，勞則加劇，神疲肢倦、面色少華、帶下量少、舌淡苔白，脈虛細無力等，宜配合當歸補血湯、當歸羊肉湯、十全大補湯或補中益氣湯。針灸左陽明大絡、右少陽大絡、百會、關元、曲骨、足三里、曲泉、子宮穴等。

## 腎氣不固

子宮脫垂，小腹下墜、腰痠腿軟、小便頻數、夜間尤甚、頭暈耳鳴，舌淡苔白，脈沉無力等，宜配合人參養榮湯、眞武湯或腎氣丸，針灸右太陽大絡、左陽明大絡、百會、足三里、腎兪、太溪、子宮穴等。

過勞、劇咳，排便用力等會引起子宮脫垂的反覆發作。子宮脫垂屬於傳統中醫「陰挺」、「陰脫」、「陰突」、「產腸不收」等範疇，其病機主要是由於脾氣虛弱、中氣下陷，致任帶失提，固陷致脫；也可因腎虛、封藏失職、任帶不固，致滑脫不收，應迅速改善便秘、慢性咳嗽的情形，以減少因腹壓而增加子宮脫垂的機率。

**小博士解說**

1. 瞽視「肝俞」、「命門」。
2. 腿膝無力、風濕傷殘，灸「二市」穴。
3. 無汗瀉「復溜」、汗多「合谷」收，六脈微細，一補脈還。
4. 骨寒髓冷「靈道」妙。寒熱仗「間使」。
5. 瘾疹瘰癧灸「天井」。

## 功能性子宮出血之治療

| 病證 | 症狀 | 治療方法與穴道 |
|---|---|---|
| 虛證 | 1. 血崩下血或淋漓不絕。血色淡紅、面色蒼白、身體倦怠、氣短懶言、不思飲食，舌質淡苔薄白，脈弱者為氣虛<br>2. 血色淡紅、小腹冷痛、四肢不溫、喜熱畏寒、大便溏薄，舌淡苔白，脈沉細者為陽虛<br>3. 出血量少，血色鮮紅，頭暈耳鳴、五心煩熱、失眠盜汗、腰膝痠軟，舌紅苔少，脈細數者為陰虛 | 1. 宜配合人參養榮湯、當歸補血湯、當歸羊肉湯、真武湯、十全大補湯、補中益氣湯或腎氣丸<br>2. 針灸少陽大絡、右太陽大絡、關元、三陰交、太衝、隱白、神闕、腰陽關等穴 |
| 實證 | 1. 血崩其色深紅濃稠，氣味臭穢、口乾喜飲、心煩易怒，舌紅苔黃，脈滑數者為血熱<br>2. 血色黯紅，兼見帶下如注，色如米泔或黃綠如膿，氣味臭穢、陰部癢痛，舌苔黃膩，脈濡數者為濕熱<br>3. 證見胸脅脹痛、心煩易怒、時欲嘆息，脈弦數者為鬱熱<br>4. 血中挾有瘀塊，腹痛拒按，瘀塊排出後則痛減，舌質黯紅，脈沉澀者為血瘀 | 1. 宜配合桃紅四物湯、抵當湯、連附四物湯、桂苓丸或加味逍遙散<br>2. 針灸少陽大絡、陽明大絡、關元、三陰交、太衝、隱白、太衝、腰陽關等穴 |

## 子宮脫垂治療方法與穴道

| 病名 | 治療方法與穴道 |
|---|---|
| 子宮脫垂 | 1. 體針：主要穴位有左陽明大絡、百會、關元、曲骨、子宮、足三里、腎俞、曲泉、太溪。子宮穴為經外奇穴，治療子宮脫垂的特效穴。要用強刺激手法，使針感散至前陰部，或針刺腹部穴位時前陰部有向上收縮的感覺<br>2. 耳針：可刺子宮、腎、皮質下（均雙側）等耳穴點。中弱刺激，每天或隔天1次；也可針刺一側，以豆粒或米粒貼敷另一側，每天按壓3～5次，以痛為度<br>3. 灸療法：灸百會、關元、氣海、三陰交、太衝等穴。將艾條懸灸百會穴20分鐘，關元、氣海穴艾灸或隔薑灸，每穴5～7壯 |

## 陰道為約10公分長的肌纖維性管道

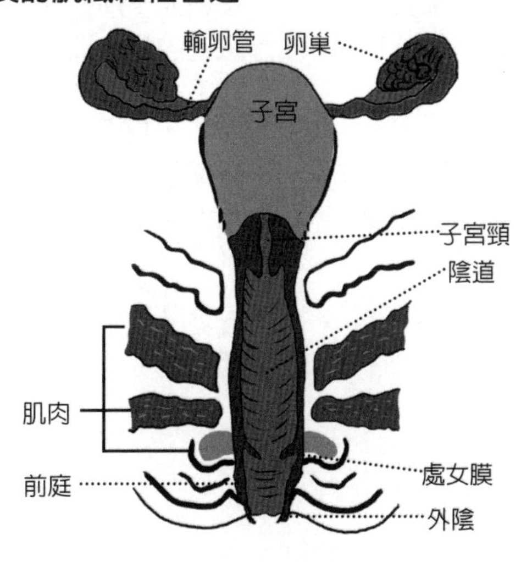

# 9-26 妊娠嘔吐、更年期症候群

## 妊娠嘔吐

約半數的婦女在妊娠六週左右，會出現輕度噁心嘔吐、頭暈、擇食、體倦的現象。少數婦女出現頻繁嘔吐，甚至嘔吐膽汁，不能進食進水，進而發生體液平衡失調及新陳代謝不平衡，以致孕婦營養受到嚴重影響。輕度妊娠嘔吐不影響健康和工作，不需要特殊治療，於妊娠十二週時會自然消失。但對於中、重度妊娠嘔吐的孕婦，必須及時治療，以免造成水電解質和酸鹼平衡失調。針刺治療妊娠嘔吐時，應注意妊娠早期針刺時取穴宜少，忌用臍下穴，針刺手法要輕巧，以免影響胎兒。惡阻孕婦宜調適情志，節飲食，切忌肥甘生冷之物。

妊娠嘔吐屬於傳統中醫「妊娠惡阻」、「阻病」、「子病」等範疇，其病機主要是孕婦聚血養胎，致衝脈氣血旺盛上逆，令胃失和降而生嘔吐。若脾胃素虛，孕婦衝脈之氣上逆犯胃，胃因虛而易失其和降之功，故反隨上逆之氣而致嘔噁。若出現肝陽偏亢，則肝氣橫逆犯胃，加上懷孕衝脈之氣上逆，胃易失其和降而嘔噁。若有痰濕阻滯脾胃，致升降失調，加上衝脈之氣上逆，致胃易失其和降而嘔噁。

## 更年期症候群

更年期是婦女一般在四十五至五十五歲之間，由於卵巢功能衰退、消失，常引起內分泌失調和自律神經功能紊亂，若再加上心理因素和社會因素等諸多誘因的影響，很容易發生「更年期症候群」。部分婦女在「絕經」前後常出現一些症狀和體徵，如月經紊亂、眩暈耳鳴、烘熱汗出、面紅潮熱或面目肢體浮腫、尿頻失禁，腰膝痠軟、肢冷便溏等，稱爲「經斷前後症候群」。

更年期症候群的臨床表現常伴隨程度不同的神經、精神症狀，如煩躁、易怒或抑鬱、多慮、心悸、胸悶、氣短等。另外，也會出現關節與肌肉疼痛、老年性骨質疏鬆、肥胖、血管硬化及心肌梗塞或血壓增高、陰道炎及子宮、陰道萎縮等現象。

傳統醫學認爲病因是由於腎氣漸虛，天癸將竭，衝任脈虛而停經，使得臟腑的功能也逐漸衰退。若腎陰不足則易引起肝陽上亢與心火偏亢，或是腎陽火衰，易引起脾陽不足，影響所及含心脾、肝、腎等臟，而腎虛則是致病之本源。一些研究已證實，更年期的生理變化並非中老年期婦女所遭遇的最大問題；但對生活的改變，對老年的恐懼，以及角色的再學習等，才是困擾中年婦女的主因。對更年期的治療，應同時注意心理、社會及人類學等其他層面的問題。

## 妊娠嘔吐之治療

| 病證 | 症狀 | 治療方法與穴道 |
|---|---|---|
| 脾胃虛弱 | 懷孕早期出現噁心、嘔吐清水、納呆、倦怠乏力、嗜睡，舌淡苔白潤，脈滑緩無力等 | 1. 宜配五苓散或六君子湯<br>2. 針灸左陽明大絡、足三里、內關、太衝、陽陵泉、神門、中脘、膻中等穴 |
| 肝胃不和 | 懷孕初期嘔吐酸水苦水、胸脅脹滿、噯氣喜嘆息、心煩口苦，舌苔微黃，脈弦滑等 | 1. 宜配合二陳湯或柴胡桂枝湯<br>2. 針灸少陽大絡、足三里、內關、太衝、陽陵泉等穴 |
| 痰濕阻滯 | 懷孕初期胸悶氣短、嘔吐痰涎、不思飲食、頭暈重、全身困倦，舌苔白厚膩，脈滑等 | 1. 宜配合藿香正氣散或苓桂朮甘湯<br>2. 針灸陽明大絡、太陽大絡、足三里、內關、太衝、陽陵泉、中脘等穴 |

## 更年期症候群之治療

| 病證 | 症狀 | 治療方法與穴道 |
|---|---|---|
| 肝腎陰虛 | 頭暈目眩、心煩易怒、烘熱汗出、經來量少、腰膝痠軟、舌質紅、脈弦細而數等 | 1. 宜配合真武湯或腎氣丸<br>2. 針灸右太陽大絡、風池、三陰交、太溪、太衝、百會、關元等穴 |
| 心腎陰虛 | 心悸怔忡、失眠多夢、五心煩熱、腰膝痠軟，舌紅少苔，脈細數等 | 1. 宜配合人參養榮湯或當歸補血湯<br>2. 針灸右太陽及左陽明大絡、心俞、腎俞、志室、命門、三陰交、太溪、太衝等穴 |
| 脾腎陽虛 | 浮腫腹脹、神疲乏力、四肢冰冷、腰痠無力，舌淡苔薄、脈弱等 | 1. 宜配當歸羊肉湯或補中益氣湯<br>2. 針灸少陽及左陽明大絡、腎俞、志室、命門、三陰交、章門、足三里等穴 |

**＋ 知識補充站**

1. 寒熱「後溪」加艾火。膽寒心虛二「少衝」。
2. 腿腳「風府」尋，心胸「少府」瀉。行步難移「太衝」奇。
3. 寒熱間透支溝，大椎七壯。寒熱頻頻發不休，金門刺七分。

# 9-27 鼻炎、牙痛

## 鼻炎

鼻炎是鼻腔上皮細胞的發炎，分急性和慢性兩類。急性鼻炎多為病毒感染所致，包括鼻病毒、腺病毒、腸病毒等，統稱為上呼吸道感染或感冒，某些過敏原或化學物質的刺激也會引起急性鼻炎反應。慢性鼻炎包括過敏性鼻炎、乾性鼻炎、血管運動神經鼻炎，以及反覆感染所引起的慢性膿性鼻炎，多會伴隨慢性鼻竇炎存在。傳統醫學的「鼻鼽」相當於現代醫學的過敏性鼻炎。以陣發性鼻癢、鼻塞、噴嚏、大量水樣鼻涕、鼻黏膜水腫蒼白為主要臨床特徵。《內經．氣厥論》：「膽移熱於腦，則辛頞鼻淵，鼻淵者，濁涕下不止也。」鼻淵多是濃黃鼻涕長流不止，相當於現代醫學的慢性鼻竇炎。情緒波動、冷熱變化、陽光或紫外線的刺激，也會導致過敏性鼻炎的發生。每日可自行用手指按摩迎香、合谷穴處二～三次，每次三～五分鐘，以局部有痠脹感為度，也可用艾葉於足三里穴處灸三～五壯。

## 牙痛

傳統中醫也稱為「牙痛」或「齒痛」，病因病機因肝腎陰虧損，致虛火上炎，傷牙齦致痛；或因腎虛致精髓不足，使牙失滋養而致痛；或因胃火熾盛、大腸燥熱而循經上擾，傷及牙床而致痛。牙痛常見的原因有齲齒、牙髓炎、牙周病等疾病的急性的發炎所造成。若因熬夜所造成的牙痛，或因火熱所引起的牙床紅腫疼痛、齒齦突起、咀嚼困難，可用針灸配合藥物來治療。若是急性牙髓炎症，則須轉介給牙醫師診治。

足陽明胃經入上齒中，足三里、梁丘，治上牙痛；手陽明大腸經入下齒中，合谷、曲池治下牙痛。合谷穴治一切頭面病症，與同側下牙痛。大腸經之合谷與曲池的肌膚灰黯枯澀者，必排泄與情緒問題多，合谷穴與曲池穴，配合脾經之三陰交與血海，有美容與歡愉之功。左合谷穴與曲池穴反應右天樞與升結腸，顯示大腸的貯藏狀況～吸收水分；右合谷穴與曲池穴反應左天樞與降結腸，顯示運輸情形～排泄。

望診與壓按診胃經脈的足三里與梁丘，可以知道胃與上牙痛病況發展情形。足三里治一切消化病症，與同側上牙痛。足三里與梁丘的肌膚灰黯枯澀者，必消化與精神問題多。牙痛又嘴歪不正，多足陽明胃經與上齒的問題。

**小博士解說**

1. 鼻中衄血「天府」、「合谷」。鼻內無聞「通天」。
2. 鼻流清涕先瀉後補，不聞香臭先補後瀉，「迎香」二穴。
3. 牙疼陣陣「二間」。牙痛「耳門」、「絲竹空」。
4. 舌下腫疼「廉泉」、「中衝」。乳蛾「少商」出血。

## 鼻炎之治療

| 病因 | 病證 | 治療方法與穴道 |
|---|---|---|
| 肺氣虛弱 | 稍遇風冷即鼻癢難忍，噴嚏速作，大量清水嚏、鼻塞不通；遇溫症狀減輕，平時臉色蒼白，動則氣短、自汗咳嗽，舌淡薄白，脈弱等 | 1. 宜人參敗毒散或柴胡桂枝湯<br>2. 針灸左太陽及右少陽大絡、迎香、上星、風池、肺俞、太衝、氣海、足三里等穴 |
| 肺脾氣虛 | 晨起即鼻癢鼻涕、流涕、鼻塞，納穀不香、飲食減少、腹脹便溏、倦怠自汗、舌淡黃、苔白滑，脈虛緩等 | 1. 宜香砂六君子湯或五苓散<br>2. 針灸右太陽及右陽明大絡、上星、風池、肺俞、天突、內關、合谷、太衝、中脘、足三里、三陰交等穴 |
| 腎陽虧虛 | 噴嚏時作，清涕不止，怕冷喜溫，伴耳鳴耳聾、腰痠膝軟、肢冷怕涼、夜尿多，舌淡苔薄白，脈沉細等 | 1. 宜小青龍湯或真武湯<br>2. 針灸太陽大絡、上星、風池、肺俞、太衝、膏肓、湧泉等穴 |
| 肺經鬱熱 | 鼻內刺癢、鼻塞噴嚏，流黏液樣涕能結塊，伴口苦煩躁、身重、舌質紅，苔薄黃，脈浮細數等 | 1. 宜瀉白散或五積散<br>2. 針灸陽明大絡、迎香、印堂、上星、風池、膻中、天突、肺俞、太衝、氣海、膏肓、三陰交等穴 |
| 肺腎陰虛 | 鼻內刺癢、反覆噴嚏，遇風加重，鼻塞、鼻涕不甚多呈黏液樣，發作後鼻內乾燥，伴耳鳴、口乾咽燥、五心煩熱，舌質紅苔少，脈細 | 1. 宜百合固金湯或秦艽扶羸湯<br>2. 針灸太陽大絡、迎香、上星、風池、內關、肺俞、腎俞、太衝、中脘、足三里、湧泉、三陰交等穴 |
| 氣滯血瘀 | 日久不癒，鼻塞明顯，時噴嚏流涕，婦女每於月經前後發作，舌邊尖瘀點瘀斑，苔薄白，脈細澀等 | 1. 宜加味逍遙散或柴胡桂枝湯<br>2. 針灸少陽大絡、迎香、印堂、上星、風池、肺俞、脾俞、腎俞、合谷、太衝、中脘、足三里、三陰交等穴 |

## 牙痛之治療

| 病因 | 病證 | 治療方法與穴道 |
|---|---|---|
| 虛證 | 隱隱作痛，時作時息，口不臭，脈細或齒浮動等 | 1. 宜配合補中益氣湯或真武湯<br>2. 針灸太陽大絡、內庭、頰車、曲池、耳門、太溪、太衝等穴 |
| 火熱 | 牙痛甚烈兼有口臭、口渴、便秘、舌苔黃、脈洪等，有時出現齦腫、形寒身熱、脈浮數等 | 1. 宜瀉黃散或黃連解毒湯<br>2. 針灸陽明大絡、合谷、內庭、頰車、曲池、下關、太衝等穴 |

## 鼻腔有四個鼻竇，內部充滿空氣，可緩衝外力衝擊

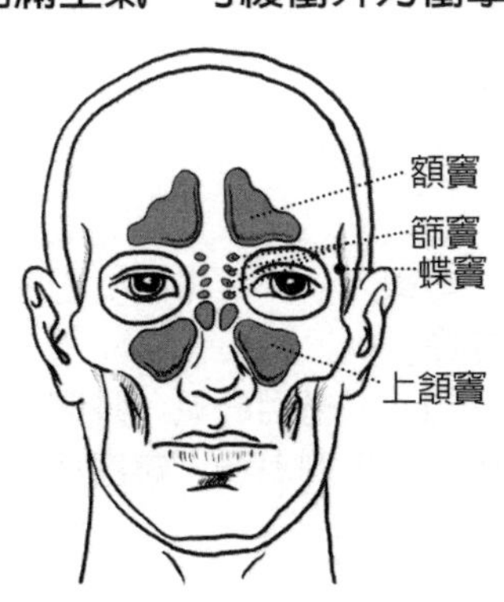

# 9-28 濕疹、痤瘡

## 濕疹

人體各處的消化道、呼吸道、泌尿生殖道等各種黏膜組織中，有黏膜相關淋巴組織，是一種無明確範圍的低濃度淋巴組織。「四肢九竅，血脈相傳，壅塞不通」，人體的肢節與感官和排泄的敏感順暢度，幾乎都是黏膜相關淋巴組織所反應的免疫能力狀況。「四彎風」之病名首見於《外科大成》，即四肢關節處的「風」病，風吹草動，隨之起舞而過敏，以肘關節與膝關節的彎處爲多，它們是人體活動量最大的關節處，血液循環順暢與否，黏膜相關淋巴組織隨之感應。除了大關節外，指趾小關節也是常見濕疹好發之處。

「四彎風」描述癢不可忍，形如風癬、搔破成瘡。多因稟賦不耐、脾失健運、濕熱內生，兼感受風、濕、熱邪，鬱於肌膚腠理，日久反覆發作，致使脾虛血燥而致病。濕疹是異位性皮膚炎、接觸性皮膚炎、出汗不良性濕疹、錢幣狀濕疹、慢性單純性苔癬、皮脂缺乏性濕疹和脂漏性皮膚炎的共同臨床表現。

## 痤瘡

《內經．生氣通天論》中，謂痤瘡的形成在「汗出見濕，乃生痤疿」、「勞汗當風，寒薄爲皶，鬱乃痤」；隋代《諸病源候論》稱「面皰」，清代《醫宗金鑑》則直稱爲「肺風粉刺」，《外科大成》又稱爲「酒刺」，現在俗稱爲「粉刺」。痤瘡多因青春期皮脂腺分泌增加，皮脂和角化物滯溜於毛囊口，發生小囊腫，即粉刺，粉刺內嗜脂酵母和細菌的作用使皮脂形成游離脂肪酸，引起毛囊炎。痤瘡最常出現於面部，但胸、背部也可出現，大多數患者不引起瘢痕或留有輕度瘢痕，一部分患者的痤瘡可發展爲大的炎性囊腫或結節，其內容物排出後形成顯著的瘢痕。治療目標是直接針對粉刺的消除，使炎症減輕，保持患處的清潔和除去表面油性物，若過分強力的搔抓，會導致粉刺破裂，使痤瘡加重，所以亦應注意皮膚的清潔方法。

**小博士解說**

1. 兩睛紅腫，「睛明」、「魚尾穴」、「太陽」出血自然消。
2. 血虛口渴「少商」、「曲澤」。
3. 目中漠漠「攢竹」、「三間」。雀目肝氣「睛明」、「行間」。
4. 心火炎上兩眼紅，「迎香穴」內刺為通，毒血搐出目清涼。
5. 癎發癲狂憑「後溪」。

## 濕疹之治療

| 病因 | 病證 | 治療方法與穴道 |
|---|---|---|
| 風邪鬱表 | 1. 遍身搔癢，皮膚如常；或見大小不等風團疹塊；或現紅斑、丘疹、嚴重搔癢<br>2. 若夾熱則皮損鮮紅，灼熱劇癢，遇熱加重<br>3. 若夾寒則皮損淡紅，遇冷更甚，得熱則緩<br>4. 若夾濕則出現水皰，嚴重者糜爛 | 1. 宜人參敗毒散或柴胡桂枝湯<br>2. 針灸太陽大絡、少陽大絡、風池、曲池、風市、風門、大椎、合谷、膈俞、尺澤、委中、行間等穴 |
| 血熱熾盛 | 1. 皮膚焮紅作癢，伴有丘疹與小水皰，搔破則滲出液淋漓，甚則糜爛成瘡<br>2. 或皮膚紅斑、紫癜，斑色鮮紅；或紅腫熱痛，有時全身發熱，口乾唇燥，尿赤便結 | 1. 宜桃紅四物湯或河間三合散<br>2. 針灸右陽明大絡、曲池、風市、大椎、合谷、血海、三陰交、尺澤、委中、行間等穴 |
| 血虛生熱 | 多見於老年人，秋冬尤劇，春夏轉輕，證見皮膚乾燥、遍布抓痕，經常搔抓處可呈苔蘚樣改變，皮膚脫屑如糠秕狀，或遍布血痂，伴有面色無華、心悸失眠、頭暈眼花等 | 1. 宜當歸補血湯或十全大補湯<br>2. 針灸左陽明大絡、曲池、血海、陰陵泉、風門、合谷、三陰交、膈俞、尺澤、行間等 |

## 痤瘡之治療

| 病因 | 病證 | 治療方法與穴道 |
|---|---|---|
| 肺熱 | 顏面部有與毛囊一致的丘疹，形如粟米大小，皮疹以鼻周圍較多，亦可見於前額，間或有黑頭粉刺。有輕度發癢，常伴有口鼻乾燥，大便乾舌質微紅，苔薄白或薄黃，脈浮滑 | 1. 宜配合瀉白散或人參敗毒散<br>2. 針灸太陽大絡、大椎、合谷、曲池、風池、行間等穴 |
| 胃熱 | 顏面有散在毛囊性丘疹，如粟米大小，間有黑頭粉刺，以口周較多，亦可見於背部、前胸；面部出油較多，伴有食多、口臭、口乾、舌燥、喜冷飲、大便秘結等 | 1. 宜配合瀉黃散或半夏瀉心湯<br>2. 針灸陽明大絡、合谷、曲池、風池、行間、血海、三陰交等穴 |
| 血熱 | 顏面兩頰散有潮紅色丘疹如米粒，以口鼻周圍及兩眉間較多；面部毛細血管擴張，遇熱面部明顯潮紅，自覺有灼熱。婦女月經前後，皮疹常常增多，大便乾燥，小便黃赤 | 1. 宜配桃紅四物湯或加味逍遙散<br>2. 針灸少陽大絡、大椎、曲池、風池、行間、血海、三陰交、陰陵泉等穴 |
| 毒熱 | 面部散有米粒大丘疹，丘疹頂端常有小膿瘡，或周圍有輕度紅腫自覺疼痛，膿皰此起彼落，反覆不斷，膿皰消退後，皮膚表面可遺留凹陷性小瘢痕，形如桔皮，胸背常被累及；大便乾燥或秘結，數日不行，小便黃赤 | 1. 宜配合涼膈散或普濟消毒飲<br>2. 針灸太陽大絡、大椎、合谷、曲池、風池、行間、陰陵泉等穴 |
| 濕熱血瘀 | 面部胸背除米粒大丘疹外，常發生黃豆大或櫻桃大之結節或囊腫，皮膚表面高低不平，重者感染成膿皰，局部紅腫疼痛，並可有頭痛身熱等全身不適，顏面皮膚出油較多，胸背常有同樣損害，舌質暗紅、苔黃或白，脈緩或沉澀 | 1. 宜配合黃連解毒湯或普濟消毒飲<br>2. 針灸陽明大絡、大椎、合谷、曲池、風池、行間、血海、三陰交等穴 |

# 9-29 蕁麻疹、帶狀皰疹

## 蕁麻疹

俗稱「風疹塊」、「癮疹」、「風疹」、「風瘙癮疹」等，急性期發作者，多因食魚蝦等動風之品，或飲食失節，復感風邪，汗出當風，多外因所起。慢性發作者，多因陰血不足，易陰虛內熱，血虛生風後加風邪外襲，或衝任失調，或產後精血不足當風而誘發。常見大小不等的侷限性風疹塊，驟然發生，迅速消退，搔癢劇烈，癒後皮膚少留下痕跡，有的患者有發熱、腹痛等症狀，多因個人特殊的體質，及外在因素所引起。

慢性蕁麻疹的臨床表現是，皮膚突然發生侷限性紅色或蒼白色大小不等的團塊，境界清楚，型態不一，有圓形、類圓形或不規則型等，若用手指甲抓則會增多、增大，也可相互融合成不整形、地圖形或環形，常伴隨自覺灼熱感、劇癢等，大多持續至數小時自然消退，消退後不留痕跡，一日內可反覆多次發作。疹發的部位不定，可泛發全身或僅侷限於某部位，如發生於腸胃則出現噁心、嘔吐、腹痛、腹瀉等症狀。若發生於喉頭黏膜時，會出現胸悶、氣喘、呼吸困難等，嚴重時會引起窒息而危及生命，須採取現代醫學的急救方法來治療。

## 帶狀皰疹

俗稱「蛇丹」、「皮蛇」，傳統中醫又稱「火帶瘡」、「蜘蛛瘡」、「蛇窠瘡」、「蛇串瘡」，好發於胸腰部位，故也稱「纏腰火丹」，其病因主要是情志不調，肝氣鬱結化熱；或脾失健運，蘊濕化熱內停；或風火濕毒鬱於肝膽經脈所致。臨床上，多由風火時邪引動肝火，導致肝經鬱火，或引動脾濕，導致脾經濕熱。

局部灼熱疼痛爲帶狀皰疹特點，疼痛常沿受累神經支配區域放射，一般二～三週自癒，老年患者常於皮膚損害消退後遺留較長時間的神經痛。

帶狀皰疹是由水痘－帶狀皰疹病毒所引起，病毒長期潛伏於「體神經細胞」中，當感染、外傷、放射治療、惡性腫瘤、神經系統障礙等因素引起免疫功能低下時，會誘發帶狀皰疹的發生。帶狀皰疹大多發於春秋季節，發疹前常有發熱、倦怠、食慾不振等前驅症狀，起先局部皮膚灼熱感，感覺過敏和神經痛，繼則皮膚潮紅，丘疹迅速變爲小皰中心凹陷，呈臍窩狀，不相融合，皮疹沿神經呈不規則帶狀分布，多爲單側性不超過體表正中線，常出現於肋間神經及三叉神經支配區，亦可侵犯眼、鼻、口腔及陰部黏膜，一般數日後乾燥結痂，結痂後不留瘢痕，僅有暫時性色素沉著嚴重者可發生大血皰或壞疽，附近淋巴結往往會腫大。若皰疹發病時，在頭面部、眼睛部位，需考量合併角膜病變之可能，宜請眼科醫師協助處理。

## 蕁麻疹之治療

| 病因 | 病證 | 治療方法與穴道 |
|---|---|---|
| 風熱客表 | 1. 發病急驟，風團色紅，灼熱劇癢，口渴心煩，遇熱加重，得冷則減，伴惡寒發熱，咽喉腫痛，或兼胃痛嘔吐，腹痛腹瀉，舌質紅、苔薄白或薄黃、脈浮數等。<br>2. 若夾濕，出現皮疹周邊紅暈，中間有小水皰，偶見大皰，搔癢頗甚，抓破後有組織液水滲出，舌質紅、苔黃膩、脈滑數等 | 1. 宜人參敗毒散或防風通聖散<br>2. 針灸太陽大絡、陽明大絡、曲池、太衝、肝俞、肺俞、風門、合谷、三陰交等穴 |
| 脾胃濕熱 | 發病急驟，皮疹色紅成塊連片，脘腹疼痛、噁心嘔吐、腸鳴泄瀉，小便短赤，舌質紅、苔黃膩、脈滑數等 | 1. 宜人參清肌散或清胃散<br>2. 針灸陽明大絡、太陽大絡、曲池、太衝、脾俞、膈俞、肺俞、風門、合谷、足三里等穴 |
| 氣血兩虛 | 癮疹反覆發作，疹塊色淡，纏綿不癒，勞累則甚，並伴面白少華、神疲力乏、納呆寐差、心悸氣短等，舌淡胖，脈弱等 | 1. 宜參苓白朮散或人參養榮湯<br>2. 針灸陽明大絡、少陽大絡、血海、太衝、肝俞、期門、膈俞、肺俞、風門、膏肓、三陰交等穴 |
| 衝任失調 | 風疹大多在月經前2～3天發生，經淨後自然消退，下次月經來潮前又復發作，常伴有月經不調、經行腹痛、色紫多塊，舌質淡紅有瘀斑瘀點，或舌質紫暗，苔薄白，脈弦細等 | 1. 宜桃紅四物湯或加味逍遙散<br>2. 針灸陽明大絡、少陽大絡、血海、太衝、肝俞、期門、膈俞、肺俞、膏肓、合谷、三陰交等穴 |

## 帶狀皰疹之治療

| 病因 | 病證 | 治療方法與穴道 |
|---|---|---|
| 肝膽火盛 | 皮疹鮮紅、皰壁緊張、口苦口渴、煩躁易怒、便秘尿赤，舌紅苔黃，脈弦數 | 1. 宜柴胡加芒硝湯或大柴胡湯<br>2. 針灸少陽大絡、太陽大絡、外關、中渚、陽陵泉、行間、足臨泣、太衝等穴 |
| 脾胃濕盛 | 皮疹淡紅、皰壁鬆弛、口不渴、納呆、便溏，舌體胖，苔白厚或白膩，脈濡數 | 1. 宜防風通聖散或腎氣丸（老弱婦孺）<br>2. 針灸陽明大絡、太陽大絡、外關、合谷、曲池、中渚、太衝、三陰交等穴 |

# 9-30 嬰兒腦性麻痺

嬰兒腦性麻痺相當於傳統中醫兒科的「五遲」、「五軟」、「五硬」等範疇，又可簡稱「小兒腦癱」。臨床的表現類似痿證，病因病機主要是先天不足，後天失養，或病後失調，或感受熱毒等，致氣血不足，形成虧損，無法滋養五臟六腑、筋骨肌肉、四肢百骸而發病，本病病性多屬虛證，但也有虛實夾雜證。腦性麻痺以體針與頭針爲主，其中尚可採用電針、梅花針、全息胚針刺法和水針等來治療。

嬰兒腦性麻痺，按出生前後發病不同，分爲三期：

1. 出生前期：母孕期間胎兒發生感染、出血、缺氧、生長障礙、發育畸形；或妊娠期孕婦患高血壓、糖尿病、跌仆損傷胎兒、接觸放射線、服用藥物等致腦發育畸形。
2. 出生時期：常見由羊水堵塞、臍帶繞頸、胎糞吸入等造成的窒息，或難產產鉗所傷，導致嬰兒腦缺氧或顱內出血等。
3. 出生後時期：多發的原因爲核黃疸、腦部感染、外傷或護養不當，如蓋被悶窒嬰兒造成腦缺氧，也可發生本病。腦性麻痺存在程度不等的運動障礙，即運動發育遲緩。精細動作發育障礙更需要注意；靜止時姿勢異常如緊張性頸反射，四肢強直、角弓反張、偏癱等；活動時姿勢異常如張力低下型、共濟失調型與痙攣型等。

嬰兒腦性麻痺治療以活血化瘀、通竅醒腦、健脾化痰和熄風醒腦的針法爲主。

**1. 體針：**

(1) 主要穴位：手三陽大絡、百會、四神聰、大椎、腎俞、肝俞、脾俞、胃俞、湧泉、心俞、合谷、足三里等穴。

(2) 其他配穴：

①下肢癱瘓取環跳、風市、陽陵泉、絕骨、丘墟、崑崙、委中等穴。

②上肢癱瘓取肩髃、肩髎、曲池、手三里、外關、後溪等穴。

③腎精不足，加太溪、關元。肝腎陰虛，加曲泉、陰陵泉、太衝。陰津虧耗，加內關、三陰交等穴。

④瘀阻腦絡，加風府、風池、血海。痰濕內蒙，加勞宮、豐隆等穴。

⑤神情呆滯，加印堂、神門等穴。語言不清，加金津、玉液、廉泉等穴。

每次選主穴三個，配穴五個。偏癱者健、患側同時針刺。隔日一次，留針十五分鐘，採用平補平瀉手法，十五次爲一個療程，停一週後，可繼續第二個療程。

**2. 頭皮針：**

(1) 運動功能障礙：運動區、足運感區、舞蹈震顫控制區、感覺區。

(2) 精細運動失調：運動區。

(3) 智力障礙：智力區，語言障礙取語言二區、語言三區。

(4) 聽力障礙：聽覺區。

(5) 視力障礙：視區。

(6) 步態不穩、統合失調：平衡區、運動區。

## 嬰兒腦性麻痺之治療

| 病因 | 病證 | 治療方法與穴道 |
| --- | --- | --- |
| 腎精不足 | 四肢癱瘓、痿弱不用，發育遲緩、智力低下、囟門未閉、語音不清，抬頭或坐立困難，苔白，脈微細 | 1. 宜配合真武湯或六味地黃丸<br>2. 針灸右太陽、少陽大絡、百會、四神聰、大椎、腎俞、湧泉、絶骨 |
| 肝腎陰虛 | 下肢癱瘓、頸項牽強、手足徐動，站立時足痙攣、足履不正、眼面牽掣、語言不利，時有癲癇樣發作，舌紅，脈細數 | 1. 宜配合腎氣丸或獨活寄生湯<br>2. 針灸右太陽大絡、左陽明大絡、大椎、環跳、風市、陽陵泉、絶骨、太溪等穴 |
| 脾氣虧虛 | 精神倦怠、四肢癱瘓、少氣懶言、唇軟咀嚼無力，或涎出不禁，舌常伸出、食少、腹脹、便溏，舌淡苔白，脈弱 | 1. 宜配合六君子湯或小建中湯<br>2. 針灸陽明大絡、足三里、手三里、神門、金津、玉液等穴 |
| 氣血虧虛 | 智力不全、神情呆鈍、不哭不鬧、語言發音遲緩、面色欠華，舌淡苔薄，脈弱 | 1. 宜配合益氣聰明湯或八珍湯<br>2. 針灸陽明大絡、少陽大絡、腎俞、心俞、後谿、太谿、勞宮等穴 |
| 陰津虧耗 | 四肢癱瘓、肌肉萎縮、口唇乾裂，伴有低熱'盜汗，舌質絳苔光剝或如鏡面，脈細數 | 1. 宜配合秦艽扶羸湯或真武湯<br>2. 針灸右太陽、左少陽大絡、百會、四神聰、絶骨、太溪、太衝等穴 |
| 瘀阻腦絡 | 1. 瘀阻腦絡，下肢癱瘓、智力減退、頭髮稀落、四肢厥冷，顏面頭顱青筋暴露，舌質紫黯，脈細澀<br>2. 痰濕內蒙，四肢癱瘓、喉間痰鳴，時作癲癇或抽搐，伴泛惡、納呆 | 1. 宜配合桃紅四物湯或加味逍遙散<br>2. 針灸陽明大絡、少陽大絡、合谷、足三里、太溪、太衝、勞宮等穴 |

## 腦下垂體是人體最重要的腺體，前葉後葉分別主控不同的器官組織功能

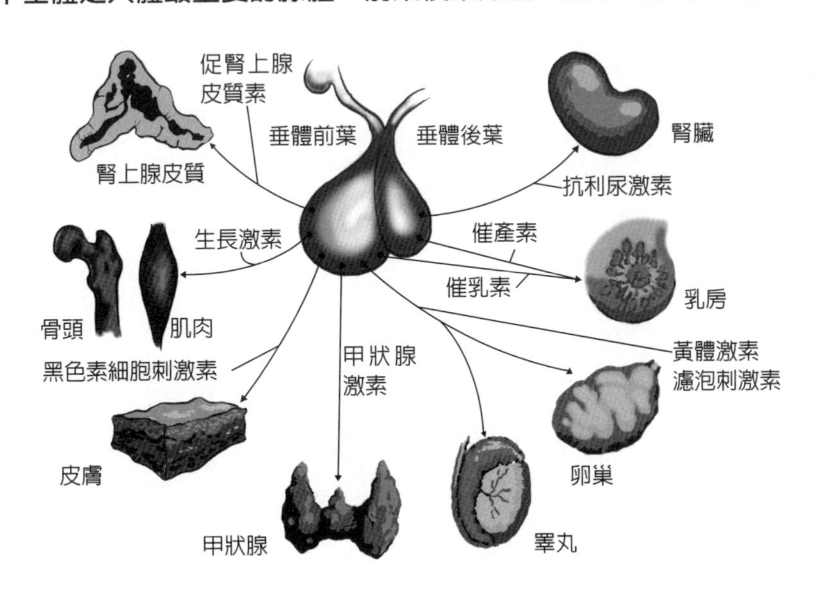

# 後記

台灣氣候特別的地方：北方是副熱帶季風氣候，南方爲熱帶季風氣候。夏季吹西南風，春季與冬季吹東北風；北部與東部全年有雨，中南部因爲處在熱帶季風氣候區，所以乾濕季非常分明，雨季只在夏季。因此，以濁水溪爲界，有些人適合住南部，有些人適合住北部，生活習慣也因此不同，所代表的意義也很不同。

腎經脈穴道起於腳底的湧泉，到幽門穴，幽門穴位於上腹部臍上六寸（巨闕）旁開五分處。有降逆、利咽、和胃的功效。胃的上口是賁門，食物進入胃，胃的下口是幽門，消化後的食糜離開胃，幽門暢通，就不易飽脹、胃酸逆流。風大塵埃大，積塵就成山，肺呼吸換氣不足，就會塵埃落定而成痰，運動大量換氣，可以保護氣管的清新舒暢。在《內經》中提到人的臉色不好看，就是面有塵色，屬肝膽經脈的病，臉色偏黑色，是胃經脈的病，臉色的變化與生活習慣好壞關係非常大。久雨就發霉，腐朽而霉臭，人的一生有風有雨，身體臭酸、口臭、狐臭等，就是風雨塵霉在作怪，立身期正直，足趾抓地，同樹根般緊抓地上，可以使人身阻擋風雨的摧殘，心得以平靜，氣得以豐足，面貌自然喜悅，恭敬待人。

遵循消化道的自然韻律，才能健康，中國人傳統養生概念「緩步於庭、披髮緩行」《內經》第一六二篇中，最重要的觀念是「緩」，緩步於庭一「庭」不只是 Garden，還代表了生命的庭：

1.「中庭」位於兩乳之間（第四肋骨中間爲膻中，膻中下一寸就是中庭），看我們的氣管及心尖。中庭是氣管下來到支氣管分叉之處（肺左二葉、右三葉），中庭如果感覺悶悶的，有可能是氣管，有可能是食道，有可能是動脈出了問題。只要看小孩子感到不安、眼神不穩、不講話或大叫，大約是口腔與鼻腔有問題了。因此所有的兒科老醫生知道，小孩子有痰就是甜食吃太多，當小孩子身體有狀況時，只要吃一顆糖，一進到食道，氣管很快就生出痰來。因爲小孩子的痰是黏的，當食物在口腔轉時，黏液就會黏到氣管，氣管的黏膜就會生痰，愈小愈脆弱，愈老愈敏感。
2.「天庭」位於額頭，看我們的腦部。

   披髮緩行一頭髮放鬆，不要綁、燙、染等，讓身體自然、輕鬆。人與人間要手來援助（援）；天地之間需要日來援助。先進國家的防治觀念並不盡然能適用，Dr. Harrison 談到防治的重要：譬如有二個下半身重度燙傷（與胃沒有關係）的患者，一個送往 ICU（加護病房），一個在一般病房治療，胃出血的機率後者爲前者的六倍，而胃出血會促成死亡機率加大。但這是在美國醫療先進、設備完整的國家，可以選擇在 ICU 治療，但在台灣或落後國家的 ICU 資源有限，不可能做這樣的處置。

   神經系統雖然很複雜，中樞神經系統有兩個附屬系統：中樞神經系統最重要的是腦下垂體與下視丘，它只比一個黃豆大一點點，雖是很小的部位，卻是整體生命的開關。延腦雖然負責呼吸，如果小腦出血壓迫到延腦，縱然被急救回來，也會變成植物人。雖然仍有呼吸，因爲生命停止了，延腦的周邊神經系統不再成長茁壯，無法再運作了。腦下垂體與下視丘的重要，以女人來說，生三～四個以上孩子的女人，比沒有生育過的女人還來得長壽，平均年齡較大，因她們懷孕時腦下垂體會比平常大一倍，生產後才會恢復成一個黃豆大。生第二個時腦下垂體會比較平常大一點五倍，生完不會再縮小。如果身高體重較大，則其腦下垂體的功能也會大一點。「生愈多、賺愈多」，以此類推生得多的婦女會比較健康長壽。

早上起來是副交感在作業。血壓在早上起床量比較高，晚上會比較低，因爲一個壓力大的人，其副腎上腺及副交感神經開始作業，這時胸腺處於戰備狀態。到傍晚時腎上腺及副交感神經開始休息，血壓就會下降，人腦猶如電腦有其固定的程式。倒過來講，一個老闆或努力的人，會在早上運動，夥計或無力的人則會在晚上運動，而在晚上運動反而妨害它的生理運轉功能。如果血壓上下變大，ANS 問題比較多，CNS 也會有問題了。周圍神經系統引起手腳冰冷的人，中國醫學叫做四逆，其藥有當歸四逆湯、四逆散、四逆湯。PNS 周圍神經系統的中藥大部分都是表藥（裡藥屬比較沉，比較重的藥像熟地、麥冬、天冬之類）。

疾病兩分法：TIA 或 PDA，民視健康高手製作說：「李醫師在日本因 TIA（（暫時性腦缺血））而摔下來，尚能命大而讀那麼多中西醫學，並融合精華，轉化成中醫可以靈活運用的知識，眞可說是中醫界的福爾摩斯。」事實上，就連蔡教練也是一樣，在剎那間暫時性腦缺血而跌下去。例如：李醫師昨天天冷跑山，本來腳跟不痛，一開始跑腳跟開始痛，因天冷血液循環不良；跑一段路後又不痛了。如果坐著痛，開始動不痛，這一定是滿嚴重的 PAD（末梢神經硬化）。但如果坐著不痛，動起來痛，繼續動又不痛了，屬次級 PAD。了解這些道理，要過什麼樣的日子，我們可以自己選擇。袋鼠跳躍強化心臟，母愛護胎兒打坐入定般度過艱難時刻，以及 kiwi 夫妻的的恩愛都值得我們學習，要有基本的愛，動力才有那樣的功能，人愈懶就愈沒有那樣的功能。

頸部靜脈曲張警示心臟有問題，看人頸部靜脈曲張就知心臟有問題，因靜脈回流不良，表示動脈上去有問題。眼睛的動脈全部要回到眼睛的海綿靜脈竇時，如果運轉不良，靜脈就會膨脹。因此看到頸部的靜脈曲張時，可知裡面的小隱靜脈有障礙了，大隱靜脈更有問題。一般埋針時，對中風變得遲鈍的人沒有痛感，治療幾個月後，開始有痛感，並有被電到的感覺，就表示靜脈回流較順暢了。

身體的警訊不要輕忽，心臟的左邊有兩條動脈，一是左頸動脈，一是左鎖骨下動脈。右邊只有一條頭臂動脈，出來後再分成兩條，右頸動脈和右鎖骨動脈。有些人檢查心臟沒有問題，但腳無力，走路會喘，絕對與心臟有關係。心臟二尖瓣四～六平方公分，主動脈瓣三～五平方公分，與 PAD 一樣，會一級一級往下滑，到第四級症狀出現時就得手術了，不是心臟手術就是截肢手術（糖尿病末期）。身體有全身感應機制，何處開始壞不知道，有的從腦，有的從腳，有的會從心臟。如果左手靈活，心臟好；右手靈活，肺臟好。操作「易筋經」就可以看出端倪：例如第一式手肘可以抬高，手腕翹得直，手指張得很開，心肺功能一定不錯。如果手怎麼擺、怎麼張都不對勁，左手看心、右手看肺。PAD 與 TIA，所有的疾病，末梢動脈硬化（PAD）與暫時性腦缺血（TIA）都會先出現，手腳懶得動就會造成 PAD，頭腦不用就會造成 TIA。有四十多歲的患者說：「自己有運動也有讀書，爲什麼會覺得暈暈的？」這就是暫時性腦缺血（TIA）。也有患者說：「自己坐著時，腳會不舒服，起來走一走就好了。」這就是末梢動脈硬化（PAD）。都是動的不夠所引起的徵狀。Cushing Syndromes，是類固醇吃多、吃久後所產生的徵狀：月亮臉、水牛背、青蛙肚、末梢腫大。由此後果向前推，手會腫，雖沒有這種疾病，卻已經往類似的疾病在進行了，慢慢的，背會駝、肚子會漸大、腳腫、手腫。

Behçet's disease（BD）其徵狀有口腔黏膜潰瘍，皮膚有結節紅斑過敏、皮疹，眼睛有發炎現象（包括紅膜炎、葡萄膜炎、網膜炎等）、外陰部潰瘍（如感覺睪丸過敏、小便時會癢等等）、關節發炎疼痛、副睪丸炎、消化器官病變、血管病變、中樞神經病變、大小腦、腦幹等問題，其診斷標準：

1. 完全型：什麼都有。
2. 不完全型：有一部分。
3. 懷疑。
4. 可能沒有，但有特殊病變。只要有一個徵狀就可能屬這種疾病，兩個以上機率就更大了。像紅斑性狼瘡，在檢驗的八個免疫指數中，只要有四個有問題就屬紅斑性狼瘡了。

當身體有某些警訊時，已經在告訴我們，一定要調整生活習慣，包括作息、運動、飲食、工作都要全面調整，否則，年紀愈大，病苦會毫不留情的來臨。

肝腎造血凝血各有所司，腎臟的造血成長因子 EPO（紅血球造血前趨因子）主要造紅血球，肝臟的造血成長因子 TPO（凝血造血前趨因子）主要造凝血因子。撞傷容易瘀青雖不一定肝臟的凝血造血前趨因子有問題，肝臟多少有狀況了。從小貧血應該是肝腎有問題而影響造血功能。兒童癌症必須是其骨髓有幹細胞才能繼續化療，因爲沒有基礎的造血功能。

國家圖書館出版品預行編目(CIP)資料

圖解針灸學／李家雄著. -- 初版. -- 臺北市：五南圖書出版股份有限公司, 2023.11
面； 公分
ISBN 978-626-366-680-1(平裝)

1.CST: 針灸 2.CST: 經穴

413.91 112016614



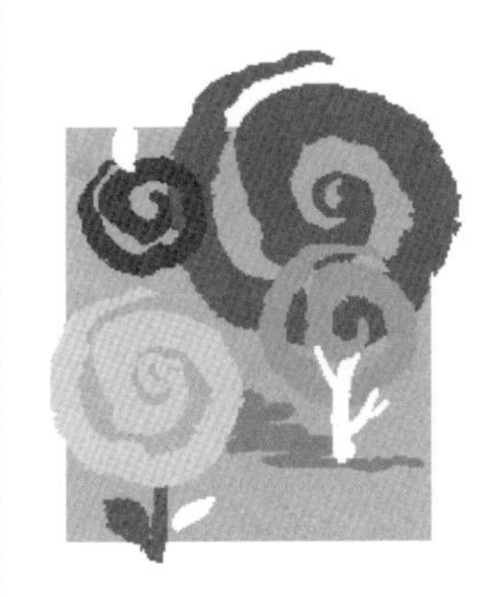

5L0A

# 圖解針灸學

作　　者 — 李家雄（92.1）
發 行 人 — 楊榮川
總 經 理 — 楊士清
總 編 輯 — 楊秀麗
副總編輯 — 王俐文
責任編輯 — 金明芬
封面設計 — 姚孝慈
出 版 者 — 五南圖書出版股份有限公司
地　　址：106台北市大安區和平東路二段339號4樓
電　　話：(02)2705-5066　　傳　　真：(02)2706-6100
網　　址：https://www.wunan.com.tw
電子郵件：wunan@wunan.com.tw
劃撥帳號：01068953
戶　　名：五南圖書出版股份有限公司

法律顧問　林勝安律師

出版日期　2023年11月初版一刷
定　　價　新臺幣650元

# 經典永恆·名著常在

## 五十週年的獻禮——經典名著文庫

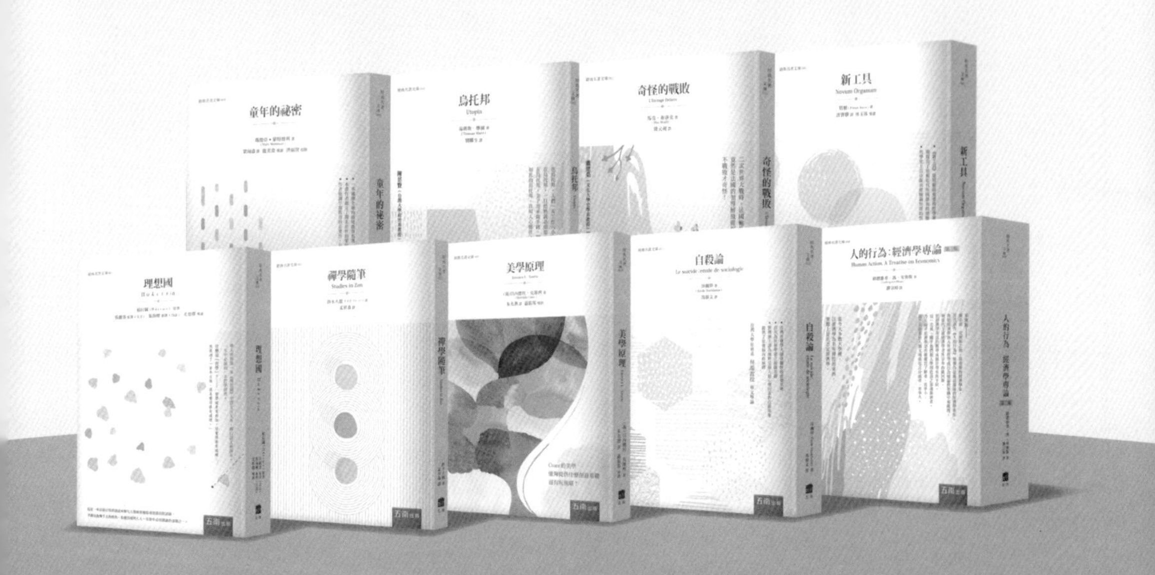


五南，五十年了，半個世紀，人生旅程的一大半，走過來了。
思索著，邁向百年的未來歷程，能為知識界、文化學術界作些什麼？
在速食文化的生態下，有什麼值得讓人雋永品味的？

歷代經典・當今名著，經過時間的洗禮，千錘百鍊，流傳至今，光芒耀人；
不僅使我們能領悟前人的智慧，同時也增深加廣我們思考的深度與視野。
我們決心投入巨資，有計畫的系統梳選，成立「經典名著文庫」，
希望收入古今中外思想性的、充滿睿智與獨見的經典、名著。
這是一項理想性的、永續性的巨大出版工程。
不在意讀者的眾寡，只考慮它的學術價值，力求完整展現先哲思想的軌跡；
為知識界開啟一片智慧之窗，營造一座百花綻放的世界文明公園，
任君遨遊、取菁吸蜜、嘉惠學子！